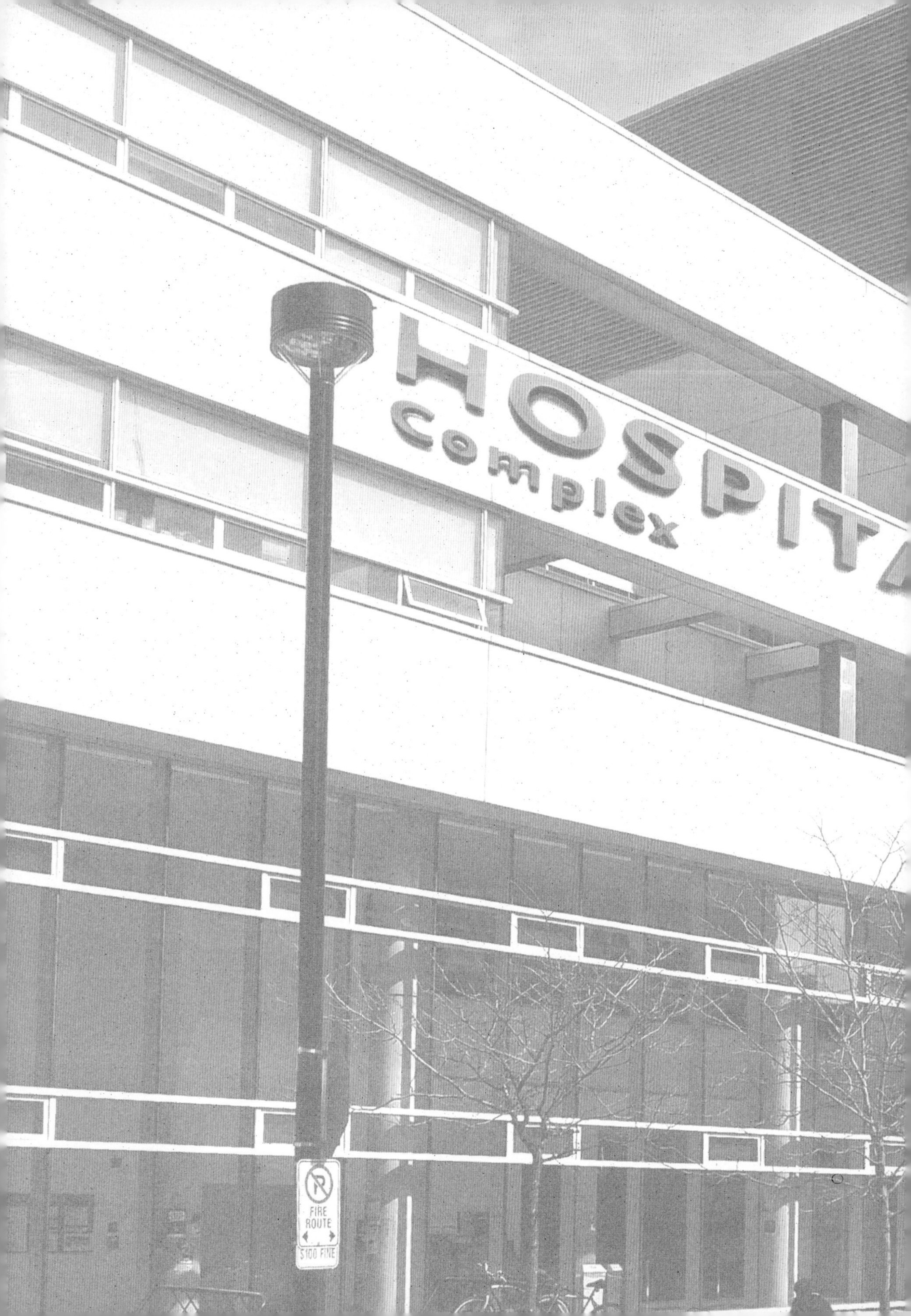
HOSPIT
Complex
FIRE
ROUTE
$100 FINE

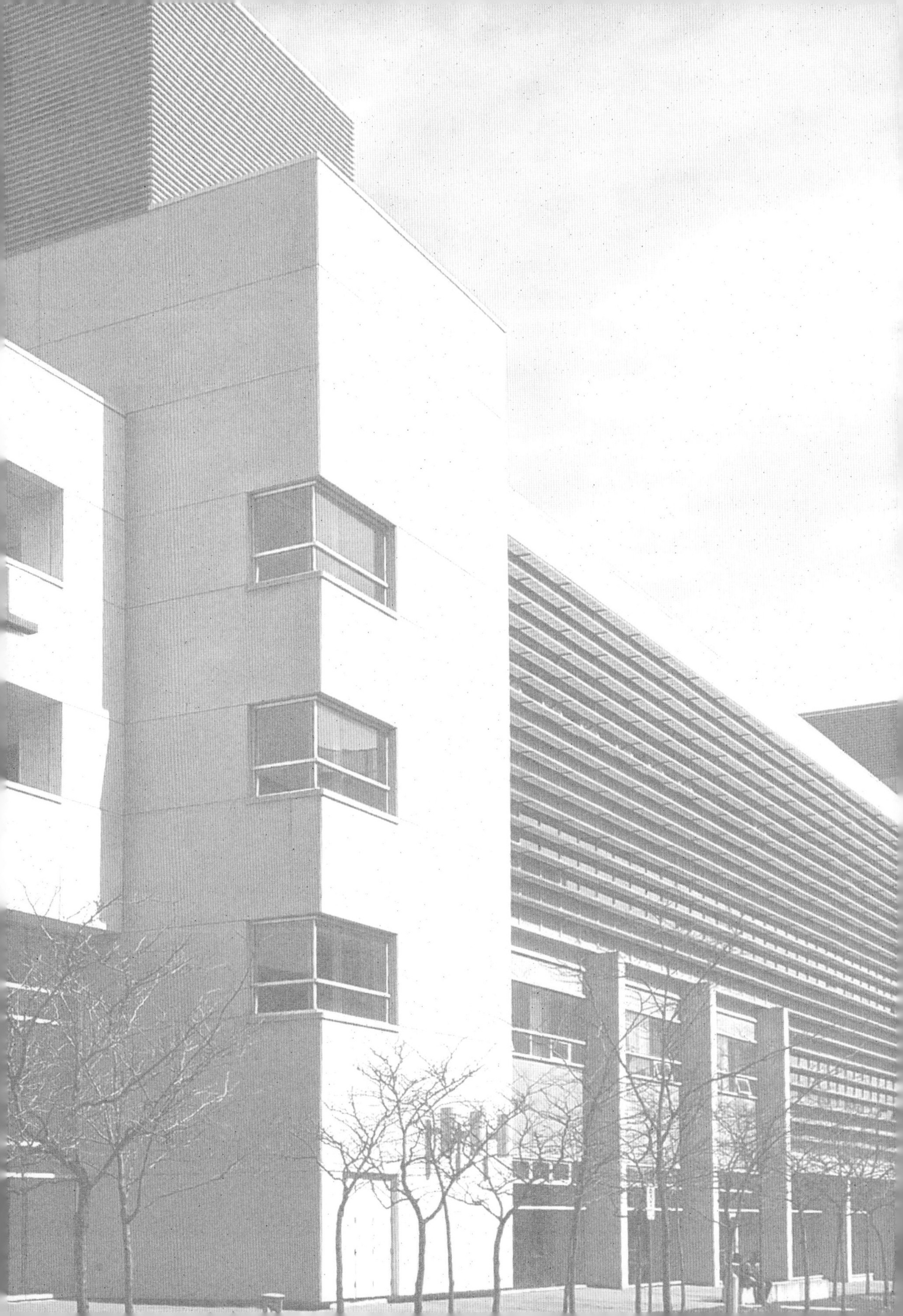

Essence PATIENT AFFAIRS MANAGEMENT

NCS 교육과정

에센스 원무관리

메디시언

NCS 교육과정

에센스 원무관리

2019년 2월 1일 초판 발행
2025년 9월 1일 재판 발행

저 자 이준협 · 김환희 · 문영전 · 민형기
박경렬 · 왕진우 · 이승철 · 정우석

펴낸이 주병오 · 주민기

발행처 메디시인

경기도 파주시 회동길 209
파주출판문화도시

마케팅팀 (031) 955－7566 · 7577
편집디자인팀 (031) 955－7731
FAX (031) 955－7730
홈페이지 www.ji-gu.co.kr
이메일 jigupub@hanmail.net

ISBN 979－11－86739－78－5

값 33,000원

머 리 말

이 책은 국가직무능력표준(National Competency Standards: NCS)에 따른 대학교재 뿐 아니라 산업현장에서 근무하는 병 · 의원의 행정직원들을 위한 기본교재입니다. 그간 산업현장에 적합한 국가자격증(면허) 제도가 개설되지 않았고 민간자격이 있어서 이론과 실무를 공부하여 해당 자격증을 취득해 오고 있으나, 산업현장에 그대로 적용하기에는 별도의 교육이나 실습이 필요했습니다.

국가직무능력표준은 산업현장에서 직무를 수행하기 위해 요구되는 지식, 기술, 태도 등의 내용을 국가가 산업부문별 및 수준별로 체계화한 것을 말합니다.

이 책 〈에센스 원무관리〉는 NCS 기준에 맞게 외래업무, 입퇴원업무, 진료비 관리, 진료비 심사청구, 고객관리 등 5개 능력단위요소에 따라 9개장으로 구성되었습니다.

제1장에서 병원과 원무관리의 이해, 제2장 의료보장과 보험제도에서는 국민건강보험 뿐 아니라 의료급여, 산업재해보상보험, 자동차 보험, 노인장기요양보험 등에 관한 내용, 제3장부터 7장까지는 앞서 언급한 원무관리의 5개 능력단위요소, 즉 고객관리, 외래원무관리, 입퇴원 원무관리, 진료비 관리, 요양급여비용의 청구 등을 순서대로 다루었으며, 제8장은 원무통계 및 분석으로 환자진료통계, 진료수익통계, 보험청구통계 등과 같은 원무통계, 의료기관의 안전성, 수익성, 활동성, 성장성 등을 나타내는 재무지표, 진료량이나 진료비 관련 진료실적 지표 등을 다루었습니다.

마지막 제9장에서는 의료기관의 평가와 질 및 의료기관 인증제도와 환자안전에 관한 내용을 다루었으며, 부록으로 병원의 원무관리 관련 NCS 학습모듈에 관한 내용을 정리하였습니다.

따라서 NCS에 따라 병원의 원무관리를 확실히 수행할 수 있도록 하였으며, 동시에 병원행정사 등의 수험에도 대비할 수 있도록 핵심내용과 문제들을 실었습니다. 그러나 부족한 점이 없지 않으리라 사료되어 끊임없는 보완/개정을 게을리 하지 않을 것을 다짐합니다.

끝으로 이 책의 출간을 위하여 물심양면으로 도와주신 (주)지구문화/메디시언의 주병오 사장님과 직원 여러분께 깊은 감사를 드립니다.

기해년 원단

안암골에서

저자 대표 이 준 협

차례

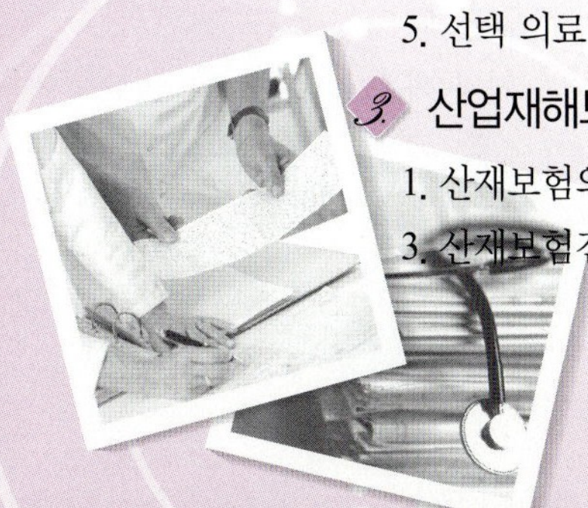

Contents

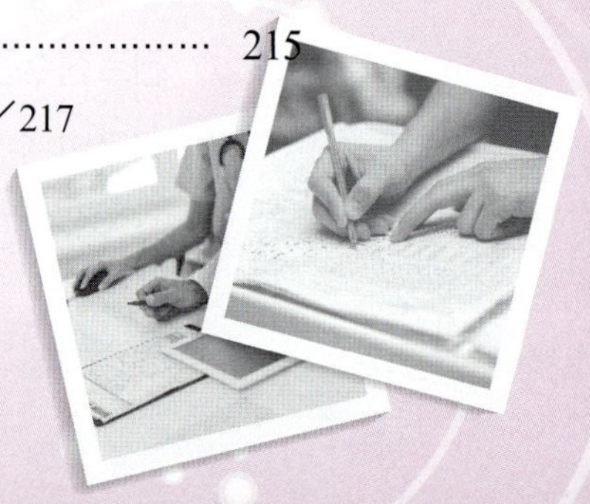

차례

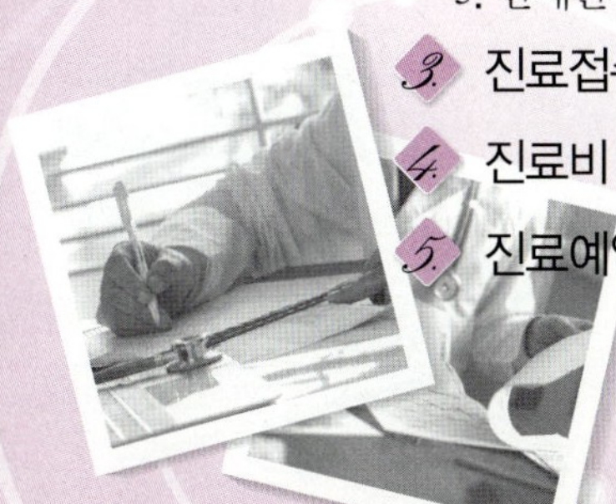

Contents

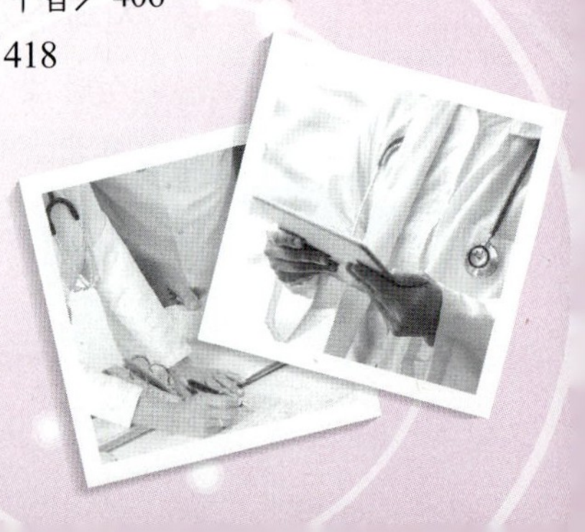

차례

Chapter 06 진료비관리

Chapter 07 요양급여비용의 청구

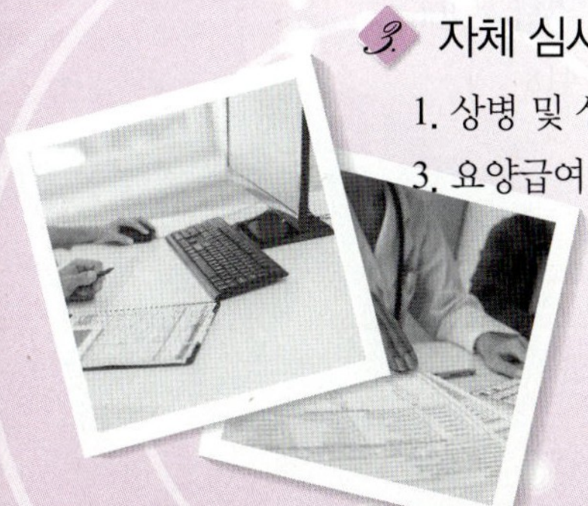

Chapter 08 원무통계 및 분석

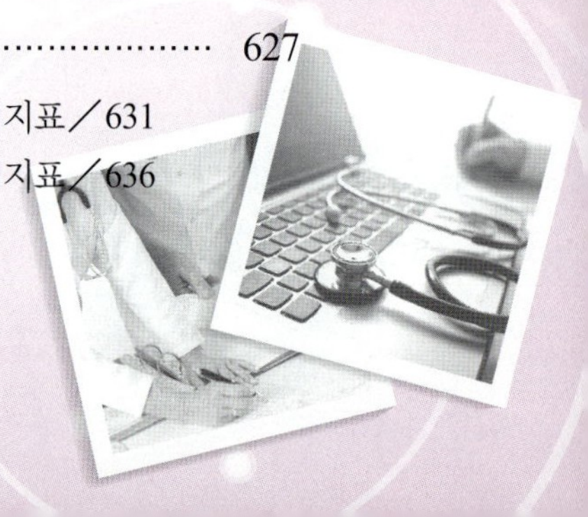

차례

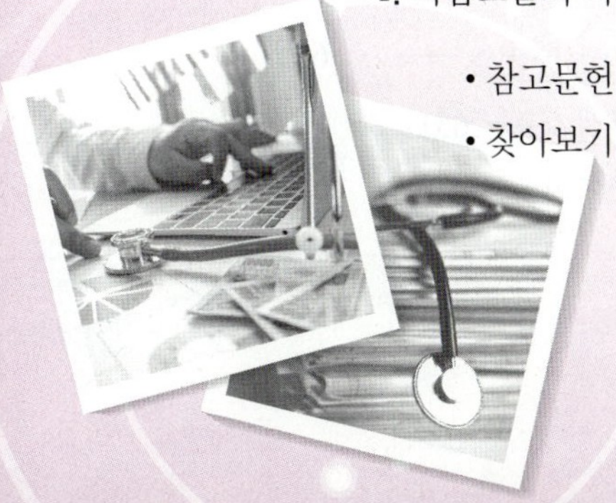

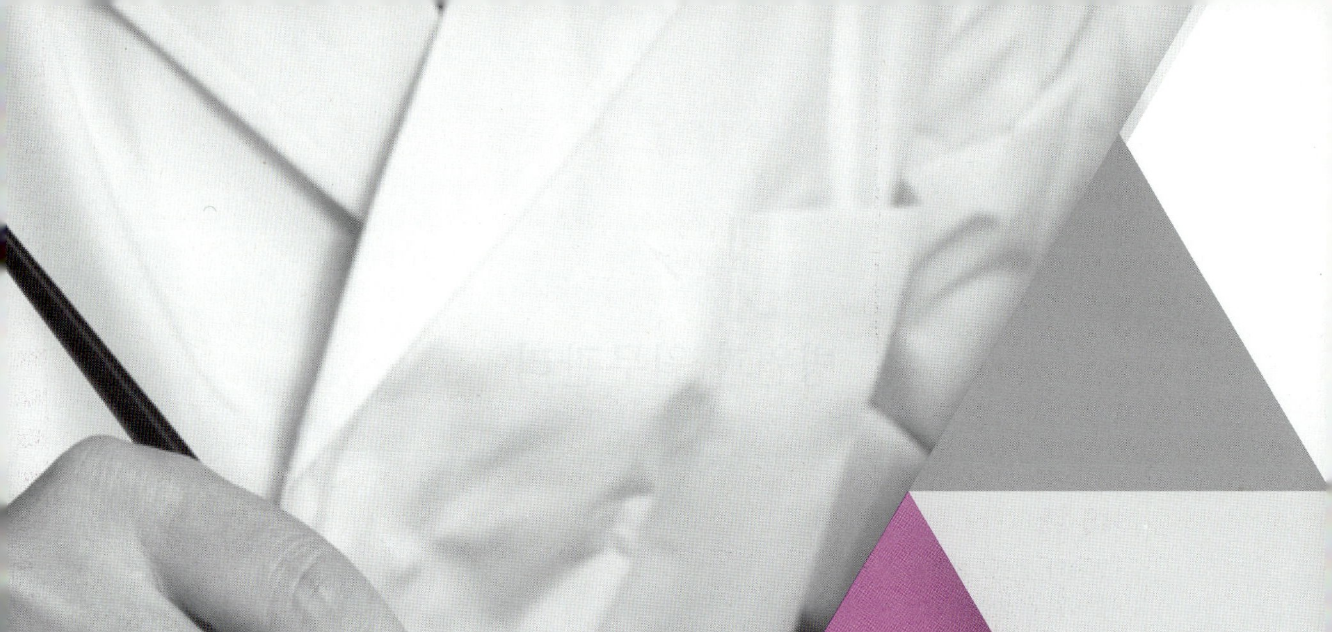

Chapter 1.

병원과 원무관리

1. 병원의 개념 및 발전과정
2. 원무관리의 이해

Ⅱ 핵심문제 & 해설

Chapter 01.

병원과 원무관리

학습 목표

- 병원의 개념을 설명할 수 있다.
- 한 · 일 간 병원의 개념 차이를 말할 수 있다.
- 미국의 병원을 설립 형태별로 설명할 수 있다.
- 영국 NHS 제도의 관리운영조직을 설명할 수 있다.
- 병원관리의 특성을 설명할 수 있다.
- 국가직무능력표준(NCS) 체계 하에서 원무관리의 영역을 설명할 수 있다.
- 원무관리의 주요 이해 당사자를 구분할 수 있다.

1. 병원의 개념과 발전과정

1. 병원의 어원

원무란 병원의 업무 또는 사무를 줄인 말로서 병원의 업무를 관리하는 것을 말한다. 이 장에서는 병원의 개념 및 발전과정과 원무관리에 관해서 살펴본다.

서양에서 병원에 해당하는 말은 영어로 hospital이고, 프랑스어로는 hopital이다. 모두 라틴어의 hospes에서 파생된 어휘이다. 이 말의 뜻은 손님을 접대한다hospitality는 의미를 내포하고 있다.

서구병원의 중세 모습은 어떠했을까? 중세에는 각지의 기독교 신자가 성지인 예루살렘으로 순례를 가는 도중 도적떼나 늑대 같은 들짐승들로부터 신체적인 피해를 입지 않기 위해 지은 숙박시설로 출발했을 것으로 추정된다. 이 때에는 멀리서 오는 순례자를 후하게 접대하는 관습이 있어 오늘날과 같은 환자 위주의 수용시설은 아니었던 것으로 보인다.

명실공히 오늘날과 같은 의료시설로서의 성격을 가지게 된 것은 19세기에 들어와서부터이다. 전쟁으로 군사의학이 급속하게 발전한 시기가 되어서야 비로소 병원은 의료시설로서의 성격을 갖추게 된다.

한편 일본의 병원은 명치 초기 독일의학의 조기 이식과 부국강병 정책 노선에 따라 국공립병원을 중심으로 설립이 추진되었으나, 1887년明治 20년 칙령 48호를 계기로 국공립병원은 쇠퇴하고 자유개업의 제도로 변천하면서 민간병원이 융성하게 된다. 이와 같은 경향은 이후 현재까지 지속되고 있다.

2. 한국과 일본 병원의 개념과 발전과정

일본은 의료시설 가운데 어떤 것을 병원이라 하고 또 의원일본에서는 진료소라 함과 어떻게 구분해 왔는지 그 변화과정을 살펴보기로 한다.

먼저 일본에서 의료시설에 대한 행정은 직접 중앙정부가 개입하지 않고 오랫동안 지자체 기관인 도도부현에 위임되어 있었으며, 병원과 진료소에 대한 규정도 도도부현의 조례나 규칙으로 정해져 있었다. 이들 규정은 도도부현에 따라 달랐으며 명확하지도 않았다. 그러나 대체로 병원과 진료소의 구분은 되어 있었다.

예를 들어 1891년明治 24년 4월에 만든 동경부東京府의 '사립병원 및 산원의 설립규칙'에 의하면 환자 또는 임산부가 10명 이상 입원할 수 있는 시설을 병원이라 규정했으며 이에 해당하지 않는 것을 진료소로 정하고 있다.

그 후 의료시설을 감독하는 중앙정부에서 정한 1933년昭和 8년의 '진료소 단속규칙내무성령 제 30호' 제1조에서도 진료소와 병원을 다음과 같이 구분하고 있다. 즉 '진료소라 하는 곳은 공중 또는 다수인을 위한 의료 업무를 하는 장소를 말하고, 병원이라고 하는 곳은 진료소 중 입원환자 10명 이상을 수용할 수 있는 시설을 갖고 있는 것을 말함'이라 하였다. 그리고 1942년 10월에 만든 국민의료법 시행규칙 제 39조에서도 입원환자 10명 이상을 수용하는 10병상 이상의 의료시설을 병원이라 규정하고 이를 진료소9병상 이하 또는 병상이 없는 의료시설와 구별하고 있다.

이후 의료법이 만들어질 때까지는 '입원환자 10명 이상을 수용하는 의료시설'을 병원이라 하였으나, 1948년 7월 의료법 제정시행은 동년 10월으로 병원과 진료소의 구분이 변경되었다. 여기서 병원이라 함은 '환자 20명 이상을 수용하고 과학적으로 적정한 진료를 하는 의료시설'제1조 1항을 말하고, 진료소라 함은 '환자의 수용시설을 갖지 않거나 환자 19인 이하의 환자를 48시간 이내 수용하는 의료시설'로 규정하여 일단 양자를 명확히 구분하고 있다.

이처럼 일본에서 병원의 개념은 20세기 초 · 중반까지 10병상 기준에서 1948년 7월 의료법 제정으로 환자 20명 이상을 수용하는 시설로 변경되어 현재에 이르고 있다.

한편 우리나라는 병원과 의원을 어떻게 구분했을까?

1951년 9월에 제정된 국민의료법同年 12월 시행에 의하면 병원이라 함은 '의업 또는 치과 의업을 행하는 장소'로서 환자 20명 이상을 수용할 수 있는 설비를 말하고, 환자 수용인원이 20명에 달하지 못하는 설비를 의원으로 구분하고 있어 이 당시까지는 일본과의 차이가 거의 없었다. 이와 같은 규정은 전국민의료보험이 시행되고 난 후에도 계속 이어졌으며, 1994년 7월 의료법 개정으로 비로소 병원의 규모가 30인 이상 시설로 변경되었다. 즉, 병원은 '의사 · 치과의사 또는 한의사가 각각 그 의료를 행하는 곳으로서 입원환자 30인 이상을 수용할 수 있는 시설을 갖춘 의료기관'으로 변경되었으며, 30인 미만 시설을 의원이라 하고 있다.

한편 19세기말 조선에 세워진 근대적 병원들의 설립과정을 간단히 살펴보자.

갑신정변1884년 12월으로 김옥균, 박영효 등의 급진세력은 수구파를 제거하려 하였으며, 그 와중에 수구파의 실력자로 알려진 민비의 사촌동생 민영익이 크게 다치게 된다. 그러나 선교사 알렌Allen, H.N.의 수술 덕택으로 살아나게 되었으며, 이때 알렌은 이 일을 기회로 조선정부에 병원 설립을 요구하게 되었고 그 요구가 달성되었는데, 그 이름이 곧 광혜원후에 제중원으로 개칭이다. 이 병원은 서양병원이 있어야 한다는 조선정부의 욕망과 포교의 거점을 확보해야 한다는 미국 선교회의 목표가 절충된 정치적 타협에 의해 탄생하게 된다. 서양의학의 도입과 제중원의 설립에는 알렌의 기여가 적지 않았다.

1882년 대민의료기관이었던 혜민서 · 활인서가 폐지되고, 서양병원의 설립요구가 있었다. 제중원은 조선에 세워진 최초의 서양의술 병원은 아니었다. 제중원은 근대적 병원이라기보다는 전통병원에 가까웠다고 볼 수 있으며 병원의 관리와 운영은 혜민서의 운영과 유사하였다.

개항 이후 일본은 전국 각지에 병원을 세웠는데, 부산의 제생의원1877년, 원산의 생생의원1880년, 인천의 인천의원1883년, 한성의 일본 공사관 부속의원1883년이 그것들이다. 이들은 조선에 온 일본 거류민의 진료를 목적으로 설립한 병원들이다.

1885년부터 1910년까지 조선에 설립된 선교병원은 약 30여 곳에 달하는데 이때 세워진 병원의 상당수는 오늘날의 병원이 아니고 간단히 약만을 조제해주는 진료소 수준을 벗어나지 못했다.

1899년 개원한 광제원은 1882년에 없앤 활인서의 정신을 부활한 것으로 경제적 능력이 없는 환자나 옥중의 환자, 전염병에 걸린 환자를 구료하였다. 광제원은 활인서를 부활한 성격을 띠었으나 활인서와 똑같지는 않았다. 한약소, 양약소, 종두소 등 세 곳을 두어 동·서 의술을 절충하였다. 서양의사를 고용하기보다는 서양의학에 관한 지식을 갖춘 사람이 한·양약을 절충하여 처방하였다. 1899년에 개원한 광제원은 1905년 일본의 수중에 들어갔으며, 1907년 대한의원이 창설되면서 여기에 흡수 통합되어 운명을 다하고 만다.

3. 미국의 병원 현황

(1) 미국의 병원 수 현황

우선 미국의 전체 병원 수는 1975년 이후 계속 감소하고 있으며, 1975년 7,156곳에서 2016년 5,534곳으로 꾸준히 줄어들었다. 2016년 전체병원 5,534곳 중 지역병원이 87.5%4,840곳를 차지하고 있다. 지역병원 중 비영리병원이 과반 이상을 차지하고 있으며51.5%, 영리병원은 18.7%를 차지하고 있다. 2016년 미국의 등록 병상 수는 약 89만 5천 병상이다.

표 1-1 미국의 병원 수 현황(2016년)

병원 구분	병원 수(%)
지역병원 수	4,840개소 (87.5%)
- 비영리 지역병원	2,849개소 (51.5%)
- 영리 지역병원	1,035개소 (18.7%)
- 주 및 지방정부 설립 지역병원	956개소 (17.3%)
연방정부 설립 병원 수	209개소 (3.8%)
비연방정부 설립 정신병원 수	397개소 (7.2%)
기타 병원 수	88개소 (1.6%)
전체	5,534개소 (100.0%)

자료 : American Hospital Association, "2016 AHA Annual Survey", 2018.

(2) 진료체계와 행정체계의 이분화

미국의 병원은 진료체계와 행정체계가 명확히 구분되어 운영되며, 병원행정에 대한 전문성이 중시되고 있다. 의료 인력은 원내의 전임 인력이라기보다는 외부에서 개업하고 있는 의사들과 계약을 맺고 병원의 진료기능을 활용하고 있으며, 간호사나 의료기사, 행정인력 등은 병원에 전임으로 속해 있다. 병원의 기본적인 서비스 이외에 세탁이나 구매, 전산시스템의 운영 등은 다른 병원들과 공동으로 수행하는 경우가 많다.

(3) 병원의 설립 형태별 구분

① 단기병원과 장기병원

단기병원은 질병이나 상해 또는 수술에 대한 단기 치료를 목적으로 설립된 병원이며, 미국 전체 병원의 91%를 차지하고 있다. 그러나 장기병원은 전통적으로 만성질환, 재활 및 정신과 치료를 위한 곳으로 평균재원일수가 30일 이상의 병원을 말한다.

② 영리병원과 비영리병원

병원 수의 증가는 투자자 소유의 영리병원들이지만, 병원의 반 이상58%은 유보자금이 병원에 남는 비영리병원이다. 영리병원이든 비영리병원이든 모두 동일한 지표로 평가되지만, 영리병원이냐 비영리병원이냐에 상관없이 치료의 품질은 아주 다양하다. 즉, 높은 평가와 낮은 평가를 받는 비영리병원이 있는 것처럼, 높은 평가와 낮은 평가를 받는 영리병원도 있다. 일부 영리병원은 투자자에게 수익을 제공하기 위해 어떤 처치나 서비스를 과다하게 제공하기도 하지만, 비용을 낮추기 위해 효율성에 초점을 맞추기도 한다.

③ 지역병원과 비지역병원

미국병원협회AHA에 의하면, 지역병원은 퇴역군인병원VA hospital처럼 연방병원은 아니다. 더욱이 지역병원은 교육병원이 아니라고 미국보건협회와 병원평가기관들은 말한다. 심지어 일부이기는 하지만 지역병원은 독립적으로 운영하거나, 지역인구 대상의 의료만을 제공하는 병원으로 한정하기도 한다. 따라서 지역병원이란 그 지역의 지도자가 지역사회를 위해 운영하는 병원으로서, 지역경제를 위해 재정적 기회를 제공하는 병원이다. 지역병원은 시골병원일 수도 있고, 도시병원일 수도 있다.

④ 도시병원과 시골병원

병원의 지리적 위치는 병원의 규모, 제공하는 서비스, 인구 통계, 직원 및 기타 여러 요인에 영향을 받는다. 지역병원의 62%인 도시병원은 대체로 인구가 밀집되어 있으며,

같은 지역에서 여러 병원들과 경쟁을 한다. 도시병원은 병상수가 100병상에서 500병상 이상까지 규모가 다양하다. 하지만 시골병원은 대부분 100병상 미만의 소규모 예산으로 주요 대도시의 외곽에 위치하고 있다. 시골병원은 메디케어와 메디케이드 환자의 비율이 높으며, 무보험 환자 비율이 높다. 메디케어 · 메디케이드 서비스센터CMS는 크리티칼 액세스 병원Critical Access Hospital을 지정한다.

크리티칼 액세스 병원은 연방 프로그램에 의해 1997년 시작되었으며, 연방정부로부터 재정지원을 받기 위해서는 25병상 이하의 소규모 응급병원으로서, 재원일수는 4일 이하이어야 하며, 다른 병원과 적어도 35 마일 이상 떨어진 곳에 위치하는 격리된 병원을 말한다. 모든 시골 병원의 약 72%가 크리티칼 액세스 병원이다. 도시와 시골 병원은 CMS가 제공하는 자선진료비율을 기준으로 안전망 병원safe net hospital으로 지정될 수 있다.

⑤ 독립병원과 그 조직 및 네트워크 병원

의료산업의 인수 · 합병M&A이 급증하고 있다. 결과적으로 많은 병원은 중앙에서 관리하는 다중 시설multiple facilities 조직의 일부이다. 조직에는 하나의 병원과 여러 개의 별도 전문시설과 병원 및 관련 위성시설이 포함될 수 있다. 조직에서 분리된 의료 네트워크, 의료시설, 의사, 보험회사, 기관 및 서비스를 조정하기 위해 함께 작동하는 또다른 그룹이다. 네트워크 병원은 독립적으로 운영되고 관리되지만, 서로의 이익을 위해 협력한다. 독립병원은 조직의 일부가 아니지만 네트워크의 구성원이 될 수 있다. 조직 병원도 네트워크 병원의 회원일 수 있다.

⑥ 교육병원과 비교육병원

한 의과대학에 소속된 병원은 교육병원으로 간주된다. 이 소속병원은 공동관리 또는 조직 통합의 형태일 수 있으며, 가장 중요한 특징은 의과대학생과 주민, 그리고 인턴의 교육 및 훈련을 위한 시설이라는 것이다. 학술의료센터는 지속적인 연구 프로젝트 또는 임상 시험을 통해 환자에게 최신의 처치나 치료법을 제공한다. 한편 교육병원은 보다 중증환자를 치료하는 경향이 있기 때문에 의료의 질 점수가 낮을 수 있다.

⑦ 연방병원 및 주/지역병원

연방정부가 운영하는 의료시설에는 재향군인 병원이나 의원 뿐 아니라 국방부가 운영하는 병원, 보건복지부가 운영하는 병원을 포함한다. 현재 미국에는 209개의 연방병원2016년 기준이 있다. 일부 병원은 주나 카운티가 운영하고 있다. 이들 공공병원은 또한 교육병원이다. 미국에는 1,000여개의 공공병원이 있지만, 이러한 숫자는 재정 부담으로 시스템을 폐쇄하거나 좀 더 활발한 시스템의 일부가 되면서 꾸준히 감소하고 있다.

4. 영국의 병원 현황

(1) 개요

영국의 의료보장제도는 국민보건서비스National Health Services, NHS 제도이다. 1948년 NHS제도가 처음 시작할 때의 3가지 중요한 원칙은 모든 사람의 의료요구needs를 충족할 수 있어야 하고, 무료로 이용할 수 있어야 한다. 그리고 의료 이용은 지불능력이 아닌 임상적 요구에 따라 치료 뿐 아니라 예방 및 재활 등을 포함한 포괄적 보건의료서비스를 받을 수 있어야 한다는 것이 핵심적 가치이다. 이와 같은 기본 이념은 NHS제도 도입 후 약 70여년의 역사 속에서도 변함없이 유지되고 있다.

> 용어 해설
> **NHS 제도** : 국민보건서비스제도, National Health Services

1948년 NHS제도 도입 이전의 1차 의료 및 병원 의료의 배경을 살펴보면, 1차 의료는 NHS제도 도입 이전에도 국민의 80% 이상이 이미 1차 의료 담당의사에 등록되어 있었다. 따라서 1948년 전국민 등록의사제도를 시행하는 데 큰 어려움이 없었으며, 병원서비스의 경우 세계대전으로 의료의 국가관리체계를 강화할 수 있었다. 전국을 분할하여 전국 응급의료체계를 갖추고, 각 병원은 전쟁으로 인한 환자를 치료해 주고 국가로부터 의료비를 보상받는 체계였으므로 국가에 의한 의료공급 체계에 큰 저항은 없었다.

NHS제도 도입 이전 전체 병원의 3분의 2는 해당 지역의 자산가에 의한 독지병원이었고, 나머지 3분의 1은 자치단체 병원이었다. 이와 같은 의료공급 체계를 배경으로 제2차 세계대전 하에서 국민적 위기의식이 국민계층 간의 계급을 뛰어넘는 공동체로서의 책임의식과 배타주의를 강화시켰고, 마침내 노동당 정부에 의해 국민보건서비스법National Health Services Act이 1946년에 제정되었으며, 1948년 무상 의료공급을 기본이념으로 하는 NHS제도가 탄생하게 된다.

NHS제도는 모든 국민에게 질병 치료 뿐 아니라 예방 및 재활서비스 등을 포함한 포괄적 보건의료 서비스를 원칙적으로 무료로 제공하는 제도였으나 보건의료 비용의 상승으로 인하여 환자의 본인일부부담제가 도입되고, 정부의 예산지원으로 운영되던 국 · 공립병원 중 일정 성과를 내는 병원은 재정과 인사에서 자율권을 갖고 운영하는 자율경영병원Trust Foundation으로의 전환이 이루어지고 있다.

이러한 변화에도 불구하고 NHS예산의 대부분을 국가가 부담하고, 모든 국민이 NHS 제도를 이용하고 있다는 점에서는 변화가 없다.

최근 NHS제도 개혁의 흐름은 주로 관리운영 조직과 의료공급 조직의 개편, 정부의 역할을 축소함과 동시에 정부의 역할을 대신하는 운영조직이나 감독 및 규제조직의 역할을 강화하거나 신설하는 방향으로 이루어지고 있다.

(2) NHS제도의 관리운영조직

2011년 보수당과 자유민주당 연립정부는 NHS제도 개혁의 기본 방향을 2010년 7월에 발간한 백서 'NHS제도의 자유화Equity and excellence : Liberating the NHS'에서 제시하고 있다. 동 백서에서 '**NHS제도의 자유화**'를 위한 구체적 전략으로 "첫째, 환자와 국민을 최우선시 한다. 둘째, 의료서비스의 성과를 향상시킨다. 셋째, 의료제공자의 자율과 책임성을 강화하고 민주적 정당성을 고양한다. 넷째, 관료주의를 축소함과 동시에 효율성 향상을 도모한다"라고 제시하고 있다.

이들 전략 중 처음 두 가지는 이전 노동당 정부 하에서의 NHS제도 개혁의 방향성과 크게 다르지 않으나, 뒤의 두 가지가 보수당/자민당 연립정부가 추진하는 NHS 개혁의 특징을 잘 나타내고 있다고 할 수 있다. 우선 2012년 보건 및 사회복지서비스법Health and Social Care Act 제정으로 NHS제도 관리운영 조직의 큰 변화가 있게 된다. 중요한 조직 변화로는 전략보건당국SHA과 1차 의료 트러스트PCT를 없애고, NHS England와 임상책임운영그룹CCGs을 새로 만든 것이다. 전략보건당국SHA과 1차 의료 트러스트PCT가 관료적인 행정조직이었다면, 새로 만들어진 NHS England와 임상책임운영그룹CCGs은 임상현장에서 활동하는 임상전문가가 중심이 된 조직이다(그림 1-1 참고).

① **보건부**Department of Health

보건담당 국무장관Secretary of State for Health은 보건부 업무의 총괄적인 책임을 진다.

그 전에 보건부는 NHS제도의 방향 설정 등 전략 방향을 수립하고, 그 하부기관인 전략보건당국SHA이나 병원서비스 등 2차 의료를 담당하는 NHS Trust에 대한 예산을 배분하고, 사업운영의 관리 및 감독 기능을 수행하는 NHS의 최고기관이었으나, 2011년 이후 보건부의 역할은 영국 전체의 공중보건서비스, 의료 및 사회서비스에 대한 전략적 리더십 역할과 보건의료 및 사회서비스 제공에 필요한 예산을 조달하는 것에 한정하여 NHS제도의 직접적 관리나 운영에는 관여하지 않게 된다.

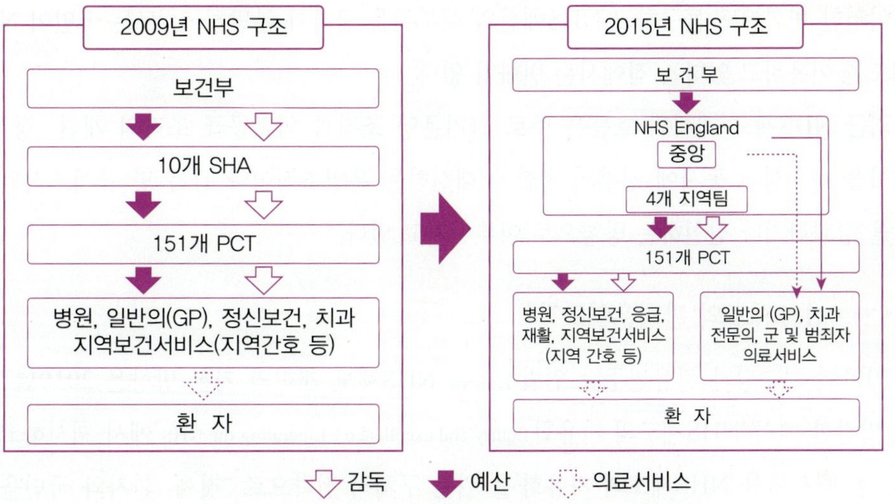

그림 1-1 NHS제도 개혁 전후의 조직

자료 : 건강보험정책연구원(2014)과 Marshall L. 등(2014)의 자료를 수정하여 만듬.

NHS제도의 사업운영, 관리 및 감독에 대한 보건부의 역할이 줄어든 만큼 누군가가 그 기능을 수행해야 하는데, 신설된 NHS England가 그간 보건부와 전략보건국SHA이 담당하던 대부분의 기능을 수행하게 되고, 실질적인 NHS의 최고 관리운영기관 역할을 수행하게 된다. 그간 보건부가 해오던 감독이나 규제 기능은 규제기관예) Monitior나 Care Quality Commission 등의 기능과 역할을 강화함으로서 이들 규제기관들이 대신하게 된다.

② NHS England

보수당/자민당 연립정부는 전략보건당국SHA을 폐지하고, NHS England2012년 10월 설립 당시는 NHS Commissioning Board라 하였음를 설립한다.

NHS England는 보건부와는 독립적인 조직으로 국민의 건강성과 향상을 목적으로 설립된 관리조직이다. NHS England의 주요 기능은 건강 성과와 의료의 질 향상을 위한 선도적 역할, 임상 책임운영그룹CCGs에 대한 예산배분 및 감독기능, 1차 의료, 전문의 의료, 군인과 범죄자를 위한 의료서비스의 구매 기능commissioning 등을 수행한다. NHS England는 전국적으로 4개의 지역팀regional team을 운영하고 있으며, 보건부 예산의 90% 이상을 집행한다.

과거 전략보건당국SHA이 보건부 산하조직으로서 1차 및 2차 의료서비스의 구매기능을 담당하는 1차 의료 트러스트PCT에 대한 예산배분과 함께 공급자인 병원에 대한 목표 설정 등의 역할을 담당해 의료서비스 구매자와 공급자 양쪽에 관계했던 것과는 달리, NHS England는 보건부로부터 독립된 법인체로서 임상책임운영그룹CCGs에 대한 예산 배분 및 관리기능과 1차의료 서비스에 대한 구매기능만을 수행하고, NHS Trusts 등 2차 의료 공급자에 대한 예산배분, 관리 및 감독 기능은 임상책임운영그룹CCGs이나 규제기관Care Quality Commission 또는 Monitor으로 넘겼다는 점이 다르다.

③ 임상책임운영그룹CCGs, Clinical commissioning groups

임상책임운영그룹CCGs은 2013년 4월에 없어진 PCTs를 대신하는 조직이지만, 엄격히 동일한 역할 수행을 하는 조직은 아니다. NHS 예산의 약 60%를 사용하는 임상책임운영그룹은 일반의GPs와 간호사 및 상담사 등과 같은 임상전문가들로 구성되며, 병원서비스와 같은 2차 의료서비스, 재활, 정신보건 및 응급의료서비스 등의 관리와 구매 역할을 한다. 한편 1차 의료와 전문의 서비스에 대한 구매기능은 NHS England가 담당한다. 임상책임운영그룹의 또 다른 특징은 의료공급자의 소유형태가 공공이냐 민간이냐에 관계없이 NHS제도의 기준을 충족하고 NHS제도의 의료수가 기준을 충족하면 NHS 병원뿐 아니라 민간부문의 공급자로부터도 의료서비스를 구매할 수 있다는 점이다.

④ 감시 및 규제기구

용어 해설
• NICE
영국보건임상연구원
• CQC
영국 의료질 관리위원회

관리조직과 의료서비스 구매조직의 자율성과 책임성을 강화함과 동시에 NHS제도에서 보건부의 감독기능을 축소하게 되는데 결국 보건부가 하던 역할과 기능을 누군가는 하게 된다. 보건부의 기능 중 관리 기능은 NHS England로 넘어가고, 규제나 감독 기능은 감시기구Monitior나 의료질 관리위원회CQC, Care Quality Commission가 담당하게 된다.

Monitior는 지금까지는 병원조직, 특히 NHS Foundation Trust를 감독하는 기능을 수행해 왔으나, NHS 전체의 경제적 감시economic monitor 기능이 추가되었다.

CQC는 2009년 설립된 독립적인 규제기관으로서 의료서비스에 대한 평가 및 감독기능을 한다. NHS 의료기관이나 민간 의료기관이 제공하는 의료서비스, 지자체가 제공하는 사회복지서비스Social care의 평가를 담당한다.

의료의 품질 향상을 위한 기구로 NICENational Institute for Health and Clinical Excellence가 있다. NICE는 NHS제도에서 제공되는 의료서비스의 범위나 의료서비스 질에 관한 지역

격차를 줄이기 위해 1999년에 설립된 기구로서, 주요 업무는 질병의 진단 · 치료 · 예방에 관한 임상상의 비용효과 등을 포함한 진료가이드라인 작성, 양질의 의료서비스에 관한 기준설정, 신의료기기 · 의료기술 · 의약품에 관한 기술평가, 국민의 공중보건을 위한 안내 등의 역할을 수행한다.

NHS Trust Development Authority NHS TDA는 NHS Trusts의 임상의 질 성과를 포함한 성과를 관리하고 감독한다. 또한 NHS Trusts가 Foundation Trust로 이행하는 과정을 관리한다.

(3) 의료공급체계

NHS제도의 의료전달체계는 1차와 2차로 구분되어 있으며, 1차 의료는 일반의GP나 GP진료소GP practice, 2차 의료는 병원이 주로 담당하고 있다. 1차 의료는 GP General Practitioner라고 하는 일반의를 비롯하여 치과의사, 검안사, NHS 방문센터NHS walk-in center 등이 담당하며, 2차 의료는 지역에 있는 종합병원이나 전문병원, 대학병원 등이 담당한다. NHS제도 하에서 국민들이 의료서비스를 받기 위해서는 사전에 GP 등록을 해야 하고, 의료서비스가 필요한 경우 자신이 등록한 GP에게 진료 예약을 하고, 진찰을 받는다. GP가 입원이나 전문의료가 필요하다고 판단한 경우 환자에게 2차 의료에 필요한 진료의뢰서를 발행해 준다.

> 용어 해설
> • GP
> : 지역보건의 General Practitioner

이처럼 GP는 지역 내에서 1차 의료, 예방 및 보건서비스의 제공자 역할 이외에 2차 의료의 문지기gate keeper 역할도 하고 있다. 과거에는 GP가 자신의 거주지에 따라 정해졌으나 현재는 주민이 지역 내의 GP 중에서 선택할 권한이 있고, 변경도 가능하다.

한편 2차 의료는 주로 병원이 담당하고, Acute Trusts는 이들 병원들을 관리한다. Acute Trusts 중 경영성과가 좋은 곳은 NHS foundation trusts가 되어 중앙정부의 통제로부터 벗어나, 예산과 인사권을 가지고 자율 경영을 할 수 있는 권한을 갖게 된다. 장차 모든 Acute Trusts를 NHS Foundation Trusts로의 전환을 꾀하고 있다.

트러스트에는 다양한 트러스트가 있다. 병원서비스나 전문의서비스를 담당하는 급성 NHS 트러스트Acute Trusts라고도 한다. 정신보건서비스를 담당하는 Mental Health Trusts, 응급의료나 환자후송을 담당하는 Ambulance Trusts, 지역간호, 방문간호, 학교보건 및 재가 재활서비스 등을 담당하는 Community Health Trusts 등이 있다.

5. 병원관리의 개념

(1) 정의

병원관리는 병원의 여러 자원을 활용하여 병원의 설립목적과 운영목표를 달성할 수 있도록 하는 여러 활동과 과정을 총체적으로 일컫는 말이다. 병원은 진료기능 중심으로 운영되는 조직이지만 관리가 필요하다는 점에서는 다른 조직과 다를 바 없다. 병원도 하나의 조직체로서 생존하고 발전해야 하므로 병원을 잘 운영하고 관리하는 것은 매우 중요하다.

(2) 병원관리의 특성

일반적으로 조직관리와 병원관리는 여러 면에서 차이를 보이는데, 이는 병원조직이 갖고 있는 특성에 기인한다.

① 높은 전문인력 비중

의료서비스 산업은 흔히 노동집약적 산업이라 한다. 인건비의 비중이 보통 40~50%, 많게는 60%까지 될 정도로 인건비가 전체 비용에서 차지하는 비중이 크다. 더구나 인력의 대부분은 면허나 자격을 가진 전문 인력이 대부분이며 인력의 종류도 다양하다. 다양한 배경과 전문지식을 가진 전문 인력들을 병원조직 내에서 조화롭게 통합시키는 일은 매우 어려운 일이다. 또한 전문인력 직종 간에는 기능의 구분이 명확하고, 기능의 대체가 어려운 경우가 많아 인력의 효율적 운용이 쉽지 않다. 이와 같이 인적 자원관리는 병원관리에 있어 최우선적으로 중요한 과제이다.

② 복잡한 조직체계

병원의 조직체계는 매우 복잡하다. 대형병원의 조직도와 일반 대기업의 조직도를 비교해 보면, 병원의 조직체계가 얼마나 복잡한지를 알 수 있다. 병원은 의원과는 달리 입원진료를 중심으로 한 높은 수준의 의료서비스를 제공할 뿐만 아니라 각종 보건의료인력의 교육과 훈련, 임상 연구를 중심으로 한 의학 연구, 지역사회 주민과 관련기관에 대한 지원 등 다양한 기능을 수행한다. 이러한 기능을 수행하기 위해 병원은 다양한 전문인력, 의료장비와 시설을 보유하고, 복잡한 조직체계를 갖추게 된다. 병원의 기능과 조직이 다양하고 복잡하기 때문에 병원관리 또한 복잡하고 어렵다.

③ 이원화된 권위체계

병원의 인적 구성과 조직체계가 복잡하지만 크게 의료부문과 진료지원부문으로 나눌 수 있다. 의료부문은 직접 진료를 담당하는 의료전문인력들로 구성된 조직으로 진료과, 진료팀, 간호조직, 의료기술조직 등이 중심을 이룬다. 진료지원부문은 인적자원관리, 재무와 회계관리, 구매와 물류관리, 시설과 장비관리, 기획과 전략, 홍보와 마케팅, 원무와 고객만족 관리, 정보관리 등 기능수행이 원활히 이루어지도록 지원하는 기능을 주된 업무로 한다. 이와 같이 두 부문은 서로 다른 권위에 의해 조직이 통제되고 운영되는 특성을 가지고 있으며, 이로 인해 갈등과 불화가 일어나기 쉽다. 병원조직 전체 차원에서는 상이한 권위체계를 하나의 통합된 체계로 원활하게 운영해 나가는 것이 중요한 과제이다.

④ 24시간 운영체계

병원조직은 24시간 운영되는 체계이다. 외래진료와 주요 관리기능은 주간에만 운영되지만, 입원병동, 집중치료시설, 응급실, 수술실과 일부 지원부서는 휴일없이 24시간 운영을 해야 한다. 따라서 병원 구성원의 상당수는 3교대 근무 또는 야간 당직으로 근무해야 하며, 응급상황에 대비한 준비를 항상 하고 있어야 한다.

⑤ 의료전문가와 관리자의 이중 역할

병원에 근무하는 의료전문가들은 관리자로의 역할과 기능을 요구받는 경우가 많다. 자신의 전문분야에서 어느 정도 경력을 쌓게 되면 관리자의 역할을 맡을 가능성이 높아진다. 진료과를 비롯하여 여러 부서의 책임자나 최고경영자의 역할을 요청받기도 하고, 새로운 프로그램 개발이나 실행을 맡거나 새로운 부서의 설립에 참여하는 경우도 생긴다. 자신의 전공분야에서 전문가로서의 역할 수행과 함께 관리자로서의 역할도 잘 수행하기란 쉬운 일은 아니다. 두 가지 역할을 잘 수행하기 위해서는 두 가지 역할 사이에서 균형을 잘 유지해야 하며 관리 기능에 대한 이해 수준을 높이고, 병원전체를 보는 관점을 가져야 한다.

6. 요양기관

1977년 사회보험형태의 의료보험이 최초로 시작된 이후 1989년 전국민의료보험이 달성되었다. 전국민의료보험제도 하에서 의무가입자인 국민에게 의료 서비스를 제공하게 되는데, 의료제공자를 포괄적으로 요양기관이라 하고 있다. 2000년 국민건강보험법의 제정으로 의료보험제도가 건강보험제도로 변경되었고, 국민건강보험제도 하에서 의료제공자를 총칭하여 요양기관이라 하고 있다.

의료제공자로서의 요양기관의 개념과 종류에 관해서 알아본다.

(1) 요양기관

요양기관은 국민건강보험제도에서 가입자 및 피부양자에게 질병 · 부상 · 출산 등에 대하여 요양서비스를 제공하는 기관, 즉 의료제공자를 말한다.

(2) 요양기관의 종류

요양기관의 종류에는 의료법에 의한 의료기관, 약사법에 의한 약국 및 한국희귀의약품센터, 지역보건법에 의한 보건소 · 보건의료원 · 보건지소, 농어촌 등 보건의료를 위한 특별조치법에 의한 보건진료소 등이 있다.

1) 의료법 상의 의료기관

의료법에서 의료기관이란 의료인이 공중公衆 또는 특정 다수인을 위하여 의료 · 조산의 업이하 "의료업"이라 한다을 하는 곳을 말하며 다음과 같이 구분한다.

① **의원급 의료기관** : 의사, 치과의사 또는 한의사가 주로 외래환자를 대상으로 각각 그 의료행위를 하는 의료기관으로서 의원, 치과의원, 한의원이 있다.

② **조산원** : 조산사가 조산과 임부 · 해산부 · 산욕부 및 신생아를 대상으로 보건활동과 교육 · 상담을 하는 의료기관을 말한다.

③ **병원급 의료기관** : 의사, 치과의사 또는 한의사가 주로 입원환자를 대상으로 의료행위를 하는 의료기관으로서 병원, 치과병원, 한방병원, 요양병원, 종합병원 등이 있다. 병원 등병원 · 치과병원 · 한방병원 및 요양병원을 말함은 30개 이상의 병상병원 · 한방병원만 해당한다 또는 요양병상요양병원만 해당하며, 장기입원이 필요한 환자를 대상으로 의료행위를 하기 위하여 설치한 병상을 말한다을 갖춘 곳을 말한다.

④ **종합병원** : 일단 100 병상 이상의 병상을 갖춘 곳으로 100병상 이상 300병상 이하인 경우와 300병상을 초과하는 경우로 구분하고 있다. 이 중 100병상 이상 300병상 이하인 경우에는 내과 · 외과 · 소아청소년과 · 산부인과 중 3개 진료과목, 영상

의학과, 마취통증 의학과와 진단검사의학과 또는 병리과를 포함한 7개 이상의 진료과목을 갖추고 각 진료 과목마다 전속하는 전문의를 두도록 되어 있다.

300병상을 초과하는 경우에는 내과, 외과, 소아청소년과, 산부인과, 영상의학과, 마취통증의학과, 진단검사의학과 또는 병리과, 정신건강의학과 및 치과를 포함한 9개 이상의 진료과목을 갖추고 각 진료과목마다 전속하는 전문의를 두도록 되어 있다.

⑤ **상급종합병원** : 종합병원 중에서 중증질환에 대하여 난이도가 높은 의료행위를 전문적으로 하는 종합병원을 상급종합병원으로 지정할 수 있다. 상급종합병원이 되기 위해서는 첫째, 보건복지부령으로 정하는 20개 이상의 진료과목을 갖추고 각 진료과목마다 전속하는 전문의를 둘 것. 둘째, 전문의수련기관일 것 셋째, 보건복지부령으로 정하는 인력 · 시설 · 장비 등을 갖출 것. 넷째, 질병군별疾病群別 환자구성 비율이 보건복지부령으로 정하는 기준에 해당할 것 등의 조건을 갖추도록 되어 있다.

⑥ **전문병원** : 병원급 의료기관 중에서 특정 진료과목이나 특정 질환 등에 대하여 난이도가 높은 의료행위를 하는 병원을 전문병원으로 지정할 수 있으며, 다음의 요건을 갖추어야 한다. 첫째, 특정 질환별 · 진료과목별 환자의 구성비율 등이 보건복지부령으로 정하는 기준에 해당해야 하며 둘째, 보건복지부령으로 정하는 수 이상의 진료과목을 갖추고 각 진료과목마다 전속하는 전문의를 두도록 되어 있다.

2) 약사법에 의한 약국, 한국희귀·필수의약품센터

약국은 약사 또는 한약사가 아니면 개설할 수 없으며, 약국을 개설하려는 자는 시장 · 군수 · 구청장자치구의 구청장을 말한다. 이하 같다에게 개설등록을 하도록 되어 있다. 한국희귀 · 필수의약품센터는 의약분업의 강제화에 따라 희귀 · 필수의약품의 처방, 조제를 위해 만들어진 요양기관이다.

3) 지역보건법에 의한 보건소·보건의료원·보건지소

지역보건법에 의한 보건소, 보건의료원, 보건지소 또한 요양기관 중 하나이다. 우선 보건소는 지역주민의 건강을 증진하고 질병을 예방 · 관리하기 위하여 시 · 군 · 구별로 1개씩 설치하도록 되어 있다. 다만, 지역 주민의 보건의료를 위하여 특별히 필요하다고 인정되는 경우에는 필요한 지역에 보건소를 추가로 설치 · 운영할 수 있도록 되어 있어, 1개 시 · 군 · 구에 복수의 보건소가 설치되어 있는 경우도 있다.

보건의료원은 병원의 요건을 갖춘 보건소를 말한다. 보건지소는 보건소의 업무수행을 위하여 필요하다고 인정하는 경우, 읍 · 면보건소가 설치된 읍 · 면은 제외마다 1개씩 설치할 수 있으며, 다만 지역 주민의 보건의료를 위하여 특별히 필요하다고 인정되는 경우에는 필요한 지역에 보건지소를 설치 · 운영하거나 여러 개의 보건지소를 통합하여 설치 · 운영할 수 있도록 하고 있다.

4) 농어촌 등 보건의료를 위한 특별조치법에 의한 보건진료소

시장 또는 군수는 보건지소 조차 없는 보건의료 취약지역의 주민에게 보건의료를 제공하기 위하여 보건진료소를 설치 · 운영하도록 하고 있으며, 인구 500명 이상도서지역은 300명 이상 5천명 미만을 기준으로 주민이 편리하게 이용할 수 있는 장소에 설치하도록 되어 있다.

2. 원무관리의 이해

1. 원무관리의 개념

원무관리란 병원업무를 효율적으로 수행하고 병원의 목표를 달성하기 위해 추진되는 기획, 예산, 홍보, 전산, 감사, 인사, 서무, 구매, 영선, 재무, 회계, 시설 등의 관리기능과 접수, 보험 적용, 간호, 의무기록, 영양, 사회사업 등을 수행하는 진료지원 기능을 포함한 모든 업무에 관한 전반적인 관리활동이라고 할 수 있으며, 진료기능 이외의 거의 모든 병원업무를 총괄한다고 할 수 있다. 이런 의미에서 이들 관리기능과 진료지원 기능을 **광의의 원무관리**라 한다.

그러나 일반적으로 병원에서 통용되는 원무관리란 광의의 원무관리 기능 중에서 제반 수속절차와 진료비 산정, 의료보장제도의 적용 및 요양관리 등과 같이 환자가 보다 편리하고 신속하게 진료를 받을 수 있게 하는 서비스 제공분야에 업무를 한정하여 지칭하는데, 이를 **협의의 원무관리**라 한다.

따라서 이 교재에서 설명할 원무관리의 내용은 크게 다섯 가지로 구분된다. 첫째, 외래 원무관리, 둘째, 입퇴원 원무관리, 셋째, 진료비 관리, 넷째, 진료비 심사청구, 마지막으로 고객관리가 있다. 결국 원무관리는 외래와 입원 환자에 관한 원무 업무와 진료비에 관한 업무가 주된 내용이라 할 수 있다.

국가직무능력표준NCS 체계 하에서 원무관리는 이들 다섯 가지 업무라 할 수 있으며, 이를 능력단위명으로 나타내면 〈표 1-2〉와 같다.

표 1-2 원무관리의 내용

능력단위명	정의
외래 원무관리	외래 원무관리란 통원환자들이 외래진료를 보다 신속하고 편리하게 받을 수 있도록 진료 수속절차 및 진료지원업무를 관리할 수 있는 능력을 말한다.
입퇴원 원무관리	입퇴원 원무관리란 입원 및 퇴원 환자들이 입원진료를 보다 신속하고 편리하게 받을 수 있도록 진료 수속절차 및 진료지원업무를 관리할 수 있는 능력을 말한다.
진료비관리	진료비관리란 의료기관을 이용하는 환자들의 진료비를 정확하게 계산하고, 정산할 수 있는 능력을 말한다.
진료비심사청구	진료비심사청구는 진료기록부를 근거로 한 진료비를 급여유형에 따라 산정하고 보험자의 진료비심사, 조정 및 결정사항을 관리할 수 있는 능력을 말한다.
고객관리	고객관리란 의료기관을 이용하는 고객인 환자와 관련된 민원을 해결하고, 협력병원과 관련된 업무를 처리하고 관리할 수 있는 능력을 말한다.

2. 원무관리의 범위

원무관리의 범위에는 전방기능인 창구업무와 창구지원업무, 그리고 후방기능인 행정관리업무가 포함된다.

① **창구업무**에는 등록 및 접수, 외래 및 입원 수납, 진료수가 계산 및 진료비 관리, 입·퇴원 수속 및 제증명서 발급 등이 있다. 창구지원 업무에는 창구업무가 합리적으로 처리되도록 도와주는 업무로서, 진료미수금재원미수금, 퇴원미수금, 진료전표관리, 입·퇴원 대장관리, 보험심사청구건강보험, 의료급여, 산재보험, 자동차 보험 등, 환자 사후관리 등이 있다.

② **행정관리업무**에는 병원의 설립목적이나 운영목표를 달성하기 위한 정책 수립이나 원무행정을 개선하기 위한 의료서비스 만족도 조사, 진료수가 관리, 원무통계 분석을 통한 기획 등의 업무가 포함된다.

3. 원무관리의 주요 이해관계자

병원별로 원무부서가 수행하는 업무의 내용과 절차는 조금씩 다를 수 있지만, 최종적으로 의사와 환자가 바라는 것을 충족시키는 한편, 행정서비스가 신속하고 정확하게 그리고 효과적으로 진행되어야 한다는 측면에서는 차이가 있을 수 없다. 원무관리자는 병원과 의사 및 환자 등 중요한 이해관계자와의 접촉을 피할 수 없을 뿐 아니라 그들이 원하는 바를 정확히 파악해야만 업무목표를 효과적으로 달성할 수 있다.

1) 병원

병원은 지역사회 주민의 질병과 사고, 분만이나 사망 등에 관한 진료 및 예방 서비스를 제공하는 인력, 시설, 의료기기 및 장비의 집합체이다. 또한 병원은 환자의 질병 치료뿐만 아니라 의료의 발전을 위한 연구와 의학을 공부하는 학생과 수련의를 대상으로 교육활동을 수행하는 조직이다.

앞에서도 언급했듯이 의료법상 의료기관이란 의료인이 공중 또는 특정다수인을 위하여 의료와 조산의 업을 행하는 곳으로 종합병원, 병원치과병원, 한방병원, 요양병원 포함, 의원치과의원, 한의원 포함, 조산원으로 구분하고 있다.

병원의 설립목적이나 운영주체에 따른 특성이 있고, 종류에 따라 운영 방식에도 차이가 있을 수 있지만, 모든 병원이 지향하는 목표는 적은 비용으로 양질의 서비스를 제공하는 것이다.

2) 의사

의사는 병원의 산출물인 의료서비스의 1차 생산자인 동시에 경영성과에 가장 큰 영향을 미치는 존재이다. 원무관리자는 양질의 의료서비스가 제공될 수 있도록 합리적이고 효과적인 지원체계를 마련하고 이를 업무에 반영하여야 한다.

3) 환자

병원 조직차원에서 환자란 의료서비스의 대상으로 진료를 받기 위해 병원을 이용하는 사람으로 이해할 수 있으며, 고객만족을 추구하는 경영 패러다임 하에서는 양질의 의료서비스 제공과 편안하고 쾌적한 환경 하에서 의료공급자를 구별하고 선택권을 행사하는 고객이라 할 수 있다.

원무관리의 대상으로 파악되는 환자는 높은 수준의 의료기술을 바탕으로 오래 기다리지 않으며 친절하고 부드러운 자세로 쉽고 자상하게 설명해 주는 서비스가 제공되기를 원하고, 명확한 진료 내역을 바탕으로 저렴한 진료비가 부과되기를 바라는 욕구를 지닌 이해관계자라 할 수 있다.

핵심문제 & 해설 *Ccheck Point Exercises & Explanation*

1. 의료법에 의한 병원의 병상기준은?

① 10병상 이상　② 20병상 이상
③ 30병상 이상　④ 40병상 이상

|해설| 치과병원, 한방병원, 요양병원 등의 병원은 30개 이상의 병상을 갖춘 곳을 말한다.

2. 의료법에 의한 종합병원의 병상기준은?

① 50병상 이상　② 70병상 이상
③ 80병상 이상　④ 100병상 이상

|해설| 종합병원은 100병상 이상 300병상 미만인 경우를 말하며, 300병상을 초과하는 경우는 내과, 외과, 소아청소년과, 산부인과, 영상의학과, 마취통증의학과, 진단검사의학과 또는 병리과, 정신건강의학과 및 치과를 포함한 9개 이상의 진료과목을 갖추고 진료과목마다 전속전문의를 두도록 되어 있다.

3. 의료기관이 <u>아닌</u> 곳은?

① 약국　②치과의원
③ 병원　④ 조산원

|해설| 의료법상 의료기관이라 함은 의원, 조산원, 병원(종합병원, 상급종합병원, 전문병원)

4. 크리티칼 액세스 병원(Critical Access Hospital)에 대한 설명이다. 옳지 <u>않은</u> 것은?

① 주정부에 의한 재정지원을 받는다.
② 병원규모는 25병상이하여야 한다.
③ 재원일수는 4일 이하이다.
④ 다른병원과의 거리가 최소한 35마일 이상 떨어진 곳에 위치한다.

5. 영국의 NHS 제도에서 NHS England에 관한 설명이다. 옳지 <u>않은</u> 것은?

① 보건부와는 독립적인 조직이다.
② 병원의료서비스의 구매 기능을 수행한다.
③ 전국적으로 4개의 지역팀을 운영하고 있다.
④ 보건부 예산의 90% 이상을 집행한다.

6. 국가직무능력표준체계(NCS) 하에서 원무관리에 포함되지 <u>않는</u> 것은?

① 진료비심사청구
② 병원구매관리
③ 고객관리
④ 입퇴원 원무관리

|해설| NCS 하에서 원무관리의 내용은 ① 외래원무관리 ② 입퇴원 원무관리 ③ 진료비 관리 ④ 진료비 심사청구 ⑤ 고객관리이다.

7. 한국 최초의 서양식 병원은?

① 혜민국　② 광혜원
③ 제생원　④ 태의감

|해설| 혜민국, 제생원은 한방의료기관, 태의감은 고려 때 설치된 의료기관

8. 의료기관에 대한 설명으로 적절하지 않은 것은?

① 의원급 의료기관에는 의원, 치과의원, 한의원이 있다.

② 조산원은 조산사가 임부, 해산부, 산욕부 등을 대상으로 보건활동을 하는 곳이다.

③ 병원급 의료기관으로는 병원, 치과의원, 한방병원, 요양병원, 종합병원 등이 있다.

④ 병원 등은 20개 이상의 병상(병원, 한방 병원만 해당) 또는 요양 병상(요양병원만 해당)을 갖춘 곳을 말한다.

|해설| 병원 등은 30개 이상의 병상(병원, 한방병원만 해당) 또는 요양 병상(요양병원만 해당)을 갖춘 곳을 말한다.

9. 종합병원 중 100병상 이상 300병상 이하인 경우 설치 진료과목에 대한 설명으로 적절한 것은?

① 내과, 외과, 안과, 이비인후과 중 3개 진료과목을 설치해야 한다.

② 내과, 외과, 소아청소년과, 산부인과 중 3개 진료과목을 설치해야 한다.

③ 영상의학과, 마취통증의학과, 진단검사의학과, 병리과를 포함한 5개 이상의 진료과를 갖추고 과마다 전문의를 두어야 한다.

④ 영상의학과, 마취통증의학과, 안과, 치과, 진단검사의학과, 병리과를 포함한 7개 이상의 진료과를 갖추고 과마다 전문의를 두어야 한다.

|해설| 내과, 외과, 소아청소년과, 산부인과 중 3개 진료과목을 설치해야 하며 영상의학과, 마취통증 의학과, 진단검사의학과, 병리과를 포함한 7개 이상의 진료과를 갖추고 진료과목마다 전문의를 두어야 한다.

10. 상급 종합병원에 대한 설치요건으로 적절하지 않은 것은?

① 보건복지부령으로 정하는 20개 이상의 진료과목을 갖출 것

② 각 진료과목마다 전속하는 전문의를 둘 것

③ 전문의 수련기관으로서 각 과마다 5명 이상 수련의를 둘 것

④ 보건복지부령으로 정하는 인력, 시설, 장비 등을 갖출 것

|해설| 전문의 수련기관이긴 하나 인원을 정하지는 않고 있다.

11. 전문병원에 대한 설명으로 적절하지 않은 것은?

① 질병군별 환자구성 비율이 보건복지부령으로 정하는 기준에 해당되어야 한다.

② 특정질환별 · 진료과목별 환자의 구성비율 등이 보건복지부령으로 정하는 기준에 해당하여야 한다.

③ 보건복지부령으로 정하는 수 이상의 진료과목을 갖추고 각 진료과목마다 전속하는 전문의를 두어야 한다.

④ 병원급 의료기관 중에서 특정진료과목이나 특정질환 등에 대하여 난이도가 높은 의료행위를 하는 병원이다.

|해설| ①의 항목은 상급종합병원에 해당하는 기준이다.

12. 다음 중 원무관리의 기능에 해당하지 않는 것은 ?

① 의료진에 대한 진료 지원
② 경영자에 대한 경영 정보의 제공
③ 환자에 대한 안내, 민원 처리 등 서비스 제공
④ 환자에게 제공할 민원 및 의료서비스의 종류를 결정

|해설| 원무관리의 기능은 의료진에 대한 의료지원, 환자에 대한 서비스 제공, 경영자에 대한 경영정보제공 등의 기능이 있다.

13. 원무관리자가 갖추어야 할 조건에 해당하지 않는 것은 ?

① 의료관계법규에 대한 지식을 갖추어야 한다.
② 진료와 간호 등 병원업무에 관한 기본 지식의 습득이 필요하다.
③ 각종 의료보장제도에 관한 기본적 지식 및 처리 능력을 길러야 한다.
④ 의사의 진료 보조를 위해 필요할 경우 간호사의 업무를 대행할 수 있어야 한다.

|해설| 의료진이 진료하는 데 불편함이 없도록 지원은 하지만 간호사의 업무를 대행하는 것은 아니다.

14. 원무관리자의 주요 이해관계자로 적합지 않은 대상은 ?

① 약국 ② 병원
③ 의사 ④ 환자

|해설| 약국은 주요 이해관계 당사자가 될 수 없다.

15. 원무관리 업무가 전문화 되어야 하는 필요성과 관계 없는 것은 ?

① 고객의 욕구가 다양해진다.
② 의료보장제도가 다양화 되고 있다.
③ 원무업무가 복잡화 되고 있다.
④ 요양기관 수가 점차적으로 늘어나고 있다.

|해설| 사회가 발전할수록 고객의 욕구도 다양해지고 의료보장 제도도 다양화되고 있으며 원무업무도 더욱 세분화 복잡화되고 있다.

|정답| 1. ③ 2. ④ 3. ① 4. ① 5. ② 6. ② 7. ② 8. ④ 9. ② 10. ③ 11. ① 12. ② 13. ④ 14. ① 15. ④

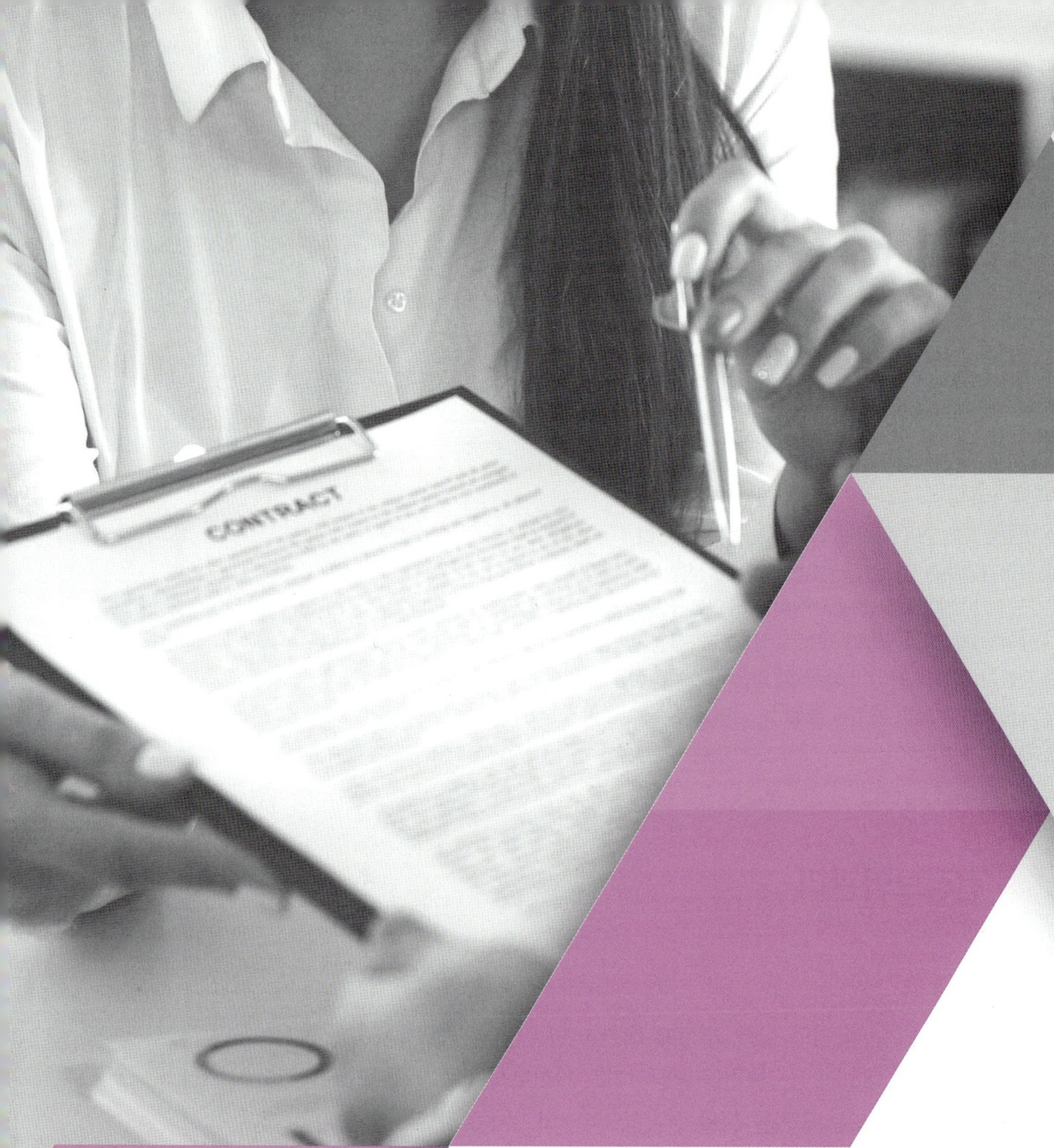

Chapter 2.

의료보장과 보험제도

1. 건강보험관리
2. 의료급여관리
3. 산업재해보상보험관리
4. 자동차보험관리
5. 노인장기요양보험관리

‖ 핵심문제 & 해설

Chapter *02.*

의료보장과 보험제도

학습 목표

- 의료보장제도의 의의와 유형을 설명할 수 있다.
- 국민건강보험 진료비 지불방식의 장단점을 비교 설명할 수 있다.
- 국민 기초생활보장법의 제정취지와 의료급여 수급절차를 설명할 수 있다.
- 산업재해보상보험법의 제정 목적과 요양신청 방법을 설명할 수 있다.
- 자동차 보험의 특징과 종류 및 교통사고 특례법을 설명할 수 있다.
- 요양보험 제도의 목적과 운영 및 급여 규정을 설명할 수 있다.

1. 건강보험관리

핵심 개념

- 의료보장 제도는 국민의 질병, 부상에 대한 예방 · 진단 · 치료 · 재활과 출산 · 사망 및 건강증진에 대하여 국민보건을 향상시키고 사회보장을 증진시키기 위함이다.
- 국민건강보험 제도는 국민을 생활의 위협으로부터 보호하기 위하여 국가가 법에 의하여 보험가입을 의무화하고 있다.
- 의약분업제도는 의약품의 오남용을 예방하고 의약품의 적정사용으로 약제비를 절감하여 환자의 알권리를 보장하기 위한 제도이다.

1. 의료보장제도

(1) 의의

질병 · 부상 · 분만 또는 사망 등에 대해 급여를 제공하는 사회보장의 하나로 일상생활의 우연한 질병이나 부상으로 인하여 일시에 고액의 진료비가 소비되어 가계가 파탄되는 것을 방지하기 위한 보험이다. 또한 사회계층간 의료수혜의 불평등에 의한 사회적 불만을 줄이고 국민의 질병 · 부상에 대한 예방 · 진단 · 치료 · 재활과 출산 · 사망 및 건강을 증진하기 위함이다. 또한 보험급여를 실시함으로써 보건의료서비스가 의 · 식 · 주 다음으로 제4의 기본적 수요로 인식됨에 따라 의료보장 제도의 필요성이 대두되어 국민보건을 향상시키고 사회보장을 증진함을 목적으로 하고 있는 제도이다. www.hira.or.kr

(2) 의료보장의 유형

의료보험 제도는 각국의 고유한 문화와 전통을 배경으로 하는 역사적 산물로서 단순 분류에는 어려움이 있으나 사회보장 정책의 일환으로 마련된 의료보장 제도의 하나로서 무상의료 방식과 보험의료 방식의 두 가지로 나눌 수 있다.

무상의료방식national health service은 국가가 의료비 전액을 국고에서 부담하는 경우로서 현재 영국 등 일부 자본주의 국가와 중국 · 북한 등의 사회주의 국가에서 실시하고 있다.

보험의료방식national health insurance은 의료보험에 가입한 사람과 그 가족만이 보험을 통한 의료혜택을 받을 수 있는 경우로서, 우리나라와 일본 · 독일 등 여러 나라에서 채택하고 있다. www.hira.or.kr

① NHI 방식보험의료방식

비스마르크Bismarck형 의료제도라고 하는데 개인의 기여를 기반으로 한 보험료를 주 재원으로 하는 제도이다. 1차는 국민의 보험료에서 재원을 조달하고 2차는 국가가 지원하고 후원한다. 사회보험의 낭비를 줄이기 위하여 수진 시에 본인 일부 부담금을 부과하는 것이 특징이라 할 수 있다.

이 방식은 가계지출에 다소 부담을 주게 된다는 부정적인 면도 있으나 보험료가 가계비에 차지하는 비중이 극히 작을 뿐 아니라 비교적 의료의 질을 높일 수 있다는 이점도 있다. 세계에서 가장 처음으로 독일에서 시행되었으며, 노동시장의 구조와 조건을 반영해 만들어진 기여 중심의 제도이다. 한국, 독일, 프랑스, 일본 등, 강명세 2006

② NHS 방식무상의료방식

일명 조세방식, **비버리지Beveridge형 의료제도**라고 하며 국민의 의료문제는 국가가 책임져야 한다는 원칙에서 조세를 재원으로 모든 국민에게 국가가 직접 의료를 제공하는 의료보장방식이다. 영국에서 가장 처음으로 시행되었다고 볼 수 있는데, 노동시장에서의 지위와 관계없이 모든 환자에게 동일한 서비스를 제공하는 조세에 기반한 제도이다.

무상의료 방식은 국민 모두가 무상으로 의료혜택을 받을 수 있다는 장점이 있으나 관료주의의 폐해나 의료의 질이 떨어질 우려가 있다는 단점도 있다. 현재 영국 등 일부 자본주의 국가와 중국 · 북한 등의 사회주의 국가에서 실시하고 있으며, 우리 나라에서는 의료보호법에 따라 일부 국민, 즉 생활유지 능력이 없거나 생활이 어려운 사람에게 공적 부조로서 의료보호를 실시하고 있다. www.dh.gov.uk.

표 2-1 의료보장의 유형비교

구분	의료보험방식(NHI)	국가보건서비스방식(NHS)
기본이념	의료비에 대한 국민의 1차적 자기 책임의식견지(국민의 정부의존 최소화)	국민의료비에 대한 국가책임 견지(국민의 정부의존 심화)
적용대상관리	국민을 임금소득자, 공무원, 자영자 등으로 구분관리(극빈자 별도 구분)	전 국민을 일괄 적용(집단구분 없음)
재원조달	보험료, 일부 국고 지원	정부 일반조세
진료보수 산정방법	행위별수가제 또는 총액계약제 등	• 일반 개원의는 인두제 • 병원급은 의사 봉급제
관리기구	보험자(조합 또는 금고)	정부기관(사회보장청 등)
채택국가	한국, 독일, 프랑스, 일본 등	영국, 스웨덴, 이태리, 캐나다 등
국민 의료비	의료비 억제기능 취약	의료비 통제 효과가 강함
보험료 형평성	• 보험자 내 보험료 부과의 구체적 형평성 확대가능 • 보험자가 다수일 경우 보험자간 재정불균형 발생 우려	조세에 의한 재원 조달로 소득재분배 효과강함(선진국)(단, 조세체계가 선진화되지 않은 경우 소득역진 초래)
의료서비스	• 상대적으로 양질의 의료제공 • 첨단의료기술 발전에 긍정적 영향 • 의료비 상승우려	• 의료의 질 저하 초래 • 입원 대기 환자 급증 • 대기기간 장기화 • 개원의의 입원 의뢰 남발 • 사보험 가입 증가경향으로 국민의 이중부담초래
연대의식	가입자간 연대의식 강화	가입자간 연대의식 희박
관리운영	• 보험자중심 자율운영(대표 기구를 통한 가입자의 조합운영 참여보장) • 정부기관 직접 관리(가입자의 운영 참여 배제)	• 정부기관 직접 관리(가입자의 운영 참여 배제) • 직접 관리운영비 부분적 축소(보험료 징수비용이 조세 관리비용으로 전가)

출처 : 건강보험심사평가원 자료

(3) 의료보장의 재원

우리나라의 보건의료 재원은 가입자부담 원칙에 기초하여 재원을 조달하고 있다. 정부 주도적으로 도입되었으며 재원은 주로 사회 보험료의 징수를 통해서 조성하고 정부의 지원은 극히 제한적이며 소득재분배의 형태로 재원을 조성하고 사용한다.

① 의료보험

의료보험은 사회보험으로서의 보험의 원리가 적용되고 수익자부담 원칙으로 운영되며 가입자의 범위는 국내에 거주하는 국민을 이 법의 적용대상인 가입자 등으로 규정, 사회보장을 기반으로 소득에 따라 부담하는 소득 재분배 원칙을 적용한다.

② 의료급여

생활유지 능력이 없는 어려운 자에게는 시 · 군 · 구에 의료보호심의위원회의 심의를 거쳐 대상자를 선정하며 의료보장을 유지하기 위하여 국고보조금, 지방자치단체의 출연금, 당해 기금의 결산상 잉여금과 기타 수입금으로 조성한다.

표 2-2 사회보험과 민간보험의 차이

구분	사회보험	민간보험
제도의 목적	최저생계보장 또는 기본적 의료보장	개인적 필요에 따른 보장
가입의 강제성	강제가입(집단보험)	임의가입(개별보험)
부양성	국가 또는 사회 부양설	없음
보험보호대상	질병,분만,산재,노령,실업 폐질에 국한	발생위험률을 알 수 있는 모든
수급권	법적 수급권	계약적 수급권
독점/경쟁	정부 및 공공기관 독점	자유경쟁
공동부담 여부	공동 부담의 원칙(사용자, 피용자, 정부)	본인 부담 위주
재원부담	능력비례 부담	능력무관(동액 부담)
보험료 부담방식	주로 정률제	주로 정액제
보험료 수준	위험률 상당이하 요율	위험률 비례요율(경험률)
보험자의 위험선택	할 수 없음	할 수 있음
급여수준	균등급여	차등급여(기여비례보상)
인플레이션 대책	가능	취약함

출처 : 건강보험심사평가원 자료

(4) 사회보험과 민간보험의 차이

보험은 경제생활의 위험에서 오는 불안을 제거하기 위하여 인류가 창안한 사회적 형태로써 개인적인 위험상황에서 경제적 · 의료적 보상을 해주는 것을 원칙으로 한다. 보험은 회사보험, 화재보험, 해상보험, 공영보험 및 사회보험이 개발되었는데 보험가입의 자유를 기준으로 할 때 민간임의보험과 사회강제보험으로 대별된다.

전자는 보험에 가입 하느냐의 여부를 각자의 자유 의지에 맡기는 것이고, 후자의 사회보험은 국가 또는 공공단체가 국민에 대하여 보험에 가입할 의무를 부과하여 강제로 가입하게 하는 제도이다. www.hira.or.kr

2. 국민건강보험 제도

국민건강보험은 생활의 위협으로부터 국민을 보호하기 위하여 국가가 법에 의하여 보험가입을 의무화하며 개인의 경제적 능력에 따른 일정한 부담으로 재원을 조성하고 개별부담과 관계없이 필요에 따라 균등한 급여를 받음으로써 질병 발생 시 가계에 지워지는 경제적 부담을 경감시켜 주는 소득재분배 기능을 수행한다.

그러나 이 제도의 보완의 필요성이 제기되는데

① 질병 · 부상 · 분만 또는 사망 등에 대해 급여를 하는 사회보장의 하나로 일상생활의 우연한 질병이나 부상으로 인하여 일시에 고액의 진료비가 소비되어 가계가 파탄되는 것을 방지하기 위한 보험으로 사회계층간 의료수혜의 불평등이 심화되어 사회적 불만의 한 원인으로 대두되고 있다.

② 보건의료서비스가 의 · 식 · 주 다음으로 제4의 기본적 수요로 인식됨에 따라 의료보장제도의 필요성이 높아졌다.

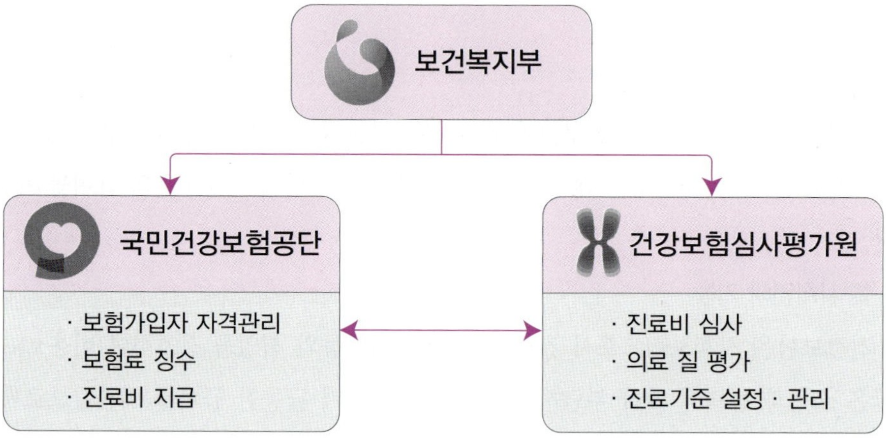

출처 : 국민건강보험공단 홈페이지 자료

그림 2-1 건강보험 관리기관

(1) 건강보험제도의 특성

① 보험가입 및 보험료 납부의 의무

보험가입을 기피할 수 있도록 제도화될 경우 질병위험이 큰 사람만 보험에 가입하여 국민 상호간 위험분담 및 의료비 공동해결이라는 건강보험제도의 목적을 실현할 수 없기 때문에 일정한 법적요건이 충족되면 본인의 의사와 관계없이 건강보험가입이 강제되며 보험료 납부의무가 부여된다.

② 부담능력에 따른 보험료 부과

민간보험은 보장의 범위, 질병위험의 정도, 계약의 내용 등에 따라 보험료를 부담하는데 비해, 사회보험방식으로 운영되는 국민건강보험은 사회적 연대를 기초로 의료비 문제를 해결하는 것을 목적으로 하므로 소득수준 등 보험료 부담능력에 따라서 보험료를 부과한다.

③ 균등한 보장

민간보험은 보험료 수준과 계약내용에 따라 개인별로 다르게 보장되지만, 사회보험인 국민건강보험은 보험료 부담수준과 관계없이 관계법령에 의하여 균등하게 보험급여가 이루어진다.

(2) 기능 및 역할

① 의료보장 기능

건강보험은 피보험대상자 모두에게 필요한 기본적 의료를 적정한 수준까지 보장함으로써 그들의 의료문제를 해결하고 누구에게나 균등하게 적정수준의 급여를 제공한다.

② 사회연대 기능

건강보험은 사회보험으로서 건강에 대한 사회공동의 책임을 강조하여 비용보험료부담은 소득과 능력에 따라 부담하고 가입자 모두에게 균등한 급여를 제공함으로써 사회적 연대를 강화하고 사회통합을 이루는 기능을 가지고 있다.

③ 소득재분배 기능

질병은 개인의 경제생활에 지장을 주어 소득을 떨어뜨리고 다시 건강을 악화시키는 악순환을 초래하기 때문에 각 개인의 경제적 능력에 따른 일정한 부담으로 재원을 조성하고 개별부담과 관계없이 필요에 따라 균등한 급여를 제공하여 질병의 치료부담을 경감시키는 소득재분배 기능을 수행한다.

(3) 건강보험제도의 연혁

① 임의보험 사업기1963. 12 ~ 1977. 06

- 1963.12.16 국가재건최고회의에서 의료보험법을 제정하였다.
- 강제가입이 아닌 임의가입 형태로 법제화되었기 때문에 법이 제대로 기능을 발휘하지 못한 상태에서 사문화死文化되었다.

② 사회보험확장기1977. 07 ~ 1989. 06

〈의료보험의 단계적 실시〉

- 1977. 7. 1 직장의료보험 실시500인 이상 사업장만 실시
- 1979. 1. 1 공무원 및 사립학교교직원 의료보험 실시
- 1979. 7. 1 300인 이상 사업장 의료보험 당연적용
- 1981. 1. 1 100인 이상 사업장 의료보험 당연적용16인이상 사업장은 임의가입

〈자영자 의료보험의 부분적 실시〉

- 1981. 7. 1 지역의료보험 1차 시범사업 실시홍천군, 옥구군, 군위군

• 1981. 12. 1 직종의료보험조합 발족 문화예술인, 이미용

• 1982. 7. 1 지역의료보험 제2차 시범사업 강화군, 보은군, 목포시

③ 전국민 의료보험기 1989. 07 ~ 2000. 06

• 1988. 1. 1 농 · 어촌 지역의료보험 전국 확대 실시

• 1989. 7. 1 도시지역의료보험 전국적 실시 의료보험실시 12년만에 전 국민의료보험을 달성

④ 의료보험 통합기 2000. 7~현재

의료보험관리체계를 단일보험자로 통합운영하기 위한 국민건강보험법의 제정으로 국민건강보험시대로 전환하게 되었다.

• 1999. 2. 8 국민건강보험법 제정

• 2000. 7. 1 국민건강보험 통합 운영

• 2003. 7. 1 국민건강보험 재정을 통합 운영

• 2008. 8. 1 노인 장기요양보험 실시

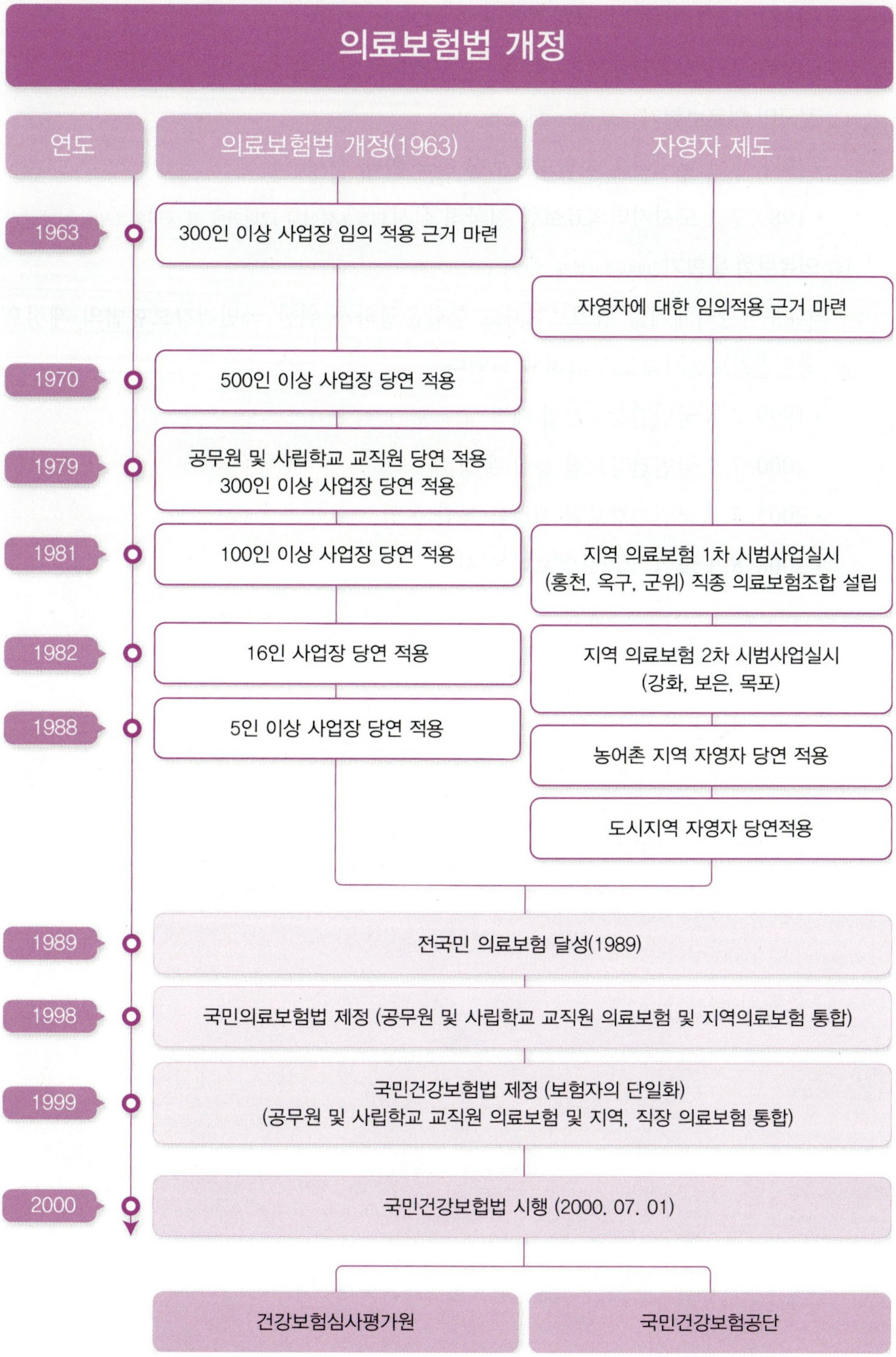

출처 : 국민건강보험공단 홈페이지

그림 2-2　국민건강보험 연혁

(4) 건강보험의 관리조직

1) 국민건강보험공단

① 국민건강보험공단은 요양급여의 주체로서 보험자이며, 국민건강보험공단의 이사장은 대통령이 임명한다.

② 국민건강보험공단의 업무

- 가입자 및 피부양자의 자격관리
- 보험료 부과 및 징수
- 보험급여의 관리
- 가입자 및 피부양자의 건강의 유지 · 증진을 위하여 필요한 예방사업
- 보험급여비용의 지급
- 건강보험에 관한 교육훈련 및 홍보
- 건강보험에 관한 조사연구 및 국제협력
- 자산의 관리, 운영 및 증식사업
- 의료시설의 운영
- 이 법 또는 다른 법령에 의하여 위탁받은 업무
- 기타 건강보험과 관련하여 보건복지부장관이 필요하다고 인정한 업무

2) 건강보험심사평가원

① 요양기관이 제공한 의료서비스와 서비스비용의 적정성을 객관적이고 공정하게 심사 · 평가하여 공단이 지급할 비용을 확정한다.

② 평가원의 업무

- 요양급여비용의 심사
- 요양급여의 적정성에 대한 평가
- 심사 및 평가기준의 개발
- 업무와 관련된 조사연구 및 국제협력
- 다른 법률의 규정에 의하여 지급되는 급여비용의 심사 또는 의료의 적정성 평가에 관하여 위탁받은 업무
- 건강보험과 관련하여 보건복지부장관이 필요하다고 인정한 업무
- 기타 보험급여비용의 심사와 적정성 평가와 관련하여 대통령령이 정하는 업무

(5) 건강보험의 자격관리

1) 건강보험적용대상

① 국내에 거주하는 모든 국민은 이 법에 의한 국민건강보험의 가입자 또는 피부양자가 된다.

② 단 의료급여법에 따라 수급권자 및 타법에 의해 보호를 받는 자는 제외한다.

2) 건강보험가입자의 종류

〈직장가입자〉

① 모든 사업장의 근로자 및 사용자와 공무원 및 교직원은 직장가입자가 된다.

② 기타 사업장의 특성, 고용형태 및 사업의 종류 등을 고려하여 대통령령으로 정하는 사업장의 근로자 및 사용자와 공무원 및 교직원

〈직장 가입자 제외 대상자〉

① 1월 미만의 기간 동안 고용되는 일용근로자

② 선거에 의하여 취임하는 공무원으로서 보수를 받지 아니하는 자

③ 비상근 근로자 또는 1개월간의 소정근로시간이 60시간 미만인 단시간 근로자

④ 비상근 교직원 또는 1개월간의 소정근로시간이 60시간 미만인 시간제 공무원 및 교직원

⑤ 소재지가 일정하지 아니한 사업장의 근로자 및 사용자

⑥ 근로자가 없거나 1월 미만의 기간 동안만 고용하고 있는 사업장 사업주

⑦ 법인의 비상근 임원 대표이사 제외

⑧ 매월 정기적으로 보수를 받으나 이사회 참석 · 의결이외의 다른 업무를 수행하지 않는 경우

⑨ 병역법의 규정에 의한 현역병 지원에 의하지 아니하고 임용된 하사 포함

〈지역가입자〉

- 직장가입자와 그 피부양자를 제외한 자를 말한다.

3) 피부양자

피부양자는 가입자에 의하여 주로 생계를 유지하는 자로서 보수 또는 소득이 없는 자를 말한다.

① 가입자의 배우자

② 가입자의 직계존속 배우자의 직계존속을 포함

③ 가입자의 직계비속 배우자의 직계비속을 포함 및 그 배우자

④ 가입자의 형제 · 자매

표 2-3 부양요건과 소득요건을 동시에 충족하는 경우에 피부양자 인정

부양요건	소득요건
• 직장가입자의 배우자, 부모, 자녀 및 형제 · 자매 • 재산세 과세표준액 합이 9억(형제 · 자매 3억)을 초과하지 않는 경우(재산종류: 토지, 주택, 건물, 선박, 항공기) • 장애인, 국가유공상이자는 인정	• 사업자등록이 있고 사업소득이 없는 경우 (장애인, 국가유공상이자는 500만 원 이하인 경우) • 사업자등록이 없고 사업소득의 연간합계액이 500만 원 이하인 경우 • 이자, 배당소득의 연간합계액이 4,000만원 이하인 경우 • 근로소득과 기타소득의 합계액이 4,000만원 이하인 경우 • 연금소득의 100분의 50에 해당하는 금액이 2,000만 원 이하인 경우

출처 : 국민건강보험심사평가원 홈페이지 자료

(6) 재원관리

건강보험제도의 목적을 실현하기 위하여 일정한 법적 요건이 충족되면 본인의 의사와 관계없이 건강보험가입이 강제되며 보험료 납부의무가 부여된다.

1) 개요

보험가입을 기피할 수 없도록 제도화하여 국민 상호간 위험분담 및 의료비 공동해결이라는 사회적 연대를 기초로 의료비 문제를 해결하는 것을 목적으로 하므로 소득수준 등 보험료 부담능력에 따라서 보험료를 부과하고 국민건강보험의 요양급여 권리는 관계 법령에 의하여 균등하게 부여된다. 국민건강보험제도 운영에 소요되는 재원은 보험료와 정부지원금 국고, 기금 및 기타 수입으로 구성되며 「국민건강보험법」에서 다음과 같이 규정한다.

보험자는 건강보험사업에 드는 비용에 충당하기 위하여 보험료의 납부의무자로부터 보험료를 징수한다.

① **직장가입자** : 보수월액 × 보험료율 … 사용자와 근로자 50%씩 부담

② **지역가입자** : 소득, 재산, 자동차 등을 점수화하고 점수당 금액을 곱하여 산정

③ **정부지원금** : 보험료 수입의 20%에 상당하는 금액 지원 국고지원 14% + 증진기금 6%

2) 직장 보험료

① 가입자의 보수월액에 보험료율을 곱하여 보험료를 산정한 후, 경감률 등을 적용하여 가입자 단위로 부과

[보험료 산정방법]

건강보험료 = 보수월액 × 건강보험료율

② 보수월액은 동일사업장에서 당해연도에 지급받은 보수총액을 근무월수로 나눈 금액을 의미

장기요양보험료 = 건강보험료 × 장기요양보험료율

③ 직장가입자 소득월액보험료

(http://www.nhis.or.kr/)

3) 지역가입자 보험료

가입자의 소득, 재산전월세 포함, 자동차, 생활수준 및 경제활동 참가율을 참작하여 정한 부과요소별 점수를 합산한 보험료 부과점수에 점수당 금액을 곱하여 보험료를 산정한 후, 경감률 등을 적용하여 세대 단위로 부과

[보험료 산정방법]

- 지역건강보험료 = 보험료 부과요소별 합산점수 × 부가점수당 금액
- 장기요양보험료 = 건강보험료 × 장기요양보험료율

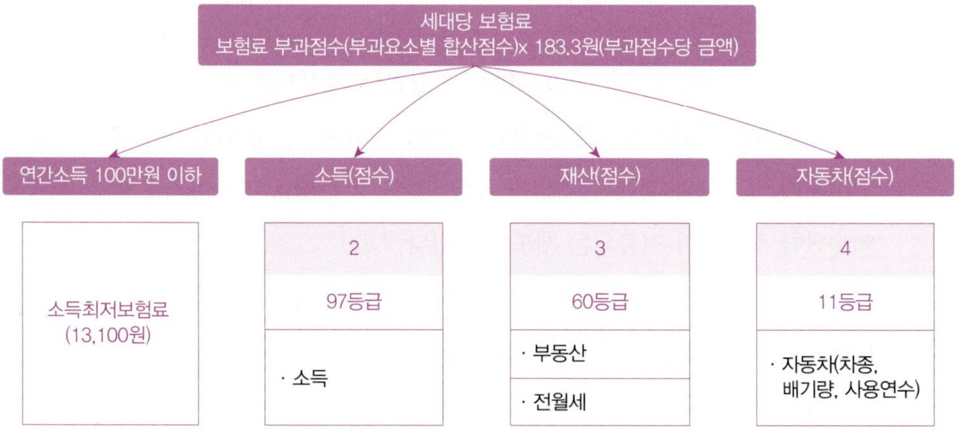

그림 2-3 세대 당 보험료

3. 진료비 지불제도

(1) 진료비 지불방식

1) 진료행위별 수가제Fee-for-service

① **행위별 수가제**는 진료에 소요되는 약제 또는 재료비를 별도로 각각 산정하고, 의료인이 제공한 진료행위 하나하나마다 항목별로 가격을 책정하여 진료비를 지급하도록 하는 제도로서 가장 보편적이고 시장접근적인 방법이다. 대부분의 자본주의 경제체제를 가진 국가에서는 이 행위별 수가제를 많이 채택하고 있다.

② 이 제도의 **장점**은 의료공급자가 진료행위 및 서비스항목, 소요재료, 의약품별로 가격을 정하는 제도이기 때문에 의료를 이용하는 환자측면이나 의료를 공급하는 의사측에서 절대적으로 요구되는 양질의 의료가 보장되며, 또한 의료의 연구개발에 동기부여가 되고 있다는 점이다.

③ **단점**으로는 진료비가 진료의 양에 비례하기 때문에 진료의 양을 임의로 증가시킬 수 있는 유인동기가 내재하고 있다. 즉 의사가 수입을 증대시키기 위하여 의료서비스의 양을 필요 이상으로 증가시켜 과잉진료에 의한 진료비용을 상승시킬 수 있다는 점과 진료수가 및 약가 등의 세분화에 따른 진료비용의 청구업무절차가 복잡하다는 점이다.

2) 포괄수가제Diagnosis Related Group

① **포괄수가제**는 질병단위별로 진료비를 결정하는 방식으로 진료를 시작한 날부터 종료시까지를 진료기간으로 산정하는 것을 말하며, 실제 입원기간 동안 사용된 의료서비스의 양과 질에 관계없이 해당진단명 기준별로 지불하기로 미리 책정된 액수만큼 진료비가 지불되는 제도를 말한다.

② 이 제도는 미국에서 의료비의 급격한 상승을 억제하기 위하여 1983년부터 DRG Diagnosis Related Groups에 기초를 둔 선불상환제도로 개발하였고 연방정부가 운영하는 메디케어 환자의 진료비 지급방식으로 사용되고 있다.

③ **장점**으로는 진단명 기준별로 진료비를 청구함으로서 인적 사항과 진료비 내역만 기재하여 청구하면, 즉시 심사를 거쳐 진료비를 지급한다는 유리한 점을 가지고 있다.

④ **단점**으로는 의료서비스의 양과 관계없이 진료비를 지불하기 때문에 이에 따른 진료의 저질화와 의료기관의 진료원가를 고려하여 중증환자나 장기환자의 기피현상 우려를 내포하고 있다.

3) 인두제Capitation Systems

① **인두제**는 일정기간보통 1년에 걸쳐 의사에게 등록된 주민의 수에 따라 보수가 결정되는 제도를 말하며, 의사는 등록 주민들의 환자 발생 여부에 불구하고 등록된 주민수에 의해 보수를 지급 받는다.

② 비교적 단순한 1차 보건 의료에 적용되며, 의료전달체계의 확립이 선행되어야 하고 따라서 주치의사 또는 가정의의 1차 진료 후에 후송의뢰가 필요한 경우에만 전문의의 진료를 받을 수 있다. 영국의 일반가정의에게 적용되는 방식

③ 이 방식의 **장점**은 의료서비스의 양과는 관계없이 사전에 결정된 정액의 수가로 진료비가 결정되기 때문에 과잉진료의 문제 내지는 진료비 증가의 우려가 적다는 점이다. 또한 예방활동이 진료원가를 절감할 수 있기 때문에 질병의 조기 발견과 치료의 효율화를 기할 수 있는 점도 있다.

④ **단점**으로는 치료의 원가를 절감하는데 따른 진료의 저질화가 우려된다는 점과 진료의 내용 즉, 진료의 난이도와 의사 각 개인의 기술과 경험 등이 고려되지 않기 때문에 의사가 진료자체에 흥미를 느끼지 못하며 또한 자신의 업무량과 비용을

줄이기 위해 환자를 과도하게 전문의에게 후송하는 경향의 문제가 우려된다는 점이다.

4) 봉급제Salary Systems

① **봉급제**는 의사의 근무경력, 기술수준, 근무하는 의료기관의 종류 및 직책 등에 따라 보수수준을 결정하고 고용된 기관으로부터 월 1회 봉급을 의사에게 지급하는 방법을 말한다.

② **장점**은 규정된 기준에 의하여 의사의 봉급이 결정되기 때문에 과잉진료나 진료비용의 산정에 부정적인 염려가 없다.

③ **단점**으로는 일반적으로 봉급제하의 의사는 진료행위별 수가제 하의 의사보다 개인적 및 경제적 이윤 동기가 적기 때문에 진료의 질이 낮으며 최소한의 자기 책임만을 수행하게 되므로 과소 진료를 하게 된다. 또한 봉급제하에는 의사들이 환자 진료보다 의사의 승진과 보수를 좌우하는 상급자에게 보다 많은 관심을 기울일 우려가 있다.

5) 총액계약제Global Budget System

① **총액계약제**는 일정지역의 보험자 단체와 의사단체가 지역 주민수 및 연간 진료건수를 기준으로 연간 진료비 총액을 계약하고 보험자 단체가 월별 또는 분기별로 총진료비를 분할하여 의사단체에 지불하면 의사단체는 자율적으로 정한 진료보수 평가기준에 의하여 그 진료비를 배분하는 방식을 말한다.

② 이 방식은 과잉청구의 문제가 해소되나 국민 개개인의 의료수요를 추산하여 진료비 총액을 결정해야 하므로 보험자 단체나 의사단체의 합의점을 조율하기 위하여 세부적인 기준이 요구된다.

③ 전체 보건의료체계 또는 총액계약제가 적용되는 보건의료 부문의 비용에 대한 효과적 조정이 가능하므로, 진료의 가격과 양을 동시에 통제 및 조정함으로써 진료비 지출증가 속도를 조절하고 예측할 수 있다. 그러나 이 제도는 의료서비스 제공자가 과소진료를 제공하거나 건강상태가 좋지 못한 환자를 기피하는 현상도 발생할 수 있다.

표 2-4 수가제도의 장 · 단점

지불방식	장점	단점
행위별 수가제 (fee-for-service)	① 환자에게 충분한 양질의 의료서비스 제공 가능 ② 신 의료기술 및 신약개발 등에 기여 ③ 의료의 다양성이 반영될 수 있어 의사 · 의료기관의 제도 수용성이 높음	① 환자에게 많은 진료를 제공하면 할수록 의사 또는 의료기관의 수입이 늘어나게 되어 과잉진료, 과잉검사 등을 초래할 우려가 있음. ② 과잉진료 및 지나친 신 의료기술 등의 적용으로 국민의료비 증가 우려 수가 구조의 복잡성으로 청구오류, 허위 · 부당청구 우려
포괄 수가제 (bundled payment)	① 경영과 진료의 효율화 ② 과잉진료, 의료서비스 오남용 억제 ③ 의료인과 심사기구 · 보험자간의 마찰 감소 ④ 진료비 청구방법의 간소화 ⑤ 진료비 계산의 투명성 제고	① 비용을 줄이기 위하여 서비스 제공을 최소화하여 의료의 질적 수준 저하와 환자와의 마찰 우려 · 조기 퇴원 ② DRG코드조작으로 의료기관의 허위 · 부당청구 우려 ③ 의료의 다양성이 반영되지 않으므로 의료기관의 불만이 크고 제도 수용성이 낮음
봉급제 (salary)	① 의료서비스 제공을 위한 직접비용이 독립계약 하에서 보다 상대적으로 적음	① 개인적 경제적 동기가 적어 진료의 질을 높인다거나 효율성 제고 등의 열의가 낮음 ② 관료화, 형식주의화, 경직화 등 우려 ③ 진료의 질적수준 저하
인두제 (capitation)	① 진료비 지불의 관리 운영이 편리 지출 비용의 사전 예측 가능 ② 자기가 맡은 주민에 대한 예방의료, 공중보건, 개인위생 등에 노력 ③ 국민의료비 억제 가능	① 의사들의 과소 진료 우려 ② 고급의료, 최첨단 진료에 대한 경제적 유인책이 없어 신의료기술의 적용 지연 ③ 중증 질병환자의 등록기피 발생 우려
총액계약제 (global-budget)	① 과잉 진료 · 청구의 시비가 줄어들게 됨 ② 진료비 심사 · 조정과 관련된 공급자 불만이 감소됨 ③ 의료비 지출의 사전 예측이 가능하여 보험 재정의 안정적 운영 가능 ④ 의료 공급자의 자율적 규제 가능	① 보험자 및 의사 단체간 계약 체결의 어려움 상존 ② 전문과목별, 요양기관별로 진료비를 많이 배분 받기 위한 갈등 유발 소지 ③ 신기술 개발 및 도입, 의료의 질향상 동기가 저하되며, 의료의 질관리가 어려움 (과소 진료의 가능성)

출처 : 국민건강보험심사평가원 홈페이지 자료

(2) 진료비의 부담 방식

① 정률부담제

진료비 총액의 증감에 따라 환자 본인이 일정률을 부담하는 방식으로 수진 남용에 의한 의료비 발생을 억제할 수 있는 장점이 있으나 장기간 진료한 자에 대한 경제적 부담이 단점이다.

② 정액부담제

진료비의 크기에 불구하고 일정액만을 환자 본인이 부담하는 방식으로 진료비 총액이 소액인 경우 진료의 발생빈도를 억제시킬 수 있다는 장점이 있는 반면, 수익자부담의 원칙이 적용되지 않는 불평등적인 단점이 있다.

③ 정액 · 정률부담제

진료비 중 일정액을 본인이 부담하고 그 초과진료비의 일정비율의 금액을 환자본인으로 하여금 추가 부담하게 하는 방식이다.

④ 한도초과부담제급여상한제

진료비 총액이 일정기준을 초과하는 경우, 이 초과액을 환자 본인이 부담하는 방식으로 진료의 특정분야에 주로 국한하여 시행한다.

⑤ 비용공제제

이 제도는 특정한 부분에 대하여 보험자의 면책을 인정하는 제도이다. 흔히 이 방식에 따르면 의료비가 일정 수준에 이르기까지는 전혀 보험급여를 해 주지 않는 제도이다. 예를 들면 진료비가 일정액에 달할 때까지는 본인이 전액 부담하도록 하는 방식이다.

⑥ 급여제한제

생활에 지장이 없는 신체상의 조건미용상의 의료요구 등에 대하여 보험급여를 해 주지 않고, 고가장비나 고급의료 이용 시의 보험급여 제한도 여기에 속한다.

(3) 보험급여의 종류

① 요양급여

가입자 및 피부양자의 질병 · 부상 · 출산 등에 대하여 다음 각 호의 요양급여를 실시한다.

• 진찰 • 검사 • 입원 • 약제 • 치료재료의 지급 • 처치

• 수술 기타의 치료 • 예방 • 재활 • 간호 • 이송

② 건강검진

• 일반건강검진

• 생애전환기 건강진단

• 암검진

• 영유아검진

(4) 보험급여 방법

건강보험의 적용을 받는 가입자 및 피부양자에게 공단이 각종 형태로 실시하는 의료서비스를 말한다.

① **현물급여** : 요양기관병 · 의원 등으로부터 본인이 직접 제공받는 의료서비스 일체를 말한다.

② **현금급여** : 가입자 및 피부양자의 신청에 의하여 공단에서 현금으로 지급되는 것을 말한다.

③ **법정급여** : 법에 의해서 당연히 해 주어야 하는 급여

④ **임의급여** : 법에 규정한 요양급여 외에 대통령이 정하는 바에 의하여 지급되는 급여

(5) 국민건강보험 비급여대상 및 급여제한

1) 국민건강보험 비급여 대상 제9조제1항관련

요양급여를 함에 있어 질병 · 부상의 치료목적이 아니거나, 업무 또는 일상생활에 지장이 없는 질환, 기타 요양급여의 원리에 부합되지 아니한 다음 사항은 보험급여대상에서 제외한다.

① 업무 또는 일상생활에 지장이 없는 경우에 실시 또는 사용되는 행위 · 약제 및 치료재료, 단순한 피로 또는 권태, 단순 코골음 등

② 진료로서 신체의 필수 기능개선 목적이 아닌 경우에 실시 또는 사용되는 행위 · 약제 및 치료재료와 외모개선 목적의 진료로서 보건복지부장관이 정하여 고시하는 진료

③ 예방진료로서 질병 · 부상의 진료를 직접목적으로 하지 아니하는 경우에 실시 또는 사용되는 행위 · 약제 및 치료재료 본인의 희망에 의한 건강검진, 예방접종 등
④ 보험급여시책상 요양급여로 인정하기 어려운 경우 및 그밖에 건강보험급여원리에 부합하지 아니하는 경우에 실시 또는 사용되는 행위 · 약제 및 치료재료 상급병실, 치과보철 등
⑤ 그밖에 요양급여를 함에 있어서 비용효과성 등 진료상의 경제성이 불분명하여 보건복지부장관이 정하여 고시하는 검사 · 처치 · 수술 기타의 치료, 약제 또는 치료재료

2) 보험급여의 제한

① 보험자는 보험급여를 받을 수 있는 자가 자신의 범죄행위에 기인하거나 고의로 사고를 발생시킨 때에는 보험급여를 실시하지 아니한다.
② 보험급여를 받을 수 있는 자가 정당한 이유없이 보험자나 요양기관의 요양에 관한 지시에 따르지 아니한 때에는 보험자는 보험급여의 전부 또는 일부를 실시하지 아니할 수 있다.
③ 보험자는 보험급여를 받을 수 있는 자가 정당한 이유없이 문서 기타 물건의 제출을 거부하거나 질문 또는 진단을 기피한 때에는 보험급여의 전부 또는 일부를 실시하지 아니할 수 있다.
④ 보험자는 보험급여를 받을 수 있는 자가 다른 법령에 의하여 요양을 받거나 요양비를 지급받은 때에는 그 한도 내에서 보험급여를 실시하지 아니한다.
⑤ 보험자는 업무상 재해로 인하여 다른 법령에 의한 보험급여나 보상을 받게 될 자에 대하여는 보험급여를 실시하지 아니한다.
⑥ 보험자는 보험급여를 받을 수 있는 자가 사위 기타 부정한 방법으로 보험급여를 받았거나 받게 하고자 한 때에는 그 한도 내에서 보험급여를 실시하지 아니한다.
⑦ 보험자는 세대단위의 보험료를 대통령령이 정하는 기간 이상 체납한 지역가입자에 대하여 보험료를 완납할 때까지 보험급여를 실시하지 아니할 수 있다.
⑧ 공단이 급여제한 기간에 보험급여를 받은 사실이 있음을 가입자에게 통지한 날로부터 2개월이 지난 날이 속한 달의 납부기한 이내에 체납된 보험료를 완납한 경우에는 보험급여를 실시한다.

3) 국민건강보험수가로 전액 본인부담 하는 경우

가. 다음에 해당하는 경우에는 그에 든 비용총액 나목부터 아목까지의 규정에 해당하는 비용이 있는 경우에는 그 비용을 포함한다

① 가입자 또는 피부양자가 「국민건강보험 요양급여의 기준에 관한 규칙」 제2조에 따른 요양급여의 절차에 따르지 아니하고 요양기관을 이용한 경우

② 「병역법」에 따른 현역병 지원에 의하지 아니하고 임용된 하사를 포함한다, 전환복무된 사람 또는 무관후보생으로 군에 복무 중인 가입자 또는 피부양자 및 교도소 또는 그 밖에 이에 준하는 시설에 수용되어 있는 가입자 또는 피부양자가 요양기관을 이용한 경우

③ 법 제48조제3항 및 제4항에 따라 가입자 또는 피부양자가 보험료 체납으로 급여제한을 받은 기간에 요양기관을 이용한 경우

④ 「학교폭력 예방 및 대책에 관한 법률」 제2조제1호에 따른 학교폭력 중 학생 간의 폭행에 기인한 사람이 요양기관을 이용한 경우

나. 다음에 해당하는 경우에는 보건복지부장관이 정하여 고시하는 공단이 부담하는 요양급여비용의 상한금액을 초과하는 비용

① 요양급여의 필요성이 의학적으로 인정되는 약제 · 치료재료로써 당해 약제 · 치료재료의 상한금액이 대체가능한 약제 · 치료재료의 상한금액의 2배 이상인 경우

② 약제 · 치료재료에 대한 요양급여비용이 연간 200억원 이상 소요되어 보험재정에 상당한 부담을 줄 우려가 있는 약제 · 치료재료의 경우

다. 장기 또는 조혈모세포공여 희망자에게 행한 공여적합성 확인진단에 소요된 비용. 다만, 공여적합성이 확인되어 장기 또는 조혈모세포를 공여한 자에게는 확인진단에 소요된 검사비용을 영 제22조의 규정에 의하여 정한 금액으로 소급정산한다.

라. 왜소증의 원인감별을 위해 실시한 검사비용. 다만, 진단결과 기질성 원인으로 판단된 경우 진단에 소요된 검사비용은 영 제22조의 규정에 의하여 정한 금액으로 소급정산한다.

마. 혈액성분채집술을 위한 공혈적합성여부 검사에서 부적합으로 판정되어 혈액성분채집술을 실시하지 아니한 경우 소요된 검사비용

바. 요양기관의 과실이 없는 상태에서 가입자 또는 피부양자의 기피로 인하여 준비된 혈액을 폐기하였을 경우의 혈액비용과 미리 채혈한 자기혈소판을 수혈하지 못한 경우 이에 소요된 비용

사. 「응급의료에 관한 법률」에 따라 요양기관의 구급차를 이용하여 이송되었을 경우의 이송처치료 및 응급의료수가기준에서 정한 응급의료관리료 산정대상이 아닌 환자의 응급의료관리료

아. 그 밖에 다음에 해당하는 항목으로서 보건복지부장관이 정하여 고시한 항목에 해당하는 비용

① 각종 수술 후 통증관리를 위한 통증자가조절법PCA 등 보험재정에 상당한 부담을 초래하는 경우

② 인공요도괄약근, 혈관내 초음파 영상법에 사용된 혈관내 영상카테타 등 대체가능하고 비용효과적 측면에서 상대적 고가인 경우

③ 프로스타그란딘 F1알파정밀측정, 알파2 마이크로글로블린 등 대체가능하고 보편적이지 아니한 경우

자. 영 별표 2 제2호의 규정에 의하여 보건복지부장관이 정하여 고시하는 질병군에 대한 입원진료의 경우에는 가목에 해당하는 비용, 사목 중 이송처치료 및 아목1에 해당하는 비용

표 2-5 보험급여의 종류와 대상

급여방법	종류	지급대상
현물급여	요양급여, 건강검진	가입자, 피부양자
현금급여	요양비 • 요양기관을 이용할 수 없거나 요양기관이 없는 경우 • 만성신부전증환자의 복막관류액 구입비 • 가정에서 산소치료를 받는 경우	처방전에 의해 직접 구입한 가입자, 피부양자
현금급여	출산비, 임신출산진료비, 본인부담상한액	가입자, 피부양자
현금급여	장애인보장구급여비	장애 등록된 가입자, 피부양자

4. 건강보험 본인 일부부담금

수진자에 대한 경제적 부담을 덜어주고 진료남용에 의한 의료비 발생을 억제하며 수익자 부담의 원칙을 적용하여 진료비의 증감에 따라 수진자 본인이 일정률을 부담하는 제도이다.

(1) 외래진료 부담금

① 상급종합병원

소재지	환자구분	본인부담액	끝수계산
모든 지역	일반환자	진찰료총액 + (요양급여비용총액 – 진찰료총액) × (60/100)	100원 미만 절사 ('09.6.30일 이전 10원미만 절사)
	의약분업 예외환자	진찰료총액 + (요양급여비용총액 – 약가총액 – 진찰료총액) × (60/100) + 약가총액 × (30/100)	

② 종합병원

소재지	환자구분	본인부담액	끝수계산
동지역	일반환자	요양급여비용총액 × (50/100)	100원 미만 절사 ('09.6.30일 이전 10원미만 절사)
	의약분업 예외환자	(요양급여비용총액 – 약가총액) × (50/100) + 약가총액 × (30/100)	
읍 · 면 지역	일반환자	요양급여비용총액 × (45/100)	
	의약분업 예외환자	(요양급여비용총액 – 약가총액) × (45/100) + 약가총액 × (30/100)	

③ 병원급 병원, 치과병원, 한방병원 및 요양병원

소재지	환자구분	본인부담액	끝수계산
동지역	일반환자	요양급여비용총액 × (40/100)	100원 미만 절사 ('09.6.30일 이전 10원미만 절사)
	의약분업 예외환자	(요양급여비용총액 – 약가총액) × (40/100) + 약가총액 × (30/100)	
읍 · 면 지역	일반환자	요양급여비용총액 × (35/100)	
	의약분업 예외환자	(요양급여비용총액 – 약가총액) × (35/100) + 약가총액 × (30/100)	

④ **의원급** 의원, 치과의원, 한의원 및 보건의료원

연령	요양급여비용총액에 관한 조건	본인부담액	끝수계산
65세 이상	15,000원 이하	1,500원	–
	15,000원 초과 20,000원 이하인 경우	요양급여비용총액 × (10/100)	
	20,000원 초과 25,000원 이하인 경우	요양급여비용총액 × (20/100)	
65세 미만	–	요양급여비용총액 × (30/100)	100원 미만 절사

⑤ **의원 · 치과의원** 의약분업 예외지역만 해당, **보건의료원** 한방과만 해당 **및 한의원**

연령	요양급여비용총액에 관한 조건	본인부담액	끝수계산
65세 이상	15,000원 이하	1,500원	
	투약처방을 하는 경우로써 15,000원 초과 20,000원 이하	2,100원	
	15,000원 초과(투약처방을 하는 경우에는 20,000원 초과)	요양급여비용총액 × (30/100)	100원 미만 절사
65세 미만	–	요양급여비용총액 × (30/100)	100원 미만 절사

⑥ **보건기관** 보건소, 보건지소, 보건진료소

소재지	총액 조건	본인부담액	끝수계산
모든 지역	12,000원 초과	요양급여비용총액 × (30/100)	100원 미만 절사(보건진료소의 '09.6.30일 이전 10원미만 절사)
	12,000원 이하	정액(진료과, 진료내역, 투약일수 기준으로 구분)	

⑦ **약국 및 한국희귀의약품센터** [처방조제]

소재지	총액 및 연령 조건	본인부담액	끝수계산
모든 지역	10,000원 초과 또는 65세미만 10,000원 이하	요양급여비용총액 × (30/100)	100원 미만 절사
	65세이상, 10,000원 이하	1,200원	–

※ 약국 요양급여비용 본인부담률 산정특례의 경우는 산정특례대상자 내용 참고

⑧ 약국 및 한국희귀의약품센터 [직접조제]

소재지	환자구분	본인부담액		끝수계산
모든 지역	4,000원 초과	요양급여비용총액 × (40/100)		100원 미만 절사
	4,000원 이하	1일분	1,400원	-
		2일분	1,600원	-
		3일분 이상	2,000원	-

⑨ 재진진찰료 본인부담률 경감 대상

환자 구분	본인부담액	끝수계산
고혈압(I10) 또는 당뇨병(E11)	(진찰료총액 × (20/100)) + {(요양급여비용총액 - 진찰료총액 × (30/100) }	100원 미만 절사

⑩ 기타

「장애인복지법 시행령」 별표1 제14호에 따른 장루 · 요루장애인 외래 진료 시 보건복지부장관이 정하여 고시하는 치료 재료를 의사의 처방에 따라 요양기관에서 구입한 경우

환자 구분	본인부담액	끝수계산
장루 · 요루 장애인	(해당 치료 재료를 제외한 요양급여비용총액에 대하여 건강보험 외래 본인부담률에 따라 산정한 금액) + (해당 치료재료 총액의 100분의 20에 해당하는 금액)	100원 미만 절사

(2) 본인부담액상한제

1) 본인부담액상한제 사후환급금 지급

① 진료비 부담으로 인한 가계의 경제적 부담을 경감하기 위하여 연간 보험적용 본인부담금이 상한액을 초과한 경우 그 초과한 금액을 공단이 부담함으로써 건강보험 본연의 보장성을 확보하고 가계안정을 도모하는 제도이다.

소득분위	1분위	2~3분위	4~5분위	6~7분위	8분위	9분위	10분위
120일 이하 금액	80만원	100만원	150만원	260만원	313만원	418만원	523만원
120일 이하 금액	124만원	155만원	208만원				

※ 2018년 기준

2) 적용방법

① 사전 적용은 연간 동일 요양기관 계속진료 중 보험적용 본인 부담액이 400만원을 초과할 경우 수납 단계에서 그 초과한 금액을 환자에게 청구하지 않고 공단에 청구한다. 비급여, 100/100 본인부담금 항목 제외

② 그 외 여러 병원에서 진료 받아 건강보험 본인 부담금이 상한액을 초과한 금액을 이미 납부한 경우에는 그 초과한 금액을 본인에게 환급한다.

비급여, 100/100 본인부담금 항목 제외

(3) 임신·출산 진료비 지원(부가급여)

임산부의 진료비 지원을 통한 출산의욕 고취 및 건강한 태아 분만을 위해 임신 · 출산 진료비의 본인부담금 일부를 전자바우처 방식인 고운맘 카드로 지원한다 신청일부터 분만예정일 + 1년 까지 사용함.

1) 지원내용

① **지원대상자** : 건강보험 가입자 또는 피부양자 중 임신이 확인된 지원신청자

② **지원범위** : 임신 및 출산과 관련된 진료 급여 · 비급여 진료비, 1세 이하 영유아의 진료비

③ **지원방법** : 지정요양기관에서 진료비용을 결제할 수 있는 바우처 고운맘 카드 제공

④ **지원금액** : 임신 1회 60만원, 둘 이상의 태아를 임신한 경우 100만원 1일 6만원 한도

2) 신청방법

① 임신부 본인 또는 가족이 임신기간 중에 방문신청

② 신청서 요양기관 확인란에 담당의사의 확인을 받은 후 신청

③ 가족신청의 경우 임신부와의 관계를 입증할 수 있는 서류

④ 유산, 조산 등에 의한 재 접수 시는 이전 등록된 분만예정일과 최소 2개월 이상 차이가 발생하여야 되고, 2개월 미만인 경우 의학적 확인증명서 의사소견서를 제출한다.

⑤ **접수처** : 국민건강보험공단 전국지사 및 국민은행, 우체국 전국지점

⑥ **제출서류** : 건강보험 임신 · 출산 진료비 지원신청서 및 임신확인서

3) 임산부 초음파

산전진찰을 목적으로 아래와 같이 시행하는 경우에 인정하며, 다태아의 경우 제2태아부터는 소정점수의 50%를 산정함

표 2-6 임산부 산전진찰횟수

행위명	인정 주수	인정횟수	
제1삼분기	일반	임신 13주 이하 • 임신여부 및 자궁 및 부속기의 종합적인 확인을 하는 경우 산정하고, 임신 여부만을 확인하는 경우 '주'항에 따라 산정	2회
	정밀	임신 11~13주	1회
제2, 3분기	일반	임신 14~19주, 임신 20~35주, 임신 36주 이후	각 1회
	정밀	임신 16주 이후	1회

(4) 장애인 보장구 급여비

1) 국민건강보험공단 가입자 및 피부양자 중 등록 장애인에게 보장구 유형별 상한액의 범위 내에서 실구입가의 80%를 지급한다.

2) 지급상한기준

① 보장구 유형별로 내구 연한의 기간 내에 1회를 인정

② 동일 유형의 상 · 하 의지를 양측으로 장착 또는 의수지를 2개 이상 장착하는 경우에는 각각 1회로 인정

③ 내구연한 이내라도 훼손 및 마모 등으로 계속 장착하기에 부적절하거나 기타 부득이한 경우 교체하여야 할 의학적 소견이 있어서 진료담당 의사가 보장구 처방전을 발행한 경우 지급한다.

3) 청구절차

의사의 처방전을 발급받아 보장구를 구입세금계산서 또는 영수증을 수령하고, 담당의사의 검수 확인을 받은 후 공단 전국 어느 지사에나 청구가 가능하다.

① 서류접수 후 바로 지급

② 청구기한은 구입일로부터 3년 이내

5. 산정특례대상 본인 부담

(1) 외래 진료시 산정특례

요양급여비용총액의 100분의 20을 본인일부부담

표 2-7 요양기관 종별 가산율

구분	대 상	특정기호
1	미등록 암환자가 해당 상병(C00~C97, D00~D09, D32~D33, D37~D48, D76.0, L41.2)으로 진료를 받은 당일	V027

(2) 가정간호 산정특례

요양급여비용총액의 100분의 20 등록 암환자, 중증화상환자는 100분의 5 및 희귀난치성질환자는 100분의 10을 본인일부부담

표 2-8 요양기관 종별 가산율

구분	대 상	특정기호
1	등록 암환자 · 희귀난치성 질환자 · 중증화상환자를 제외한 환자가 가정간호를 받은 경우(등록 암환자 · 희귀난치성질환자 · 중증화상환자가 타 상병만으로 가정간호를 받은 경우 포함)	V008
2	등록 암환자가 등록일로부터 5년간 해당 상병(C00~C97, D00~D09, D32~D33, D37~D48, D76.0, L41.2)으로 가정간호를 받은 경우	V194
3	등록 희귀난치성질환자가 등록일로부터 5년간 고시에서 정한 해당 상병으로 가정간호를 받은 경우	V231
4	등록 중증화상환자가 등록일로부터 1년간 고시에서 정한 해당 상병으로 가정간호를 받는 경우	V251

(3) 고가특수의료장비 산정특례

입원진료의 경우에도 외래진료의 본인부담금 산정방법 적용하는 고가의료장비 (단, 중증환자 산정특례 대상 및 희귀난치성질환 산정특례 대상은 제외)

- 전산화단층영상진단(CT) • 자기공명영상진단(MRI) • 양전자단층촬영(PET)

(4) 중증환자 산정특례

암환자 등 보건복지부장관이 정하여 고시하는 중증환자로서 외래 또는 입원진료 질병군 입원진료 및 고가의료장비 사용 포함 시 요양급여비용총액의 100분의 5를 본인이 부담한다.

표 2-9 입원 본인부담금산정특례 뇌혈관질환의 상병명 및 수술명

<table>
<tr><th>구분</th><th colspan="2">대 상</th><th>특정기호</th></tr>
<tr><td>1</td><td colspan="2">[별지] 서식에 따라 등록한 암환자가 등록일로부터 5년간 해당 상병(C00~C97, D00~D09, D32~D33, D37~D48, D76.0, L41.2)으로 진료를 받은 경우</td><td>V193</td></tr>
<tr><td>2</td><td colspan="2">[별첨 1]에 해당하는 상병의 뇌혈관질환자가 입원하여 해당 상병의 치료를 위하여 [별첨 1]에 해당하는 수술을 받은 경우 1회 수술당 최대 30일</td><td>V191</td></tr>
<tr><td>3</td><td colspan="2">[별첨 2]에 해당하는 상병의 심장질환자가 입원하여 해당 상병의 치료를 위하여 [별첨 2]에 해당하는 수술을 받은 경우 1회 수술당 최대 30일</td><td>V192</td></tr>
<tr><td rowspan="4">4</td><td rowspan="4">[별지] 서식에 따라 등록한 중증화상환자가 등록일로부터 1년간 [별첨 3]에 해당하는 상병의 진료를 받는 경우. *단, 등록기간 종료 후 진료담당의사의 의학적 판단하에 등록기간을 6개월 연장할 수 있음</td><td>2도이상(T20.2, T21.2, T22.2, T23.2, T24.2, T25.2, T30.2)이면서 체표면적 20%이상(T31.2~T31.9)인 경우</td><td>V247</td></tr>
<tr><td>3도이상(T20.3, T21.3, T22.3, T23.3, T24.3, T25.3, T30.3)이면서 체표면적 10%이상(T31.1~T31.9)인 경우</td><td>V248</td></tr>
<tr><td>기능 및 일상생활에 중요한 영향을 주는 안면부, 수부, 족부, 성기 및 회음부화상은 2도이상, 눈 및 각막 등 안구화상(T20.2~20.3, T21.2~21.3, T23.2~23.3, T25.2~T25.3, T26.0~T26.4)인 경우</td><td>V249</td></tr>
<tr><td>흡입, 내부장기 화상(T27.1~27.3, T28.1~T28.3)인 경우</td><td>V250</td></tr>
</table>

표 2-10 종별 가산율

뇌 질환 상병명(상병코드)	뇌 질환 수술명(수술코드)
① 뇌 혈관 질환(I60~I67) ② 목동맥의 동맥류(I72.0) ③ 후천성 동정맥 샛길(누공)(I77.0) ④ 순환기계통의 기타 선천기형 (Q28.0~Q28.3) ⑤ 머리내 손상(S06)	① 혈종제거를 위한 개두술(S4621,S4622) ② 뇌동맥류수술(S4641, S4642) ③ 뇌동정맥기형적출술(S4653~S4658) ④ 두개강내 혈관문합술(S4661, S4662) ⑤ 단락술 또는 측로조성술 (S4711, S4712, S4713) ⑥ 뇌엽절제술(S4780) ⑦ 뇌 기저부 수술(S4801, S4802, S4803) ⑧ 중추신경계정위수술-혈종제거(S4756) ⑨ 경피적풍선혈관성형술 (M6593, M6594, M6597) ⑩ 경피적뇌혈관약물성형술(M6599) ⑪ 경피적혈관내 금속스텐트삽입술 (M6601, M6602, M6605) ⑫ 경피적 혈전제거술 (M6631, M6632, M6633) ⑬ 혈관색전술(M1661~M1667, M6644) ⑭ 천두술(N0322, N0323) ⑮ 개두술 또는 두개절제술(N0333) ⑯ 혈관내 죽종제거술(O0226, O0227, O2066) ⑰ 경동맥결찰술(S4670) ⑱ 뇌내시경수술(S4744)
심장 및 순환계 질환 상병명(상병코드)	**심장 및 순환계 질환 수술명(수술코드)**
① 심장의 양성신생물 (D15.1) ② 심장침습이 있는 류마티스 열 (I01) ③ 만성 류마티스 심장질환 (I05~I09) ④ 허혈성 심장질환 (I20~I25) ⑤ 폐성 심장병 및 폐순환의 질환 (I26, I28) ⑥ 기타 형태의 심장병 (I30~I51) ⑦ 대동맥의 죽상경화증 (I70.0) ⑧ 대동맥류 및 박리 (I71) ⑨ 달리 분류된 질환에서의 대동맥류, 대동맥염 (I79.0, I79.1)	① 동맥관 우회로 조성술 (OA641, OA642, OA647, O1641~O1647) ② 심장 창상봉합술 (O1660) ③ 동맥관개존폐쇄술 (O1671, O1672) ④ 대동맥축착증수술 (O1680) ⑤ 폐쇄식 승모판 교련 절개술 (O1690) ⑥ 심혈관단락술 (O1701,O1702) ⑦ 폐동맥결찰술 (O1703,O1704) ⑧ 심방중격결손조성술 (O1705) ⑨ 심방, 심실중격결손증수술 (O1710, O1711, O1721, O1722, O1723)

(계속)

심장 및 순환계 질환 상병명(상병코드)	심장 및 순환계 질환 수술명(수술코드)
⑩ 순환기계통의 선천기형 (Q20~Q25) ⑪ 대정맥의 선천기형 (Q26.0~Q26.4, Q26.8, Q26.9) ⑫ 가슴의 혈관, 심장의 손상 (S25~S26)	⑩ 판막협착증수술 (O1730, O1740, O1750, O1760) ⑪ 심방중격결손증 겸 폐동맥판협착증수술 (O1770) ⑫ 판막성형술 (O1781~O1783) ⑬ 인공판막치환술 (O1791~O1793, O1797) ⑭ 인공판막재치환술 (O1794~O1796, O1798) ⑮ 활로씨 4증후군 근본수술 (O1800) ⑯ 심실중격결손증 겸 폐동맥판협착증수술 (O1810) ⑰ 심내막상결손증 수술 (O1821, O1822) ⑱ 좌심실류절제술 (O1823) ⑲ 좌심실용적축소성형술 (O1824) ⑳ 좌심실, 우심실 유출로 성형술 (O1825, O1826) ㉑ 관상동맥 내막절제술 (O1830) ㉒ 발살바동 동맥류파열수술 (O1840) ㉓ 동정맥기형교정술 (O1841) ㉔ 기타 복잡기형에 대한 심장수술 (O1850) ㉕ 좌우폐동맥 성형술 (O1861) ㉖ 기능적 단심실증 교정술 (O1873, O1874) ㉗ 라스텔리씨수술 (O1875) ㉘ 총 폐정맥 환류이상증 수술 (O1878) ㉙ 대혈관전위증 수술 (O1879) ㉚ 인공심폐순환 (O1890) ㉛ 개흉심장마사지 (O1895) ㉜ 부분체외순환 (O1901,O1902) ㉝ 국소관류 (O1910) ㉞ 대동맥내풍선펌프 (O1921,O1922) ㉟ 심낭루조성술 (O1931) ㊱ 심낭창형성술 (O1932, O1935) ㊲ 심막절제술 (O1940) ㊳ 폐동맥혈전제거술 (O1950) ㊴ 대동맥-폐동맥 창 폐쇄술 (O1960) ㊵ 심내이물제거술 (O1970) ㊶ 심장종양제거술 (O1981, O1982) ㊷ 심박기거치술 (O2001, O2004, 02005, O0203~O0210)

(계속)

심장 및 순환계 질환 상병명(상병코드)	심장 및 순환계 질환 수술명(수술코드)
	㊸ 부정맥수술(O2006, O2007) ㊹ 심율동전환 제세동기거치술 (O0211,O0212) ㊺ 동맥류 절제술 (O2031~O2033) ㊻ 경피적 동맥관개존 폐쇄술 (M6510) ㊼ 경피적 심방중격결손폐쇄술 (OZ751) ㊽ 경피적 심방중격절개술 (M6521, M6522) ㊾ 경피적 심장 판막성형술 (M6531~M6533) ㊿ 부정맥의 고주파절제술 (M6541~M6543) 51 경피적 관상동맥확장술 (M6551, M6552) 52 경피적 관상동맥스텐트삽입술 (M6561~M6564) 53 경피적 관상동맥죽상반절제술 (M6571, M6572) 54 경피적 풍선혈관성형술 (M6595~M6597) 55 경피적 혈관내 금속스텐트삽입술 (M6603~M6605) 56 경피적 혈관내 스텐트-이식설치술 (M6611~M6613) 57 경피적 혈관내 죽종제거술 (M6620) 58 경피적 혈전제거술 (M6632, M6633, M6634) 59 혈관색전술 (M6644) 60 심장이식술 (Q8080) 61 심장 및 폐이식술 (Q8103)

(5) 본인일부부담금 산정 시 제외된 별도의 본인 부담하는 항목

① 급여가 제한되는 경우, 급여가 정지되는 경우, 보험재정에 상당한 부담을 초래한다고 인정되는 경우 등에는 요양급여비용의 100분의 100의 범위 안에서 보건복지부령이 정하는 금액

② 입원기간 중 식대의 가산금액 입원환자 식사의 질과 서비스에 영향을 미치는 부가적요소에 소요되는 비용을 말한다 의 경우에는 그 가산금액의 100분의 50에 해당하는 금액

(6) 본인 일부 부담금의 면제

자연분만에 대한 요양급여와 6세 미만에 대한 입원진료로서 요양급여를 받는 경우에는 본인이 부담할 비용을 면제한다.

(7) 제1호의 규정에도 불구하고 보건복지부장관이 정하여 고시하는 질병군에 대하여 입원진료를 받은 경우

(동 질병군에 대하여 입원진료를 하고자 신청한 요양기관에서 입원진료를 받은 경우에 한한다) 다음 산식에 의하여 산정한 금액제3호에 해당하는 비용을 제외한다과 입원환자에 대한 식대제3호 나목에 따른 가산금액은 제외한다를 합산한 금액의 100분의 20에 해당하는 금액에 제3호에 따라 산정한 금액을 합한 금액. 다만, 보건복지부장관이 정하여 고시하는 요양급여비용열외군인 경우에는 본문에서 산정한 금액에 동 고시에서 정한 금액의 100분의 20에 해당하는 금액을 합한 금액으로 한다. 이 경우 질병군별 상대가치점수, 고정비율 및 평균 입원일수, 요양기관의 신청절차 등에 관하여 필요한 세부사항은 보건복지부장관이 정하여 고시한다.

Check point

질병군에 대한 본인부담금 산정의 산식

[{질병군별 상대가치점수 × 고정비율} + {질병군별 상대가치점수 × (1 − 고정비율) × 입원일수/질병군별 평균입원일수}] × 제24조제1항의 규정에 의하여 정하여진 상대가치점수의 점수당 단가

(8) 본인부담 환급금

국민건강보험 가입자가 요양기관에서 진료를 받은 후 납부한 본인일부부담금이 국민건강보험공단에서 심사한 결과 이미 납부한 본인일부부담액이 과다 납부된 경우, 요양기관에 지급할 금액에서 과다 납부된 금액을 공제하여 해당 가입자에게 반환하여 주는 금액을 말하는데, 반환대상금액은 1,000원 이상이며, 1,000원 미만인 경우에는 조합의 잡수입으로 처리하여 보험재정으로 활용한다.

(9) 희귀난치성 질환 본인부담액 경감 대상자 기준 (제10조의3 관련) – [국민건강법 시행규칙 별표 5]

1) 소득인정액 기준

영 별표 2 제3호라목에 따른 소득인정액은 희귀난치성 질환자가 속한 세대(이하 "소득인정액산정기준세대"라 한다)의 소득평가액과 재산의 소득환산액을 합산하여 산정한다. 이 경우 소득인정액산정기준세대의 구체적인 범위, 소득평가액 및 재산의 소득환산액 산정방법은 각각 다음과 같다.

가. 소득인정액산정기준세대의 범위

구분	구체적 범위
소득인정액 산정기준 세대에 포함되는 자	1. 「주민등록법」에 따른 세대별 주민등록표에 기재된 자(동거인은 제외한다) 2. 제1호 외의 자로서 다음 각 항목의 어느 하나에 해당하는 자 (1) 제1호에 해당하는 자의 배우자(사실상 혼인관계에 있는 자를 포함한다) (2) 제1호에 해당하는 자의 미혼자녀 중 30세 미만인 자
소득인정액 산정기준 세대에서 제외되는 자	1. 현역군인 등 법률상 의무의 이행을 위하여 다른 곳에서 거주하면서 의무이행과 관련하여 생계를 보장받고 있는 자 2. 외국에 3개월 이상 체류하는 자 3. 「행형법」 및 「치료감호법」 등에 따른 교도소 · 구치소 · 치료감호시설 등에 수용중인 자 4. 「국민기초생활 보장법 시행령」 제38조에 따른 보장시설에서 급여를 받고 있는 자 5. 실종선고의 절차가 진행 중인 자 6. 가출 또는 행방불명의 사유로 경찰서 등 행정관청에 신고되어 1개월이 지난 자

나. 소득평가액은 실제소득에서 「국민기초생활 보장법 시행규칙」 제2조제2호부터 제5호까지 및 제10호에 해당하는 금액을 뺀 금액으로 산정한다. 이 경우 실제소득의 구체적인 범위는 「국민기초생활 보장법 시행령」 제3조에서 정하는 바에 따르되, 같은 조 제1항제4호나목에 해당하는 금액은 포함하지 아니한다.

다. 재산의 소득환산액은 지원세대의 재산(일반재산, 금융재산, 자동차)가액에 소득환산율을 곱하여 산정하되, 소득환산의 대상이 되는 재산의 구체적인 범위, 소득환산액 산정방법, 재산가액 산정기준 및 소득환산율은 각각 다음 항목과 같다.

① 소득환산의 대상이 되는 재산의 구체적인 범위는 「국민기초생활 보장법 시행규칙」 제3조제1항 각 호에서 정하는 바에 따른다. 다만, 「지방세법」 제196조의2에 따른 자동차 중 2,000cc 미만으로서 차령車齡이 10년 이상인 경우에는 「국민기초생활 보장법 시행규칙」 제3조제1항제1호에 따른 일반재산에 포함시키고, 제1호가목의 소득인정액산정기준세대에서 제외되는 자의 재산을 소득인정액산정기준세대에 포함되는 자가 사용 · 수익하는 경우에는 이를 그 소득인정액산정기준세대의 재산으로 본다.

② 재산의 종류에 따른 구체적인 소득환산액 산정방법은 「국민기초생활 보장법 시행령」 제5조의4제1항에서 정하는 바에 따른다. 다만, 일반재산의 소득환산액을 산정하는 경우 같은 항 제1호가목의 경우에는 그 금액의 100분의 250에 해당하는 금액을 뺀다.

③ 재산가액 산정기준 및 소득환산율은 「국민기초생활 보장법 시행령」 제5조의3제3항 및 제5조의4제2항에서 정하는 바에 따른다.

2) 부양의무자 기준

가. 부양의무자가 있어도 부양능력이 없는 경우

① 부양의무자가 부양해야 하는 본인부담액 경감 대상자가 1명인 경우 : 부양의무자의 제1호나목에 따른 실제소득이 「국민기초생활 보장법」 제2조제11호에 따른 기준 중위소득의 100분의 120에 해당하는 금액 미만일 것

② 부양의무자가 부양해야 하는 본인부담액 경감 대상자가 2명 이상인 경우 : 부양의무자의 제1호나목에 따른 실제소득이 「국민기초생활 보장법」 제2조제11호에 따른 기준 중위소득의 100분의 120에 해당하는 금액에 본인부담액 경감 대상자 1명을 초과하는 인원당 기준 중위소득의 100분의 10에 해당하는 금액을 합한 금액 미만일 것

나. 부양의무자가 있어도 부양을 받을 수 없는 경우

① 「병역법」에 따라 징집 또는 소집된 경우

② 「해외이주법」 제2조에 따른 해외이주자에 해당하는 경우

③ 제1호가목의 소득인정액산정기준세대에서 제외되는 자에 해당하는 경우

6. 요양급여 절차

환자가 집중되는 현상을 방지하며 환자의 이용편의를 도모하고 의료자원의 효율적 활용과 지역 및 의료기관간의 균형적인 발전을 유도하기 위하여 1단계 요양급여와 2단계 요양급여로 구분하였다.

가입자 또는 피부양자이하 가입자 등이라 한다는 1단계 요양급여를 받은 후 2단계 요양급여를 받아야 하는 제도로 절차에 의하지 않고 의료기관을 이용할 때에는 전액을 본인이 부담하도록 하고 있다

(1) 1단계 요양급여

국민건강보험법이하 법이라 한다 제40조제2항의 규정에 의하여 인정된 상급종합병원이하 상급종합병원이라 한다을 제외한 요양기관에서 받는 요양급여건강진단 또는 건강검진을 포함한다를 말한다.

(2) 2단계 요양급여

가입자 등이 상급종합병원에서 2단계 요양급여를 받고자 하는 때에는 상급종합병원에서의 요양급여가 필요하다는 의사소견이 기재된 건강진단 · 건강검진결과서 또는 별지 제4호 서식에 의한 요양급여의뢰서를 건강보험증과 함께 제출하여야 한다.

(3) 요양급여 절차의 예외

보험가입자가 다음에 해당하는 경우에는 상급종합병원에서 1단계 요양급여를 받을 수 있다.

① 응급의료에 관한 법률 제2조제1호에 해당하는 응급환자인 경우
② 분만의 경우
③ 치과에서 요양급여를 받는 경우
④ 장애인복지법 제33조의 규정에 의한 등록 장애인 또는 단순 물리치료가 아닌 작업치료 · 운동치료 등의 재활치료가 필요하다고 인정되는 자가 재활의학과에서 요양급여를 받는 경우
⑤ 가정의학과에서 요양급여를 받는 경우

⑥ 당해 요양기관에서 근무하는 가입자가 요양급여를 받는 경우

⑦ 혈우병환자가 요양급여를 받는 경우

표 2-11 상급종합병원 현황(42개 기관)

※ 2018~2020(3년간)

진료권역	기관명
수도권 (13)	강북삼성병원, 건국대학교, 경희대학교병원, 고려대학교의과대학부속 구로병원, 삼성서울병원, 서울대학교병원, 연세대학교의과대학강남세브란스병원, 서울아산병원, 중앙대학교병원, 고려대학교의과대학부속병원(안암병원), 카톨릭대학교서울성모병원, 연세대학교의과대학세브란스병원, 한양대학교병원
경기 서북부권(4)	카톨릭대학교인천성모병원, 길병원, 인하대학교의과대학부속병원, 순천향대학교부속 부천병원
경기 남부권(3)	고려대의과대학부속안산병원, 분당서울대학교병원, 아주대학교병원, 한림대학교성심병원
강원권(1)	연세대학교원주세브란스기독병원
충북권(1)	충북대학교병원
충남권(3)	단국대의과대학부속병원, 충남대학교병원, 순천향대학교부속 천안병원
전북권(2)	원광대학교부속병원, 전북대학교병원
전남권(3)	전남대학교병원, 조선대학교병원, 전남대학교화순병원
경북권(5)	경북대학교병원, 계명대학교동산병원, 대구가톨릭대학병원, 영남대학교병원, 칠곡경북대학교병원
경남권(6)	인제대학교부산백병원, 경상대학교병원, 고신대학교복음병원, 동아대학교병원, 부산대학교병원, 양산부산대학교병원
전국	총 42기관

7. 요양기관 가산율

(1) 요양기관 종류별 요양급여 가산율

표 2-12 요양기관 종류별 가산율

종별	건강 보험	의료 급여	산업재해 보험	자동차 보험
• 종합전문요양기관 • 종합전문요양기관에 설치된 치과대학부속병원 • 종합전문요양기관에 설치된 특수전문병원	30%	22%	45%	45%
• 종합병원 • 종합요양기관에 설치된 치과대학부속병원 • 30병상이상 한방 6개과가 설치되어 있는 한의대부속 한방병원 • 국립병원 한방진료부	25%	18%	37%	37%
병원, 치과병원, 한방병원, 요양병원	20%	15%	21%	21%
의원, 치과의원, 한의원, 보건의료원	15%	11%	15%	15%
• 약국 및 한국희귀의약품센타 • 조산원, 보건소, 보건지소, 보건진료소 • 사업장부속 요양기관	0	0	0	0

(2) 가산율 제외항목

① 바이러스 혈청검사

② 각 장의 산정지침 또는 분류항목의 "주"에서 별도로 산정할 수 있도록 규정한 약제비, 치료재료대 등

③ 영상저장 및 전송시스템Full PACS을 이용한 처리비용방사선 촬영을 필름이 아닌 PACS를 이용하는 의료기관의 경우 촬영료 이외에 영상을 저장 및 처리하는 시스템을 의미함 및 C-Arm형 영상증폭장치 이용료

④ 생혈, 교환, 조혈모세포의 이식 준비 냉동 처리 및 보관, 자가수혈채혈료, 연성신요관경하 요관협착확장술, 연성신요관경하 결석제거술

⑤ 퇴장방지의약품 사용장려비

⑥ 가정간호 기본방문료, 가정간호 교통비

⑦ 검체검사 위탁에 관한 기준에서 정한 수탁기관으로 위탁하는 경우의 검사료 및 위탁검사관리료 해당 요양기관이 아닌 외부 수탁기관으로 검사를 위탁한 경우

⑧ Infusion Pump 사용료

⑨ 마취통증의학과 전문의 초빙료

(3) 예외규정

① 의료법 제35조에 의한 부속 의료기관은 해당 산정항목에 대하여 공휴 · 야간 가산 등 각종 가산을 산정하지 아니한다.

② 공무원 및 교직원의 공무상 질병 또는 부상에 대한 요양급여에 소요된 비용의 산정은 산업재해보상보험법 제40조 제5항의 규정에 의한 기준에 의한다.

8. 질병군별DRG 포괄수가제

포괄수가제DRG: Diagnosis Related Groups란 건강보험 입원환자가 입원해 있는 동안 제공된 의료서비스를 그 행위량과 가격에 의해 진료비를 산정 · 지급하고 있는 진료행위별수가제의 문제점을 극복하기 위하여 특정 질병에 대해 입원진료비를 미리 포괄적으로 책정된 일정액의 진료비를 지급하는 수가제도이다. 즉, 입원기간 중 발생한 진료량이나 기간 등에 관계없이 일정한 수가를 지급하는 제도이다.

(1) 포괄수가제의 목적

① 의료수가 제도에서 의료비상승 가속화에 대한 보완

② 약가 및 재료비 가격 절감 동기 유도

③ 청구 심사 시 복잡하고 과중한 업무량의 단순화

④ 어려운 수가 관리의 단순화

⑤ 의료인, 보험자 간의 마찰, 갈등요인 해소

(2) 포괄수가제 적용대상

[DRG 4개 진료과 및 7개 질병군]

① 안과 : 수정체 수술 백내장

② 이비인후과 : 편도 및 아데노이드 수술

③ 산부인과 : 자궁 및 자궁부속기 수술 악성 제외, 제왕절개술

④ 일반외과 : 항문과 항문주위수술 치질, 서혜 및 대퇴부 탈장수술, 충수절제술 맹장염

(3) 포괄수가제의 장단점

1) DRG 장점

① 의료수가 제도에서 의료비상승 가속화에 대한 보완

② 약가 및 재료비 가격 절감 동기 유도

③ 청구심사 시 복잡하고 과중한 업무량의 단순화

④ 어려운 수가관리의 단순화

⑤ 의료인, 보험자 간의 마찰, 갈등요인 해소

⑥ 환자입장에서 진료비 경감효과

2) DRG 단점

① 의료기관이 의료서비스 제공을 최소화하려는 경향이 있어 환자와의 마찰예상

② DRG Creep 상병명 및 분류코드의 조작화, DRG Dump 조기퇴원 후 즉시 입원, DRG Split 동일환자를 여러 개의 DRG로 분절화 등 진단명이나 수술, 처치명의 분류정보 조작을 통한 부당 청구가 성행할 수 있음

③ 신규 의료기술에 대한 환자분류체계의 변환이 신속하고 적절하지 못할 경우 새로운기술의 개발이나 임상연구분야에 장애가 될 수 있음

④ 진료과정 중 많은 의료서비스를 사용할 것으로 예측되는 환자들이 의료기관으로부터 기피당할 가능성이 있다.

9. 차등수가 제도

의약분업 이후 의원 환자수 및 약국 조제건수의 증가로 진료와 조제 서비스의 질에 대한 우려 및 일부 의료기관의 환자 집중에 따른 부작용 등 문제가 제기되어 진료 및 조제의 질적 수준을 제고할 수 있는 제도적 장치로 의과의원, 치과의원, 한의원 및 보건의료원, 약국, 한국희귀의약품센터에 대하여 진찰료 및 조제료 등 조제료, 약국관리료, 조제기본료, 복약지도료을 차등 지급하여 의료서비스의 질적 개선효과를 증대시키기 위한 제도이다.

또한 적정진료를 통한 적정 요양급여비용 제공으로 건강보험의 재정절감 효과도 가져올 수 있는 제도이다. 단, 야간 진찰 및 조제건은 차등수가 적용 대상에서 제외한다.

(1) 의원, 치과의원, 한의원 ; 보건의료원의 의사, 치과의사, 한의사 1인당 1일 진찰횟수를 기준으로 진찰료에 대하여 다음과 같이 차등 지급한다.

① 75건 이하: 100%

② 75건을 초과하여 100건까지: 90%

③ 100건을 초과하여 150건까지: 75%

④ 150건을 초과한 건: 50%

(2) 약국 및 한국희귀의약품센터의 약사 1인당 1일 조제건수의약분업 예외지역에서는 직접조제건수 포함를 기준으로 조제료 등에 대하여 다음과 같이 차등 지급한다.

① 75건 이하: 100%

② 75건을 초과하여 100건까지: 90%

③ 100건을 초과하여 150건까지: 75%

④ 150건을 초과한 건: 50%

(3) 차등 지급되는 진찰료약국 및 한국희귀의약품센터의 경우에는 조제료 등을 말한다는 차등지수에 1개월또는 1주일간 총 진찰료를 합산하여 산출하되 10원 미만은 4사5입한 금액으로 산출하며 차등지수는 의사, 치과의사, 한의사, 약사 1인당 1일 평균 진찰횟수약사의 경우에는 조제건수를 n으로 할 때에 다음과 같이 산정하되 소수점 여덟째 자리에서 4사5입한다.

① n이 75 이하일 경우에는 차등지수를 1로 한다.

② n이 75를 초과하여 100 이하일 경우에는 $75 \times 1.00 + (n-75) \times 0.90/n$

③ n이 100을 초과하여 150 이하일 경우에는 $75 \times 1.00 + 25 \times 0.90 + (n-100) \times 0.75/n$

④ n이 150을 초과하는 경우에는 $75 \times 1.00 + 25 \times 0.90 + 50 \times 0.75 + n\text{-}150 \times 0.50/n$

Check point

병원과 약국의 수가계산 예

1. A병원의 1일 평균 진찰횟수가 114회인 경우 계산식
   75×1.00+25×0.90+(114−100)+0.75/114=(75+22.5+10.5)/114=0.94736842
2. B약국의 1일 평균 조제횟수가 120건인 경우 계산식
   75×1.00+25×0.90+(120−100)×0.75/120=(75+22.5+15)/120=1.06666666
3. 소수점 8째자리 사사오입 적용하여 1.06666667

10. 의약분업제도

(1) 의약분업제도의 기대효과

1) 의약품의 오남용 예방

의사의 처방과 약사의 조제로 처방과 조제에 대한 이중 점검과 소비자의 의약품 직접 구매를 제한함으로써 의약품의 오남용을 제도적으로 예방할 수 있다.

2) 의약품 적정사용으로 약제비 절감

① 의약품의 필요와 사용을 일치시킴으로써 과잉투약을 방지할 수 있다.
② 불필요한 의약품의 소비감소와 주사제를 경구제로의 대체가 가능하다.
③ 의약품 거래의 투명화로 의약품의 납품 및 약가비리 소재를 제거할 수 있다.

3) 환자의 알권리 보장

① 처방전을 2부 발급환자, 약사한다.
② 처방전의 공개 및 의약품의 포장마다 제조업소명 및 제품명이 표시된다.

4) 약화사고의 예방 및 의약서비스의 수준 향상

① 의사가 처방할 수 있는 의약품 사용폭이 확대된다.
② 의사의 처방과 약사의 조제를 통한 상호 견제, 보완 및 이중 점검으로 의약품 사용을 합리화하여 국민에게 양질의 의약서비스를 제공할 수 있는 체계를 구축할 수 있다.

5) 제약산업의 발전 및 의약품 유통구조의 정상화

① 약 효능과 성분이 확보된 우수의약품만 유통이 가증

② 품질 및 치료효과가 의약품 사용의 기준이 됨

③ 제약기업은 품질경쟁, 신제품 개발에 주력할 수 있다.

6) 의사는 진료, 약사는 조제투약

전문성 및 의료서비스 제공 수준을 향상 시킨다.

(2) 의약분업 대상

1) 대상기관

① 모든 의료기관을 의약분업 대상으로 함

② 보건소 및 보건지소보건복지부장관이 지정는 지역보건법에 의한 지역주민의 외래진료 업무에 대해 의약분업 실시

2) 의약분업 예외기관

① 의약분업 예외지역의 의료기관, 보건지소 및 약국

② 재해지역

③ 한방의료기관단, 한방의료기관에서 양방진료를 받을 경우 분업 적용

④ 동물병원

3) 대상환자

의료기관에서 진료받는 모든 환자외국인 국내거주자 포함

4) 의약분업 예외 환자

① 입원환자, 응급환자

② 정신분열증, 조울증 등으로 자신 또는 타인을 해할 우려가 있는 정신질환자

③ 의료기관 또는 약국이 없는 지역 및 재해지역에서 진료받는 환자

④ 병역의무 중인 자와 교정시설, 소년보호 시설 등에 수용 중인 자

⑤ 1, 2급 장애인

⑥ 1군 전염병, 파킨슨병, 나병, AIDS, 장기이식 후 치료를 받는 환자

⑦ 사회복지시설노인, 아동, 장애시설 등에 입소한 자. 단, 사회복지시설 수용자가 인근의료기관을 내원하여 진료를 받을 경우에는 의약분업이 적용된다.

⑧ 결핵치료환자보건소 및 결핵협회 부속의원에 한함

⑨ 노숙자, 부랑아, 행려환자 및 농촌활동 등 사회봉사활동에서의 투약

⑩ 산업재해에 의한 진폐증환자

⑪ 보훈복지공단법, 국가유공자 등 예우 및 지원에 관한 법령에 의한 상이등급 1급 내지 3급 해당자, 고엽제 후유증환자 등 진료비 전액을 국가가 부담하는 환자

5) 대상지역

일부 예외를 제외한 전국의 모든 지역

6) 의약분업 예외 지역

① 의료기관 또는 약국이 개설되어 있지 않은 읍 · 면 지역 및 도서지역

② 의료기관과 약국이 개설되어 있으나, 의료기관과 약국이 실 거리도보 또는 교통편을 이용한 실제거리로 1.5 km이상 떨어져 있는 등 해당 지역 주민이 의료기관과 약국을 함께 이용하기 어렵다고 인정되는 지역은 시 · 도지사가 예외지역의 범위에 포함시킬 수 있음

③ 공단지역 내에 개설된 부속의료기관과 인근 약국간 거리가 실 거리로 1km 이상 떨어져 있어 해당 공단의 종사자가 부속의료기관과 약국을 함께 이용하기 어렵다고 시 · 도지사가 인정하는 공단지역

④ 재해 발생 지역

7) 의약분업 대상 의약품

모든 전문의약품

8) 의약분업 예외 의약품

① 진단용검사용 의약품, 전염병 예방접종약, 희귀의약품

② 의료기관 조제실 제제, 마약, 방사선 의약품

③ 신장 투석액 및 이식정 등 투약 시에 기계 · 장치를 이용하거나 시술이 필요한 의약품

④ 검사를 위하여 필요하거나 수술 및 처치에 사용되는 의약품

⑤ 예외 의약품과 함께 사용되는 의약품동시에 투약되어야 하는 경우

표 2-13 의약분업 예외 코드

구분	코드	예외사유
지역	01	약국이 없는 지역, 재해발생 지역, 보건기관 중 예외기관
환자	11	응급환자
	13	정신보건법에 의한 정신요양시설에 수용 중인 정신질환자 및 정신분열증, 조울증 등 자신 또는 타인을 해 할 우려가 있는 정신질환자
	15	전염병예방법에 의한 제1종 전염병 환자
	17	국가유공자 등 예우 및 지원에 관한 법령에 의한 상이등급 1급내지 3급해당자
	19	장애인복지관련법령에 의한 1급 · 2급 장애인 및 이에 준하는 장애인, 장애인복지법에 의한 1급 · 2급 장애인 및 중증 장애인 보호자와 동반한 소아환자, 고엽제후유증 환자 지원 등에 관한 법령에 의한 고도장애인
	21	파킨슨질환자, 나병환자
	23	장기이식을 받은 자, 후천성면역결핍증환자
	25	사회복지사업법에 의한 사회복지시설 입소자
	27	가정간호 대상자, 방문보건의료사업 대상자
	29	협진(한양방, 양한방, 양양방)환자
	31	교도소 등 수용자(2006. 1.1 진료분부터)
약품	41	전염병예방접종약, 진단용의약품
	43	보건소, 보건지소, 결핵협회부속의원에서 결핵예방법에 의하여 결핵치료제를 투여하는 경우
	45	의료기관 조제실 제제 · 임상시험용 의약품 · 마약 · 방사선의약품 · 신장투석액 및 이식정 등 투약을 위하여 기계 · 장치를 이용하거나 시술이 필요한 의약품 · 식품의약품안전청장이 정하는 희귀의약품
	47	6세이하 소아에게 투약하는 항암제(경구제)
	52	주사제를 원내 투약하는 경우
	55	검사를 위하여 필요하거나 수술 및 처치에 사용하는 의약품
	57	예외약제와 동시 투여하는 약제
기타	61	국군의료시설 및 경찰병원에서 그 업무수행으로서 군인환자 및 경찰환자에 대하여 조제하는 경우 등
	99	퇴장방지의약품의 사용장려비용을 청구하는 경우

자료 : 건강보험 심사평가원 제공

11. 가정간호제도

가정간호는 진료 상 퇴원 후 계속적인 치료와 관리가 필요한 경우에 의사 또는 한의사의 진단과 처방에 의하여 가정전문간호사가 환자의 가정을 방문하여 업무를 실시한다.

(1) 업무범위

① 진료담당의사의 진단과 처방에 따라 가정전문간호사가 환자의 가정을 방문하여 검사 요일반검사, 반정량 당검사, 경피적 혈액산소포화도 측정에 한함, 투약, 주사 및 처치 등을 실시한 경우 산정한다.

② 연 96회를 초과하여 계속 가정간호를 받을 경우에는 가정간호 기본방문료를 환자 본인이 100분의 100을 부담한다.

(2) 가정간호의 대상 및 범위

① 수술 후 조기 퇴원환자

② 만성 질환자 고혈압 · 당뇨 · 암 등

③ 만성 폐쇄성 호흡기 질환자

④ 산모 및 신생아

⑤ 뇌혈관 질환자

⑥ 기타 진료담당의사가 필요하다고 판단한 환자

(3) 가정간호의 장점

① 대상자 입장에서의 장점

병원에 가지 않고 익숙한 환경인 자신의 집에서 치료를 받으므로 시간, 의료비용 및 노력이 절감된다. 전문가에게 충분한 설명과 교육을 받을 뿐 아니라 가족들도 교육을 받을 수 있어, 가족이 환자 치료에 직접 참여하는 협력체계와 함께 자가간호능력을 높일 수 있어 환자 및 가족의 만족도가 매우 높다.

② 병원입장에서의 장점

불필요한 장기 입원이 줄어 병상 회전율이 높아지므로 입원 대기율을 줄일 수 있다. 적합한 대체인력, 즉 가정간호의 활동으로 좀 더 집중 치료 또는 간호가 필요한 환자에게 더 많은 시간을 할애할 수 있고, 효율적인 진료를 할 수 있어 환자의 가정환경에 맞는 관리가 지속적으로 가능하다.

(4) 가정간호 대상자의 퇴록기준

지속적인 가정간호 서비스를 제공하여 가정간호 계획에 수립하였던 목표를 달성한 경우나 질병이 위중해진 경우

① 환자 스스로 외래 진료를 받을 수 있는 경우

② 월 1회 미만으로 가정간호서비스가 제공되는 경우

③ 환자의 질병상태가 심각하여 가정간호대상자로 부적합하다고 인정되는 경우

④ 환자가 사망한 경우

⑤ 기타 서비스 이용료의 장기미납, 가정전문간호사의 신변상 위협 등의 이유로 가정간호서비스 제공이 불가능한 경우

(5) 가정간호 기본방문료

① 기본방문료는 1일당으로 하며 환자의 특성, 진료내용, 소요시간 등에 불문하고 모든 환자에게 동일하게 적용한다.

② 의약품관리료는 외래환자 의약품관리료를 산정하고, 조제료는 퇴원환자 조제료를 산정한다.

③ 간단한 처치, 검체채취, 검체운반 등에 따른 비용은 별도 산정하지 아니한다.

④ 교통비는 가정전문간호사가 진료담당의사의 진단과 처방에 따라 환자 자택을 방문하는 경우 소요시간, 방문지역 등에 불문하고 1회 방문당 108.30점을 환자본인이 100분의 100을 부담한다.

⑤ 평일 18시 이후, 토요일 13시~09시 또는 공휴일에 가정 방문을 실시한 경우에는 소정점수의 50%를 가산한다.

⑥ 만1세 미만의 소아에 대하여는 소정점수의 50%를 가산하며, 만1세 이상 만6세 미만의 소아 또는 만70세 이상의 노인에 대하여는 소정점수의 30%를 가산한다.

2. 의료급여관리

핵심 개념

① 의료급여는 생활무능력자 및 저소득층 등에게 국가재정으로 의료급여를 실시함으로써 사회복지 증진에 이바지함을 목적으로 한다.
② 의료급여 비용은 일부를 의료급여기금에서 부담하는 경우에 그 나머지 급여 비용에 대하여는 수급권자 또는 부양의무자의 신청에 따라 의료급여기금에서 대불할 수 있다.

1. 의료급여 제도

(1) 의료급여 제도의 목적과 의의

① 의료급여는 생활무능력자 및 저소득층 등에게 국가재정으로 의료급여를 실시함으로써 국민보건의 향상과 사회복지의 증진에 이바지함을 목적으로 한다.
② 생활유지능력이 없거나 생활이 어려운 국민의 최저생활을 보장하고 자립을 지원하는 국민기초생활보장의 개념을 의료보장 측면에서 구체적으로 실현한 제도이다.
③ 국민기초생활보장법에 의한 수급자 등 일정 수준 이하의 저소득층을 대상으로 그들이 자력으로 의료문제를 해결할 수 없는 경우, 국가재정으로 의료혜택을 주는 공적부조제도로서 건강보험과 더불어 국민의 의료보장정책의 중요한 수단이 되는 사회보장제도이다.

(2) 의료급여제도의 연혁

1961.12. 생활보호법제정
1977.01. 의료보호에 관한 규칙 제정공포
1977.12. 의료보호법제정
1978.05. 의료보호법 시행령 제정
1978.09. 의료보호법 시행규칙 제정
1978.12. 의료보호법 개정
1979.01. 개정 의료보호법에 의한 의료보호사업 본격 실시

1982.04. 의료보호법 시행규칙 개정

의료보호법 시행령 개정

1990.12 의료보호법 시행령 개정

1993.01. 한방의료보호 실시

1997.01. 의료보호수가에 의료기관종별 가산율 적용

1997.02. 의료보호법 시행령 개정

1998.07. 입원기간 폐지

1998.09. 의료보호환자에 대한 진료지구 폐지 의료보호법 개정안 협의시작

1999.09. 국민기초생활보장법 제정

2000.10. 국민기초생활보장법 시행 의료보호기간 365일로 확대

2001.05. 의료급여법 제정 의료보호법 폐지

2004.01. 2종대상자 본인부담률 인하 20%→15%

2006.05. 사회복지법인 외래수가를 행위별수가로 전환

2008.04. 차상위계층 1종 희귀 · 난치성질환자 건강보험으로 이동

2009.04. 차상위계층 2종 만성질환자 및 18세미만 아동 건강보험으로 이동

2010.12. 희귀난치성 질환자 등록제 시행

(3) 의료급여 수급자 자격

의료급여 수급권자의 선정기준을 보건복지부장관이 결정하고 매년 11월 30일까지 시도 지사에게 통보하며 시도지사는 보건복지부장관이 통보한 범위 안에서 수급권자 수를 확정하여 매년 12월 15일까지 시장 · 군수 · 구청장에게 통보한다. 시장 · 군수 · 구청장은 시 · 도지사가 통보한 범위 안에서 수급권자를 선정한다. 국가보훈처장 · 문화재청장 · 통일부장관 및 행정안전부장관은 특별시 · 광역시 · 도별로 의료급여가 필요한 수와 선정기준 등을 명시하여 매년 9월 30일까지 보건복지부장관에게 통보한다.

1) 수급권자(의료급여법 제3조 및 제7조)

① 국민기초생활 보장법에 의한 수급자

② 재해구호법에 의한 이재민

③ 의사상자 등 예우 및 지원에 관한 법률에 따른 의상자 및 의사자 유족

④ 입양촉진 및 절차에 관한 특례법에 의하여 국내에 입양된 18세 미만의 아동

⑤ 독립유공자예우에 관한 법률 및 국가유공자 등 예우 및 지원에 관한 법률의 적용을 받고 있는 자와 그 가족으로서 국가보훈처장이 의료급여가 필요하다고 요청한 자 중 보건복지부장관이 의료급여가 필요하다고 인정한 자

⑥ 문화재보호법에 의하여 지정된 중요무형문화재의 보유자(명예보유자를 포함) 및 그 가족으로서 문화재청장이 의료급여가 필요하다고 요청한 자 중 보건복지부장관이 의료급여가 필요하다고 인정한 자

⑦ 북한이탈주민의 보호 및 정착지원에 관한 법률의 적용을 받고 있는 자와 그 가족으로서 보건복지부장관이 의료급여가 필요하다고 인정한 자

⑧ 5.18민주화운동 관련자 보상 등에 관한 법률 제8조의 규정에 의하여 보상금 등을 받은 자와 그 가족으로서 보건복지부장관이 의료급여가 필요하다고 인정하는 자

⑨ 그 밖에 생활유지의 능력이 없거나 생활이 어려운 자로서 대통령령이 정하는 자

2) 수급권자의 구분

수급권자는 법 제3조 제2항의 규정에 의하여 1종수급권자와 2종수급권자로 구분한다.

① 1종

- 법 제3조 제1항 제1호에 따른 「국민기초생활 보장법」에 의한 수급자 중 다음 각 목의 어느 하나에 해당하는 자
- 법 제3조 제1항 제2호 내지 제8호의 규정에 해당하는 자
- 제2조 제1호에 해당하는 수급권자
- 제2조 제4호의 규정에 해당하는 자로서 보건복지부장관이 1종 의료급여가 필요하다고 인정하는 자

가. 다음 각 항목의 1에 해당하는 자 또는 근로능력이 없거나 근로가 곤란하다고 인정하여 보건복지부장관이 정하는 자만으로 구성된 세대의 구성원

- 18세 미만인 자
- 65세 이상인 자
- 「장애인고용촉진 및 직업재활법」 제2조 제2호에 해당하는 중증장애인
- 보건복지부장관이 정하는 질병 또는 부상에 해당하지 아니하는 질병 · 부상 또는 그 후유증으로 인하여 3월 이상의 치료 또는 요양이 필요한 자

- 임산부
- 「병역법」에 의한 병역의무를 이행중인 자

나. 「국민기초생활 보장법시행령」 제38조의 규정에 의한 보장시설에서 급여를 받고 있는 자

다. 「국민기초생활 보장법」 제5조 제2항의 규정에 해당하는 자로서 보건복지부장관이 인정하는 자

라. 보건복지부장관이 정하여 고시하는 희귀난치성질환을 가진 자가 속한 세대의 구성원

② 2종

- 법 제3조 제1항 제1호의 규정에 해당하는 자중 제2항 제1호에 해당하지 아니하는 자
- 제2조 제3호 또는 제3호의 2의 규정에 해당하는 수급권자
- 제2조 제4호의 규정에 해당하는 자로서 보건복지부장관이 2종 의료급여가 필요하다고 인정하는 자

2. 의료급여의 절차

(1) 의의

의료급여의 절차는 보다 나은 진료를 받고자 하는 의료 자체의 속성과 의료급여 수급권자의 특성상 본인 부담이 없거나 소액만 지불함으로 인하여 2 · 3차 의료급여기관으로의 진료 집중현상을 방지하기 위한 제도이다.

(2) 진료절차

의료급여의 절차에 의하지 않고즉, 의료급여 의뢰서 없이 의료급여기관을 이용한 경우에 소요된 비용의 총액 100/100을 본인이 부담한다.

수급권자가 의료급여를 받고자 하는 경우 먼저 1차 의료급여기관의원급 → 2차 의료급여기관병원급, 종합병원 등 → 3차 의료급여기관보건복지부장관이 지정의 순서대로 이용하되 의료급여의뢰서를 발급받아 이용하여야 한다. 단, 다음 각호의 1에 해당하는 경우와 같이 단계별 절차를 거치기에 긴급을 요하거나, 단계별 절차를 준수하는 것이 불합리한 경우에는 그 예외를 인정한다.

(3) 진료절차 단계

의료급여에서 단계별 진료절차를 정한 것은 의료자원의 효율적 활용과 대학병원으로의 환자 집중현상을 방지하고, 국민세금으로 조성된 의료급여 기금의 안정화를 기하기 위한 것으로, 자신의 보험료 부담에 의하는 건강보험과는 달리 3단계 전달체계로 되어 있다.

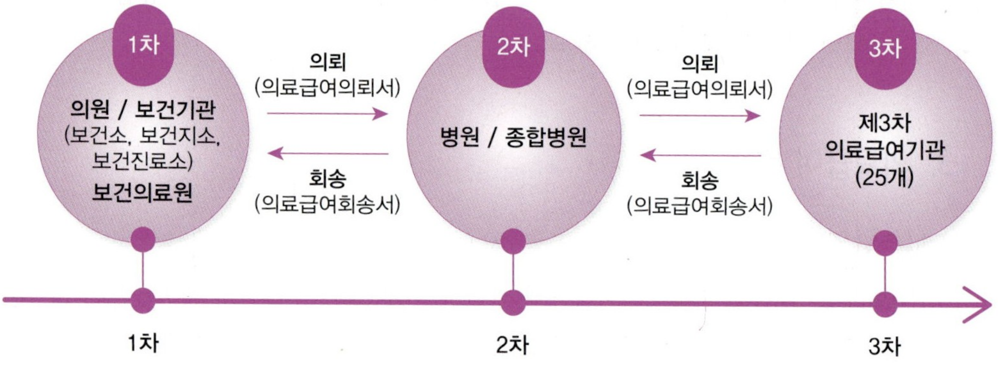

그림 2-4 진료절차 단계

(4) 급여의 절차 예외사항(의료급여법 시행규칙 제3조)

다음 각 호의 1에 해당하는 경우에는 제2차 의료급여기관 또는 제3차 의료급여기관에 의료급여를 신청할 수 있다.

① 「응급의료에관한법률」 제2조 제1호에 해당하는 응급환자인 경우

② 분만의 경우

③ 희귀난치성 질환자가 의료급여를 받고자 하는 경우

④ 제2차 의료급여기관 또는 제3차 의료급여기관에 근무하는 수급권자가 그 근무하는 의료급여기관에서 의료급여를 받고자 하는 경우

⑤ 「장애인복지법」 제32조의 규정에 의하여 등록한 장애인이 장애인보장구를 지급 받고자 하는 경우

⑥ 전염병의 확산 등 긴급한 사유가 있어 보건복지부장관이 정하여 고시하는 기준에 따라 의료급여를 받고자 하는 경우

⑦ 단순물리치료가 아닌 작업치료 · 운동치료 등의 재활치료가 필요하다고 인정되는 자가 재활의학과에서 의료급여를 받고자 하는 경우

⑧ 한센병환자가 의료급여를 받고자 하는 경우

⑨ 「장애인복지법」 제32조의 규정에 따라 등록한 장애인이 의료급여를 받고자 하는 경우

⑩ 국민건강보험법시행령 제43조의3 제1호에 해당하는 지역의 의료급여수급권자가 의료급여를 받고자 하는 경우

⑪ 국가유공자 등 예우 및 지원에 관한 법률시행령 제14조에 의한 상이등급을 받고 있는 자가 의료급여를 받고자 하는 경우

3. 의료급여 비용

(1) 급여대불제도

급여비용의 일부를 의료급여기금에서 부담하는 경우에 그 나머지 급여비용에 대하여는 수급권자가 부담함이 원칙이나 수급권자 또는 그 부양의무자의 신청에 따라 의료급여기금에서 대불할 수 있다.

1) 대불의 범위 및 절차

① 2종 수급권자는 본인이 부담하는 금액이 200,000원을 초과하는 경우에 그 초과하는 금액 중 본인 또는 그 부양의무자의 신청에 의하여 보장기관이 승인한 금액이다.

② 시장 · 군수 · 구청장은 지체없이 대불여부를 심사 · 결정하고 대불을 승인한 때에는 급여비용 대불승인서를 수급권자 또는 그 부양의무자에게 발급하여야 하며, 수급권자 또는 그 부양의무자는 급여비용 대불승인서를 의료급여를 행한 의료급여기관에 제출한다.

③ 급여비용 대불승인서를 받은 의료급여기관은 시장 · 군수 · 구청장이 급여비용의 대불을 결정한 금액을 의료급여비용 명세서에 기재하여 심사평가원에 심사청구를 한다.

④ 시장 · 군수 · 구청장은 심사평가원으로부터 심사결과를 통보받은 때에는 그 급여비용대불금을 지체없이 의료급여기관에 지급한다.

2) 대불금의 상환

① 대불금상환 의무자는 대불금을 그 거주지를 관할하는 시장 · 군수 · 구청장에게 상환하여야 하며 대불금의 상환은 무이자로 한다.

② 대불금상환 의무자가 그 거주지를 다른 시 · 군 · 구로 이전한 때에는 대불금을 새 거주지를 관할하는 시장 · 군수 · 구청장에게 상환한다.

③ 대불금을 상환받은 시장 · 군수 · 구청장은 이를 의료급여기금에 납입한다.

④ 대불을 받은 수급권자 또는 그 부양의무자는 대불금 총액에 따라 정해진 바대로 분할하여 상환한다. 최초의 납입기한은 급여비용을 대불한 날부터 3월이 경과된 날이 속하는 달의 말일

⑤ 시장 · 군수 · 구청장은 대불금상환 의무자의 경제적 사정을 고려하여 상환기간 및 상환횟수를 달리할 수 있다.

3) 상환규정

① 대불금액이 10만원 미만은 3회

② 대불금액이 10만원 이상 30만원 미만은 8회

③ 대불금액이 30만원 이상은 12회

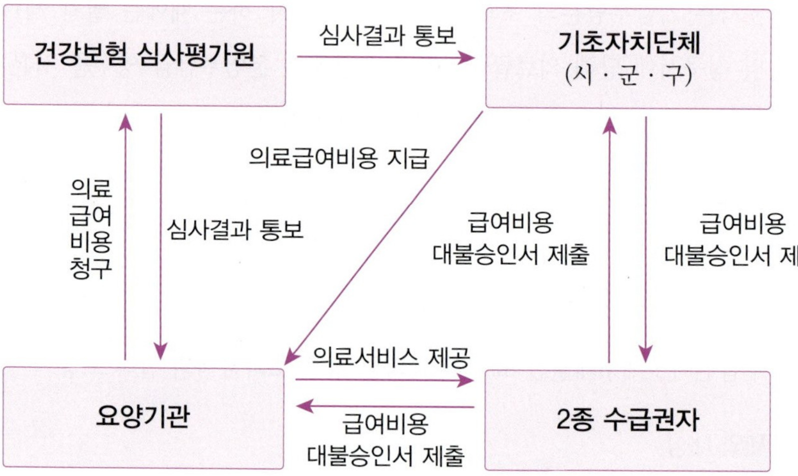

그림 2-5 대불제도 업무흐름도

(2) 본인부담금 보상금

1) 지급대상

① 1종 수급권자 : 매 30일간 2만원 초과한 경우 초과금액의 50% 보상

② 2종 수급권자 : 매 30일간 20만원 초과한 경우 초과금액의 50% 보상

2) 지급제외 대상

① 장애인복지법에 의한 등록장애인으로 의료비 지원대상인 경우

② 보건소 주관 희귀난치성 질환 사업, 소아암 사업대상자로 전액 본인부담을 지원받는 경우

③ 긴급복지지원법에서 의료비 지원받는 경우

④ 기타 사회복지공동모금회, 공공기관 등에서 지원받는 진료비 등 수급권자 본인이 지급하지 않는 진료비

⑤ 의료급여제한 사유에 해당되는 경우로서 고의 또는 부정한 방법으로 의료급여를 받는 경우

⑥ 100/100 본인부담 항목

⑦ 비급여 항목 : 의료급여 대상에서 제외되는 비급여 항목

3) 수급권자는 기금부담분의 초과금액을 지급받고자 하는 때에는 별지 제11호의3 서식의 청구서에 당해 의료급여기관에서 발행한 본인부담금 영수증 사본 1부를 첨부하여 시장 · 군수 · 구청장에게 제출하여야 한다.

(3) 본인부담금 상한제

1) 지급대상

① 1종 수급권자 : 매 30일간 5만원 초과한 경우 초과금액의 전액 보상

② 2종 수급권자 : 매 6개월간 60만원 초과한 경우 초과금액의 전액 보상

2) 지급제외 대상

① 비급여 진료비 : 상급병실차액, 선택진료비, 라식수술, 초음파 등

② 100/100 본인부담 진료비 항목

③ 개별법에 의해 지원되는 의료지원금과 긴급복지지원법에 의해 의료비를 지원받은 금액

④ 보건소 희귀난치성질환자 지원, 소아암 지원, 장애인의료비 등

4. 의료급여 본인일부부담금

<table>
<tr><th colspan="3" rowspan="3">의료급여기관</th><th colspan="3">의료급여종별</th></tr>
<tr><th rowspan="2">1급 수급권자</th><th colspan="2">2급 수급권자</th></tr>
<tr><th>일반</th><th>장애인</th></tr>
<tr><td rowspan="7">제1차 의료급여 기관 (의원급)</td><td rowspan="2">의원</td><td>그 밖의 외래진료</td><td>1,000원</td><td>1,000원</td><td>250원</td></tr>
<tr><td>원내 직접조제</td><td>1,500원</td><td>1,500원</td><td>750원</td></tr>
<tr><td rowspan="2">보건기관</td><td>그 밖의 외래진료</td><td>무료</td><td rowspan="2">무료</td><td rowspan="2">무료</td></tr>
<tr><td>원내 직접조제</td><td>무료</td></tr>
<tr><td rowspan="3">약국 및 한국희귀 의약품센터</td><td>처방조제</td><td>500원</td><td>500원 또는 3%</td><td>500원</td></tr>
<tr><td>직접조제</td><td>900원</td><td>900원</td><td>900원</td></tr>
<tr><td>보건기관 처방조제</td><td>무료</td><td>무료</td><td>무료</td></tr>
<tr><td colspan="2" rowspan="2">제2차 의료급여 기관 (의원급)</td><td>그 밖의 외래진료</td><td>1,500원</td><td>총진료비의 15%</td><td>본인부담금 없음</td></tr>
<tr><td>원내 직접조제</td><td>2,000원</td><td>(예외사항 : 주3참조)</td><td>(장애인기금 부담)</td></tr>
<tr><td colspan="2" rowspan="2">제3차 의료급여 기관 (의원급)</td><td>그 밖의 외래진료</td><td>2,000원</td><td rowspan="2">총진료비의 15%</td><td>본인부담금 없음</td></tr>
<tr><td>원내 직접조제</td><td>2,500원</td><td>(장애인기금 부담)</td></tr>
</table>

1) CT, MRI, 또는 PET 촬영 시 본인부담율

① 1종 수급권자 외래 : CT, MRI 또는 PET 총액의 5% 입원시 본인부담금 없음

② 2종 수급권자 외래 : CT, MRI 또는 PET 총액의 15% 중증환자는 5%

③ 2종 수급권자 입원 : CT, MRI 또는 PET 총액의 10% 중증환자는 5%

2) 약국 처방조제 시 처방 횟수당 본인부담금 500원 부담

5. 선택의료기관 제도

(1) 도입배경(2007. 7. 1일부터 시행)

중복투약으로 인하여 건강상 위해가 발생할 우려가 있는 수급권자의 집중적인 관리와 의료급여제도의 효율적인 운영을 위하여 의료급여기관의 선택이용 제도를 도입하였다.

(2) 관련규정

① 시행규칙 제8조의2 의료급여일수의 상한 제3항부터 제5항

② 선택의료급여기관 적용 대상자 및 이용 절차 등에 관한 규정

③ 1종 수급권자 외래진료 시 본인부담제 및 선택병의원제도 지침

(3) 선택의료급여기관 적용대상자(1·2종 모두 해당)

1) 선택의료급여기관 적용자(조건부 연장승인자)

중복투약 등으로 건강상 위해 발생의 가능성이 높아 의료급여심의위원회에서 선택의료급여기관을 이용할 것을 조건으로 연장승인을 받은 자질환군별 급여일수 초과자를 말한다.

2) 선택의료급여기관 자발적 참여자

급여일수 초과자가 아니더라도 시장 · 군수 · 구청장에게 신청한 자

(4) 선택의료급여기관 범위

1) 선택의료급여기관

의료급여수급권자는 제1차 의료급여기관 중 어느 한 곳을 선택할 수 있고, 재활치료 필요한 자의 재활의학과 진료, 한센병환자, 등록 장애인, 도서 · 벽지 거주자, 상이등급을 받은 국가 유공자인 경우 제2차 의료급여기관 중 어느 한 곳을 선택할 수 있으며, 보건복지부장관이 고시한 희귀난치성 질환자, 당해 의료급여기관 근무자인 경우에는 제2차 또는 제3차 의료급여기관 중 어느 한 곳을 선택할 수 있다.

2) 선택의료급여기관 추가선택

선택의료급여기관을 선택한 수급권자가 복합질환으로 6개월 이상 진료가 필요한 자

인 경우 시 · 군 · 구 의료급여심의위원회의 심의를 거쳐 제1차 또는 제2차 의료급여기관 중 한 곳을 추가로 선택하게 할 수 있으며, 선택 또는 추가선택의료급여기관으로 치과의원 또는 한의원을 선택하지 않은 경우 치료를 위하여 필요하면 치과의원 및 한의원을 하나씩 선택 가능함

(5) 선택의료급여기관 의료급여 의뢰절차

1) 선택의료급여기관 의료급여 의뢰 범위

선택의료급여기관이 제1차 의료급여기관인 경우 다른 제1차 의료급여기관 또는 제2차 의료급여기관으로 의뢰할 수 있고, 선택의료급여기관이 제2차 또는 제3차 의료급여기관인 경우 다른 의료급여기관제1차 의료급여기관 등으로 의뢰할 수 있다.

2) 선택의료급여기관에서 의뢰된 수급권자 재의뢰 범위

① 선택의료급여기관으로부터 의료급여를 의뢰받은 제1차 의료급여기관 또는 제2차 의료급여기관은 진찰 결과 또는 진료 중에 규칙 제3조에 따라 제2차 의료급여기관 또는 제3차 의료급여기관에서 진료가 필요하다고 판단되는 경우에 의료급여를 의뢰할 수 있다.

② 다만, 제1차 의료급여기관에서 다른 제1차 의료급여기관으로 의뢰하는 경우, 제2차 의료급여기관에서 다른 제2차 의료급여기관으로 의뢰하는 경우 또는 제3차 의료급여기관에서 다른 제3차 의료급여기관으로 의뢰하는 경우에는 재의뢰할 수 없다.

※ 2008.4.1일부터 선택의료급여기관인 제2차 또는 제3차 의료급여기관에서 의뢰받은 다른 의료급여기관의 재의뢰 범위 확대

(6) 선택의료급여기관 적용기간 및 변경

1) 선택의료급여기관 적용기간

선택의료급여기관을 이용하는 것을 조건으로 차기년도 말까지 급여일수 연장승인을 해 준다.

2) 선택의료급여기관 변경

① 선택의료급여기관 이용자가 다른 시 · 군 · 구로 전입 등 거주지가 변경된 경우 외에는 선택의료급여기관을 변경할 수 없다.

② 다만, 선택의료급여기관의 업무정지, 폐업한 경우 또는 선택의료급여기관에서 진료가 곤란한 질환의 발생 등 불가피한 사유가 발생한 때에는 1년에 1회에 한해 선택의료급여기관을 변경할 수 있다.

3. 산업재해보상보험관리

핵심 개념

- 산재보험은 근로자의 업무와 관련하여 재해를 신속하고 공정하게 보상하고 재활 및 사회복귀를 촉진하여 근로자의 삶을 보호하기 위함이다.
- 산재보험은 근로자를 사용하는 모든 사업에 적용되며 산재보험관계의 보험가입자로서 14일 이내에 성립신고 의무와 매년 초 70일 이내에 신고납부의무가 주어진다.
- 산재급여는 요양급여를 비롯하여 여덟가지의 급여가 주어지며 이의신청이 가능하다.
- 산재보험의 소멸시효는 3년이며 시효의 기산점에 따라 급여별 일자가 달라진다.

1. 산재보험의 목적과 특성

(1) 산재보험의 목적

산업재해보상보험은 근로자의 업무와 관련하여 일어난 재해를 신속하고 공정하게 보상하고 재해근로자의 재활 및 사회복귀를 촉진하기 위하여 이에 필요한 보험시설을 설치 · 운영하며 재해를 예방하고 기타 근로자의 복지증진을 위한 사업을 행함으로써 근로자의 보호에 이바지함을 목적으로 하고 있다.

(2) 산재보험의 특성

1) 보험가입의 강제성

산재보험은 근로자를 사용하는 모든 사업에 적용되며 사업주는 산재보험관계의 보험가입자로서 성립일로부터 14일 이내에 보험관계 성립신고의 의무와 매년 초일로부터 70일 이내에 보험료의 신고납부 의무가 주어진다.

2) 적용 제외 사업(시행령 제2조)

① 임업 중 벌목업으로서 벌목재적량이 800㎥ 미만의 사업

② 금융 및 보험업, 교육, 보건 및 사회복지사업, 국제 및 기타 외국기관, 부동산 임대 및 사업서비스업 중 연구 및 개발업, 기타 공공 · 사회 및 개인서비스업 중 회원 단체

③ 국가 또는 지방자치단체에서 직접 행하는 사업

④ 선원법에 의하여 재해보상이 행하여지는 사업

⑤ 위의 ①내지 ④외의 사업으로서 상시 5인 미만의 근로자를 사용하는 사업

⑥ 기간의 정함이 있는 사업①의 벌목업 및 ⑦의 건설공사 제외 또는 계절사업으로서 연간 연인원 1,350인 미만의 근로자를 사용하는 사업

⑦ 총 공사금액이 4천만원 미만인 공사 또는 건설업법 제4조 제2호 본문의 규정에 의하여 건설업자가 아닌 자가 시공하는 공사

⑧ 국내 기업체의 해외주재 사업장지사, 출장소, 공사현장 등에 대하여는 산재보험법이 적용되지 아니한다.

3) 무과실책임주의

산업사회의 재해는 결코 근로자의 일시적 부주의나 우발적으로 발생하는 것이 아니라 자본주의 생산양식 그 자체에 내재된 위험이 현실적으로 구체화된 것으로 근로자 및 사업주의 개별적 과실유무를 따지지 않고 사업주의 책임으로 간주하여 사업주의 책임보험입장에서 보험급여를 지급하게 된다.

4) 보상에 의한 신속공정성

요양급여를 제외한 보험급여 산정기준은 근로기준법 제19조에 의해 재해 발생 당시 이전 3월간의 임금총액을 그 일수로 나눈 1일 평균임금을 기초로 보험급여를 산정하여 신속하고 공정한 보상을 확보할 수 있다.

5) 생활보장급여의 적정보장

산재보험급여 중 생활급여 성격의 휴업급여는 그 근로자의 평균임금이 노동부장관이 매년 고시하는 최저임금보다 적을 경우에는 그 최저임금을 1일당 휴업급여지급액으로 결정하고 있다. 장해급여, 유족급여는 그 근로자의 평균임금이 노동부장관이 매년 고시하는 최저보상기준 또는 최고보상기준에 미달하거나 초과하는 경우, 최저보상기준 또는 최고보상기준금액을 평균임금으로 하며 장의비 역시 노동부장관이 최저기준 및 최고상한을 적용하고 있다.

6) 수급권의 보호

피재근로자 및 유족은 사업주에게 보상을 요구하는 것이 아니라 국가에 대하여 보험급여 청구권을 행사하며 보험급여를 받을 수 있는 권리, 즉 수급권은 생활보장적 차원에서 법률에 의해 보호를 받는다.

7) 권리구제

산재보험의 보험급여와 관련된 법적분쟁을 전문적으로 신속하게 처리하기 위하여 심사 · 재심사 청구제도를 둠으로써 수급권자를 보호하고 있다. 이를 위해 심사청구에 대하여 근로복지공단 본부에 산재심사실, 재심사청구에 대하여는 노동부에 설치된 산재보상보험심사위원회를 두고 있으며 이를 거치지 않고 바로 법원에 행정소송을 제기할 수 있도록 하고 있다.

8) 현실 우선주의

산재보험의 운영에 있어 보험료의 징수 및 보험급여의 지급과 관련하여 사업의 형태, 임금액의 결정, 업무수행성의 유무 등의 판단에 있어서 형식적 법률관계, 계약의 형태 등 형식보다는 실질적인 근로관계나 계약의 내용, 사업주에의 종속여부, 실질적인 임금여부 등 현실을 우선하는 원리에 따라 운영된다.

업무상 재해로 인해 보험급여를 지급하는 경우 다른 법률과는 달리 현실의 부양상태를 중요시하여 사망의 추정제도사고발생일 또는 행방불명일로부터 3개월에 의한 단기소멸시효 및 수급권자의 범위에 법률상의 배우자가 아니더라도 사실혼 관계에 있는 자를 포함하여 보험급여를 지급하는 등 다른 법률에서 규정하고 있는 사항에 대한 예외제도를 두고 있다.

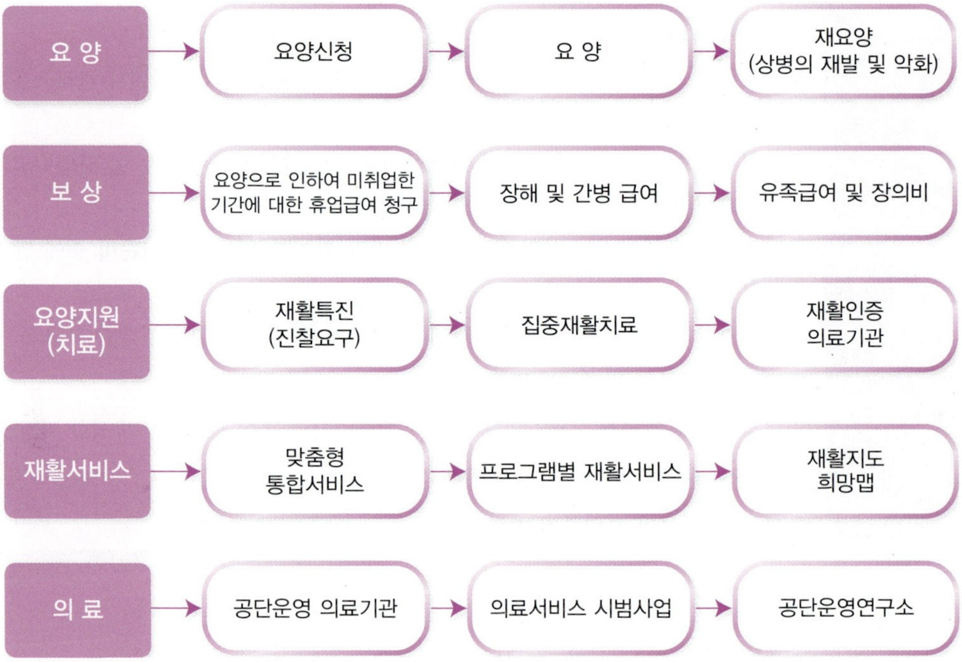
요 양
요양신청
요 양
재요양
(상병의 재발 및 악화)
보 상
요양으로 인하여 미취업한
기간에 대한 휴업급여 청구
장해 및 간병 급여
유족급여 및 장의비
요양지원
(치료)
재활특진
(진찰요구)
집중재활치료
재활인증
의료기관
재활서비스
맞춤형
통합서비스
프로그램별 재활서비스
재활지도
희망맵
의 료
공단운영 의료기관
의료서비스 시범사업
공단운영연구소

출처 : 근로복지공단 제공

그림 2-6 산재보상서비스 절차도

(3) 업무상 재해의 범위

근로자가 사업주와의 근로계약에 의하여 사업주의 지배 · 관리 아래 근로업무의 수행 또는 그에 수반되는 통상적인 활동을 하는 과정에서 이러한 업무에 기인하여 발생한 근로자의 부상 · 질병 · 신체장해 · 사망을 의미한다.

표 2-14 업무상 재해의 범위

업무상 사고	① 근로계약에 따른 업무나 그에 따르는 행위를 하던 중 발생한 사고
	② 사업주가 제공한 시설물 등을 이용하던 중 그 시설물 등의 결함이나 관리소홀로 발생한 사고
	③ 사업주가 제공한 교통수단이나 그에 준하는 교통수단을 이용하는 등 사업주의 지배관리하에서 출퇴근 중 발생한 사고
	④ 사업주가 주관하거나 사업주의 지시에 따라 참여한 행사나 행사준비 중에 발생한 사고
	⑤ 휴게기간 중 사업주의 지배관리하에 있다고 볼 수 있는 행위로 발생한 사고
	⑥ 그 밖에 업무와 관련하여 발생한 사고
업무상 질병	① 업무수행 과정에서 유해 · 위험 요인을 취급하거나 그에 노출되어 발생한 질병
	② 업무상 부상이 원인이 되어 발생한 질병
	③ 그 밖에 업무와 관련하여 발생한 질병

(4) 업무상 재해 판단 근거

1) 업무수행성業務遂行性

업무수행성이라 함은 당해 근로자가 사업주의 지휘명령하에서 업무를 행하는 것을 말한다. 업무에 종사하고 있는 경우는 물론, 업무에 종사하고 있지 않더라도 휴식시간 중과 같이 여전히 사업주가 지휘 · 감독할 여지가 있는 범위 내에서 사업주의 지배하에 있는 경우나 출장 중과 같이 사업주의 관리하에 없더라도 업무에 종사하거나 사업주의 지배하에 있는 경우에도 업무수행성은 인정된다.

2) 업무기인성業務起因性

업무기인성이라 함은 업무와 재해로 인한 상병 등과의 사이에 상당 인과관계가 인정되는 것을 말한다. 업무상의 행동, 작업내용 또는 작업환경과 당해 재해간에 사회통념상

상당한 정도로 인과관계가 인정되어야 한다. 즉 업무와 재해 사이에 그 업무에 종사하지 않았더라면 당해 재해는 발생하지 않았을 것이라든가 또는 그 재해발생의 원인이 된 상황 아래서 그와 같은 업무에 종사한다면 그 재해가 발생할 수 있다고 인정될 때에 업무기인성을 인정한다.

이와 같은 업무기인성은 업무와 재해 간에 상당한 정도의 인과관계가 존재하느냐의 여부를 업무상 재해의 인정기준으로 삼고 있는 것이다.

3) 업무수행성과 업무기인성과의 관계

일반적으로 업무수행성에 의하여 업무기인성은 추정된다. 업무수행성이 있으면 업무기인성은 그 반증사유가 없는 한 업무상 재해로 추정되므로, 업무수행성은 업무상 재해의 1차적 판단기준이 된다. 따라서 업무수행성이 인정되는 대부분의 재해는 특별한 반증이 없는 한 업무상 재해로 인정하므로 업무수행성은 업무기인성 유무를 판단하는 기준 또는 조건이 된다고 할 수 있다. 그러나 업무수행성이 인정되는 경우라도 사적행위 또는 자해행위로 인한 재해의 경우에는 업무기인성이 부인되므로 업무상 재해로 볼 수 없다.

2. 요양신청 및 급여종류

(1) 최초 요양

1) 근로자가 업무상 재해를 당한 경우 산재보험의 보호를 받기 위한 첫 번째 절차로서 업무와 관련하여 발생한 것인지 여부를 결정하는 단계에 해당된다. 업무상 재해로 결정되어 요양승인을 받게 되면 보험급여를 청구할 권리가 발생하며, 요양신청서에 재해자 및 사업주가 재해 발생상황 및 인적사항을 기재하여 사업주와 재해근로자가 확인하여 날인하고, 뒷면에 의사의 초진소견서를 작성한 후 의료기관장이 확인 날인하여 3부를 작성하고 1부는 의료기관, 1부는 사업장, 나머지 1부는 사업장 관할 소재지 근로복지공단 지사에 제출한다.

2) 근로복지공단은 요양신청서가 접수되면 재해 발생경위를 검토하여 통보한다.

① 업무상 사유에 의한 재해가 명확한 경우 7일 이내에 요양승인 결정 후 재해자 및 사업주, 의료기관장에게 요양승인을 통보한다.

② 업무상 사유에 의한 재해여부가 불분명한 경우 재해발생 상황을 확인하여 업무상 재해 여부를 판단하고 결과를 통보한다.

③ 근로기준법 및 산재보험법에 명시되지 아니한 질병 등 업무상 질병으로 인정된 바 없는 새로운 질병이 발병한 경우에는 업무와 질병 간의 인과관계를 확인하기 위하여 역학조사를 하여야 하기 때문에 업무상 재해 여부를 판단하는데 상당한 시일3~6개월이 소요되는 경우도 있다.

④ 재해발생 상황을 확인할 경우 임금대장, 사업주 또는 목격자 문답, 현장 확인 등의 조사가 이루어질 수 있다.

(2) 전원 요양

1) 이미 최초 요양승인을 받고 현재 요양 중인 근로자가 의료기관의 소재지, 인력 또는 시설 등이 그 근로자의 요양에 적합하지 않은 경우 다른 의료기관에서 요양하게 하는 것을 말한다.

2) 신청방법

① 요양 중인 의료기관에서 산업재해보상 보험요양신청서의 전원요양신청서를 작성하여 현재 요양 중인 의료기관 주소지 관할 근로복지공단 해당지사에 제출한다.

② 전원요양신청서를 접수받은 공단은 전원사유, 상병상태에 따른 전원 희망 의료기관의 진료과목 등을 검토하여 전원승인 사항을 현재 요양중인 의료기관 및 전원 희망 의료기관에 통보한다.

③ 전원 후 의료기관을 관할하는 지사는 산재근로자에 대한 관리 및 각종 급여 등의 지급을 담당하는 지사로 변경된다.

(3) 요양 연기

최초요양기간 또는 연기기간이 끝나도 계속적인 치료가 필요하다고 주치의가 판단한 경우 일정기간을 정하여 요양연기 신청을 할 수 있다.

① 요양 중인 의료기관에서 요양연기신청서에 상병상태 및 향후 치료방법에 대한 주치의의 의학적 소견을 받아 작성하여 근로복지공단 해당지사에 제출한다.

② 공단지사는 상병상태, 치료연장기간을 참고로 자문의사의 의학적 자문을 받아 신청의 타당성 여부 등을 검토하여 승인여부를 의료기관 및 산재환자에게 통보한다.

③ 공단은 요양연기의 타당성 여부를 검토하기 위하여 필요에 따라 제3의 의료기관에 특별진찰 등을 요구할 수 있다.

(4) 추가 상병

최초요양의 승인을 받은 산재환자가 요양 중에 최초진단 당시 확인되지 않았던 새로운 상병이 발견되거나 최초상병의 요양 중에 합병증, 또는 중대재해로 인한 복합상병 중 일부 상병이 누락될 경우 추가상병 신청을 할 수 있다.

① 최초요양신청서 작성시 초진소견서의 상병명은 그 내용을 빠뜨리지 아니하고 상세하게 작성하여야 한다.

② 상병명이 누락될 경우 요양연기, 장해등급 결정 시 불이익을 받을 수 있다.

③ 추가상병신청서를 접수하면 공단은 질병여부 확인산재환자 본인의 기존질환은 추가상병으로 인정받을 수 없음을 위하여 제3의 의료기관에 특진을 의뢰하거나 별도의 재해조사를 실시한다.

④ 업무와 관련된 추가상병으로 인정할 경우 의료기관과 산재근로자에게 추가상병승인을 통보한다.

(5) 재再 요양

1) 근로자가 업무상 재해를 당하여 산재로서 요양을 하고 완치되거나 증상이 고정되어 치료를 종결하였으나 이후에 그 상병이 재발하거나 치료 당시보다 상태가 악화되어 이를 치유하기 위한 적극적인 치료가 필요하다는 의학적 소견이 있는 경우에 재요양을 받을 수 있다.

① 일반상병으로 당초의 상병과 재요양신청 상병 간에 의학적으로 상당인과관계가 인정되고 재요양 함으로써 치료효과가 기대될 수 있다는 의학적 소견이 있는 경우

② 내고정술에 의하여 삽입된 금속핀 등 내고정물의 제거가 필요한 경우

③ 의지장착을 위하여 절단부위 재수술이 필요하다고 인정되는 경우

④ 마지막으로 치료받았던 의료기관 또는 사업장을 관할하는 공단 해당지사로 요양신청서 상에 재요양을 표시하여 제출한다.

⑤ 재요양신청서가 접수되면 공단에서는 현재의 상병상태와 재요양 요건 해당 여부를 심사한 후 본인 및 의료기관에 결정 통보한다.

2) 장해보상연금의 수급권자가 재요양을 받는 경우에는 재요양이 결정된 날이 속하는 달의 다음 달부터 재요양이 종료된 날이 속하는 달까지 장해보상연금의 지급이 정지되며 재요양 기간에는 상병보상연금이 지급되고, 치료종결 후에는 다시 장해보상연금이 지급된다.

(6) 급여의 종류

1) 요양급여

요양급여란 입원, 통원, 자가치료에 소요되는 비용 전부를 말하며 원칙적으로는 공단이 설치한 보험시설 또는 공단이 지정한 의료기관에서 요양을 하여야 하므로 본인에게 진료비를 지급하지 않고 공단에서 의료기관에 진료비를 지급하지만 부득이한 경우에는 산재환자에게 요양비를 지급하기도 한다.

2) 간병료看病料

요양 중인 산재근로자의 상병상태가 타인의 도움없이는 생활이 곤란하여 의학적으로 간병개호이 필요하다는 의학적 소견이 있는 사람은 간병료를 지급받을 수 있다. 다만 중환자실 및 회복실에 있는 기간에 대해서는 간병료를 지급하지 않는다.

3) 휴업급여

휴업급여는 업무상 사유에 의하여 부상을 당하거나 질병에 걸린 근로자에게 요양으로 인하여 취업하지 못한 기간에 대하여 지급하되, 1일당 지급액은 평균임금의 100분의 70에 상당하는 금액으로 한다. 다만, 취업하지 못한 기간이 3일 이내인 때에는 이를 지급하지 아니한다.

① 휴업급여 감액지급

2001. 7. 1일부터 재해자가 65세 이상이 되는 경우에 평균임금의 100분의 65에 해당하는 금액을 지급하며 65세 이후에 업무상재해를 입은 재해자는 2년간 휴업급여를 감액하지 아니한다.

② 최저임금액 적용

재해자의 산정한 휴업급여가 최저임금법 제5조의 규정에 의한 최저임금액매년 노동부장관이 고시에 미달하는 경우에는 그 고시된 최저임금을 1일당 휴업급여로 지급한다.

4) 상병보상연금

업무상 재해로 인하여 요양급여를 받는 근로자가 요양 개시 후 2년이 경과되어도 치유되지 아니하고 폐질등급1~3급에 해당되는 경우와, 장해보상연금을 받고 있던 근로자가 부상 또는 질병이 악화되어 재요양하고 있는 경우에 상병보상연금을 지급한다. 즉, 요양기간 중 노동불능에 대한 장기적 소득보장의 성격을 갖는 보험급여이다.

① 상병보상연금청구에 의거 폐질등급을 결정하고, 등급1~3급에 따른 상병보상연금을 지급하며 상병보상연금을 지급하게 되는 경우 휴업급여 또는 장해보상연금은 지급이 중단된다.

표 2-15 폐질등급표

급수	폐질등급표
제1급	1. 두 눈이 실명된 사람 2. 말하는 기능과 씹는 기능을 모두 완전히 잃은 사람 3. 신경계통의 기능 또는 정신기능에 뚜렷한 장해가 있어 항상 간병을 받아야 하는 사람 4. 흉복부장기의 기능에 뚜렷한 장해가 있어 항상 간병을 받아야 하는 사람 5. 두 팔을 팔꿈치관절 이상의 부위에서 잃은 사람 6. 두 팔을 영구적으로 완전히 사용하지 못하게 된 사람 7. 두 다리를 무릎관절 이상의 부위에서 잃은 사람 8. 두 다리를 완전히 사용하지 못하게 된 사람
제2급	1. 한쪽 눈이 실명되고 다른 쪽 눈의 시력이 0.02 이하로 된 사람 2. 두 눈의 시력이 0.02 이하로 된 사람 3. 신경계통의 기능 또는 정신기능에 뚜렷한 장해가 있어 수시로 간병을 받아야 하는 사람 4. 흉복부장기의 기능에 뚜렷한 장해가 있어 수시로 간병을 받아야 하는 사람 5. 두 팔을 손목관절 이상의 부위에서 잃은 사람 6. 두 다리를 발목관절 이상의 부위에서 잃은 사람
제3급	1. 한쪽 눈이 실명되고 다른 쪽 눈의 시력이 0.06 이하로 된 사람 2. 말하는 기능 또는 씹는 기능을 완전히 잃은 사람 3. 신경계통의 기능 또는 정신기능에 뚜렷한 장해가 있어 전혀 노무에 종사하지 못하는 사람 4. 흉복부장기의 기능에 뚜렷한 장해가 있어 전혀 노무에 종사하지 못하는 사람 5. 두 손의 손가락을 모두 잃은 사람 6. 제3호와 제4호에 정한 장해 외의 장해로 전혀 노무에 종사하지 못하는 사람

② 폐질등급별 지급일 수

- 1급 : 년 평균임금의 329일분
- 2급 : 년 평균임금의 291일분
- 3급 : 년 평균임금의 257일분

5) 장해급여

업무상 재해로 인하여 요양을 종결한 후 신체 또는 정신상의 장해로 인해 노동력의 전부 또는 일부가 영구적으로 상실되거나 감소된 경우 노동력의 상실정도에 의한 장해등급에 따라 평균임금을 기초로 그 근로자에게 지급하는 보험급여를 말한다.

① 장해보상일시금 : 장해등급 4급 내지 14급

② 장해보상 연금 : 장해등급 1급부터 7급까지 연금대상이며 수급권자의 선택에 의하여 일시금과 연금을 지급 받을 수 있으나 1급부터 3급까지는 연금으로만 지급.

표 2-16 장해급여표

장해등급	장해보상연금	장해보상일시금	연금대상 및 선급금
제 1 급 제 2 급 제 3 급	329일분 291일분 257일분	1,474일분 1,309일분 1,155일분	절대적 연금 선급금 1,2,3,4년분
제 4 급 제 5 급 제 6 급 제 7 급	224일분 193일분 164일분 138일분	1,012일분 869일분 737일분 616일분	선택적 연금 선급금 1,2년분
제 8 급 제 9 급 제 10 급 제 11 급 제 12 급 제 13 급 제 14 급		495일분 385일분 297일분 220일분 154일분 99일분 55일분	일시금

6) 유족급여

① 유족급여는 근로자가 업무상의 사유에 의하여 사망한 경우에 유족에게 지급하며 유족보상연금 또는 유족보상일시금으로 하되, 유족보상일시금은 유족급여를 연

금의 형태로 지급하는 것이 곤란한 경우로서 대통령령이 정하는 경우에 한하여 지급하고 지급기준 및 방법 기타 필요한 사항은 대통령령로 정한다.

② **유족보상연금의 수급권자가 원하는 경우**에는 유족보상일시금의 100분의 50에 상당하는 금액을 일시금으로 지급하고 유족보상연금은 100분의 50을 감액하여 지급한다.

③ **유족보상연금을 받던 자가 그 수급자격을 잃은 경우** 다른 수급자격자가 없고 이미 지급한 연금액을 지급 당시의 각각의 평균임금으로 나눈 일수의 합계가 1,300일에 미달하는 경우에는 그 미달하는 일수에 수급자격 상실 당시의 평균임금을 곱하여 산정한 금액을 유족보상연금 수급자격자가 아닌 다른 유족에게 일시금으로 지급한다.

④ **유족급여 수급권자 순위**

- 근로자의 사망 당시 그에 의하여 부양되고 있던 배우자 · 자녀 · 부모 · 손 및 조부모
- 근로자의 사망 당시 그에 의하여 부양되고 있지 아니하던 배우자 · 자녀 · 부모 · 손 및 조부모 또는 근로자의 사망 당시 그에 의하여 부양되고 있던 형제 자매

7) 장의비葬儀費

① **근로자가 업무상 사유에 의하여 사망한 경우**나 근로자의 사망이 명백하게 확인되지 않았으나 생사가 3월 이상 불명한 때에는 일단 사망한 것으로 추정하여 근로자의 장제를 유족 또는 사업주가 실행하는 경우에 해당한다.

② **근로자가 업무상의 사유에 의하여 사망한 경우**에 지급하되, 평균임금의 120일분에 상당하는 금액을 그 장제를 행하는 자에게 지급한다.

③ 장의비가 노동부장관이 고시하는 최고금액을 초과하거나 최저금액에 미달하는 경우에는 그 최고금액 또는 최저금액을 각각 장의비로 한다.

8) 간병급여

① 입원이나 통원치료의 요양이 종결된 후 증상이 고정되었지만 산재근로자의 상병상태가 타인의 도움없이는 생활이 곤란한 경우 이를 지원하기 위한 보험급여로서 의학적으로 상시 또는 수시로 간병이 필요하여 실제로 간병을 받는 자에게 지급되는 보험급여이다.

② 간병급여 대상자가 재요양을 받는 경우에는 재요양한 날부터 재요양 종료시까지는 간병급여가 지급이 중지되나 간병급여 대신에 간병료를 지급 받을 수 있다.

(7) 후유증상 진료제도

후유증상後有症狀이라 함은 업무상 부상 또는 질병이 치유되었으나 당해 상병 또는 장해의 특성으로 인하여 재발하였거나 재발할 우려가 있는 후유증상으로서 법 제40조의2의 규정에 의한 재요양의 대상에 해당되지 아니하는 증상을 말한다. 장해급여를 지급받은 자 중에서 후유증상에 대한 진료가 필요하거나 재활보조기구를 지급받은 자로서 추가적인 재활보조기구가 필요한 자에게 적용하게 된다.

1) 진료대상

① 척수손상에 따른 후유증상
② 두부외상후 증후군 및 뇌의 기질적 손상에 따른 후유증상
③ 만성골수염 또는 관절염 등 골절에 따른 후유증상
④ 척추재해에 따른 후유증상
⑤ 경견완증후군에 따른 후유증상
⑥ 눈의 외상에 따른 후유증상
⑦ 고관절 · 대퇴골두 및 대퇴골 경부골절 또는 탈구에 따른 후유증상
⑧ 인공관절 또는 인공골두 삽입에 따른 후유증상
⑨ 요도협착 장해에 따른 후유증상
⑩ 외상성 전간 장해에 따른 후유증상
⑪ 3도 화상 또는 피부이식에 따른 후유증상
⑫ 진폐장해에 따른 후유증상
⑬ 흉복부장기 장해에 따른 후유증상다만, 만성신부전증, 만성기관지염 및 간질환은 제외
⑭ 슬관절 손상으로 인한 후유증상
⑮ 상지, 족근관절, 족관절 손상에 따른 후유증상
⑯ 기타 수상부위의 손상에 따른 단순 동통
⑰ 재활보조기구 수리 및 장착에 따른 단순처치

2) 진료의 기준

① 후유증상의 진료는 통원의 방법에 의하여 행한다. 다만, 진료의 목적달성을 위하여 단기간 동안 의료기관에 수용할 필요가 있다고 의학적으로 인정되는 경우에는 7일의 범위 내에서 입원진료 할 수 있다.

② 후유증상 중 폐렴, 폐농양, 진균성 폐감염 등은 장기간 입원진료가 필요하다는 주치의의 소견이 있는 경우에는 3개월의 범위 내에서 입원진료를 할 수 있다.

3) 진료기간

① 위 진료대상의 ①, ③, ⑦, ⑧, ⑨, ⑬의 후유증상은 상병이 치유된 날로부터 3년

② 위 진료대상의 ②, ④, ⑤, ⑥, ⑩, ⑭, ⑮, ⑯의 후유증상은 상병이 치유된 날로부터 2년

③ 위 진료대상의 ⑪의 후유증상은 상병이 치유된 날 혹은 장해 판정일로부터 2년

④ 위 진료대상의 ⑮의 후유증상은 상병이 치유된 날로부터 1년

⑤ 위 진료대상의 ⑰의 후유증상은 상병이 치유된 날로부터 5년

⑥ 위 기준에 따른 진료기간은 의학적으로 필요하다고 인정되는 경우 ④, ⑤, ⑭, ⑮, ⑯의 후유증상은 진료기간을 1회에 한하여 연장할 수 있다.

3. 산재보험진료비 산정기준 및 이의신청

산재보험진료비란 산재보험지정 요양담당기관에서 산재환자에 대하여 요양을 제공함에 따라 이에 소요된 비용을 말하며 급여산정규정은 국민건강보험 요양급여규정에 기준한다.

(1) 요양기관 종별 가산율

① 상급종합병원 : 45%

② 종합병원 : 37%

③ 병원 : 21%

④ 의원 : 15%

(2) 입원일수에 따른 산정규정

① 입원일로부터 51 ~ 150일 : 해당점수의 90%만 산정

② 입원일 151일 초과 : 해당점수의 85%만 산정

③ 상급종합병원, 근로복지공단이 설치한 보험시설

- 입원기간에 관계없이 해당점수의 100% + 병원관리료 100%

④ 종합병원

- 입원기간에 관계없이 해당점수의 100%

(3) 요양급여 범위

건강보험 요양급여 지급기준에 의함을 원칙으로 하되, 산재환자의 특성에 맞게 건강보험 지급기준과 달리 적용하거나 추가로 인정

1) 치과보철료

① 총 2회에 한하여 지급

② 2회째 보철은 최초 보철일로부터 5년이 경과된 후에 지급함. 단, 부득이한 경우 5년경과 전에도 지급 가능

③ 2회 지급 규정은 2000. 8. 19. 요양 중에 있는 자부터 적용하므로 이전에 요양을 종결한 재해자는 적용 제외

2) 재활보조기구

① 내구연한 경과시마다 추가지급

② 재활보조기구에 대한 요양급여의 범위 및 비용은 국민건강보험 장애인보장구 적용기준 및 산재보험 요양급여 산정기준 별표 제2절 재활보조기구 의 기준에 의함

3) 보험급여청구서 확인 및 진단서 발급수수료

산재환자가 산재보험급여 청구를 위해 의료기관의 확인이나 진단서를 발급할 경우 발생되는 수수료 또한 의료기관 종별에 따라 공단이 의료기관에 지급하므로 산재환자는 별도의 비용을 부담하지 않아도 됨

4) 이송비

① 이송비 산정기준

- 교통비는 순로 정상적인 교통수단 및 경로 에 따라 이송에 실제로 드는 금액으로 산정
- 교통수단별 이용기준 및 등급기준에 따라 지급
- 자가용을 이용하는 경우에는 지역별 일반 택시요금의 100분의 50을 지급
- 의료기관 등의 구급차를 이용하여 환자를 이송한 경우 구급차 이용 비용은 보건복지부장관이 고시하는 「응급의료수가기준」 중 "이송처치료 기준금액"에 따라 산정

② 이송의 범위

- 재해현장에서 의료기관까지의 이송
- 공단의 통보 또는 주치의사의 소견에 의한 의료기관까지의 이송 및 의료기관을 변경하기 위한 이송
- 요양 또는 재요양을 위한 통원이나 퇴원의 경우로서 의료기관과 당해 근로자의 거주지 근무처 포함 의 거리가 편도 1킬로미터 이상인 경우와 1킬로미터 미만이더라도 상병상태로 보아 교통수단을 이용하지 않고는 통원이나 퇴원이 불가능한 경우의 그 퇴원 및 통원

③ 구비서류

- 요양비청구서 의학적 소견 포함
- 영수증 택시인 경우 별도 양식의 영수증 첨부, 이송경로내역서, 의료기관의 통원요양 사실확인서 등 첨부

④ 관련 규정

- 산재보험법 시행규칙 제15조 내지 제18조에 적용한다
- 요양급여산정기준 제7조 및 별표 제11절에 적용한다

(4) 산재보험 비급여 대상

① 업무상 부상 또는 질병의 치료 목적이 아닌 진료 또는 투약

② 국민건강보험법의 규정에서 정하지 않은 요양급여

③ **상급병실 사용료 차액**(다만, 다음에 해당하는 경우에는 그러하지 아니하다)

- 종합병원 이상에서 최초요양 및 전원요양 초진 시 일반병실이 없어 부득이 상급병실을 사용하는 경우에 7일의 범위 내에서 인정

- 증상이 위중하여 절대 안정을 필요로 하고 의사 또는 간호사가 상시 감시하며, 수시 적절한 조치를 강구할 필요가 있다고 인정되는 경우 집중치료실이 없어 부득이 상급병실을 사용한 경우에 한한다

(5) 보험급여지급의 제한

① 제한 사유

산재근로자가 정당한 이유없이 공단 또는 의료기관의 요양에 관한 지시를 위반함으로써 부상, 질병 또는 신체장해의 상태를 악화시키거나 그 치유를 방해한 것이 명백한 경우에는 보험급여의 전부 또는 일부를 지급하지 아니할 수 있다.

② 제한 내역

휴업급여 또는 상병보상연금의 20일분에 상당하는 금액을 지급하지 않는다. 다만, 지급사유 발생기간이 20일 미만인 경우에는 그 기간으로 한다.

③ 공단 또는 요양기관의 지시내용

- 입원 중 부득이한 사유가 없는 외출, 외박으로 인한 부상 또는 질병의 상태악화 및 치유방해 금지
- 공단 또는 지정의료기관에서 정한 주의사항

(6) 산재보험진료비 청구 방법

1) 진료비 심사

전국의 7개 지역본부에서 진료비 심사업무를 실시하고 있으며 요양담당기관은 각 관할 지역본부에 진료비를 청구한다.

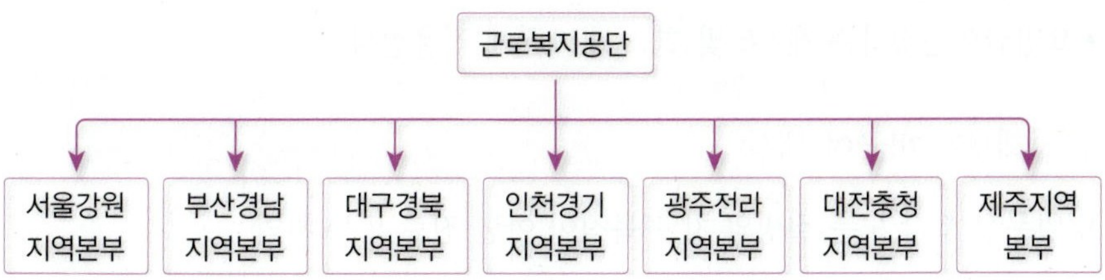

그림 2-7 근로복지공단 지역본부

2) 진료비 청구는 대부분 전자문서교환 방식EDI으로 하고 있으나 요양담당기관의 신청에 의하여 디스켓USB, CD 또는 서면으로 청구할 수 있다.

3) 진료비 실사

① 이사장 또는 지역본부장은 산재환자에게 제공된 요양급여 내역에 대하여 진료비 현지실사를 할 수 있다.

② 조사 · 확인사항

- 진료기록 진료기록지, 간호기록지, 물리치료기록지 등과 진료비 청구서와의 대조확인
- 외출, 외박관리 대장 확인 및 진료비 청구 여부
- 의약품 및 치료재료 실거래가 현황 및 적정 청구 여부
- 기타 제반 의무기록 및 환자 관리상태 등

(7) 진료비 심사조정 시 구제방법

1) 심사청구 제기

근로복지공단 각 지역본부 지사 에서 행한 산업재해보상보험법 상의 보험급여에 관한 결정에 불복이 있는 자는 권리구제를 위해 심사청구를 제기할 수 있다 법 제88조.

※ **심사청구의 대상** : 요양급여 간병료, 이송료 등 포함, 휴업급여, 장해급여, 간병급여, 유족급여 및 장의비, 상병보상연금 등 보험급여에 관한 결정

2) 심사청구 방식

청구인 또는 대리인 변호사, 공인노무사 등 은 각 지역본부 지사 의 보험급여에 관한 결정이 있음을 안 날부터 90일 이내에 원처분을 내린 각 지역본부 지사 에 심사청구서를 제출한다.

심사청구는 다음 사항을 기재한 문서 **심사청구서**로 하여야 한다. 시행령 제93조

① 심사청구인의 이름 및 주소

② 심사청구의 대상이 되는 보험급여의 결정내용

③ 보험급여에 관한 결정이 있음을 안 날

④ 심사청구의 취지 및 이유

⑤ 심사청구에 관한 고지의 유무 및 고지의 내용

3) 심사청구에 대한 심리 및 결정

원처분 지사에 제출된 심사청구서는 공단본부에 송부된 날부터 50일 이내에 심리 · 결정을 하게 되며, 부득이한 사유로 인하여 그 기간 내에 결정을 할 수 없을 때에는 1차에 한하여 10일을 넘지 아니하는 범위 내에서 그 기간을 연장할 수 있다. 법 제89조

4) 재심사청구 제기 및 심리, 결정

심사결정에 이의가 있는 자는 심사청구 방식과 같이 심사결정을 안 날부터 90일 이내에 원처분을 내린 각 지역본부 지사에 재심사청구서를 제출하면 노동부 산재심사위원회에서 50일 이내에 심리 · 결정하게 된다. 법 제90조, 제92조

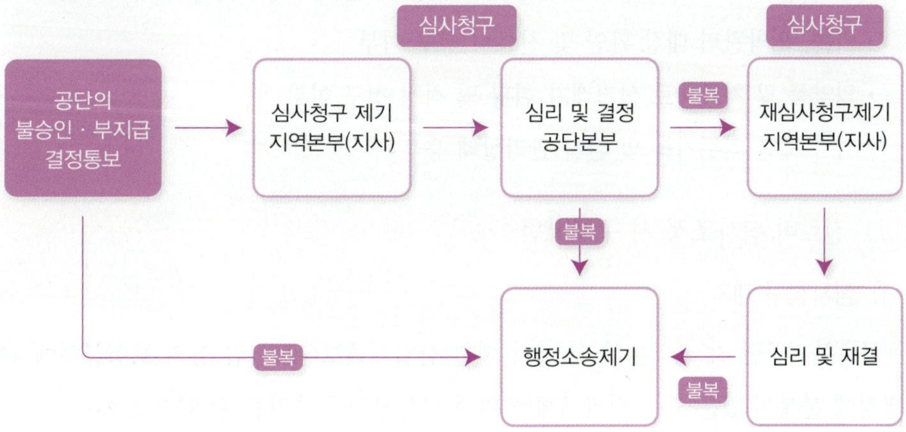

근로복지공단 제공

그림 2-8 심사청구 절차

5) 행정소송 제기

산업재해보상보험법상 보험급여에 관한 결정 또는 심사결정에 불복이 있는 경우 결정이 있음을 안 날로부터 90일 이내에 심사 및 재심사청구를 거치지 아니하고 행정소송을 제기할 수 있다. 재심사결정에 불복이 있는 경우에도 위와 같다. 법 제94조

① 원처분 지사의 보험급여 결정 → 행정소송 제기

보험급여 결정이 있음을 안 날부터 90일 이내

② 원처분 지사의 보험급여 결정 → 심사결정 → 행정소송제기

심사결정이 있음을 안 날부터 90일 이내

③ 원처분 지사의 보험급여 결정 → 심사결정 → 재심사결정 → 행정소송제기 재심사 결정이 있음을 안 날부터 90일 이내

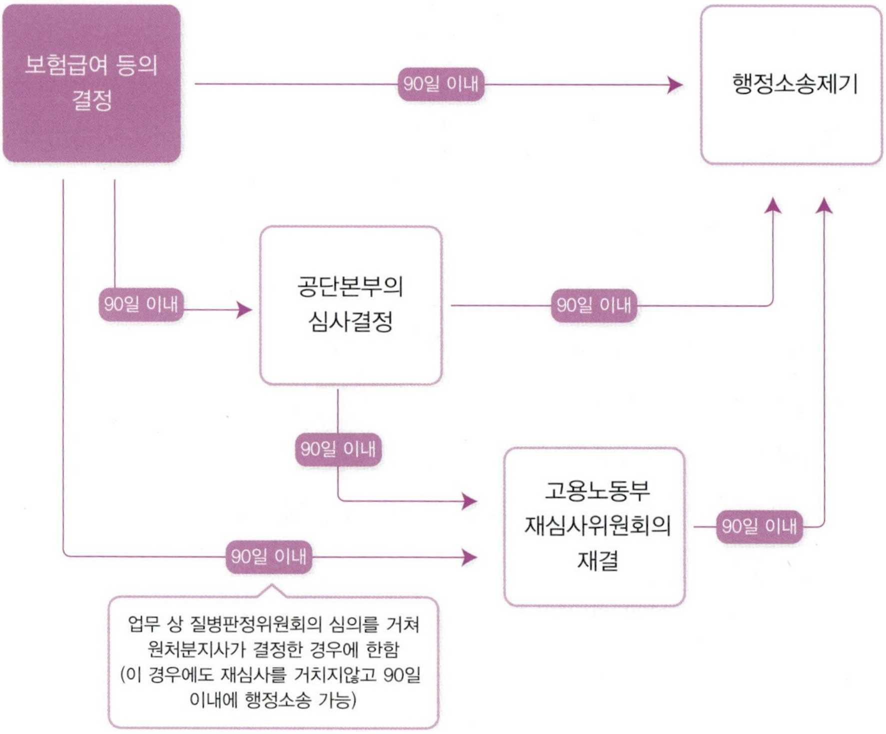

근로복지공단 제공

그림 2-9　행정소송 제기 절차

(8) 부당이득의 징수

① 장해보상연금 또는 유족보상연금을 받을 권리가 있는 자가 보험급여 지급에 관하여 아래 수급권자의 변동신고를 공단에 하지 아니한 때

- 수급권자가 동일한 사유로 민법 기타 법령에 의하여 보험급여에 상당하는 금품을 지급받은 경우
- 수급권자가 제3자로부터 동일한 사유로 손해배상을 받은 경우
- 유족보상연금 수급권자가 변동된 경우
- 기타 보험급여 수급권자의 성명, 주민등록번호, 주소 등이 변경된 경우

② 기타 과오급된 보험급여가 있는 경우

③ 허위 기타 부정한 방법으로 보험급여를 받았을 경우

(9) 소멸시효消滅時效

보험료 기타 이 법에 의한 징수금을 징수하거나 그 반환을 받을 권리 및 보험급여를 받을 권리는 3년간 행사하지 아니하면 소멸시효가 완성되어 보험급여를 지급하지 않으므로 3년 이내에 공단에 청구하여야 한다.

① **시효의 기산점**최초로 계산되는 시점

- **요양급여** : 요양을 받은 일자별로 기산
- **휴업급여** : 휴업일자별로 기산
- **장해급여** : 치료종결일자부터 기산
- **유족급여** : 근로자가 사망한 날짜부터 기산
- **기타** : 기산일자가 정해지지 아니하고 일수로 계산되는 경우에는 그 일자부터 매일 기산일이 된다.

② 기타 이 법에서 정하지 아니한 시효는 민법을 적용하여 계산하게 된다.

[별지 제2호 서식] (앞면)

산 업 재 해 보 상 보 험

요양급여 및 휴업급여(최초분) 신청(청구)서

※ 공통란은 모두 기재하시고, 해당 신청란에 [✔]하고 기재하시기 바랍니다. (앞면)

접수일자		접수번호		처리기간	7 일

<table>
<tr><td rowspan="8">재해자</td><td colspan="3">성명(외국인은 외국인등록증상 영문명 대문자)</td><td>주민등록번호(외국인등록번호)
□□□□□□-□□□□□□□</td></tr>
<tr><td colspan="3">주소</td><td>휴대전화 :
전화번호 :</td></tr>
<tr><td>재해발생 일시</td><td colspan="2">□□□□년 □□월 □□일 □□시 □□분</td><td>전자우편(E-mail)</td></tr>
<tr><td colspan="2">채용일자 : 년 월 일</td><td>국적 :</td><td>직종 :</td></tr>
<tr><td colspan="2">출근시간 :</td><td>퇴근시간 :</td><td>작업개시시간 :</td></tr>
<tr><td colspan="3">종사상 지위 : [ ] 상용 [ ] 임시 [ ] 일용</td><td>고용형태 : [ ] 정규직 [ ] 비정규직</td></tr>
<tr><td>보험가입자와의 관계</td><td colspan="3">[ ] 실제사업주 [ ] 하수급인 [ ] 동업자 [ ] 배우자 [ ] 부모 [ ] 자녀 [ ] 형제자매
[ ] 기타 친인척( ) [ ] 해당 없음</td></tr>
</table>

<table>
<tr><td rowspan="14">요양</td><td colspan="6">신청 구분 : [ ] 최초요양([ ] 업무상 사고 [ ] 업무상 질병 [ ] 출퇴근 재해) [ ] 재요양 [ ] 전원 [ ] 병행진료 [ ] 진폐
※ 최초요양 및 재요양 신청시 휴업급여(뒷면)를 함께 청구하실 수 있습니다.</td></tr>
<tr><td>사업장관리번호</td><td colspan="5">□□□-□□-□□□□□-□ (사업개시번호:)</td></tr>
<tr><td>사업장명</td><td></td><td>사업주명</td><td></td><td>연락처(☎)</td><td></td></tr>
<tr><td>사업장주소</td><td colspan="5"></td></tr>
<tr><td colspan="6">재해원인 및 발생상황(재요양의 경우 재발하거나 치유 당시보다 악화된 경위)(별지사용 가능)</td></tr>
<tr><td colspan="6">① 위 재해와 관련하여 음주 또는 음주운전으로 관공서에 신고(접수)한 사실이 있습니까? [ ] 예 [ ] 아니오
② 위 재해와 관련하여 119 또는 소방서에 구조구급. 재난 신고(접수)한 사실이 있습니까? [ ] 예 [ ] 아니오
③ 위 재해와 관련하여 경찰서에 사고(사건) 신고한 사실이 있습니까? [ ] 예 [ ] 아니오
④ 위 재해와 관련하여 자동차 보험사에 사고를 신고한 사실이 있습니까? [ ] 예 [ ] 아니오
⑤ 위 재해와 관련하여 사업장에 알린 사실이 있습니까? [ ] 예 [ ] 아니오</td></tr>
<tr><td colspan="6">※ 재해경위 등 주요 사항을 사실과 달리 기재하여 보험급여를 지급받은 경우에는 「산업재해보상보험법」 제84조에 따라 부당이득 징수 등의 불이익 처분을 받게 되오니 사실대로. 구체적으로 기재하셔야 합니다.
※ 작성방식 : 어디에서(구체적 장소), 무엇을 하기 위해(작업내용, 목적), 무엇을 사용하여(작업도구, 취급물질), 어떻게 하다가(경위, 동작, 움직임), 어떤 이유 때문에 어떻게 재해를 당하였는지 작성하여 주시기 바랍니다.</td></tr>
<tr><td colspan="6">가해자가 있는 경우 : 성명( ), 연락처( ), 재해자와의 관계( )</td></tr>
<tr><td colspan="6">재해(또는 재요양 사유) 발생 후 현재 요양 중인 의료기관 전에 진료(치료) 받은 의료기관
의료기관명 : 소재지 :
의료기관명 : 소재지 :</td></tr>
<tr><td rowspan="3">재요양의 요건에 관한 사항</td><td>사유</td><td colspan="4">[ ] 신체내 고정물 제거수술 [ ] 의지장착을 위한 재수술 [ ] 치과보철
재발 또는 악화로 인한 요양([ ] 수술 [ ] 비수술) [ ] 기타( )</td></tr>
<tr><td>수술할 경우</td><td colspan="2">수술부위 :</td><td>수술(예정)일자</td><td>년 월 일</td></tr>
<tr><td colspan="3">재요양 사유 발생 당시 취업 중인 경우 취업한 사업장명</td><td colspan="2"></td></tr>
</table>

위와 같이 신청(청구)합니다.

년 월 일

신청인(청구인) (서명 또는 인)

대 리 인 (서명 또는 인)

※ 시행규칙 제20조 제2항에 따라 요양급여신청서가 접수되면 보험가입자(사업주)에게 알리고 보험가입자 의견을 확인하여 신청서를 처리합니다.

※ 신청인이 대리인을 선임한 경우에는 대리인은 「대리인 선임 신고서」를 근로복지공단에 제출하여야 합니다.

[휴업급여 청구 및 다른 보상(배상), 직장복귀 등의 내역은 뒷면에 작성합니다.]

(210mm×297mm, 일반용지 60g/m²)

(뒷면)

※ 요양급여 신청 구비서류
1. 초진소견서(최초요양 또는 재요양) 1부.
2. 목격자 및 행정기관(경찰서) 등에서의 관련 진술서 사본 등 재해경위와 사실 확인을 위한 관계인의 진술 또는 관련 서류 1부.
3. 사업주 또는 제3자 등으로부터 보험급여에 상당한 금품을 받은 경우 금품의 내역 및 금액을 알 수 있는 서류(판결문. 합의서 등)

<table>
<tr><td rowspan="5">휴업급여</td><td>휴업급여 청구기간</td><td colspan="4">년 월 일~ 년 월 일</td></tr>
<tr><td>수령희망은행 및 계좌번호</td><td colspan="4">은행명 : ________ 계좌번호 : ________________ (예금주 :)</td></tr>
<tr><td colspan="5">〈재해자 확인사항〉
① 휴업급여 청구기간에 대하여 이미 사업주로부터 급여를 받았습니까? 1. 예 [ ] 2. 아니오 [ ]
② 휴업급여를 청구한 기간 중 취업한 사실이 있습니까? 1. 취업함 [ ] 2. 취업하지 못함 [ ]
③ 휴업급여 자동지급을 신청하겠습니까? 1. 예 [ ] 2. 아니오 [ ]</td></tr>
<tr><td colspan="5">※ 작성할 때 유의사항
1. 취업이란 재해 당시 사업(원래 직무 및 다른 직무 포함) 또는 다른 사업으로의 취업 뿐만 아니라 자영업 운영이나 학업 등 생업으로의 복귀 등을 포함하는 개념이며, 취업사실이 있는 경우 휴업급여 또는 상병보상연금이 지급되기 이전에 공단에 신고하여야 합니다.
2. 교정시설에 수용된 기간, 해외 체류기간 등 요양으로 인하여 취업하지 못한 기간으로 볼 수 없거나 보험가입자(사업주)로부터 휴업급여 상당하는 금액을 미리 받은 경우에는 휴업급여를 받으실 수 없습니다.
3. 재해로 인한 요양기간이 아닌 기간 또는 취업한 기간에 허위 기타 부정한 방법으로 휴업급여를 받은 경우에는 지급받은 급여액의 2배에 해당하는 금액을 부당이득으로 근로복지공단에 납부하여야 합니다.
4. 「휴업급여 자동지급」이란 최초의 청구로 2회분 이후 휴업급여를 별도의 청구절차 없이 지급하는 제도를 말합니다.
5. 휴업급여 청구서의 처리기한 내에 평균임금을 산정하기 곤란한 경우에는 재해자의 생계보호를 위하여 최저임금액을 1일당 휴업급여 지급액으로 산정하여 우선 지급하고, 평균임금 산정 후 지급 차액이 있는 경우에는 추가 지급합니다.</td></tr>
<tr><td colspan="5">※ 구비서류
1. 재해가 발생한 달을 포함하여 이전 4개월간의 임금대장(단, 연차수당 및 상여금이 있는 경우에는 12개월간의 임금대장)
2. 일용근로자의 경우 일용근로계약서 또는 일당을 확인할 수 있는 자료</td></tr>
<tr><td rowspan="3">다른 보상</td><td colspan="5">① 본 재해와 동일한 사유로 민법, 기타 법령에 따라 보상 또는 배상금을 수령한 사실이 있습니까? 1. 예 [ ] 2. 아니오 [ ]
② 보상 또는 배상금을 수령한 경우 내역(①에서 "예"라고 체크한 경우에만 작성합니다.)</td></tr>
<tr><td>수령일자</td><td>수령금액</td><td>지급한 자(기관) 또는 지급처</td><td colspan="2">첨부서류</td></tr>
<tr><td></td><td></td><td></td><td>① 합의서
③ 영수증</td><td>② 판결문(또는 결정문)
④ 기타</td></tr>
<tr><td colspan="6">본인은 휴업급여 청구 및 다른 보상 등의 기재내용이 모두 사실을 확인하고 위와 같이 청구합니다.
청구인 (서명 또는 인)</td></tr>
<tr><td colspan="6">※ 근로복지공단 임직원이 업무와 관련 금품 · 향응을 요구하면 청렴상담 부조리신고센터(052-704-7926)에 신고해 주시기 바랍니다.
※ 산재보험급여를 허위 · 부당한 방법으로 받은 사례를 산재부정수급신고센터(052-704-7474)에 신고해 주시면 포상금을 드립니다.</td></tr>
<tr><td>직장 복귀</td><td colspan="5">※ 업무상 부상 또는 질병의 요양을 위하여 휴업한 기간과 그 후 30일 동안은 「근로기준법」 제23조에 따라 해고 불가
• 귀하는 치료종결 후에 재해 사업장에서 계속 근무할 생각이 있습니까? 1. 예 [ ] 2. 아니오 [ ]
"아니오" 인 경우, 그 이유는 무엇입니까?
[ ] 장해로 직무수행 어려움 [ ] 사업주(책임자 등)와 갈등 [ ] 열악한 근로조건 [ ] 타직장 희망</td></tr>
<tr><td rowspan="4">공통</td><td colspan="5">개인정보 이용 동의서</td></tr>
<tr><td colspan="3">□ (이용목적) 보험급여에 관한 결정, 조사 및 연구업무, 재활사업을 위한 정보제공, 근로복지공단이 수행하고 있는 산재보험사업 관련 서비스 제공 안내 문자 메시지 전송, 고객 감사 편지 발송
□ (이용정보) 건강보험 요양급여내역, 「의료법」에 따른 진료기록부 등 환자에 관한 기록, 건강검진기록, 「주민등록법」에 따른 거소정보, 교통사고조사내역, 성명, 주소, 전화번호(일반전화 및 휴대전화), 이메일 주소
□ (이용기간) 이용 동의를 한 날부터 5년
□ (동의거부권리 안내) 신청인은 본 개인정보 동의를 거부할 수 있으며, 이 경우 근로복지공단이 제공하는 서비스가 제한될 수 있습니다.</td><td>[ ] 동의
[ ] 동의하지 않음</td><td>성명 :

(서명 또는 인)</td></tr>
<tr><td colspan="5">※ 개인정보 이용은 「산업재해보상보험법」 및 같은 법 시행령에 따라 별도의 동의 절차가 필요 없으며, 「산업재해보상보험법」 제36조 및 같은 법 시행령 제21조에 따른 보험급여 결정에 관한 통지는 동 개인정보 이용동의서와는 무관하게 통지됨을 알려드립니다.</td></tr>
<tr><td colspan="5">〈요양급여 신청서 및 휴업급여 청구서 대행 제출 위임(동의)장〉
본인은 [ ] 요양급여 신청서 및 [ ] 휴업급여 청구서를 아래 의료기관이 대행하여 근로복지공단[고용. 산재보험토탈서비스(total.kcomwel.or.kr) 포함]에 제출하는 것을 위임·동의합니다.
위임하는 자(신청인) 위임받는 자(의료기관)
(서명 또는 인) (서명 또는 인)</td></tr>
<tr><td colspan="6">근로복지공단 본부(지사)장 귀하</td></tr>
</table>

[별지 제3호 서식]　　(앞면)

※ 해당란에 [✔] 하고 기재하십시오.

산업재해보상보험 소견서

([ ]최초요양 [ ]재요양 [ ]전원 [ ]병행진료 [ ]진폐)

① 성명(외국인은 영문명)	② 주민등록번호(외국인등록번호) □□□□□□-□□□□□□□	③ 재해일자 □□□□년 □□월 □□일
④ 재해 후 최초 진료개시	년 월 일 (:)	[ ] 본원 [ ] 타 의료기관( )
⑤ 본원에 최초 도착일시	년 월 일 (:)	
⑥ 내원방법	[ ] 도보 [ ] 구급차 [ ] 구급차 외 차량 [ ] 기타( )	
⑦ 재해자가 의료기관에 진술한 재해경위(재요양 신청의 경우 대상 상병 및 사유 기재)		
⑧ 재해로 인한 최초 증상 (환자가 진술하는 대로)	년 월 일 (:) 최초 발생	⑨ 재해 당시 의식소실 ([ ]유 [ ]무)
	증상의 내용	
⑩ 현재 환자가 호소하는 증상 (환자의 표현대로)		
⑪ 상병상태에 대한 종합소견 (주요 이학적·도수 검사 등) ※ 상세 소견은 별지 사용 가능		

⑫ 주요 검사

[ ] X-Ray [ ] CT [ ] MRI [ ] MRA [ ] 심장혈관조영술 [ ] Bone scan [ ] PET
[ ] 초음파 [ ] 내시경 [ ] 관절경 [ ] 근(신경)전도 [ ] 폐기능 [ ] 조직 [ ] 적외선체열
[ ] 정신상 [ ] 심리학적 [ ] 기타 · 특이사항 ( )

※ 주요소견 기재 또는 결과지 첨부

⑬ 기존(기초)질환

• 고혈압 ([ ]유 [ ]무)　• 혈압약 ([ ]미복용 [ ]부정기복용 [ ]정기복용)　• 고지혈증 ([ ]유 [ ]무)
• 상병관련 가족력 ([ ]유 [ ]무)　• 당뇨 ([ ]유 [ ]무)
• 당뇨치료 ([ ]미복용 [ ]약물복용 [ ]인슐린)　• 결핵 ([ ]유 [ ]무)　• 간염 ([ ]유 [ ]무)
[ ] 기타 · 특이사항 ( )

재해 전 본원에서 유사상병으로 치료를 받은 사실 여부 [ ]유 [ ]무

기타 · 특이사항(일시.시술명.부위.의료기관)

⑭ 상병명과 상병코드(※재요양의 경우 재요양 사유가 발생한 상병만 기재)

상해코드	주/부/파생	상병코드(KCD기준)	세부상병명(확정진단 병명)

(상해코드) 두부(뇌/두개골/두피), 눈, 귀(내/외부), 안면부, 목, 팔, 손/손가락, 가슴/등, 허리, 엉덩이, 다리, 발/발가락, 복합부위, 순환기관, 호흡기관, 소화기관, 비뇨/생식기관, 신경계통, 복부, 전신, 기타 중에서 상병코드별 하나씩 기재

(주/부/파생) 주상병은 한국표준질병사인분류 지침서에 따라 주된 병태에 해당하는 하나의 상병코드에 대해서만 가능

(상병코드) 확진(최종) 진단명이 한국표준질병사인분류표 상 속하는 최하위 코드로 코딩하여야 하고, 병태의 외인을 설명하는 부연코드(대분류 코드가 V, Y, Z인 것)는 산재보험에서는 사용하지 않으므로 상병의 병태에 해당하는 코드로 코딩

(오류예시) 하나의 상병으로 코딩할 수 없는 여러 상병을 하나로 표시하는 것, 질병 또는 손상에 의한 상병인지를 확인하지 않고 한국표준질병사인분류 상 대분류 M코드를 손상으로(또는 S코드를 질병으로) 코딩

(210mm×297mm, 일반용지 60g/㎡)

(뒷면)

<table>
<tr><td rowspan="3">⑮
입원</td><td>예상기간</td><td colspan="4">년 월 일~ 년 월 일(주)</td></tr>
<tr><td rowspan="2">사유</td><td colspan="4">[ ] 수술 [ ] 의식장애 [ ] 외 · 기기고정 [ ]석고붕대고정 [ ]절대안정
[ ] 안정 및 보호 [ ] 이동불가 [ ] 기타</td></tr>
<tr><td colspan="4"></td></tr>
<tr><td rowspan="5">⑯
통원</td><td>예상기간</td><td colspan="4">년 월 일~ 년 월 일(주)</td></tr>
<tr><td>사유</td><td colspan="4"></td></tr>
<tr><td rowspan="3">취업치료 여부(근무 병행치료)</td><td colspan="4">※ 취업치료(근무 병행치료)는 치료받으면서 근무가 가능한 상태를 말함(의학적 판단)</td></tr>
<tr><td colspan="4">[ ] 취업치료가능 [ ] 취업치료 불가능 : 향후 ( )개월 후 가능성 재판단</td></tr>
<tr><td colspan="4"></td></tr>
<tr><td rowspan="2">⑰
수술</td><td>수술여부</td><td>[ ] 없음 [ ] 있음</td><td>수술명</td><td colspan="2"></td></tr>
<tr><td>수술(예정)일</td><td>년 월 일</td><td>수술의료기관</td><td colspan="2">[ ] 본원 [ ] 타원 ( )</td></tr>
<tr><td colspan="3">⑱ 계속 동반 치료가 필요한 기존질환명</td><td colspan="3"></td></tr>
<tr><td colspan="2" rowspan="2">⑲ 집중재활치료의 필요 구분</td><td colspan="4">(※재활인증의료기관에서 제공하는 전문재활치료로서 발병일 또는 수술일로부터 ㉮ 6개월 이내의 뇌혈관, ㉯ 3개월 이내의 척추·견관절·고관절·슬관절 질환자, ㉰ 해당기간이 경과했으나 재활치료 효과가 기대되는 사람에게 제공, 단, 염좌, 타박상 등 경미한 상병은 제외)</td></tr>
<tr><td colspan="2">[ ] 일정기간 집중재활치료 곤란
[ ] 집중재활치료 필요(또는 예정)
[ ] 상태 악화 또는 수술 예정</td><td colspan="2">[ ] 3개월 이내 치유 또는 13급 이하의 장해 예상
[ ] 집중재활치료 질환자 아님
[ ] 집중재활치료 불필요</td></tr>
<tr><td colspan="2">협진, 병행진료가 필요한 진료과목</td><td colspan="2"></td><td>심리상담 필요
(개인별 심리상담 지원)</td><td>[ ] 필요</td></tr>
<tr><td rowspan="2">전원</td><td colspan="5">전원할 의료기관명: 소재지:
전원사유:
※ 전원이란 생활근거지 또는 전문적 치료 등을 위해 현재 요양 중인 의료기관에서 다른 의료기관으로 변경하는 것을 말합니다.</td></tr>
<tr><td>전원(예정)일자</td><td colspan="4">년 월 일</td></tr>
<tr><td>첨부서류</td><td colspan="5">1. 신청 상병을 확인할 수 있는 각종 검사자료 및 결과지 각 1부.
2. 절단, 화상, 좌멸창, 욕창은 환부 컬러사진
3. 정신질환의 경우 진단의 근거를 의학적으로 입증할 수 있는 응급진료 또는 초진기록지 등 의무기록 및 각종 검사 결과지 각 1부.(뇌영상 검사, 뇌파 검사, 심전도 검사, 정신상태 검사, 심리학적 검사, 갑상선 기능검사 등)</td></tr>
<tr><td colspan="6">위에 기재한 내용이 사실임을 확인합니다.
년 월 일
의료기관 주소 : 의사면허번호 : 호
전화번호 : 전문과목 : (전문의 :)
의료기관명 : (서명 또는 인) 성 명 : (서명 또는 인)
근로복지공단 본부(지사)장 귀하</td></tr>
<tr><td colspan="6">자문의사 소견

년 월 일 자문의사명 (서명 또는 인)</td></tr>
</table>

(210mm×297mm, 일반용지 60g/m²)

[별지 제7호 서식]

※ 공통란은 모두 기재하시고, 해당 신청란에 ☑ 하고 기재하시기 바랍니다.

<table>
<tr><td colspan="6">산 업 재 해 보 상 보 험
□ 휴업급여
□ 상병보상연금 청구서</td><td>처리기간
휴업, 상병 : 7일</td></tr>
<tr><td rowspan="4">공통</td><td rowspan="4">산재 근로자</td><td>성명</td><td></td><td>주민등록번호</td><td colspan="2">□□□□□□-□□□□□□□</td></tr>
<tr><td>주소</td><td colspan="3">□□□-□□□</td><td>☎</td></tr>
<tr><td>재해발생일시</td><td colspan="2">□□□□년 □□월 □□일</td><td colspan="2"></td></tr>
<tr><td colspan="2">수령희망은행 및 계좌번호</td><td colspan="3">(예금주 :)</td></tr>
<tr><td rowspan="5">휴업 급여</td><td colspan="2">휴업급여 청구기간</td><td colspan="4">. . . 부터 . . . 까지 (일간)</td></tr>
<tr><td colspan="2" rowspan="2">근로자 확인</td><td colspan="4">☑ 휴업급여를 청구한 요양기간 중 취업한 사실이 있습니까? 1. 예 ( ) 2. 아니오 ( )</td></tr>
<tr><td colspan="4">☑ 휴업급여 선지급을 신청하겠습니까? 1. 예 ( ) 2. 아니오 ( )
※ '휴업급여 선지급' 이란 휴업급여 1회분 청구 후 평균임금 산정이 지연될 경우 최저임금액을 기준으로 우선 지급받고, 차액은 평균임금 산정 이후 정산하는 제도를 말합니다.</td></tr>
<tr><td colspan="2">구비서류</td><td colspan="4">1. 재해 발생한 달을 포함한 이전 4개월 간의 임금대장
(단, 연차 및 상여금지급내역이 있는 경우 재해 전 12개월간의 임금대장)</td></tr>
<tr><td colspan="2">유의사항</td><td colspan="4">1. 휴업급여를 청구한 요양기간 중에 취업하면 휴업급여를 받을 수 없습니다.
2. 요양기간이 아닌 기간 또는 취업한 기간에 허위 기타 부정한 방법으로 휴업급여를 받은 경우에는 받은 급여액의 2배에 해당하는 금액을 부당이득금으로 공단에 납부하여야 합니다.
3. 평균임금과 관련하여 「산재보험법 시행령」 제23조의 일용근로자는 일당에 0.73을 곱한 금액입니다.</td></tr>
<tr><td rowspan="3">상병 보상 연금</td><td colspan="2">상병보상연금 청구기간</td><td colspan="4">. . . 부터 . . . 까지 (일간)</td></tr>
<tr><td colspan="2">구비서류</td><td colspan="4">1. 별지 제8호의 폐질진단서</td></tr>
<tr><td colspan="2">유의사항</td><td colspan="4">1. 요양기간중이라 하더라도 취업을 하는 경우에는 상병보상연금을 받을 수 없습니다.
2. 상병보상연금을 받고 있던 중 폐질변동시에는 폐질상태변동신고서를 제출하여야 합니다.</td></tr>
<tr><td rowspan="5">공통</td><td colspan="2" rowspan="3">본 재해와 동일한 사유로 민법 기타 법령의 규정에 의하여 수령한 보상 또는 배상내역(산업재해보상보험법 제80조)</td><td>수령일자</td><td>수령금액</td><td colspan="2">보상 또는 배상내역(수령근거)</td></tr>
<tr><td></td><td></td><td colspan="2"></td></tr>
<tr><td>첨부서류</td><td colspan="3">1. 합의서 2. 판결문 3. 영수증 4. 기타</td></tr>
<tr><td colspan="3">위에 기재한 사실이 틀림없음을 확인합니다.
년 월 일
사업장명 ☎
소 재 지
사 업 주 (서명 또는 날인)</td><td colspan="3">산업재해보상보험법시행령 제21조제1항의 규정에 따라 위와 같이 청구합니다.
년 월 일
청 구 인 (서명 또는 날인)
☎</td></tr>
<tr><td colspan="6">근로복지공단 본부(지사)장 귀하</td></tr>
<tr><td>접수일자</td><td colspan="2"></td><td>접수번호</td><td></td><td>처리기한</td><td>. . .</td></tr>
</table>

(210mm×297mm, 신문용지 54g/m²)

0443030101125

[별지 제10호 서식] 〈개정 2017.10.17.〉

※ 굵은선 안은 청구인이 기입하지 않습니다. (앞면)

산업재해보상보험 **요 양 비 청 구 서**				처리기간 10일
① 사업장관리번호		② 사업개시번호		

재해자(청구인)	③ 성명		④ 주민등록번호	□□□□□□-□□□□□□□	⑤직종	
	⑥ 주소	□□□-□□□		☎		
	⑦ 채용연월일	년 월 일	⑧ 재해발생시	□□□□년 □□월 □□일		

청구내용	⑩ 청구구분	[ ] 요양비 [ ] 간병료 [ ] 이송비 [ ] 보조기 [ ] 기타	상병부위 및 상병명	※ 뒷면 소견서 참조
	⑪ 기간	. . . 부터 . . . 까지 (일간) [입원 (일), 통원 (일)]		
	⑫ 산출내역(별지사용가능)			
	⑬ 청구액	원	⑭ 수령희망은행 및 계좌번호	

간병료를 청구할 경우 다른 법률에 의한 간병서비스 수혜여부 표시 [✔]	[ ] 노인장기요양보험 [ ] 장애인활동지원급여 [ ] 기타 ( ) ※ 해당사항이 있을 경우 수급 관련 증빙서류 첨부		
본 재해와 동일한 사유로 「민법」 기타 법령에 따라 수령한 보상 또는 배상을 받았는지 여부 (「산업재해보상보험법」제80조)	⑮ 수령일자	⑯ 수령금액	⑰ 보상 또는 배상내역(수령근거)
	첨부서류	1. 합의서 2. 판결문(또는 결정문) 3. 영수증 4. 기타	

⑱ 개인정보 이용 동의서

개인정보 수집 · 이용 및 제공 동의서		
▫이용목적 : 보험급여에 관한 결정, 조사 및 연구업무, 근로복지공단이 수행하고 있는 산재보험 사업 관련 서비스 제공 안내 문자 메시지 전송, 고객 감사편지 발송 ▫이용정보 : 건강보험 요양급여내역, 「의료법」에 따른 진료기록부 등 환자에 관한 기록, 건강검진기록, 성명, 주소, 전화번호(일반전화 및 휴대전화), 이메일 주소 ▫이용기간 : 이용 동의를 한 날부터 5년 ▫동의거부권리 안내 : 신청인은 본 개인정보 동의를 거부할 수 있으며, 이 경우 근로복지공단이 제공하는 서비스가 제한될 수 있습니다.	[ ] 동의 [ ] 동의하지 않음	성명 : (서명 또는 인)

※ 개인정보 수집·이용 및 제공은 「산업재해보상보험법」 및 같은 법 시행령에 따라 별도의 동의절차가 필요 없으며, 「산업재해보상보험법」 제36조 및 같은 법 시행령 제21조에 따른 보험급여 결정에 관한 통지는 동 개인정보 이용동의서와는 무관하게 통지됨을 알려드립니다.

「산업재해보상보험법」 제40조에 따라 위와 같이 신청합니다.

년 월 일

신 청 인 : (서명 또는 인)
전화번호 : 휴대폰 : E-mail :
대 리 인 : (서명 또는 인)

근로복지공단 본부(지사)장 귀하

위 임 장

위 본인은 요양비청구서를 아래 산재보험 의료기관에게 근로복지공단 고용.산재보험토탈서비스(total.kcomwel.or.kr)를 통하여 제출할 것을 위임합니다.

위임하는 자 (서명 또는 인) 위임받는 자 (서명 또는 인)

구비서류	• 요양비 : 영수증, 병원비의 경우 진료비 상세내역서, 약국 약제비의 경우 처방전 등 • 간병료 : 영수증(가족의 경우 제외), 간병인 자격증 및 수료증(전문 간병인에 해당되는 경우), 상병상태 확인 가능한 기록지(진료기록, 간호기록 – 통원 제외) 등 • 이송비 : 영수증(버스, 전철 등 사실상 영수증 발급이 불가능한 경우 제외), 이송경로내역서, 의료기관의 통원요양 사실 확인서 등 • 보조기 : 세금계산서 또는 거래명세서, 재활보조기 처방전 및 검수확인서 등 ※ 필요시 이외의 자료를 담당자가 요청할 수 있음을 알려드립니다.

※ 유의(참고)사항(요양비 청구서로 최초요양급여신청서를 대체하는 경우에만 한함.)

- 별지를 이용하여 재해경위 작성 후 보험가입자(사업주)의 날인을 받아 제출하시기 바라며, 보험가입자(사업주)의 날인을 받지 못한 경우에는 공단은 재해자의 요양급여신청 사실을 보험가입자(사업주)에게 통지하고, 10일 이내에 보험가입자(사업주)의 의견을 제출하도록 하므로 그 확인을 위하여 민원처리기간이 지연될 수 있습니다.
- 재해경위 작성 시 육하원칙에 따라 구체적으로 기재해 주시기 바랍니다.
- 신청인이 대리인을 선임한 경우에는 대리인은 「대리인 선임 신고서」를 근로복지공단에 제출하여야 합니다.

접수일자		접수번호		처리기한	

(뒷면)

소 견 서 (의료기관 작성용)

성명		⑳ 주민등록번호		㉑ 재해발생일	년 월 일

㉒ 상병명과 상병코드

구분	진단명	상병코드(KCD)	구분	진단명	상병코드(KCD)
주상병					
부상병					
부상병					
부상병					
부상병					

㉓ 기존질병 및 장해상태			
㉔ 요양기간	입 원	년 월 일 ~ 년 월 일	( )일간
	통 원	년 월 일 ~ 년 월 일	( )일간
	취업치료	년 월 일 ~ 년 월 일	( )일간
	재가요양	년 월 일 ~ 년 월 일	( )일간

㉕ 간병확인

간병범위	
	[ ] 1. 두 손의 손가락을 모두 잃거나 사용하지 못하게 되어 혼자 힘으로 식사를 할 수 없는 사람 [ ] 2. 두 눈의 실명 등으로 일상생활에 필요한 동작을 혼자 힘으로 할 수 없는 사람 [ ] 3. 뇌의 손상으로 정신이 혼미하거나 착란을 일으켜 일상생활에 필요한 동작을 혼자 힘으로 할 수 없는 사람 [ ] 4. 신경계통 또는 정신의 장해로 의사소통을 할 수 없는 등 치료에 뚜렷한 지장이 있는 사람 [ ] 5. 체표면적(체표면적)의 35퍼센트 이상에 걸친 화상을 입어 수시로 적절한 조치를 할 필요가 있는 사람 [ ] 6. 골절로 인한 견인장치 또는 석고붕대 등을 하여 일상생활에 필요한 동작을 혼자 힘으로 할 수 없는 사람 [ ] 7. 하반신 마비 등으로 배뇨 · 배변을 제대로 하지 못하거나 욕창방지를 위하여 수시로 체위를 변경시킬 필요가 있는 사람 [ ] 8. 업무상 질병으로 신체가 몹시 허약하여 일상생활에 필요한 동작을 혼자 힘으로 할 수 없는 사람 [ ] 9. 수술 등으로 일정 기간 거동이 제한되어 일상생활에 필요한 동작을 혼자 힘으로 할 수 없는 사람 [ ] 10. 그 밖에 부상 · 질병 상태가 제1호부터 제9호까지의 규정에 준하는 사람
간병 필요정도 소견	※ 보행, 일상생활 가능 여부 등 간병이 필요한 정도 및 상태를 구체적으로 작성
간병종류	[ ] 1인 간병 [ ] 1인이 2인 이상 간병 (간병인 ( )명 대비 환자 ( ) 명)
간병기간	. . . ~ . . . (일간) * 단, 회복실, 중환자실 사용기간이나 완화의료(호스피스) 또는 간호간병통합서비스 이용기간은 제외됨 회복실 또는 중환자실 사용 여부: [ ] 무 [ ]유 (사용기간 : ~) 완화의료(호스피스)서비스 또는 간호간병통합서비스 이용 여부: [ ] 무 [ ]유 (이용기간 : ~)
간병인	성명 | 주민등록번호 | 휴대폰 주소 □□□-□□□ | 환자와의관계 자격 [ ] 간호사 [ ] 간호조무사 [ ] 요양보호사 [ ] 요양보호사 외 전문교육과정이수자 [ ] 기타 ※ 간병 담당자가 2인 이상인 경우 별지사용 가능

㉖ 이송비 (통원확인)	총진료일수	. . . ~ . . . (일간)	실통원일수			
	산출내역	원 (세부내용은 별지작성가능)				
㉗ 의지 · 보조기대	품명(분류번호)		수량	회수	구입가격	원
	필요소견					
㉘ 기타 (특수촬영 등)	품명 (분류코드)			회수	가격	원
㉙ 통원기간 중 취업가능 여부 및 시기						

위에 기재한 사실이 틀림없음을 확인합니다.

년 월 일

의료기관 지정번호

명칭 ☎

소재지

의료기관장 (서명 또는 인)

담당의사의 면허번호 제 호 성명 (서명 또는 인)

자문의 소견

년 월 일 자문의 (서명 또는 인)

(210mm×297mm, 백상지 80g/m²)

[별지 제11호 서식] 〈개정 2017. 12. 27.〉

산 업 재 해 보 상 보 험

[ ] 장해급여 청구서
[ ] 합병증 등 예방관리 신청서

※ 공통란은 모두 기재하시고, 해당 신청란에 [✔] 하고 기재하시기 바랍니다.

접수번호		접수일		처리기간 : 10일
산재 근로자	성명		주민등록번호	□□□□□□-□□□□□□□
	주소 □□□-□□□			☎
	재해발생일	□□□□년 □□월 □□일		
	수령희망은행 및 계좌번호 (예금주 :) ※ 최초 등록시에만 작성하시고, 이후 변경하고자 하는 경우에는 거래은행 계좌번호 등록(변경)신청서를 제출하여야 합니다.			

장해급여	
	재해발생 이전에 업무상의 재해 외의 사유로 장해가 남은 사실이 있습니까? [ ] 예 [ ] 아니오 ※ 기존질병 및 장해상태를 기재하지 아니하여 보험급여액이 과오 지급될 경우에는 부당이득금 강제징수 등 불이익 처분을 받으실 수 있으니 반드시 기재하셔야 합니다.
	※ 장해급여 수령방법은 장해등급에 따라 결정됩니다. – 장해등급 제1~3급의 경우 연금으로만 받을 수 있고, 제4~7급의 경우 연금 또는 일시금을 선택할 수 있으며, 제8~14급의 경우 일시금으로만 받으실 수 있습니다.
	〈구비서류〉 1. 별지 제12호(가, 나, 다, 라) 서식의 장해진단서 2. 방사선 사진 1매, 장해상태를 확인할 수 있는 진료기록부, 검사자료 등(필요한 경우에 한합니다)

다른 배상				
	① 이 재해와 동일한 사유로 민법, 기타 법령에 따른 배상 또는 보상을 받은 사실이 있습니까? [ ] 예 [ ] 아니오 ② 배상 또는 보상금을 수령한 경우 그 내역 (①에서 "예"라고 체크한 경우에만 작성합니다)			
	수령일자	수령금액	지급한 자	첨부서류
				합의서, 판결문(또는 결정문), 영수증, 기타 서류

위 기재내용을 확인하고 산업재해보상보험법시행령 제21조제1항에 따라 위와 같이 장해급여를 청구합니다.

년 월 일

청 구 인 (서명 또는 인) ☎

대 리 인 (서명 또는 인) ☎

합병증 등 예방관리		
	합병증 등 예방관리를 받고자 하는 구체적 부위(또는 상병명)	합병증 등 예방관리 의료기관명
	※ 산업재해보상보험법 제77조에 따라 업무상의 부상 또는 질병이 치유된 자 중에서 합병증 등 재요양 사유가 발생할 우려가 있는 자는 산재보험 의료기관에서 그 예방에 필요한 조치를 받을 수 있습니다.	
	위 기재내용과 같이 합병증 등 예방관리를 신청합니다. 신청인 (서명 또는 인)	

〈장해급여 청구 및 합병증 등 예방관리 신청 대행에 대한 위임(동의)장〉

본인은 [ ] 장해급여 청구, [ ] 합병증 등 예방관리 신청을 아래 산재보험 의료기관이 대행하여 근로복지공단 고용 · 산재보험 토탈서비스(total.kcomwel.or.kr)를 통하여 제출하는 것에 동의합니다.

위임하는 자 (청구인) (서명 또는 인) 위임받는 자(의료기관) (서명 또는 인)

개인정보 이용 동의서		
■ 이용목적 : 근로복지공단이 수행하고 있는 산재보험 사업 관련 서비스 제공 안내문자, 메시지 전송, 고객감사 편지 발송 ■ 이용정보 : 성명, 주소, 전화번호(일반전화 및 휴대전화), 이메일 주소 ■ 이용기간 : 이용 동의를 한 날부터 5년 ■ 동의 거부권리 안내 : 신청인은 본 개인정보 동의를 거부할 수 있으며, 이 경우 근로복지공단이 제공하는 서비스가 제한될 수 있습니다.	[ ] 동의 [ ] 동의하지 않음	성명 (서명 또는 인)

※ 개인정보 수집은 「산업재해보상보험법」 및 같은 법 시행령에 따라 별도의 동의 절차가 필요 없으며, 「산업재해보상보험법」 제36조 및 같은 법 시행령 제21조에 따른 보험급여 결정에 관한 통지는 동 개인정보 이용동의서와는 무관하게 통지됨을 알려드립니다.

우리 공단에서는 산재근로자의 재활을 위하여 원활한 사회. 직업복귀를 지원하고 있습니다. 희망하는 서비스를 체크하세요

① 원직장복귀 지원을 희망하십니까?	[ ] 예 [ ] 아니오	② 직업훈련과 취업알선 지원을 희망하십니까?	[ ] 예 [ ] 아니오
③ 심리상담, 희망찾기프로그램, 사회적응프로그램 지원을 희망하십니까?	[ ] 예 [ ] 아니오	④ 재활스포츠 지원을 희망하십니까?	[ ] 예 [ ] 아니오

근로복지공단 본부(지사)장 귀하

210mm×297mm(신문용지 54g/m²)

[별지 제12호 서식(가)] 〈개정 2017. 12. 27.〉

장 해 진 단 서

<table>
<tr><td>성 명</td><td colspan="2"></td><td>주민등록번호</td><td colspan="2">□□□□□□−□□□□□□□</td></tr>
<tr><td>① 초진일</td><td colspan="2">□□□□년 □□월 □□일</td><td>② 치유일</td><td colspan="2">□□□□년 □□월 □□일</td></tr>
<tr><td colspan="6">※ '초진일'이란 장해의 원인이 되는 상병에 대하여 처음으로 의사의 진찰을 받은 날
※ '치유일'이란 완치된 날 또는 치료효과를 기대할 수 없게 되고 상병 및 증상이 고정된 상태에 이르게 된 날</td></tr>
<tr><td colspan="6">③ 장해의 원인이 되는 상병명</td></tr>
<tr><td colspan="6">④ 장해부위</td></tr>
<tr><td rowspan="2">⑤ 기존장해
(질병포함)</td><td colspan="5">재해 발생 이전에 이번 재해 외의 사유로 남은 기존장해 유무 : [ ] 유 [ ] 무</td></tr>
<tr><td colspan="5">기존장해가 있는 경우 그 장해상태</td></tr>
<tr><td colspan="6">⑥ 각종 검사소견 및 치유일까지의 주요 치료내용(치료기간, 경과, 수술명, 수술일 포함)</td></tr>
<tr><td colspan="6">⑦ 장해상태(모든 임상증상 등 장해상태를 상세히 기재, 필요한 경우 도표, 그림으로 표시)

※ '척추 및 사지마비장해', '관절운동장해'의 경우 별지 제12호 서식(나,다,라)의 지체장해용 소견서를 함께 제출할 수 있습니다.</td></tr>
<tr><td colspan="5">⑧ 향후 단기간(6개월) 이내 악화 또는 재발 가능성 여부에 대한 소견</td><td>[ ] 있음 [ ] 없음</td></tr>
<tr><td colspan="5">⑨ 장해상태가 동통 등 신경증상인 경우 영구장해 여부에 대한 소견</td><td>[ ] 비영구 [ ] 영구</td></tr>
<tr><td rowspan="3">⑩ '합병증
예방관리'
필요성에
대한 소견</td><td colspan="3">잔존하는 장해상태 등으로 보아 향후 상태가 악화되어 재요양 사유가 발생할 우려가 있는지 여부</td><td colspan="2">[ ] 있음 [ ] 없음</td></tr>
<tr><td colspan="3">합병증 등 예방관리가 필요한지 여부</td><td colspan="2">[ ] 필요 [ ] 필요하지 않음</td></tr>
<tr><td colspan="5">합병증 등 예방관리가 필요한 구체적인 증상 및 사유

(※ 향후 재요양 사유가 발생할 우려가 있고, 합병증 등 예방관리가 필요한 경우에만 작성)</td></tr>
<tr><td colspan="6">위와 같이 장해상태 및 합병증 등 예방관리 필요여부 등을 진단합니다.
년 월 일</td></tr>
<tr><td colspan="3">의료기관명 : (서명 또는 인)
소재지 :</td><td colspan="3">의사면허번호 : 호
전 문 과 목 :
의 사 성 명 : (서명 또는 인)</td></tr>
</table>

210mm×297mm(신문용지 54g/m²)

[별지 제12호서식(마)]

장해급여 일시금 · 연금 선택 확인서

가. 장해급여 제도

- 산재보험의 장해등급은 제1급~제14급으로 구분되고 제1급~제3급은 연금지급만 가능, 제4급~제7급은 산재근로자의 선택에 따라 일시금 또는 연금으로 지급, 제8급~14급은 일시금으로만 지급
- 장해일시금 : 장해등급의 일시금 일수에 치유 당시 평균임금을 곱하여 산정된 금액 지급
- 장해연금 : 장해등급의 연금일수에 산정 당시 평균임금을 곱하여 산정된 금액을 사망 시까지 지급

나. 장해급여 수령방법에 대한 확인사항

① 장해등급 제4급~제7급에 있어 일시금 또는 연금 선택 후 그 방법을 변경하는 것은 불가능
② 연금 선택 시 장해등급 제4급~제7급은 최초의 1년분 또는 2년분, 장해등급 제1급~제3급은 최초의 1년분~4년분까지를 선급할 수 있으며 연금액의 1/2에 해당하는 금액을 미리 지급(2% 이자 공제)하고 그 기간은 장해연금액의 50%만 지급
③ 연금으로 수령하는 경우 그 장해가 신경 · 정신장해, 척추신경근 장해, 운동범위 제한정도에 따른 관절기능장해, 진폐장해에 해당하는 경우에는 2년이 지난 시점에 장해등급 재판정 실시, 그 결과에 따라 장해급여 지급

※ 아래 해당 장해등급에 체크하시기 바랍니다.

ㅁ장해등급 제1급부터 제3급까지에 해당하는 경우

장해등급에 따른 장해보상연금을 수령하는데 있어 선급 여부 및 그 기간에 대하여 아래와 같이 확인합니다.
⇒ 선급여부 : 예 (　　), 아니오 (　　)　선급하는 경우 그 기간 : (　　)년

ㅁ장해등급 제4급부터 제7급까지에 해당하는 경우

장해등급에 따른 장해급여를 수령하는데 있어 그 방법(연금 또는 일시금 여부), 선급 여부 및 그 기간에 대하여 아래와 같이 확인합니다.
⇒ 장해급여 수령방법 : 일시금/연금 중 택일 (　　　　)
⇒ 연금을 선택하는 경우 선급여부 : 예 (　　), 아니오 (　　) 선급하는 경우 그 기간 : (　　)년

※ 제4~제7급 대상자의 일시금 · 연금 선택시 비교 (연금을 선택하면 아래 시점에 일시금 일수와 동일해집니다.)

등급	일시금	연금	일시금과 동일해지는 시점
제4급	1,012일	224일	연금 4.52년 수령
제5급	869일	193일	연금 4.50년 수령

등급	일시금	연금	일시금과 동일해지는 시점
제6급	737일	164일	연금 4.49년 수령
제7급	616일	138일	연금 4.46년 수령

본인은 장해급여 일시금 · 연금제도에 대하여 충분히 이해하였기에 아래의 장해급여 수령방법을 선택 후 자필로 서명 · 날인합니다.

년　월　일

위 확인자

성　명 :　　　　(서명 또는 인)

주민등록번호 :

210mm×297mm(신문용지 54g/m^2)

[별지 제12호의 2 서식] 〈개정 2017. 12. 27.〉

산 업 재 해 보 상 보 험

간병급여 청구서

접수번호	접수일	처리기간 : 7일

산재 근로자	성 명		주민등록번호	□□□□□□-□□□□□□□
	주 소 □□□-□□□		☎	
	재해발생일	□□□□년 □□월 □□일		
	수령희망은행 및 계좌번호		(예금주 :)	
	※ 최초 등록시에만 작성하시고, 이후 변경하고자 하는 경우에는 거래은행 계좌번호 등록(변경)신청서를 제출하여야 합니다.			
장해등급	급 호			
간병인 인적사항	성 명		주민등록번호		직업
	주 소		휴대전화	
	산재근로자와의 관계			
청구기간	년 월 일 부터 년 월 일까지(일간)			
청구 확인사항	① 간병을 어디에서 받고 있습니까? [ ] 재가 [ ] 요양소 [ ] 기타 시설 ※ 간병을 요양소나 기타 시설에서 받은 경우만 기재합니다.			
	시설명		소재지		간병비용
	② 다른 법률에 따라 간병서비스를 받고 있습니까? [ ] 예 [ ] 아니오 ※ "예"라고 체크한 경우에만 기재합니다. □노인장기요양보험 [ ] 장애인활동지원급여 [ ] 기타			
다른 배상	① 이 재해와 동일한 사유로 민법, 그 밖의 법령에 따른 배상 또는 보상을 받은 사실이 있습니까? [ ] 예 [ ] 아니오 ② 배상 또는 보상금을 수령한 경우 그 내역(①에서 "예"라고 체크한 경우에만 작성합니다.)			
	수령일자	수령금액	지급한 자	첨부서류
				합의서, 판결문, 영수증, 기타 서류 등

위 기재내용을 확인하고 산업재해보상보험법시행령 제21조제1항에 따라 위와 같이 청구합니다.

년 월 일

청 구 인 (서명 또는 인) ☎

대 리 인 (서명 또는 인) ☎

※ 유의사항

1. 간병급여는 무료장해보호시설에 입소한 경우는 지급되지 않습니다.
2. 사망시나 상병상태가 호전되어 간병급여지급대상이 되지 않을 경우에는 간병급여가 지급되지 아니하오니 공단에 반드시 신고하셔야 합니다

근로복지공단 본부(지사)장 귀하

210mm×297mm(신문용지 54g/m²)

[별지 제15호서식] 〈개정 2017. 12. 27.〉 (앞면)

산업재해보상보험

[ ]유 족 급 여
[ ]진폐유족연금 청구서
[ ]장 의 비

※ 공통란은 모두 기재하시고, 해당 신청란에 [✔] 하고 기재하시기 바랍니다.

접수번호	접수일	처리기간 : 10일

사업장	사업장 관리번호 □□□-□□-□□□□□□-□ 사업개시번호 ( )	사업장명	사업장 소재지

산재 근로자			
	성 명	주민등록번호 □□□□□□-□□□□□□□	
	주 소 □□□-□□□ ☎		직종
	재해발생일 □□□□년 □□월 □□일		채용년월일
	수령희망은행 및 계좌번호 (예금주 :) ※ 최초 등록시에만 작성하시고, 이후 변경하고자 하는 경우에는 거래은행 계좌번호 등록(변경)신청서를 제출하여야 합니다.		

[ ] 유족 급여 [ ] 진폐 유족 연금						
	수급방법 [ ] 일시금 [ ] 연금(진폐유족연금 포함) [ ] (일시금, 연금)×1/2					
	재해발생원인 및 상황 ※ 최초 유족급여 청구에만 기재하며, 육하원칙에 의거 작성하여 주십시오. (별지 첨부)					
	목격자	성명	주민등록번호		근로자와의 관계	
	청구인 (수급권자)	성 명	주민등록번호	주소 및 연락처	관계	장해유무
				☎		
				☎		
				☎		
	구비서류	1. 근로자의 사망진단서 또는 사체검안서 1부(사인미상인 경우 사체부검소견서 1부) 2. 주민등록등본 또는 「가족관계의 등록에 관한 법률」에 따른 증명서 1부 ※ 행정정보 공동이용에 동의하는 경우에는 주민등록등본은 공단 직원이 확인하며, 주민등록등본만으로 수급권자 확인이 곤란한 경우에 가족관계 증명서가 필요합니다.				

※ 산재근로자가 사망하기 전에 청구하지 않은 보험급여가 있습니까? 1. 예 ( ) 2. 아니오 ( )

장의비				
	장제실행자 (비용부담자)	성명	사망자와의 관계	장제실행일 년 월 일	장의비 원
	장제 실행 확인자	성명 (서명 또는 인)	※ 사업주가 장제를 실행하고, 사업주가 직접 청구하는 경우에만 유족급여 수급권자(유족)가 본란에 확인합니다.		

다른 배상				
	① 이 재해와 동일한 사유로 민법, 그 밖의 법령에 따른 배상 또는 보상을 받은 사실이 있습니까? □ 예 □ 아니오 ② 배상 또는 보상금을 수령한 경우 그 내역(①에서 "예"라고 체크한 경우에만 작성합니다.)			
	수령일자	수령금액	지급한 자	첨부서류
				합의서, 판결문, 영수증, 기타 서류 등

개인정보 이용 동의서		
■ 이용목적 : 산재보험 사업 관련 서비스 제공 안내문자, 메시지 전송, 고객감사 편지 발송 ■ 이용정보 : 성명, 주소, 전화번호(일반전화 및 휴대전화), 이메일 주소 ■ 이용기간 : 이용 동의를 한 날부터 5년 ■ 동의 거부권리 안내 : 신청인은 본 개인정보 동의를 거부할 수 있으며, 이 경우 근로복지공단이 제공하는 서비스가 제한될 수 있습니다.	[ ] 동의 [ ] 동의하지 않음	성명 (서명 또는 인)

※ 개인정보 수집은 「산업재해보상보험법」 및 같은 법 시행령에 따라 별도의 동의 절차가 필요 없으며, 「산업재해보상보험법」 제36조 및 같은 법 시행령 제21조에 따른 보험급여 결정에 관한 통지는 동 개인정보 이용 동의서와는 무관하게 통지됨을 알려드립니다.

본인은 (유족급여, 진폐유족연금, 장의비) 청구 기재내용이 사실임을 확인하고 산업재해보상보험법 시행령 제21조제1항에 따라 위와 같이 청구합니다.

년 월 일

청 구 인 : (서명 또는 인) ☎

대 리 인 : (서명 또는 인) ☎

근로복지공단 본부(지사)장 귀하

210mm×297mm(신문용지 54g/m²)

[별지 제15호서식] 〈뒷면〉

안 내 문

1. 유족급여 지급방법

▣ 연금지급이 원칙 〔평균임금 365일(52~67%)/12월〕 상당액 매월 지급)이며 50% 일시금 지급은 연금수급권자가 원하는 경우 유족일시금(평균임금 1,300일분 상당)의 50%를 일시금으로 지급 하고 유족보상 연금은 50% 감액하여 지급

〈유족보상연금 수급자격자 및 순위〉
※ 근로자의 사망 당시 그 근로자와 생계를 같이하고 있던 유족 중
1) 배우자(사실혼 포함)
2) 부모 또는 조부모로서 60세 이상인 자
3) 자녀 또는 손자녀로서 19세 미만인 자, 형제자매로서 19세 미만이거나 60세 이상인자
4) 위에 해당되지 아니하는 자녀 · 부모 · 손자녀 · 조부모 또는 형제자매로 장애인복지법에 따른 장애등급이 제 2급 이상인 자 (시각장해인인 경우 제 3급인자도 해당됨)
※ 받을 권리의 순위 : 배우자, 자녀, 부모, 손, 조부모 및 형제자매의 순

※ 유족 중 유족보상연금 수급권자가 없는 경우, 유족급여를 연금의 형태로 지급하기 곤란한 경우 (근로자가 사망당시 유족보상 연금 수급권자가 외국에 거주하는 자일 경우 또는 내국인 수급권자가 국외로 이주하는 경우)에 일시금으로 지급

〈유족보상 일시금 수급권자 순위〉
1) 근로자의 사망 당시 그 근로자와 생계를 같이하고 있던 배우자, 자녀, 부모, 손자녀 및 조부모
2) 근로자의 사망 당시 그 근로자와 생계를 같이하고 있지 아니하던 배우자, 자녀, 부모, 손자녀 및 조부모 또는 근로자의 사망 당시 생계를 같이하고 있던 형제자매
3) 형제자매
※ 같은 순위의 수급권자가 2인 이상인 경우 그 유족에게 등분하여 지급. 부모에 있어서 양부모를 우선순위로 하고 조부모에 있어서 양부모의 부모를 우선 순위로 함. 근로자가 특히 유언으로서 지정할 경우에는 그 지정에 따름

2. 유족보상연금수급자격자의 실격

▣ 수급자격자가 사망한 경우
▣ 수급자격자가 재혼한 때 (사망근로자의 배우자에 한하며, 사실상 혼인관계에 있는 경우를 포함)
▣ 사망한 근로자와의 친족관계가 끝난 경우
▣ 자녀 · 손자녀 또는 형제자매가 19세가 된 경우(단, 2012.12.18.이전 사망근로자의 유족은 18세가 된 경우)
▣ 법 제63조제1항제4호에 따른 장애인이었던 자로서 그 장애 상태가 해소된 경우
▣ 근로자가 사망할 당시 대한민국 국민이었던 유족보상연금 수급자격자가 국적을 상실하고 외국에서 거주하고 있거나 외국에서 거주하기 위하여 출국하는 경우
▣ 대한민국 국민이 아닌 유족보상연금 수급자격자가 외국에서 거주하기 위하여 출국하는 경우
※ 연금의 수급자격을 잃은 때에는 지체없이 관할 지역본부(지사)에 신고하여야 합니다.

3. 유족보상연금의 지급정지 등

▣ 법 제64조제2항에 따라 유족보상연금을 받을 권리가 이전된 경우에 유족보상연금을 새로 지급받으려는 사람은 공단에 유족보상연금 수급권자 변경신청을 하여야 함
▣ 법 제64조제3항에 따라 유족보상연금 수급권자가 3개월 이상 행방불명이면 같은 순위자(같은 순위자가 없는 경우에는 다음 순위자)의 신청에 따라 행방불명된 달의 다음 달 분부터 그 행방불명 기간 동안 그 행방불명된 사람에 대한 유족보상연금의 지급을 정지하고, 법 제62조제2항 및 법 별표 3에 따라 산정한 금액을 유족보상연금으로 지급하며, 이 경우 행방불명된 종전의 유족보상연금 수급권자는 법 제62조제2항 및 법 별표 3에 따른 가산금액이 적용되는 유족보상연금 수급자격자로 보지 않음
▣ 유족보상연금의 지급이 정지된 사람은 언제든지 그 지급정지의 해제를 신청할 수 있음
※ 통상임금은 근로기준법시행령 제6조의 규정에 의하여 산출합니다.

210mm×297mm(신문용지 54g/m²)

[별지 제5호 서식]

※ 공통란은 모두 기재하시고, 해당 신청란에 [✔] 하고 기재하십시오. (앞면)

<table>
<tr><td colspan="5">산업재해보상보험
[ ] 전원요양신청서 [ ] 병행진료신청서
[ ] 추가상병 신청서</td><td>처리기간
7일</td></tr>
<tr><td rowspan="3">공통</td><td rowspan="3">재해자
(신청인)</td><td>① 성명</td><td></td><td>② 주민등록번호</td><td>□□□□□□–□□□□□□□</td></tr>
<tr><td>③ 주소</td><td colspan="3">□□□–□□□</td></tr>
<tr><td>④ 재해발생일</td><td colspan="3">□□□□년 □□월 □□일</td></tr>
<tr><td rowspan="11">전원
요양
·
병행
치료</td><td rowspan="3">⑤ 전원요양의 사유
(해당번호에[✔] 표)</td><td colspan="4">[ ] 요양 중인 산재보험 의료기관의 인력 · 시설 등이 본인의 전문적인 치료 또는 재활치료에 맞지 아니하여 다른 산재보험 의료기관으로 옮길 필요가 있는 경우</td></tr>
<tr><td colspan="4">[ ] 생활근거지에서 요양하기 위하여 다른 산재보험 의료기관으로 옮길 필요가 있는 경우</td></tr>
<tr><td colspan="4">[ ] 「산업재해보상보험법」제43조제1항제2호에 따른 상급종합병원에서 전문적인 치료 후 다른 산재보험 의료기관으로 옮길 필요가 있는 경우</td></tr>
<tr><td rowspan="7">⑥병행진료의 사유
(해당번호에[✔] 표)</td><td colspan="2">특수진료과목</td><td colspan="2">위탁검사</td></tr>
<tr><td colspan="2">[ ] 치과 [ ] 안과 [ ] 이비인후과
[ ] 비뇨기과 [ ] 정신건강의학과 [ ] 피부과
[ ] 신경과 [ ] 마취통증의학과 [ ] 흉부외과
[ ] 내과</td><td colspan="2">([ ]MRI [ ] CT [ ]근전도 [ ]본스캔)</td></tr>
<tr><td colspan="2">[ ] 수술경과관찰(통원진료)</td><td colspan="2">[ ] 응급진료(처치)</td></tr>
<tr><td colspan="2">[ ] 진폐환자 – 폐암진료</td><td colspan="2">[ ] 협의진료(의과, 한의과)</td></tr>
<tr><td colspan="2">[ ] 진폐환자 – 수술필요</td><td colspan="2">[ ] 전원요양 신청전 사전 검사
(상급종합병원으로 한정)</td></tr>
<tr><td colspan="2">[ ] 진폐환자 – 상급의료기관진료</td><td colspan="2">[ ] 전원요양 신청전 집중재활치료</td></tr>
<tr><td colspan="2">[ ] 뇌혈관질환자
(종합병원급 이상에서 수술하지 않은 경우)</td><td colspan="2">[ ] 단순 수술 · 처치(통원진료)</td></tr>
<tr><td>전원요양(병행진료)
의료기관</td><td>⑦ 병 · 의원명칭</td><td></td><td>⑧ 소재지</td><td>☎</td></tr>
<tr><td colspan="2">전원 · 병행진료(예정)일자</td><td colspan="3">년 월 일</td></tr>
<tr><td colspan="2">〈구비서류〉</td><td colspan="4">전원요양 소견서 / 병행진료 소견서</td></tr>
<tr><td rowspan="2">추가
상병</td><td>⑨ 추가상병의 발생사유
(구체적으로 기재)</td><td colspan="4">(별지사용 가능)</td></tr>
<tr><td>〈구비서류〉</td><td colspan="4">추가상병 소견서</td></tr>
<tr><td rowspan="2">공통</td><td colspan="5">위와 같이 신청합니다.
년 월 일
신청인 : (서명 또는 인)
전화번호 :
E-mail : 휴대폰 :
대리인 : (서명 또는 인)
근로복지공단 본부(지사)장 귀하</td></tr>
<tr><td colspan="5">[ ] 위 임 장
위 본인은 ([ ] 전원요양 [ ] 병행진료 [ ] 추가상병) 신청을 아래 의료기관에게 근로복지공단 고용 · 산재보험토탈서비스(total.kcomwel.or.kr)를 통하여 제출할 것을 위임합니다.
위임하는 자 (서명 또는 인) 위임받는 자 (서명 또는 인)</td></tr>
<tr><td>접수일자</td><td></td><td>접수번호</td><td></td><td>처리기한</td><td></td></tr>
</table>

(210mm×297mm, 신문용지 54gm²)

[별지 제6호 서식] (앞면)

※ 굵은 선 안은 의료기관에서 기입하지 않습니다.

산업재해보상보험

[ ] 전원요양소견서 [ ] 병행진료소견서 [ ] 추가상병소견서

① 성명		② 주민등록번호	□□□□□□-□□□□□□□
③ 재해발생일	□□□□년 □□월 □□일	④ 의료기관 최초도착일	년 월 일
⑤ 승인상병명 및 분류기호	1. (□□□□□□) 2. (□□□□□□) 3. (□□□□□□)	4. (□□□□□□) 5. (□□□□□□) 6. (□□□□□□)	

※ 담당의사의 전원요양. 병행진료. 추가상병의 필요성에 대한 소견 (별지사용 가능)

⑥ 전원요양의 필요성	
⑦ 병행진료의 필요성	
⑧ 추가상병 신청 상병명 및 분류기호	1. (□□□□□□) 3. (□□□□□□) 2. (□□□□□□) 4. (□□□□□□)
⑨ 추가상병 사유	
⑩ 추가상병의 일반적 발병원인	
⑪ 환자의 추가상병 발병원인	
추가상병의 기승인상병 또는 재해와의 인과관계	

위에 기재한 사실이 틀림없음을 확인합니다.

작성일자 년 월 일

의료기관명 : 의료기관 지정번호 ☎

의료기관 주소 : 의료기관장 : (서명 또는 인)

주치의사 면허번호 제 호 전문과목 (취득연도 년)

성명 (서명 또는 인)

근로복지공단 본부(지사)장 귀하

자문의사 소견

년 월 일

자문의사명 (서명 또는 인)

(210mm×297mm, 신문용지 54g/m²)

4. 자동차보험 관리

핵심 개념

- 자동차보험은 자동차 운행으로 사람이 사망 또는 부상하거나 재물이 멸실, 훼손되었을 때 손해배상을 보장하는 제도로써 자동차 운송의 건전한 발전을 촉진함을 목적으로 한다.
- 자동차 보유자는 책임보험이나 책임공제 보험에 반드시 가입하여야 한다.
- 자동차 보험은 사적 보험으로 가입이 강제적이지 않으나 공보험적 성격을 지닌 사회보험으로서 예외적으로 가입이 강제되고 있다.
- 교통사고 특례법은 교통사고로 인한 피해의 신속한 회복을 촉진하고 국민생활의 편익을 증진함으로 목적으로 한다.

1. 자동차손해배상 보장법 개요

(1) 보험의 총칙

제1조 (목적) 이 법은 자동차의 운행으로 사람이 사망 또는 부상하거나 재물이 멸실 또는 훼손된 경우에 손해배상을 보장하는 제도를 확립하여 피해자를 보호하고 자동차운송의 건전한 발전을 촉진함을 목적으로 한다.

제2조 (정의) 이 법에서 사용하는 용어의 뜻은 다음과 같다.

① **자동차**란 「자동차관리법」의 적용을 받는 자동차와 「건설기계관리법」의 적용을 받는 건설기계 중 대통령령으로 정하는 것을 말한다.

② **운행**이란 사람 또는 물건의 운송 여부와 관계없이 자동차를 그 용법에 따라 사용하거나 관리하는 것을 말한다.

③ **자동차보유자**란 자동차의 소유자나 자동차를 사용할 권리가 있는 자로서 자기를 위하여 자동차를 운행하는 자를 말한다.

④ **운전자**란 다른 사람을 위하여 자동차를 운전하거나 운전을 보조하는 일에 종사하는 자를 말한다.

⑤ **책임보험**이란 자동차보유자와 「보험업법」에 따라 허가를 받아 보험업을 영위하는 자이하 보험회사라 한다가 자동차의 운행으로 다른 사람이 사망하거나 부상한 경우

이 법에 따른 손해배상책임을 보장하는 내용을 약정하는 보험을 말한다.

⑥ **책임공제**란 사업용 자동차의 보유자와 「여객자동차 운수사업법」, 「화물자동차 운수사업법」, 「건설기계관리법」에 따라 공제사업을 하는 자 이하 공제사업자라 한다 가 자동차의 운행으로 다른 사람이 사망하거나 부상한 경우 이 법에 따른 손해배상책임을 보장하는 내용을 약정하는 공제를 말한다.

⑦ **자동차보험진료수가**란 자동차의 운행으로 사고를 당한 자 이하 교통사고환자라 한다 가 「의료법」에 따른 의료기관 이하 의료기관이라 한다 에서 진료를 받음으로써 발생하는 비용을 보험회사 공제사업자를 포함한다. 이하 보험회사 등이라 한다 의 보험금 공제금을 포함한다. 이하 보험금 등이라 한다 이나 제30조에 따른 자동차손해배상 보장사업의 보상금으로 변제하는 금액을 말한다.

제3조 (자동차손해배상책임)

자기를 위하여 자동차를 운행하는 자는 그 운행으로 다른 사람을 사망하게 하거나 부상하게 한 경우에는 그 손해를 배상할 책임을 진다. 다만, 다음 각 호의 어느 하나에 해당하면 그러하지 아니하다.

① 승객이 아닌 자가 사망하거나 부상한 경우에 자기와 운전자가 자동차의 운행에 주의를 게을리하지 아니하였고, 피해자 또는 자기 및 운전자 외의 제3자에게 고의 또는 과실이 있으며, 자동차의 구조상의 결함이나 기능상의 장해가 없었다는 것을 증명한 경우

② 승객이 고의나 자살행위로 사망하거나 부상한 경우

제4조 (민법의 적용) 자기를 위하여 자동차를 운행하는 자의 손해배상책임에 대하여는 제3조에 따른 경우 외에는 「민법」에 따른다.

(2) 손해배상을 위한 보험 가입

제5조 (보험 등의 가입 의무)

① 자동차보유자는 자동차의 운행으로 다른 사람이 사망하거나 부상한 경우에 피해자 피해자가 사망한 경우에는 손해배상을 받을 권리를 가진 자를 말한다. 이하 같다 에게 대통령령으로 정하는 금액을 지급할 책임을 지는 책임보험이나 책임공제 이하 책임보험 등이라 한다 에 가입하여야 한다.

② 자동차보유자는 책임보험 등에 가입하는 것 외에 자동차의 운행으로 다른 사람의 재물이 멸실되거나 훼손된 경우에 피해자에게 대통령령으로 정하는 금액을 지급할 책임을 지는 「보험업법」에 따른 보험이나 「여객자동차 운수사업법」, 「화물자동차 운수사업법」 및 「건설기계관리법」에 따른 공제에 가입하여야 한다.

③ 다음 각 호의 어느 하나에 해당하는 자는 책임보험 등에 가입하는 것 외에 자동차 운행으로 인하여 다른 사람이 사망하거나 부상한 경우에 피해자에게 책임보험 등의 배상책임한도를 초과하여 대통령령으로 정하는 금액을 지급할 책임을 지는 「보험업법」에 따른 보험이나 「여객자동차 운수사업법」, 「화물자동차 운수사업법」 및 「건설기계관리법」에 따른 공제에 가입하여야 한다.

- 「여객자동차 운수사업법」 제4조 제1항에 따라 면허를 받거나 등록한 여객자동차 운송사업자
- 「여객자동차 운수사업법」 제28조 제1항에 따라 등록한 자동차 대여사업자
- 「화물자동차 운수사업법」 제3조 및 제29조에 따라 허가를 받은 화물자동차 운송사업자 및 화물자동차 운송가맹사업자
- 「건설기계관리법」 제21조 제1항에 따라 등록한 건설기계 대여업자

④ 제1항 및 제2항은 대통령령으로 정하는 자동차와 도로 「도로교통법」 제2조제1호에 따른 도로를 말한다. 이하 같다가 아닌 장소에서만 운행하는 자동차에 대하여는 적용하지 아니한다.

⑤ 제1항의 책임보험 등과 제2항 및 제3항의 보험 또는 공제에는 각 자동차별로 가입하여야 한다.

제6조 (의무보험 미가입자에 대한 조치 등)

① 보험회사 등은 자기와 제5조 제1항부터 제3항까지의 규정에 따라 자동차보유자가 가입하여야 하는 보험 또는 공제 이하 의무보험이라 한다의 계약을 체결하고 있는 자동차보유자에게 그 계약 종료일 30일 전과 10일 전에 각각 그 계약이 끝난다는 사실을 알려야 한다. 다만, 보험회사 등은 자동차보유자가 자기와 다시 계약을 체결하거나 다른 보험회사 등과 새로운 계약을 체결한 사실을 안 경우에는 통지를 생략할 수 있다.

② 보험회사 등은 의무보험에 가입하여야 할 자가 다음 각 호의 어느 하나에 해당하

면 그 사실을 국토해양부령으로 정하는 기간 내에 특별자치도지사 · 시장 · 군수 또는 구청장자치구의 구청장을 말하며, 이하 시장 · 군수 · 구청장이라 한다에게 알려야 한다.

㈎ 자기와 의무보험 계약을 체결한 경우

㈏ 자기와 의무보험 계약을 체결한 후 계약 기간이 끝나기 전에 그 계약을 해지한 경우

㈐ 자기와 의무보험 계약을 체결한 자가 그 계약 기간이 끝난 후 자기와 다시 계약을 체결하지 아니한 경우

③ 제2항에 따른 통지를 받은 시장 · 군수 · 구청장은 의무보험에 가입하지 아니한 자동차보유자에게 지체 없이 10일 이상 15일 이하의 기간을 정하여 의무보험에 가입하고 그 사실을 증명할 수 있는 서류를 제출할 것을 명하여야 한다.

④ 시장 · 군수 · 구청장은 의무보험에 가입되지 아니한 자동차의 등록번호판이륜자동차 번호판 및 건설기계의 등록번호표를 포함한다. 이하 같다을 영치할 수 있다.

⑤ 시장 · 군수 · 구청장은 제4항에 따라 의무보험에 가입되지 아니한 자동차의 등록번호판을 영치하기 위하여 필요하면 경찰서장에게 협조를 요청할 수 있다. 이 경우 협조를 요청받은 경찰서장은 특별한 사유가 없으면 이에 따라야 한다.

⑥ 시장 · 군수 · 구청장은 제4항에 따라 의무보험에 가입되지 아니한 자동차의 등록번호판을 영치하면 「자동차관리법」이나 「건설기계관리법」에 따라 그 자동차의 등록업무를 관할하는 특별시장 · 광역시장 · 도지사 · 특별자치도지사자동차의 등록업무가 시장 · 군수 · 구청장에게 위임된 경우에는 시장 · 군수 · 구청장을 말한다와 그 자동차보유자에게 그 사실을 통보하여야 한다.

⑦ ①과 ②에 따른 통지의 방법과 절차에 관하여 필요한 사항, 제4항에 따른 자동차 등록번호판의 영치 및 영치 해제의 방법 · 절차 등에 관하여 필요한 사항은 국토해양부령으로 정한다.

제7조 (의무보험 가입관리전산망의 구성 · 운영 등)

① 국토해양부장관은 의무보험에 가입하지 아니한 자동차보유자를 효율적으로 관리하기 위하여 「자동차관리법」 제69조제1항에 따른 전산정보처리조직과 「보험업법」 제176조에 따른 보험요율산출기관이하 보험요율산출기관이라 한다이 관리 · 운영하는 전산정보처리조직을 연계하여 의무보험 가입관리전산망이하 가입관리전산망이라 한다을 구성하여 운영할 수 있다.

② 국토해양부장관은 지방자치단체의 장, 보험회사 및 보험 관련 단체의 장에게 가입관리전산망을 구성 · 운영하기 위하여 대통령령으로 정하는 자료의 제공을 요청할 수 있다. 이 경우 관련 자료의 제공을 요청받은 자는 특별한 사유가 없으면 요청에 따라야 한다.

③ 정부는 제37조에 따른 자동차손해배상 보장사업 분담금으로 가입관리전산망을 운영하는 데에 드는 경비를 지원할 수 있다.

④ 가입관리전산망의 운영에 필요한 사항은 대통령령으로 정한다.

제8조 (운행의 금지)

의무보험에 가입되어 있지 아니한 자동차는 도로에서 운행하여서는 아니 된다. 다만, 제5조 제4항에 따라 대통령령으로 정하는 자동차는 운행할 수 있다.

제9조 (의무보험의 가입증명서 발급 청구)

의무보험에 가입한 자와 그 의무보험 계약의 피보험자이하 보험가입자 등이라 한다 및 이해관계인은 권리의무 또는 사실관계를 증명하기 위하여 필요하면 보험회사 등에게 의무보험에 가입한 사실을 증명하는 서류의 발급을 청구할 수 있다.

제10조 (보험금 등의 청구)

① 보험가입자 등에게 제3조에 따른 손해배상책임이 발생하면 그 피해자는 대통령령으로 정하는 바에 따라 보험회사 등에게 「상법」 제724조제2항에 따라 보험금 등을 자기에게 직접 지급할 것을 청구할 수 있다. 이 경우 피해자는 자동차보험진료수가에 해당하는 금액은 진료한 의료기관에 직접 지급하여 줄 것을 청구할 수 있다.

② 보험가입자 등은 보험회사 등이 보험금 등을 지급하기 전에 피해자에게 손해에 대한 배상금을 지급한 경우에는 보험회사 등에게 보험금 등의 보상한도에서 그가 피해자에게 지급한 금액의 지급을 청구할 수 있다.

제11조 (피해자에 대한 지불금)

① 보험가입자 등이 자동차의 운행으로 다른 사람을 사망하게 하거나 부상하게 한 경우에는 피해자는 대통령령으로 정하는 바에 따라 보험회사 등에게 자동차보험진료수가에 대하여는 그 전액을, 그 외의 보험금 등에 대하여는 대통령령으로 정한 금액을, 제10조에 따른 보험금 등을 지급하기 위한 가불금으로 지급할 것을 청구할 수 있다.

② 보험회사 등은 제1항에 따른 청구를 받으면 국토해양부령으로 정하는 기간에 그 청구받은 가불금을 지급하여야 한다.

③ 보험회사 등은 제2항에 따라 지급한 가불금이 지급하여야 할 보험금 등을 초과하면 가불금을 지급받은 자에게 그 초과액의 반환을 청구할 수 있다.

④ 보험회사 등은 제2항에 따라 가불금을 지급한 후 보험가입자 등에게 손해배상책임이 없는 것으로 판명된 경우에는 가불금을 지급받은 자에게 그 지급액의 반환을 청구할 수 있다.

⑤ 보험회사 등은 제3항 및 제4항에 따른 반환 청구에도 불구하고 가불금을 반환받지 못하는 경우로서 분담금 재원 등 대통령령으로 정하는 요건을 갖추면 반환받지 못한 가불금액의 100분의 70 이내의 범위에서 정부에 대하여 보상을 청구할 수 있다.

제12조 (자동차보험진료수가의 청구 및 지급)

① 보험회사 등은 보험 가입자 또는 제10조 제1항 후단에 따른 피해자가 청구하거나 그 밖의 원인으로 교통사고 환자가 발생한 것을 안 경우에는 지체없이 그 교통사고 환자를 진료하는 의료기관에 해당 진료에 따른 자동차보험진료수가의 지급의사 유무와 지급한도를 알려야 한다.

② 제1항에 따라 보험회사 등으로부터 자동차보험진료수가의 지급의사와 지급한도를 통지받은 의료기관은 그 보험회사 등에게 제15조에 따라 국토해양부장관이 고시한 기준에 따라 자동차보험진료수가를 청구할 수 있다.

③ 의료기관이 제2항에 따라 보험회사 등에게 자동차보험진료수가를 청구하는 경우에는 「의료법」 제22조에 따른 진료기록부의 진료기록에 따라 청구하여야 한다.

④ 제2항에 따라 의료기관이 자동차보험진료수가를 청구하면 보험회사 등은 30일 이내에 그 청구액을 지급하여야 한다. 다만, 제19조 제1항에 따라 심사청구를 하는 경우에는 그러하지 아니하다.

⑤ 의료기관은 제2항에 따라 보험회사 등에게 자동차보험진료수가를 청구할 수 있는 경우에는 교통사고환자환자의 보호자를 포함한다에게 이에 해당하는 진료비를 청구하여서는 아니 된다. 다만, 다음 각 호의 어느 하나에 해당하는 경우에는 해당 진료비를 청구할 수 있다.

(가) 보험회사 등이 지급의사가 없다는 사실을 알리거나 지급의사를 철회한 경우

(나) 보험회사 등이 보상하여야 할 대상이 아닌 비용의 경우

(다) 제1항에 따라 보험회사 등이 알린 지급한도를 초과한 진료비의 경우

(라) 제10조 제1항 또는 제11조 제1항에 따라 피해자가 보험회사 등에게 자동차보험진료수가를 자기에게 직접 지급할 것을 청구한 경우

(마) 그 밖에 국토해양부령으로 정하는 사유에 해당하는 경우

제13조 (입원환자의 관리 등)

① 제12조 제2항에 따라 보험회사 등에 자동차보험진료수가를 청구할 수 있는 의료기관은 교통사고로 입원한 환자이하 입원환자라 한다의 외출이나 외박에 관한 사항을 기록 · 관리하여야 한다.

② 입원환자는 외출하거나 외박하려면 의료기관의 허락을 받아야 한다.

③ 제12조 제1항에 따라 자동차보험진료수가의 지급의사 유무 및 지급한도를 통지한 보험회사 등은 입원환자의 외출이나 외박에 관한 기록의 열람을 청구할 수 있다. 이 경우 의료기관은 정당한 사유가 없으면 청구에 따라야 한다.

제14조 (진료기록의 열람 등)

① 보험회사 등은 의료기관으로부터 제12조 제2항에 따라 자동차보험진료수가를 청구받으면 그 의료기관에 대하여 관계 진료기록의 열람을 청구할 수 있다. 이 경우 의료기관은 정당한 사유가 없으면 청구에 응하여야 한다.

② 보험사업 등에 종사하거나 종사한 자는 제1항에 따른 진료기록의 열람으로 알게 된 다른 사람의 비밀을 누설하여서는 아니 된다.

(3) 자동차 보험의 목적

가입자가 자동차를 소유, 사용, 또는 관리하는 동안에 발생하는 불의의 사고로 인하여 생긴 손해를 보험자가 보상하는 사회보장제도로 언제 발생할지 모르는 사고에 대비하여 미리 보험료를 보험회사에 납부하여 손해를 보상해 주는 사회보장적인 의미를 가지고 있으며, 자동차의 운행으로 사람이 사망 또는 부상하거나 재물이 멸실 또는 훼손된 경우에 있어서의 손해 배상을 보장하는 제도를 확립하므로 피해자를 보호하고 자동차 운송의 건전한 발전을 촉진함을 목적으로 두고 있다.

(4) 자동차 보험의 종류

자동차보험은 사회보험인 건강보험, 산재보험 등의 공公보험과 성격을 달리하는 사私보험으로 가입이 강제적이지는 않으나 공公보험적 성격을 지닌 사私보험으로서 예외적으로 가입이 강제되고 있다.

① 대인배상 I 책임보험

이 법은 자배법에 의한 손해배상책임의 이행을 보장하기 위한 것으로 가입자가 자동차의 운행으로 인해 타인을 사상시켜 손해배상책임을 짐으로써 입은 손해를 보험자가 보상해 주는 보험으로 의무적으로 가입하는 강제보험이다. 사회보장적 차원에서 피해자를 보호하는 한편, 자동차 운송의 건전한 발전을 도모하기 위하여 최소한의 배상책임을 보장하는 것이다.

② 대인보상 II

대인배상I 책임보험에 체결된 경우에 가입하며 자동차 사고로 다른 사람이 입은 손해를 배상해 줌으로써 재산상의 손해를 보상하여 주는 손해보험으로 한도는 무제한이다. 보상은 책임보험 초과손해를 보험가입금액 한도 내에서 보상.

③ 자기신체사고 自損

가입자가 자동차를 소유, 관리, 사용하는 동안에 가입자가 자신이 우연한 교통사고 단독사고로 사망하거나 부상을 입었을 때 보상한다.

④ 자기차량손해의 보장성 보험

기존 자동차보험의 담보 중 보장내용이 취약한 "자기신체사고" 및 "자기차량손해"의 보장내용을 확대하고 보상의 개념을 갖고 있는 보험이다.

⑤ 가족운전자 한정특약

가족만 운전하는 경우에 가입하게 되는 일명 owner보험으로서 가족의 범위는 자손自損과 달리 본인, 배우자, 자녀, 부모, 시부모, 장인, 장모, 사위, 며느리이며 형제는 해당이 아니된다. 이 경우 가족의 범위 이외의 사람이 운전한 경우에는 사고 시 보상을 받을 수 없다.

표 2-17　자동차보험의 종류

구분	책임보험	종합보험
강제성	강제보험	임의보험
담보종류	대인배상 I 대물배상	대인배상 II 대물배상 자기신체사고 자기차량사고 무보험차량사고
보상한도	대인배상 I : 최고 2천만원 대물배상 : 최고 1천만원	대인배상 II : 5천만원부터 무한 대물배상 : 2천만원부터 무한 자기신체사고 : 1천5백만원~1억원 자기차량사고 : 보험가입금액한도 실손보상 무보험차량사고 : 책임보험초과액~2억원한도

⑥ 무 보험자동차에 의한 상해보험

가입자가 무 보험자동차무적차량 포함에 의하여 생긴 사고로 사상한 경우에 보상받을 수 있다.

표 2-18　상해구분과 책임보험금의 한도금액표
– 자동차손해배상보장법 시행령 제3조 제1항 제2호 관련 –

등급	한도금액	상해 내용
1급	3천만원	① 수술 여부와 상관없이 뇌손상으로 신경학적 증상이 고도인 상해(신경학적 증상이 48시간 이상 지속되는 경우에 해당한다) ② 양안 안구 파열로 안구 적출술 또는 안구내용 제거술과 의안 삽입술을 시행한 상해 ③ 심장 파열로 수술을 시행한 상해 ④ 흉부 대동맥 손상 또는 이에 준하는 대혈관 손상으로 수술 또는 스탠트그라프트 삽입술을 시행한 상해 ⑤ 척주 손상으로 완전 사지마비 또는 완전 하반신마비를 동반한 상해 ⑥ 척수 손상을 동반한 불안정성 방출성 척추 골절 ⑦ 척수 손상을 동반한 척추 신연손상 또는 전위성(회전성) 골절 ⑧ 상완신경총 완전 손상으로 수술을 시행한 상해 ⑨ 상완부 완전 절단 소실로 재접합술을 시행한 상해(주관절부 이단을 포함한다) ⑩ 불안정성 골반골 골절로 수술을 시행한 상해

(계속)

등급	한도금액	상해 내용
1급	3천만원	⑪ 비구 골절 또는 비구 골절 탈구로 수술을 시행한 상해 ⑫ 대퇴부 완전 절단 소실로 재접합술을 시행한 상해 ⑬ 골의 분절 소실로 유리생골 이식술을 시행한 상해(근육, 근막 또는 피부 등 연부 조직을 포함한 경우에 해당한다) ⑭ 화상, 좌창, 괴사창 등 연부 조직의 심한 손상이 몸 표면의 9퍼센트 이상인 상해 ⑮ 그 밖에 1급에 해당한다고 인정되는 상해
2급	1천5백만원	① 뇌손상으로 신경학적 증상이 중등도인 상해(신경학적 증상이 48시간 이상 지속되는 경우로 수술을 시행한 경우에 해당한다) ② 흉부 기관, 기관지 파열, 폐 손상 또는 식도 손상으로 절제술을 시행한 상해 ③ 내부 장기 손상으로 장기의 일부분이라도 적출 수술을 시행한 상해 ④ 신장 파열로 수술한 상해 ⑤ 척주 손상으로 불완전 사지마비를 동반한 상해 ⑥ 신경 손상 없는 불안정성 방출성 척추 골절로 수술적 고정술을 시행한 상해 또는 경추 골절(치돌기 골절을 포함한다) 또는 탈구로 할로베스트나 수술적 고정술을 시행한 상해 ⑦ 상완 신경총 상부간부 또는 하부간부의 완전 손상으로 수술을 시행한 상해 ⑧ 전완부 완전 절단 소실로 재접합술을 시행한 상해 ⑨ 고관절의 골절성 탈구로 수술을 시행한 상해(비구 골절을 동반하지 않은 경우에 해당한다) ⑩ 대퇴 골두 골절로 수술을 시행한 상해 ⑪ 대퇴골 경부 분쇄 골절, 전자하부 분쇄 골절, 과부 분쇄 골절, 경골 과부 분쇄 골절 또는 경골 원위 관절내 분쇄 골절 ⑫ 슬관절의 골절 및 탈구로 수술을 시행한 상해 ⑬ 하퇴부 완전 절단 소실로 재접합술을 시행한 상해 ⑭ 사지 연부 조직에 손상이 심하여 유리 피판술을 시행한 상해 ⑮ 그 밖에 2급에 해당한다고 인정되는 상해
3급	1천2백만원	① 뇌손상으로 신경학적 증상이 고도인 상해(신경학적 증상이 48시간 미만 지속되는 경우로 수술을 시행한 경우에 해당한다) ② 뇌손상으로 신경학적 증상이 중등도인 상해(신경학적 증상이 48시간 이상 지속되는 경우로 수술을 시행하지 않은 경우에 해당한다) ③ 단안 안구 적출술 또는 안구 내용 제거술과 의안 삽입술을 시행한 상해 ④ 흉부 대동맥 손상 또는 이에 준하는 대혈관 손상으로 수술을 시행하지 않은 상해 ⑤ 절제술을 제외한 개흉 또는 흉강경 수술을 시행한 상해(진단적 목적으로 시행한 경우에는 4급에 해당한다)

(계속)

등급	한도금액	상해 내용
3급	1천2백 만원	⑥ 요도 파열로 요도 성형술 또는 요도 내시경을 이용한 요도 절개술을 시행한 상해 ⑦ 내부장기 손상으로 장기적출없이 재건수술 또는 지혈수술 등을 시행한 상해(장간막 파열을 포함한다) ⑧ 척주 손상으로 불완전 하반신마비를 동반한 상해 ⑨ 견관절 골절 및 탈구로 수술을 시행한 상해 ⑩ 상완부 완전 절단 소실로 재접합술을 시행하지 않은 상해(주관절부 이단을 포함한다) ⑪ 주관절부 골절 및 탈구로 수술을 시행한 상해 ⑫ 수근부 완전 절단 소실로 재접합술을 시행한 상해 ⑬ 대퇴골 또는 경골 골절(대퇴골 골두 골절은 제외한다) ⑭ 대퇴부 완전 절단 소실로 재접합술을 시행하지 않은 상해 ⑮ 슬관절의 전방 및 후방 십자인대의 파열 ⑯ 족관절 골절 및 탈구로 수술을 시행한 상해 ⑰ 족근관절의 손상으로 족근골의 완전탈구가 동반된 상해 ⑱ 족근부 완전 절단 소실로 재접합술을 시행한 상해 ⑲ 그 밖에 3급에 해당한다고 인정되는 상해
4급	1천만원	① 뇌손상으로 신경학적 증상이 고도인 상해(신경학적 증상이 48시간 미만 지속되는 경우로 수술을 시행하지 않은 경우에 해당한다) ② 각막 이식술을 시행한 상해 ③ 후안부 안내 수술을 시행한 상해(유리체 출혈, 망막박리 등으로 수술을 시행한 경우에 해당한다) ④ 흉부 또는 복합 손상으로 인공호흡기를 시행한 상해(기관절개술을 시행한 경우도 포함한다) ⑤ 진단적 목적으로 복부 또는 흉부수술을 시행한 상해(복강경 또는 흉강경 수술도 포함한다) ⑥ 상완신경총 완전 손상으로 수술을 시행하지 않은 상해 ⑦ 상완신경총 불완전 손상으로 수술을 시행한 상해(2개 이상의 주요 말초신경 장애를 보이는 손상에 해당한다) ⑧ 상완골 경부 골절 ⑨ 상완골 간부 분쇄성 골절 ⑩ 상완골 과상부 또는 상완골 원위부 관절내 골절로 수술을 시행한 상해(경과 골절, 과간 골절, 내과 골절, 소두 골절 등에 해당한다) ⑪ 요골 원위부 골절과 척골 골두 탈구가 동반된 상해(갈레아찌 골절을 말한다) ⑫ 척골 근위부 골절과 요골 골두 탈구가 동반된 상해(몬테지아 골절을 말한다)

(계속)

등급	한도금액	상해 내용
4급	1천만원	⑬ 전완부 완전 절단 소실로 재접합술을 시행하지 않은 상해 ⑭ 요수근관절 골절 및 탈구로 수술을 시행한 상해(수근골간 관절 탈구, 원위 요척관절 탈구를 포함한다) ⑮ 수근골 골절 및 탈구가 동반된 상해 ⑯ 무지 또는 다발성 수지의 완전 절단 소실로 재접합술을 시행한 상해 ⑰ 불안정성 골반골 골절로 수술하지 않은 상해 ⑱ 골반환이 안정적인 골반골 골절로 수술을 시행한 상해(천골 골절 및 미골 골절을 포함한다) ⑲ 골반골 관절의 이개로 수술을 시행한 상해 ⑳ 비구 골절 또는 비구 골절 탈구로 수술을 시행하지 않은 상해 ㉑ 슬관절 탈구로 수술을 시행한 상해 ㉒ 하퇴부 완전 절단 소실로 재접합술을 시행하지 않은 상해 ㉓ 거골 또는 종골 골절 ㉔ 무족지 또는 다발성 족지의 완전 절단 소실로 재접합술을 시행한 상해 ㉕ 사지의 연부 조직에 손상이 심하여 유경 피판술 또는 원거리 피판술을 시행한 상해 ㉖ 화상, 좌창, 괴사창 등으로 연부 조직의 손상이 몸 표면의 약 4.5퍼센트 이상인 상해 ㉗ 그 밖에 4급에 해당한다고 인정되는 상해
5급	900만원	① 뇌손상으로 신경학적 증상이 중등도에 해당하는 상해(신경학적 증상이 48시간 미만 지속되는 경우로 수술을 시행한 경우에 해당한다) ② 안와 골절에 의한 복시로 안와 골절 재건술과 사시 수술을 시행한 상해 ③ 복강내 출혈 또는 장기 파열 등으로 중재적 방사선학적 시술을 통하여 지혈술을 시행하거나 경피적 배액술 등을 시행하여 보존적으로 치료한 상해 ④ 안정성 추체 골절 ⑤ 상완 신경총 상부 간부 또는 하부 간부의 완전 손상으로 수술하지 않은 상해 ⑥ 상완골 간부 골절 ⑦ 요골 골두 또는 척골 구상돌기 골절로 수술을 시행한 상해 ⑧ 요골과 척골의 간부 골절이 동반된 상해 ⑨ 요골 경상돌기 골절 ⑩ 요골 원위부 관절내 골절 ⑪ 수근 주상골 골절 ⑫ 수근부 완전 절단 소실로 재접합술을 시행하지 않은 상해 ⑬ 무지를 제외한 단일 수지의 완전 절단 소실로 재접합술을 시행한 상해 ⑭ 고관절의 골절성 탈구로 수술을 시행하지 않은 상해(비구 골절을 동반하지 않은 경우에 해당한다)

(계속)

등급	한도금액	상해 내용
5급	900만원	⑮ 고관절 탈구로 수술을 시행한 상해 ⑯ 대퇴골두 골절로 수술을 시행하지 않은 상해 ⑰ 대퇴골 또는 근위 경골의 견열골절 ⑱ 슬관절의 골절 및 탈구로 수술을 시행하지 않은 상해 ⑲ 슬관절의 전방 또는 후방 십자인대의 파열 ⑳ 슬개골 골절 ㉑ 족관절의 양과 골절 또는 삼과 골절(내과, 외과, 후과를 말한다) ㉒ 족관절 탈구로 수술을 시행한 상해 ㉓ 그 밖의 족근골 골절(거골 및 종골은 제외한다) ㉔ 중족족근관절 손상(리스프랑 관절을 말한다) ㉕ 3개 이상의 중족골 골절로 수술을 시행한 상해 ㉖ 족근부 완전 절단 소실로 재접합술을 시행하지 않은 상해 ㉗ 무족지를 제외한 단일 족지의 완전 절단 소실로 재접합술을 시행한 상해 ㉘ 아킬레스건, 슬개건, 대퇴 사두건 또는 대퇴 이두건 파열로 수술을 시행한 상해 ㉙ 사지 근 또는 건 파열로 6개 이상의 근 또는 건 봉합술을 시행한 상해 ㉚ 다발성 사지의 주요 혈관 손상으로 봉합술 또는 이식술을 시행한 상해 ㉛ 사지의 주요 말초 신경 손상으로 수술을 시행한 상해 ㉜ 23치 이상의 치과보철을 필요로 하는 상해 ㉝ 그 밖에 5급에 해당한다고 인정되는 상해
6급	700만원	① 뇌손상으로 신경학증상이 경도인 상해(수술을 시행한 경우에 해당한다) ② 뇌손상으로 신경학적 증상이 중등도에 해당하는 상해(신경학적 증상이 48시간 미만 지속되는 경우로 수술을 시행하지 않은 경우에 해당한다) ③ 전안부 안내 수술을 시행한 상해(외상성 백내장, 녹내장 등으로 수술을 시행한 경우에 해당한다) ④ 심장 타박 ⑤ 폐좌상(일측 폐의 50퍼센트 이상 면적을 흉부 CT 등에서 확인한 경우에 한한다) ⑥ 요도 파열로 유치 카테타, 부지 삽입술을 시행한 상해 ⑦ 혈흉 또는 기흉이 발생하여 폐쇄식 흉관 삽관수술을 시행한 상해 ⑧ 견관절의 회전근개 파열로 수술을 시행한 상해 ⑨ 외상성 상부관절와순 파열로 수술을 시행한 상해 ⑩ 견관절 탈구로 수술을 시행한 상해 ⑪ 견관절의 골절 및 탈구로 수술을 시행하지 않은 상해 ⑫ 상완골 대결절 견열 골절 ⑬ 상완골 원위부 견열골절(외상과 골절, 내상과 골절 등에 해당한다) ⑭ 주관절부 골절 및 탈구로 수술을 시행하지 않은 상해

(계속)

등급	한도금액	상해 내용
6급	700만원	⑮ 주관절 탈구로 수술을 시행한 상해 ⑯ 주관절 내측 또는 외측 측부 인대 파열로 수술을 시행한 상해 ⑰ 요골간부 또는 원위부 관절외 골절 ⑱ 요골 경부 골절 ⑲ 척골 주두부 골절 ⑳ 척골 간부 골절(근위부 골절은 제외한다) ㉑ 다발성 수근중수골 관절 탈구 또는 다발성 골절탈구 ㉒ 무지 또는 다발성 수지의 완전 절단 소실로 재접합술을 시행하지 않은 상해 ㉓ 슬관절 탈구로 수술을 시행하지 않은 상해 ㉔ 슬관절 내측 또는 외측 측부인대 파열로 수술을 시행한 상해 ㉕ 반월상 연골 파열로 수술을 시행한 상해 ㉖ 족관절 골절 및 탈구로 수술을 시행하지 않은 상해 ㉗ 족관절 내측 또는 외측 측부인대의 파열 또는 골절을 동반하지 않은 원위 경비골 이개 ㉘ 2개 이하의 중족골 골절로 수술을 시행한 상해 ㉙ 무족지 또는 다발성 족지의 완전 절단 소실로 재접합술을 시행하지 않은 상해 ㉚ 사지 근 또는 건 파열로 3~5개의 근 또는 건 봉합술을 시행한 상해 ㉛ 19치 이상 22치 이하의 치과보철을 필요로 하는 상해 ㉜ 그 밖에 6급에 해당한다고 인정되는 상해
7급	500만원	① 다발성 안면 두개골 골절 또는 뇌신경 손상과 동반된 안면 두개골 골절 ② 복시를 동반한 마비 또는 제한 사시로 사시수술을 시행한 상해 ③ 안와 골절로 재건술을 시행한 상해 ④ 골다공증성 척추 압박골절 ⑤ 쇄골 골절 ⑥ 견갑골 골절(견갑골극, 체부, 흉곽내 탈구, 경부, 과부, 견봉돌기, 오구돌기를 포함한다) ⑦ 견봉 쇄골인대 및 오구 쇄골인대 완전 파열 ⑧ 상완신경총 불완전 손상으로 수술을 시행하지 않은 상해 ⑨ 요골 골두 또는 척골 구상돌기 골절로 수술을 시행하지 않은 상해 ⑩ 척골 경상돌기 기저부 골절 ⑪ 삼각섬유연골 복합체 손상 ⑫ 요수근관절 탈구로 수술을 시행한 상해(수근골간관절 탈구, 원위 요척관절 탈구를 포함한다) ⑬ 요수근관절 골절 및 탈구로 수술을 시행하지 않은 상해(수근골간관절 탈구, 원위 요척관절 탈구를 포함한다)

(계속)

등급	한도금액	상해 내용
7급	500만원	⑭ 주상골 외 수근골 골절 ⑮ 수근부 주상골, 월상골간 인대 파열 ⑯ 수근중수골 관절의 탈구 또는 골절탈구 ⑰ 다발성 중수골 골절 ⑱ 중수수지관절의 골절 및 탈구 ⑲ 무지를 제외한 단일 수지의 완전 절단 소실로 재접합술을 시행하지 않은 상해 ⑳ 골반골 관절의 이개로 수술을 시행하지 않은 상해 ㉑ 고관절 탈구로 수술을 시행하지 않은 상해 ㉒ 비골 간부 골절 또는 골두 골절 ㉓ 족관절 탈구로 수술을 시행하지 않은 상해 ㉔ 족관절 내과, 외과 또는 후과 골절 ㉕ 무족지를 제외한 단일 족지의 완전 절단 소실로 재접합술을 시행하지 않은 상해 ㉖ 16치 이상 18치 이하의 치과보철을 필요로 하는 상해 ㉗ 그 밖에 7급에 해당한다고 인정되는 상해
8급	300만원	① 뇌손상으로 신경학적 증상이 경도인 상해(수술을 시행하지 않은 경우에 해당한다) ② 상악골, 하악골, 치조골 등의 안면 두개골 골절 ③ 외상성 시신경병증 ④ 외상성 안검하수로 수술을 시행한 상해 ⑤ 복합 고막 파열 ⑥ 혈흉 또는 기흉이 발생하여 폐쇄식 흉관 삽관수술을 시행하지 않은 상해 ⑦ 3개 이상의 다발성 늑골 골절 ⑧ 각종 돌기 골절(극돌기, 횡돌기) 또는 후궁 골절 ⑨ 견관절 탈구로 수술을 시행하지 않은 상해 ⑩ 상완골 과상부 또는 상완골 원위부 관절내 골절(경과 골절, 과간 골절, 내과 골절, 소두 골절 등을 말한다)로 수술을 시행하지 않은 상해 ⑪ 주관절 탈구로 수술을 시행하지 않은 상해 ⑫ 중수골 골절 ⑬ 수지골의 근위지간 또는 원위지간 골절 탈구 ⑭ 다발성 수지골 골절 ⑮ 무지 중수지관절 측부인대 파열 ⑯ 골반환이 안정적인 골반골 골절(천골 골절 및 미골 골절을 포함한다)로 수술을 시행하지 않은 상해 ⑰ 슬관절 십자인대 부분 파열로 수술을 시행하지 않은 상해 ⑱ 3개 이상의 중족골 골절로 수술을 시행하지 않은 상해

(계속)

등급	한도금액	상해 내용
8급	300만원	⑲ 수족지골 골절 및 탈구로 수술을 시행한 상해 ⑳ 사지의 근 또는 건 파열로 1 ~ 2개의 근 또는 건 봉합술을 시행한 상해 ㉑ 사지의 주요 말초 신경 손상으로 수술을 시행하지 않은 상해 ㉒ 사지의 감각 신경 손상으로 수술을 시행한 상해 ㉓ 사지의 다발성 주요 혈관손상으로 봉합술 혹은 이식술을 시행한 상해 ㉔ 사지의 연부 조직 손상으로 피부 이식술이나 국소 피판술을 시행한 상해 ㉕ 13치 이상 15치 이하의 치과보철을 필요로 하는 상해 ㉖ 그 밖에 8급에 해당한다고 인정되는 상해
9급	240만원	① 안면부의 비골 골절로 수술을 시행한 상해 ② 2개 이하의 단순 늑골골절 ③ 고환 손상으로 수술을 시행한 상해 ④ 음경 손상으로 수술을 시행한 상해 ⑤ 흉골 골절 ⑥ 추간판 탈출증 ⑦ 흉쇄관절 탈구 ⑧ 주관절 내측 또는 외측 측부 인대 파열로 수술을 시행하지 않은 상해 ⑨ 요수근관절 탈구로 수술을 시행하지 않은 상해(수근골간관절 탈구, 원위 요척관절 탈구를 포함한다) ⑩ 수지골 골절로 수술을 시행한 상해 ⑪ 수지관절 탈구 ⑫ 슬관절 측부인대 부분 파열로 수술을 시행하지 않은 상해 ⑬ 2개 이하의 중족골 골절로 수술을 시행하지 않은 상해 ⑭ 수족지골 골절 또는 수족지관절 탈구로 수술을 시행한 상해 ⑮ 그 밖에 명기되지 않은 견열골절 등 제불완전골절 ⑯ 아킬레스건, 슬개건, 대퇴 사두건 또는 대퇴 이두건 파열로 수술을 시행하지 않은 상해 ⑰ 수족지 신전건 1개의 파열로 건 봉합술을 시행한 상해 ⑱ 사지의 주요 혈관손상으로 봉합술 혹은 이식술을 시행한 상해 ⑲ 11치 이상 12치 이하의 치과보철을 필요로 하는 상해 ⑳ 그 밖에 9급에 해당한다고 인정되는 상해
10급	200만원	봉합술과 누소관 재건술을 시행한 상해 ① 3cm 이상 안면부 열상 ② 안검과 누소관 열상으로 봉합술과 누소관 재건술을 시행한 상해 ③ 각막, 공막 등의 열상으로 일차 봉합술만 시행한 상해 ④ 견관절부위의 회전근개 파열로 수술을 시행하지 않은 상해 ⑤ 외상성 상부관절와순 파열 중 수술을 시행하지 않은 상해 ⑥ 수족지관절 골절 및 탈구로 수술을 시행하지 않은 상해

(계속)

등급	한도금액	상해 내용
10급	200만원	⑦ 하지 3대 관절의 혈관절증 ⑧ 연부조직 또는 피부 결손으로 수술을 시행하지 않은 상해 ⑨ 9치 이상 10치 이하의 치과보철을 필요로 하는 상해 ⑩ 그 밖에 10급에 해당한다고 인정되는 상해
11급	160만원	① 뇌진탕 ② 안면부의 비골 골절로 수술을 시행하지 않는 상해 ③ 수지골 골절로 수술을 시행하지 않은 상해 ④ 수족지골 골절 또는 수족지관절 탈구로 수술을 시행하지 않은 상해 ⑤ 6치 이상 8치 이하의 치과보철을 필요로 하는 상해 ⑥ 그 밖에 11급에 해당한다고 인정되는 상해
12급	120만원	① 외상 후 급성 스트레스 장애 ② 3cm 미만 안면부 열상 ③ 척추 염좌 ④ 사지 관절의 근 또는 건의 단순 염좌 ⑤ 사지의 열상으로 창상 봉합술을 시행한 상해(길이에 관계없이 적용한다) ⑥ 사지 감각 신경 손상으로 수술을 시행하지 않은 상해 ⑦ 4치 이상 5치 이하의 치과보철을 필요로 하는 상해 ⑧ 그 밖에 12급에 해당한다고 인정되는 상해
13급	80만원	① 결막의 열상으로 일차 봉합술을 시행한 상해 ② 단순 고막 파열 ③ 흉부 타박상으로 늑골 골절 없이 흉부의 동통을 동반한 상해 ④ 2치 이상 3치 이하의 치과보철을 필요로 하는 상해 ⑤ 그 밖에 13급에 해당한다고 인정되는 상해
14급	50만원	① 방광, 요도, 고환, 음경, 신장, 간, 지라 등 손상으로 수술을 시행하지 않은 상해 ② 수족지 관절 염좌 ③ 사지의 단순 타박 ④ 1치 이하의 치과보철을 필요로 하는 상해 ⑤ 그 밖에 14급에 해당한다고 인정되는 상해

표 2-19 영역별 세부지침

영역	내용
공통	① 2급부터 11급까지의 상해 내용 중 2가지 이상의 상해가 중복된 경우에는 가장 높은 등급에 해당하는 상해로부터 하위 3등급(예: 상해내용이 주로 2급에 해당하는 경우에는 5급까지) 사이의 상해가 중복된 경우에만 가장 높은 상해 내용의 등급보다 한 등급 높은 금액으로 배상한다. ② 일반 외상과 치과보철을 필요로 하는 상해가 중복된 경우에는 1급의 금액을 초과하지 아니하는 범위에서 상해 등급별 해당 금액의 합산액을 배상한다. ③ 2개 이상의 상향 또는 하향 조정의 요인이 있을 때 등급 상향 또는 하향 조정은 1회만 큰 폭의 조정을 적용한다. (단, 상향 조정 요인과 하향 조정 요인이 여러개가 함께 있을 때는 큰 폭의 상향 또는 하향 조정 요인을 각각 택해 함께 반영한다.) • 재해 발생시 만 13세 미만일 때 소아로 인정한다. • 연부 조직에 손상이 심하여 유리피판술, 유경 피판술, 원거리 피판술, 국소피판술이나 피부이식술을 시행할 경우, 안면부는 1등급 상위등급을 적용하고 수부, 족부에 국한된 손상에 대하여는 한 등급 아래의 등급을 적용한다.
두부	① 뇌손상이라 함은 국소성 뇌손상인 외상성 두개강안의 출혈(경막상 · 하 출혈, 뇌실내 및 뇌실질내 출혈, 거미막하 출혈) 또는 경막하 수활액낭종, 거미막 낭종, 두개골 골절 (두개 기저부 골절 포함)등과 미만성 축삭손상을 포함한 뇌좌상을 말한다. ② 4급 이하에서 의식이외에 뇌신경 손상이나 국소 신경학적 이상소견이 있는 경우 한등급 상향조정 가능하다. ③ 신경학적 증상은 글라스고우 혼수 척도(Glasgow coma scale)로 구분하며, 고도는 8점 이하, 중등도는 9점~12점, 경도는 13~15점을 말한다. ④ 글라스고우 혼수 척도는 진정치료전에 평가하는 것을 원칙으로 한다 ⑤ 글라스고우 혼수 척도 평가시 의식이 있는 상태에서 기관지 삽관이 필요한 경우는 예외로 한다. ⑥ 의무기록 상 의식상태가 혼수(coma)와 반혼수(semicoma)는 고도, 혼미(stupor)는 중등도, 기면(drowsy)는 경도로 준용한다. ⑦ 두피 좌상, 열창은 14급에 준용한다. ⑧ 만성 경막하 혈종으로 수술을 시행한 경우에는 6급 2호에 준용한다. ⑨ 외상후 급성 스트레스 장애는 다른 진단이 전혀없이 단독상병으로 외상 후 1개월 이내 발병된 경우만 적용한다.
흉 · 복부	심장타박(6급)의 경우, ① 심전도에서 Tachyarrythmia 또는 ST변화 또는 부정맥, ② 심초음파에서 심낭액증가소견이 있거나 심장벽운동저하, ③ 심장효소치증가(CPK-MB, and Troponin T) 세가지 요구 충족시 인정한다.

(계속)

<table>
<tr><th colspan="2">영역</th><th>내용</th></tr>
<tr><td colspan="2">척추</td><td>① 완전 마비는 근력등급 3 이하인 경우이며, 불완전 마비는 근력등급 4인 경우로 정한다.
② 척추관 협착증이나 추간판 탈출증이 외상으로 증상이 발생한 경우나 악화된 경우는 9급에 준용한다.
③ 척주손상으로 인하여 신경근증(radiculopathy) 이나 감각이상을 호소하는 경우는 9급에 준용한다.
④ 단, 마미증후군(cauda equina syndrome)은 '척수손상'에 준용한다.</td></tr>
<tr><td>상 · 하지</td><td>공통</td><td>① 2급부터 11급까지의 내용 중 사지 골절에서 별도로 상해등급이 규정되지 아니한 경우, 보존적 치료를 시행한 골절은 해당 등급에서 2급 낮은 등급을 적용하며, 도수 정복 및 경피적 핀고정술을 시행한 경우에는 해당 등급에서 1급 낮은 등급을 적용한다.
② 2급부터 11급까지의 상해 내용 중 개방성 골절 또는 탈구에서 거스틸로 2형 이상의 개방성 골절 또는 탈구에서만 1등급 상위 등급을 적용한다.
③ 2급부터 11급까지의 상해 내용 중 '수술적 치료를 시행하지 않은'이라고 명기되지 않은 각 등급 손상 내용은 수술적 치료를 시행한 경우를 말하며 보존적 치료를 시행한 경우가 따로 명시되지 않은 경우는 두 등급 하향 조정함을 원칙으로 한다.
④ '수술적 치료를 시행하지 않은'이라고 명기되지 않은 각 등급 손상 내용은 수술적 치료를 시행한 경우를 말하며 보존적 치료를 시행한 경우가 따로 명시되지 않은 경우는 두 등급 하향 조정함을 원칙으로 한다.
⑤ 양측, 단측을 별도로 규정시 병합하지 않으나 별도 규정 없는 양측 손상은 병합한다.
⑥ 골절에 주요 말초신경의 손상 동반시 해당 골절보다 1등급 상위 등급을 적용한다.
⑦ 재접합 술을 시행한 절단소실의 경우 해당부위의 절단보다 2급 높은 등급을 적용한다.
⑧ 아절단은 완전 절단에 준한다.
⑨ 관절이단의 경우 상위부 절단을 준용한다.
⑩ 골절치료로 인공관절 치환술 시행할 경우 해당부위의 골절과 동일한 등급을 준용한다.
⑪ 사지 근/건 부분파열로 보존적으로 치료한 경우 근/건의 단순염좌(12급)을 준용한다.
⑫ 사지 관절의 인공관절 재치환시 해당부위 골절보다 1등급 높은 등급을 적용한다. 골절치료로 인공관절 치환술을 시행할 경우에는 해당부위의 골절과 동일한 등급을 준용한다.
⑬ 보존적으로 치료한 사지 주요관절 골절/탈구는 해당관절의 골절 탈구보다 3등급 낮은 등급을 적용한다.</td></tr>
</table>

(계속)

<table>
<tr><th colspan="2">영역</th><th>내용</th></tr>
<tr><td rowspan="3">상 · 하지</td><td>공통</td><td>⑭ 수술을 시행한 사지 주요관절 탈구는 해당관절의 보존적으로 치료한 탈구보다 2등급 높은 등급을 적용한다.
⑮ 동일 관절 혹은 동일 골의 손상은 병급하지 않으며 상위 등급을 적용한다.
⑯ 분쇄골절을 형성하는 골절선은 선상 골절이 아닌 골절선으로 판단한다.
⑰ 수족지 절단시 절단부위에 따른 차이는 두지 않는다.</td></tr>
<tr><td>상지</td><td>① 상부관절순 파열(SLAP)은 재해성 파열만 인정한다.
② 회전근개 파열 개수에 따른 차등을 두지 않는다.
③ 근, 건, 인대파열이라 함은 완전파열을 의미하며, 부분파열은 수술 시행시만 완전파열로 준용한다.
④ 사지골골절 중 불명확한 상해등급에서 별도로 명시하지 않은 사지골 골절(예: 견열골절)은 제불완전골절에 준용한다. 단, 관혈적 정복술을 시행한 경우는 해당 부위 골절항에 적용한다.
⑤ 사지골 골절시 시행한 외고정술도 수술을 한 것으로 간주한다.
⑥ 소아의 경우, 성인의 동일 부위 골절보다 1급 낮게 적용하며 단, 성장판 손상이 동반된 경우와 연부조직 손상은 성인과 동일한 등급을 적용한다.
⑦ 6급의 ‘견관절 탈구’에서 재발성 탈구를 초래할 수 있는 해부학적 병변이 병발된 경우는 수술여부에 상관없이 6급을 적용한다.
⑧ ‘견봉쇄골간 관절탈구, 관절낭 또는 견봉쇄골간 인대파열'은 ‘견봉쇄골인대 및 오구쇄골인대의 완전파열’에 포함되며 견봉쇄골인대 및 오구쇄골인대의 완전파열로 수술한 경우 7급을 적용하며 부분파열로 보존적 치료를 시행한 경우 9급을 적용한다. 단순염좌의 경우 12급을 적용한다.
⑨ ‘주요 동 · 정맥 파열로 봉합술을 시행한 상해’의 경우, 주요 동정맥이란 수술을 통한 혈행의 확보가 의학적으로 필요한 경우를 말하며, 다발성 혈관 손상이란 2부위 이상의 주요 동.정맥의 손상을 의미한다.</td></tr>
<tr><td>하지</td><td>① 양측 치골지 골절, 치골 상하지 골절 등에서는 병급하지 않는다.
② 천골골절, 미골골절도 골반골절을 준용한다.
③ 슬관절 십자인대 파열은 전후방십자인대의 동시파열이 별도로 규정되어 있으므로 병급하지 않으나 내외측 측부인대 동시 파열, 십자인대와 측부인대 파열, 반월상 연골판 파열 등은 병급한다.
④ 후경골건 및 전경골건 파열은 족관절 측부인대 수술에 준한다.
⑤ 대퇴골 또는 경비골의 견열성 골절’의 경우, 동일 관절의 인대 손상에 대해서 수술적 치료를 시행한 경우는 인대 손상 등급에 준한다.
⑥ 경골 후과의 단독 골절시 족관절 내과 또는 외과의 골절에 준용한다.
⑦ 고관절이란 대퇴골두와 골반골의 비구를 포함하며, 골절 탈구란 골절과 동시에 관절의 탈구가 발생한 상태를 의미한다.
⑧ 불안정성 골반골절은 골반환을 이루는 골간의 골절 탈구를 포함하며, 천골은 골반골로 간주한다.</td></tr>
</table>

(계속)

영역		내용
	하지	⑨ 하지의 3대 관절이란 고관절, 슬관절, 족관절을 말한다. ⑩ '슬관절의 전방 또는 후방 십자인대의 파열'은 슬관절의 인대 복원수술을 시행한 완전 파열 혹은 이에 준하는 파열에 적용한다. ⑪ '골반환은 안정적인 골반골의 수술을 시행한 골절'은 치골 골절로 수술한 경우 등을 포함한다.

(5) 교통사고 처리 특례법

① 목적

이 법은 차의 운전자가 형법 제268조의 죄 업무상 과실 또는 중대한 과실로 인하여 사람을 사상에 이르게 하는 자로 형사처벌을 받게 될 경우 특례를 정함으로써 교통사고로 인한 피해의 신속한 회복을 촉진하고 국민생활의 편익을 증진함을 목적으로 제정된 법이다.

② 처벌의 특례

교통사고처리특례법은 업무상 과실 또는 중대한 과실로 교통사고를 일으킨 운전자에 대해 형사처벌을 받도록 되어있으나 교통사고의 경우 반의사불론법죄를 적용하여 가 · 피해자간의 적절한 피해배상합의를 하면 공소제기를 할 수 없게 하고, 또한 가해자가 종합보험에 가입된 경우에도 공소제기를 할 수 없도록 형사처벌 등의 특례를 인정하는 제도이다.

그러나 위의 특례법의 형사처벌 면제에서 제외되는 항목의 사고는 아래와 같다.

(6) 형사처벌 유형(11대 중과실 사고)

① 운전자의 신호 위반 경찰의 수신호 포함

② 중앙선 침범 또는 고속도로상의 횡단, 회전, 후진 사고

③ 당해 도로 속도제한 20Km/h 초과의 규정속도 위반사고

④ 앞지르기 방법 및 위반 사고

⑤ 건널목 통과방법 위반 사고

⑥ 횡단보도상의 보행자 보호의무 위반사고

⑦ 무면허 운전사고

⑧ 운전 또는 약물복용 운전사고

⑨ 보도침범사고 또는 횡단방법 위반사고

⑩ 승객의 추락방지 의무 위반사고 開門發車

⑪ 어린이보호구역 안전운전 의무위반

(7) 뺑소니 사고

모든 자동차의 운전자가 도로교통법 제59조 제1항 사고발생시의 조치 의 규정에 의한 조치를 취하지 아니하고 도주하거나 피해자를 사고 장소로부터 옮겨 유기하고 도주한 뺑소니 사고인 경우에는 위의 특례에서 제외된다.

(8) 사망사고

교통사고로 인한 사망 시에는 피해자와 합의한 경우라도 업무상과실 치상죄와 중과실 치상죄 등 부상의 경우에 한하므로 사망의 경우에는 처벌의 특례에 혜택을 받지 못한다.

(9) 특례법 예외자

위와 같은 특례법의 혜택을 받지 못하는 사고를 발생시킨 가해자는 종합보험에 가입하였더라도 형사상의 책임을 지게 되며 징역, 금고, 벌금, 과태료 등의 처벌이 있으며 14일간의 유예기간 내의 합의여부에 따라 책임을 추궁받게 된다.

2. 자동차보험 진료수가에 관한 규정

(1) 기본원칙

① 의료기관은 의학적인 판단상 교통사고환자의 입원이 불필요하다고 판단한 경우에는 그 소견을 보험사업자 등에게 서면 통지하여야 한다.

② 보험사업자 등은 초진기간이 지난 입원환자의 호전정도를 관찰, 입원이 불필요하다고 판단되는 경우에는 해당 의료기관에 입 · 퇴원 여부를 질의하여야 한다.

③ 의료기관은 보험사업자 등의 소견의뢰에 대하여 반드시 회신하여야 하며 그 회신기한은 보험사업자 등의 소견 의뢰 공문을 수령한 날로부터 7일 토요일, 공휴일 제외 이내로 한다.

④ 의료기관이 보험사업자 등의 입 · 퇴원 여부 질의에 대하여 회신을 거부하거나 지연한 경우에는 해당 지연기간에 대한 입원료 및 식대는 의료기관이 부담한다.

⑤ 보험사업자 등이 의료기관으로부터 공식적인 퇴원소견을 통지 받았음에도 불구하고 입원 진료비 지급보증을 중지하지 아니한 경우에는 그 중지의사 미통지 기간에 대한 입원료 및 식대는 보험사업자 등이 부담한다.

(2) 입원료 및 식대 심사지침

① **보험사업자 등의 입 · 퇴원여부 질의에 대하여 의료기관이 정해진 회신기한 7일**토요일, 공휴일 제외**이 지나도록 회신을 거부하거나 지연한 경우**

⇒ 회신 마감일 이후부터 회신 통지가 보험사업자 등에게 도달된 날까지의 입원료 및 식대는 의료기관의 부담으로 심사 · 결정한다. 단, 회신기한의료기관이 질의를 받은 날로부터 7일[토요일, 공휴일 제외] 째 되는 날 까지의 입원료 및 식대는 보험사업자 등의 부담으로 심사 · 결정한다.

② **보험사업자 등이 의료기관으로부터 퇴원 또는 통원 가능 소견을 통지 받았음에도 불구하고 입원진료비에 대한 지급보증 중지통보를 아니한 경우**

⇒ 퇴원 가능 소견 통지를 받은 날부터 보험사업자 등의 입원진료비 지급보증 중지 공문이 의료기관에 도달된 날까지의 입원료 및 식대는 전액 인정하는 것으로 심사 · 결정한다.

③ **이전 진료기관에서 퇴원 또는 통원 소견의 통지가 있었음에도 불구하고 교통사고 환자가 전원**轉院**하여 입원한 경우**

⇒ 환자가 전원하여 입원하게 된 경우 해당의료기관은 반드시 환자가 입원한 시각부터 24시간공휴일 제외 내에 입원진료비에 대한 보험사업자 등의 지급보증여부를 서면으로 확인 받아야 한다. 이 경우 보험사업자 등이 입원 진료비 지급보증 통보를 했던 경우에 한하여 입원료 및 식대를 인정한다.

④ **보험사업자 등의 입 · 퇴원여부 질의 결과 의료기관이 일정시점까지 입원할 필요가 있다고 회신한 경우**

⇒ 제1차 질의회신에 의한 입원연장기간에 대한 입원료 및 식대는 원칙적으로 전액 인정하는 것으로 심사 · 결정한다.

다만, 제2차 이후의 질의회신에 의한 입원연장기간에 대하여 보험사업자 등은 입원연장기간에 대한 필요성 여부를 검토하여 전원 · 통원 등 적절한 조치의견을 서면으로 통보하여야 한다. 이 경우 보험사업자 등의 공문이 의료기관에 도달된 날까지의 입원료 및 식대는 전액 인정하는 것으로 심사 · 결정한다.

⑤ 부득이한 사유로 인하여 의사의 허락 하에 외출, 외박한 경우

⇒ 1일 외박한 경우 입원료는 전액을 인정하고, 2일 이상 외박한 경우는 입원료 중 병원관리료만 인정한다.

⑥ 환자가 무단으로 외출, 외박하는 사례가 잦은 경우

⇒ 무단 외출, 외박일 이후의 입원료 및 식대는 전액 불인정한다.

(3) 진료수가의 인정범위

진료수가의 인정범위는 보건복지부장관이 일반환자의 진료에 관하여 의학적으로 보편 · 타당한 방법 · 범위 및 기술 등으로 인정한 진료기준 및 국민건강보험법 제24조제1항과 동법시행령 제24조의 규정에 의하여 복지부장관이 고시하는 건강보험 기준에 의한다.

(4) 건강보험과 달리 적용되는 사항

대분류	건강보험기준 및 응급의료기준 중 달리 적용하는 사항
제1장 기본진료료	**[입원료]** 입원료(가-2, 가-9, 가-10)는 입원 51일째부터 150일까지는 해당 점수의 90%를 산정하고, 입원 151일째부터 해당 점수의 85%를 산정한다. 다만, 종합병원의 경우에는 입원기간에 관계없이 해당 점수의 100%를 산정하고, 상급종합병원 또는 전문요양기관의 경우 입원기간에 관계없이 해당점수의 100%에 병원관리료 100%를 가산하여 산정한다.
제2장 검사료	**[검사료]** 검사료 중 다음 항목은 해당항목의 주의 내용은 진료상 필요한 경우에는 이를 적용하지 아니한다. 가. 미생물약제 감수성검사(나-406) 나. 정밀안저감사(나-666) 다. 안압측정(나-675) 라. 세극동 현미경검사(나-681) 마. 청력계기에 의한 검사(나-634) 〈개정 2001. 1. 22〉 바. 첩포시험(나-713) 사. 광첩포시험(나-714) 아. 알레르겐 피내반응검사(나-715)

(계속)

대분류	건강보험기준 및 응급의료기준 중 달리 적용하는 사항
제3장 영상진단 및 방사선치료료	**[골밀도검사]** 골밀도검사는 주의 내용을 진료 상 필요한 경우에는 이를 적용하지 아니한다. 가. 골밀도검사(다-334)
제5장 주사료	**[주사료]** 주사료 중 피하 또는 근육내 주사(마-1)의 주의 내용 및 정맥내주사(마-2)의 "(1일당)"은 진료상 필요한 경우에는 이를 적용하지 아니한다.
제6장 마취료	**[마취전문의사 초빙료]** 마취통증의학과 전문의 초빙료는 50,000원으로 한다.
제7장 이학요법료	**[이학요법료]** 이학요법료 제1절 내지 제3절의 주2의 내용은 진료상 필요한 경우에는 이를 적용하지 아니한다.
제8장 정신요법료	**[정신요법료]** 정신요법료 중 다음 각 항목은 해당 항목의 주의 내용은 진료상 필요한 경우에는 이를 적용하지 아니한다. 가. 개인정신치료(아-1)의 주2 및 주3 나. 집단정신치료(아-2) 다. 가족치료(아-3) 라. 작업 및 오락요법(아-4)의 주2

(5) 건강보험기준에 규정되지 아니한 진료항목

〈검사료〉

[항목 3] 수면다원검사 주간, 야간, 24시간, 치료기간 중 1회에 한한다

[항목 4] 위장관출혈검사G-I leeding

[항목 6] 단일 섬유질근 근전도 검사

[항목 7] 음경기능 진단주간, 야간

〈영산진단 및 방사선 치료료〉

[항목 12] X-ray 필름복사매당

[항목 13] 타 의료기관 방사선 필름 판독료

주 : 방사선과 전문의에게 의뢰하여 판독한 경우에 한한다.

가. 초음파　　나. 〈삭제 2005.01.01〉

〈정신요법료〉

[항목 15] PLD 언어치료

[항목 16] 언어전반 진단 평가

[항목 17] 발음 발성 검사

[항목 18] 임상심리 검사

가. 〈삭제 2002.0425〉 나. 간이 인지지능 다. 비언어적 지능

라. 시각운동협응 마. 통찰치료

〈처치 및 수술료〉

[항목 19] 피부성형술

주 : 1. 안면성형술시 사용된 특수봉합사는 실구입가로 산정한다

2. 근성형, 피부식피술은 건강보험기준의 피판작성술자-16, 식피술자-17에 준용하여 별도 산정한다.

3. 기타 미용목적의 성형재건술은 상호협의하여 정한다.

가. 안면Cm당 나. 기타부위Cm당

[항목 20] Eye Dressing

주 : 건강보험기준의 단순처치[자-2-1- 가1]에 준용하여 처리한다.

[항목 21] 외이도 세척

주 : 건강보험기준의 염증성처치[자-2-1 -가2]에 준용하여 처리한다.

[항목 22] 이비인후과 처치

주 : 건강보험기준의 단순처치[자-2-1- 가1]에 준용하여 처리한다.

[항목 23] 사후처치

주 : 재료대와 기술료를 합산한 금액임

〈한방시술 및 처치료 · 한방약가〉

주 : 의료기관 종별 가산율을 적용하지 아니한다.

[항목 51] 한방 탕전료 가. 입원환자1인당 나. 외래환자1회당

[항목 52] 한방 첩약1첩당

[비고]

① 위 표에 명시된 재료대 및 판독료 이외의 재료대 및 판독료는 별도로 산정하지 아니한다.

② 위 표에 명시된 항목이 건강보험기준의 개정에 의하여 새로이 건강보험기준에 포함되는 경우에는 그 날부터 건강보험기준에 의한다.

③ 건강보험기준에 규정되지 아니한 항목으로서 위 표에 정하지 아니한 항목에 대한 진료기준 및 수가는 산업재해보상보험법 제40조제4항의 규정에 의한 노동부장관의 고시 중 [별표]의 규정에 의한다. 다만, 동 고시 [별표] 중 제1절 치과보철료의 [진료원칙] 중 6.항 및 제11절 이송료는 적용하지 아니한다.

(6) 의료기관 종별 가산율

① 종합전문병원3차의료기관 : 45%

② 종합병원 : 37%

③ 병원 : 21%

④ 의원 : 15%

(7) 진료수가의 인정범위에서 제외되는 항목

① 명백히 당해 자동차 사고와 인과관계가 없는 상병에 대한 진료비. 다만, 당해 자동차사고 당시에는 증상이 없었으나 환자에게 고의 또는 중대한 과실이 없으며 의료기관 또한 고의 또는 과실없이 진료중에 발생한 증상"합병증"을 말한다에 대한 진료비는 그러하지 아니하다.

② 당해 자동차사고가 있기 전에 이미 가지고 있던 증상"기왕증"을 말한다에 대한 진료비. 다만, 기왕증이라 하여도 당해 자동차사고로 인하여 악화된 경우에는 그 악화로 인하여 추가된 진료비는 그러하지 아니하다.

③ 교통사고환자의 요구에 의하여 상급병실을 사용하였거나 치료이외의 목적의 진료를 행한 경우에 일반병실료와의 차액 및 치료이외의 목적의 진료로 인한 비용. 다만, 보험업법에 의하여 인가된 자동차보험약관 또는 심의회가 정하는 기준에 의하여 부득이 상급병실의 사용 또는 치료목적이외의 진료비로 인정되는 경우에는 그러하지 아니하다.

④ 교통사고환자가 제16조제1항의 규정에 의한 의료기관의 퇴원 또는 전원지시에 불응하는 경우에 그 지시일의 다음 날부터 그 의료기관에서 입원함으로 인하여 증가된 진료비. 이 경우 통원치료 또는 다른 의료기관으로 전원하는 경우에도 필요한 진료항목에 대한 진료비는 이에 산입하지 아니한다.

3. 자동차보험 자보 환자 관리

자동차보험 환자의 경우에는 보험사의 지불보증서 및 진료의뢰서 소견서 등 확인 후 진료접수하며, 보험사의 보증제외 항목에 대하여 자세한 설명 후에 반드시 동의서를 받아야 한다.

사고와 인과관계여부에 따라 기왕증 등은 건강보험, 일반 환자 등의 보험 유형으로 처리하고 책임, 자손보험 등 한도금액 확인 후 접수한다.

자동차보험 환자 업무흐름도는 다음과 같다.

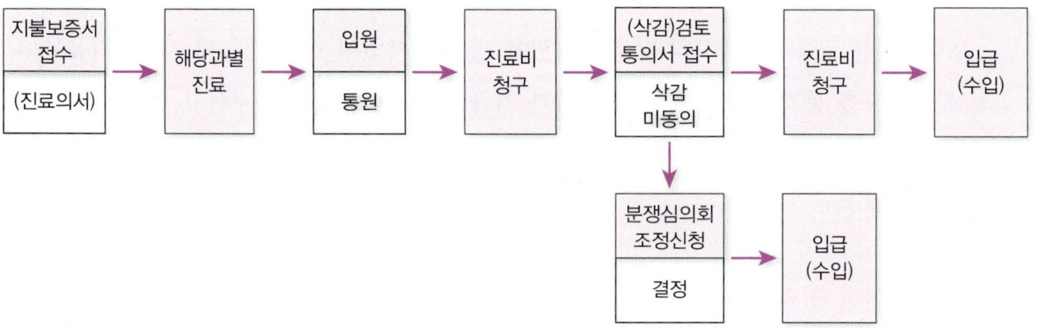

그림 2-10 자동차보험 업무 흐름도

(1) 인적사항 파악 및 진료비 보증

자동차 사고는 대부분 응급실을 통하여 내원하게 된다. 신속하게 피해자의 인적사항과 대략의 사고경위를 파악하여 가해차량의 운전자와 차량번호 및 가입된 보험회사를 미리 파악해 두어야 한다. 가해자에게는 관할 경찰서에 사고 접수를 하도록 권유하고 신속히 보험회사에 사고접수를 하도록 하여 피해자가 금전적으로 부담이 없이 진료를 받게 해야 한다.

대부분의 가해자는 종합보험에 가입이 되어 있지만 피해자가 경미한 부상인 경우 가해자가 직접의료기관에 진료비 지급 의사를 밝히면 가해자에게 지불보증각서를 받고 종합보험에 가입이 안된 가해자에게도 인적사항 및 기타 연락처 등을 정확히 파악하여 진료비 수급에 문제가 발생하지 않도록 적절한 조치를 취해야 한다.

가해자가 보험사에게 사고 접수를 하였을 경우에는 자배법시행령 제10조에 의하여 보험사업자는 의료기관에게 지급보증의 통지를 서류, FAX 등으로 하여야 하고 철회할 경우에도 마찬 가지로 문서로 해야 한다.

(2) 자배법령에 대한 이해

자배법에 의하면 의료기관이 청구한 진료비는 보험사업자 등이 100% 지급하여야 하고, 보험사업자 등이 의료기관의 동의를 받거나 심의회에 심사청구를 하여, 그 결정된 결과에 의해서만 진료비를 삭감할 수 있다.

(3) 진료비 직접청구 금지

보험회사는 교통사고환자의 발생을 알았을 경우 지체없이 해당 병원에 지급의사유무 및 지급한도를 통지해야 하고, 보험회사가 지급보증을 했음에도 불구하고 해당 병원이 환자에게 진료비를 청구하면 자배법 제40조 제2항 제1호에 의해 2천만원 이하의 과태료 처벌을 받게 된다.

(4) 정확한 진료기록부 작성

의료기관이 보험사업자 등에게 교통사고 환자의 진료비를 청구할 때에는 의료법 제12조의 규정에 의한 진료기록에 따라 청구하여야 한다. 진료기록과 다르게 청구하거나 이를 청구할 목적으로 허위진료기록을 작성한 의료기관은 5천만원 이하의 벌금처벌을 받게 된다.

4. 자동차보험 진료수가분쟁심의회

(1) 설립취지

자동차보험 진료수가분쟁심의회는 교통사고환자에 대한 적절한 진료를 보장하고 자동차보험 진료수가와 관련된 분쟁의 예방 및 신속한 해결을 위해 1999년 7월 1일 설립되었다.

(2) 설립근거

자동차손해배상보장법 제 14조 및 동법시행령 제11조

제14조 (자동차보험 진료수가분쟁심의회) ① 보험사업자 등과 의료기관은 서로 협의하여 자동차보험 진료수가기준의 적용에 관한 분쟁의 심사 · 조정을 위하여 자동차보험 진료수가 분쟁 심의회를 구성하여야 한다.

(3) 업무

보험사업자와 의료기관 사이에 교통사고환자의 진료비 분쟁과 관련된 심사청구사건의 심사 · 조정을 하고 있다.

진료비 지급보증서

평소 당사의 교통사고 환자에 대하여 양질의 의료서비스를 제공하는 귀원의 노고에 감사드립니다.

당사는 아래 내용과 같이 교통사고 환자에 대하여 진료비를 지급할 것을 보증합니다.

– 아　　래 –

1. 지불보증대상

환자성명	김○호		
사고번호	200403105	사고일시	2018년 1월 12일 13시 00분
차량번호	대전 03로 0000	담보종목	책임

2. 지불보증대상

환자성명	김○호		
사고번호	200403105	사고일시	2018년 1월 12일 13시 00분
차량번호	대전 03로 0000	담보종목	책임

※ 선택진료비의 경우 의사의 판단에 따라 선택진료가 불가피하다고 인정되는 경우에 보험사에 그 진료비를 청구할 수 있으며, 이에 대한 분쟁이 있는 경우에는 자동차 손해배상보장법에서 정한 절차를 따른다.

3. 지불보증대상

세부진료내역서를 첨부하여 당사 보상 담당자에게 청구하여 주시기 바랍니다.

환자성명	김○호		
사고번호	200403105	사고일시	2018년 1월 12일 13시 00분
차량번호	대전 03로 0000	담보종목	책임

4. 지불보증대상 : 20　　년　월　일

○○보험주식회사

수신처	○○○병원장				
발신처	이○호	전화	041-854-0034	팩스	041-847-1234

〈제1호 서식〉

문서번호 :

교통사고 입원환자 퇴원 가능 소견서

수　신 : ○○보험 주식회사 (공제조합) ○○ 보상팀장(보상사무소장) 귀하
주　소 :

제　목 : 교통사고 입원환자 퇴원가능 소견서 제출

1. 귀 사(조합)가 자동차보험 진료수가로 지급보증한 교통사고입원환자에 대하여 진료한 결과, 의학적인 판단상 우리 의료기관에서의 입원진료가 더 이상 필요하지 않다고 사료되기에 다음과 같이 통지하오니 참고하시기 바랍니다.
2. 따라서 자동차보험 진료수가분쟁심의회의 심사지침에 의거 귀 사(조합)가 이 통지를 받은 이후 별도의 지급보증 중지여부를 통지하지 아니할 경우에는 그 때까지의 입원진료비는 지급의사가 있는 것으로 간주하여 청구하겠습니다.

－ 다　　음 －

가. 환자명 :
나. 주민등록번호 :
다. 주요 진단명 :
라. 향후 치료 방법에 대한 소견 :
("치료종료", "통원", "하급의료기관으로의 전원입원" 중 1을 기재, 단, 하급의료기관으로의 전원은 상급종합병원과 종합병원인 경우에 한하여 기재)
마. 특기사항 : (환자의 퇴원가능 사유, 현 증상 및 상태, 향후 치료내용, 형태 등을 기술)

끝.

20　　년　　월　　일

주치의 : ○○○ (면허번호 :　　　　　　) (서명)

○○ 병(의)원 원장 ○○○ (인)

주소 :

도달증명	1. 직접전달, 팩스전송	수령일시		수령인명		수령인 서명	
	2. 등기우편	등기번호 : ○○ 우체국 20　　년　월　일　제　　　호					
	3. 내용증명	우체국 접수증명인으로 대체					

※ 비고 : 동 서식은 2매 1조로 작성하여 1부는 의료기관이 보관하고 1부는 보험사업자 등에게 전달하여야 합니다. 의료기관보관용에는 반드시 도달증명에 대한 기재가 있어야 합니다.

〈제2호 서식〉

문서번호 :

교통사고환자 입원에 관한 소견의뢰서

소견의뢰 회차 : 제　　차

수　신 : ○○ 병(의)원장 귀하
주　소 :

제　목 : 교통사고환자 입원에 관한 소견의뢰서

1. 귀 의료기관의 성의있는 진료와 노력에 감사드립니다.
2. 자동차손해배상보장법 제11조제1항의 규정에 의하여 우리 회사(조합)가 귀 의료기관에 자동차보험 진료수가로 지급보증한 입원환자의 향후 입 · 퇴원 여부에 대하여 질의하오니 "소견의뢰에 대한 회신(별첨 서식 제3호 서식)"을 작성하여 이 공문을 수령하신 날로부터 7일 이내(토요일 및 공휴일 제외)에 우리 회사(조합)에 제출될 수 있도록 협조하여 주시기 바랍니다.
3. 회신 기한이 지나도록 답변을 지연하는 경우에는 자동차보험 진료수가분쟁심의회의 심사지침에 의거 지연기간에 대한 입원료 및 식대는 귀 의료기관의 부담이 됨을 알려드립니다.

－다　　음－

〈소견의뢰 대상환자 내역〉

환자명 :
주민등록번호 :
주요 진단병명 :
진단기간 만료일 :

끝.

20　　년　　월　　일

○○ 보험주식회사 ○○ 센터장 (인)

주소 :

도달증명	1. 직접전달, 팩스전송	수령일시		수령인명		수령인 서명	
	2. 등기우편	등기번호 : ○○ 우체국 20　　년　월　일　제　　　호					
	3. 내용증명	우체국 접수증명인으로 대체					

※ 비고 : 동 서식은 2매 1조로 작성하여 1부는 의료기관이 보관하고 1부는 보험사업자 등에게 전달하여야 합니다.
의료기관보관용에는 반드시 도달증명에 대한 기재가 있어야 합니다.

〈제3호 서식〉

문서번호 :

소견의뢰에 대한 회신

소견의뢰 회차 : 제 차

수 신 : ○○보험 주식회사 (공제조합) ○○ 보상팀장(보상사무소장) 귀하
주 소 :

제 목 : 소견의뢰에 대한 회신

1. 귀사(조합) 문서번호 " - 호(제 차 소견의뢰)"에 대한 회신입니다.
2. 귀사(조합)의 소견 의뢰에 대하여 다음과 같이 회신하오니 참고하시기 바랍니다.

－다 음－

가. 환자명 : ○○○ (주민등록번호 : -)
나. 환자의 현 상태 :
다. 입 · 퇴원에 관한 소견 :
("추가입원필요", "하급의료기관으로의 전원입원", "치료종료", "통원", 중 1을 기재, 단 하급의료기관으로의 전원은 상급종합병원과 종합병원인 경우에 한하여 기재)
라. 입원이 필요한 경우 그 사유
마. 추가 입원 필요기간 (입원이 추가로 필요한 경우 작성)

"본 문서 작성일로부터 ○주간 (또는 ○○일간)"

끝.

20 년 월 일

주치의 : ○○○ (면허번호 :) (서명)

○○ 병(의)원 원장 ○○○ (인)

주소 :

도달증명	1. 직접전달, 팩스전송	수령일시		수령인명		수령인 서명	
	2. 등기우편	등기번호 : ○○ 우체국 20 년 월 일 제 호					
	3. 내용증명	우체국 접수증명인으로 대체					

※ 비고 : 동 서식은 2매 1조로 작성하여 1부는 보험사업자등이 보관하고 1부는 의료기관에게 전달하여야 합니다. 보험사업자보관용에는 반드시 도달증명에 대한 기재가 있어야 합니다.

〈제4호 서식〉

문서번호 :

입원진료비 지급보증 중지(불가) 통보서

수　신 : ○○ 병(의)원장 귀하
주　소 :

제　목 : 입원(식대 포함) 진료비 지급보증 중지(불가) 통보서

1. 귀 의료기관의 발전을 기원합니다.
2. 귀 의료기관에 입원한 다음 교통사고환자의 경우 (이전 진료 의료기관에서) 충분히 진료를 받아 통원진료가 가능하다는 소견이 제출되었던 바 우리 회사(조합)는 교통사고와 상당인과관계가 있는 의료행위에 대한 진료비는 그 지급을 보증하고 다만, 입원료 및 식대에 대하여는 지급 보증할 수 없음을 알려드리니 참고하시기 바랍니다.

－다　음－

환자명 : ○○○ (주민등록번호 : 　　　－　　　)

20　년　월　일

주치의 : ○○○ (면허번호 : 　　　) (서명)

○○ 병(의)원 원장 ○○○ (인)

주소 :

도달증명	1. 직접전달, 팩스전송	수령일시		수령인명		수령인 서명	
	2. 등기우편	등기번호 : ○○ 우체국 20　년　월　일　제　　호					
	3. 내용증명	우체국 접수증명인으로 대체					

※ 비고 : 동 서식은 2매 1조로 작성하여 1부는 보험사업자 등이 보관하고 1부는 의료기관에게 전달하여야 합니다.
보험사업자보관용에는 반드시 도달증명에 대한 기재가 있어야 합니다.

〈제5호 서식〉

문서번호 :

입원진료비 지급보증 중지(불가) 통보서

수　신 : ○○ 병(의)원장 귀하
주　소 :

제　목 : 입원환자에 대한 통원 요청

1. 귀 의료기관의 무궁한 발전을 기원합니다
2. 현재 귀 의료기관에서 입원치료중인 다음 교통사고환자에 대하여 귀 의료기관으로부터 입원연장치료가 필요하다는 2차 회신을 받았으나 환자의 현 상태를 참작할 때 더 이상의 입원연장치료가 불필요하리라 사료되오니 귀 원의 적절한 조치를 요청합니다.

－다　음－

환자명 : ○○○ (주민등록번호 :　　　－　　　)

20　년　월　일

○○ 병(의)원 원장 ○○○ (인)

주소 :

도달증명	1. 직접전달, 팩스전송	수령일시		수령인명		수령인 서명	
	2. 등기우편	등기번호 : ○○ 우체국 20　년 월 일 제　호					
	3. 내용증명	우체국 접수증명인으로 대체					

※ 비고 : 동 서식은 2매 1조로 작성하여 1부는 보험사업자 등이 보관하고 1부는 의료기관에게 전달하여야 합니다. 보험사업자보관용에는 반드시 도달증명에 대한 기재가 있어야 합니다.

〈제6호 서식〉

문서번호 :

교통사고환자 진료비 안내문

뜻하지 않은 교통사고로 고통을 겪고 계시는 귀하와 가족분들께 진심으로 위로의 말씀을 드리며, 조속히 쾌유하시길 바랍니다. 교통사고로 인하여 처리되는 진료비에 대한 이해를 돕고자 다음과 같이 안내를 드립니다.

– 다　　음 –

교통사고로 인한 진료비는 보험회사에서 지급되고, 기존질병에 대한 진료비는 원칙적으로 건강보험으로 처리됩니다.

1. 교통사고로 인해 발생된 진료비는 자동차보험으로 처리됩니다. 이 경우 의료기관은 이에 해당하는 진료비를 교통사고환자에게 직접 청구할 수 없습니다.
2. 기존 질병 및 당해 교통사고와 관련이 없는 상병에 대한 진료비는 원칙적으로 건강보험으로 처리되며 이 경우 환자측의 본인부담금이 발생할 수 있습니다.
3. 다만, 기존질병이라고 하여도 당해 교통사고로 인하여 악화된 경우, 그 추가된 진료비는 자동차보험으로 처리됩니다.

※ 관련규정

1. 자동차손해배상보장법 제12조〈2008.9.29 개정〉
2. 국토해양부 고시 「자동차보험진료수가에관한기준」 제5조제1항 및 제2항 〈2008.5.15 개정〉

○○ 병(의)원 원장 ○○○ (인)

(담당자 : ○○ 화재(공제), ○○○, 전화　　　–　　　)

도달증명	1. 직접전달, 팩스전송	수령일시		수령인명		수령인 서명	
	2. 등기우편	등기번호 : ○○ 우체국 20　　년　월　일　제　　　호					
	3. 내용증명	우체국 접수증명인으로 대체					

※ 비고 : 동 서식은 2매 1조로 작성하여 1부는 보험사업자 등이 보관하고 1부는 의료기관에게 전달하여야 합니다. 보험사업자보관용에는 반드시 도달증명에 대한 기재가 있어야 합니다.

5. 노인장기요양보험 관리

핵심 개념

- 노인장기요양보험은 노인의 질환을 사전 예방 또는 조기발견하고 적절한 치료 요양으로 노인의 보건복지증진에 기여함을 목적으로 한다.
- 장기요양 등급은 전체 5등급으로 분류되며 환자 상태에 따른 인정점수 부여로 등급이 결정된다.

1. 요양보험제도의 배경

(1) 노인복지법

① 노인의 보건과 복지에 관한 사항을 규정한 법률에 의한 노인의 질환을 사전 예방 또는 조기 발견하여 질환상태에 따른 적절한 치료 · 요양으로 심신의 건강을 유지하고, 노후의 생활안정을 위하여 필요한 조치를 강구함으로써 노인의 보건복지증진에 기여함을 목적으로 한다.

② 노인은 후손의 양육과 국가 및 사회의 발전에 기여해 온 자로서 존경받으며 건전하고 안정된 생활을 보장받고 능력에 따라 적당한 일에 종사하고 사회적 활동에 참여할 기회를 보장받으며, 노령에 따르는 심신의 변화를 자각하여 항상 심신의 건강을 유지하고 그 지식과 경험을 활용하여 사회의 발전에 기여하도록 노력하여야 함을 기본이념으로 한다.

③ **노인복지시설의 종류**는 노인주거복지시설, 노인의료복지시설, 노인여가복지시설, 재가노인복지시설로 하며 다시 세분한다. 노인복지시설은 국가 또는 지방자치단체가 설치할 수 있으며, 국가 또는 지방자치단체 이외의 자는 그 설치를 시장 · 군수 · 구청장에게 신고하여야 한다. 다만 노인전문병원에 관하여는 의료법의 규정을 준용한다.

(2) 기초노령연금법

2007년 4월 제정 공포된 기초노령연금법에 기초하여 실시되는 제도로서 65세 이상의 전체 노인 중 소득과 재산이 적은 70%의 노인에게 매달 일정액의 연금을 지급하는 제도로써 평생 국가의 발전과 자녀들 양육에 헌신하느라 자신의 노후를 대비할 겨를이 없었던 노인들의 생활안정에 도움을 주도록 마련된 제도이다.

(3) 노인장기요양보험법

① 2008년 7월 1일부터 시행하는 제도로 **수발보험**이라고도 불린다. 건강보험, 국민연금, 고용보험, 산재보험에 이은 제5의 사회보험으로 불리는 사회보장제도로 노인장기요양보험제도는 수급자에게 배설, 목욕, 식사, 취사, 조리, 세탁, 청소, 간호, 진료의 보조 또는 요양상의 상담 등을 다양한 방식으로 제공한다.

② 거동이 불편해 스스로의 힘으로는 일상생활이 힘든 65세 이상 노인과 치매 및 중풍 등으로 일상생활이 불편한 노인 가정을 수발도우미가 직접 방문하거나 전문시설에 입원시켜 병간호를 해 주는 제도다.

③ 그동안 가족에게만 지워진 노인부양이라는 짐을 사회가 나눠 '품앗이'하겠다는 뜻에서 시행하게 되었다.

2. 제도의 목적 및 정의

(1) 목적

노인성 질환으로 치매, 중풍, 파킨슨 등 스스로 일상생활을 할 수 없는 사람이 세수, 목욕, 배변처리, 식사, 세탁, 주변 환경정리, 간호처치 등 요양서비스가 필요하게 되었을 때 본인의 가정이나 요양시설을 이용할 수 있도록 필요한 서비스를 제공하는 제도로 노후의 건강증진 및 생활안정을 도모하고 그 가족의 부담을 덜어줌으로써 국민의 삶의 질을 향상하도록 함을 목적으로 한다.

(2) 정의

① **노인 등**이란 65세 이상의 노인 또는 65세 미만의 자로서 치매 · 뇌혈관성 질환 등 대통령령으로 정하는 노인성 질병을 가진 자를 말한다.

② **장기요양급여**란 6개월 이상 동안 혼자서 일상생활을 수행하기 어렵다고 인정되는 자에게 신체활동 · 가사활동의 지원 또는 간병 등의 서비스나 이에 갈음하여 지급하는 현금 등을 말한다.

③ **장기요양사업**이란 장기요양보험료와 국가 및 지방자치단체의 부담금 등을 재원으로 하여 노인 등에게 장기요양급여를 제공하는 사업을 말한다.

④ **장기요양기관**이란 제31조에 따라 지정을 받은 기관 또는 제32조에 따라 지정된 재가장기요양기관으로서 장기요양급여를 제공하는 기관을 말한다.

⑤ **장기요양요원**이란 장기요양기관에 소속되어 노인 등의 신체활동 또는 가사활동 지원 등의 업무를 수행하는 자를 말한다.

3. 요양보험제도 운영

(1) 재원

① **보험료부담**: 기존부담 건강보험료 + 장기요양보험료율을 부담한다.

② **국가지원**: 보험료 예상수입액의 20% 의료수급권자는 국가, 지방자치단체가 각각 부담한다

③ **본인부담료율**: 시설급여 20%, 재가급여 15%를 본인이 부담한다.

(2) 장기요양인정 신청절차

① 장기요양급여를 받기 위해서는 먼저 국민건강보험공단에 장기요양인정 신청서를 제출하여 장기요양급여를 받을 자수급자로 등급판정위원회의 판정을 받아야 한다.

② 장기요양 5등급치매특별등급의 경우 치매전문교육을 받은 의사한의사가 발급한 의사소견서를 제출해야 한다.

③ 의료기관에서 치매진단을 받았더라도 일상생활을 스스로 할 수 없어 다른 사람의 도움이 필요한 경우에만 장기요양급여를 받을 수 있다.

④ 신청자격

- 65세 이상으로 거동이 불편한 분의사소견서가 필요한 경우에는 별도 통보함
- 65세 미만으로 노인성 질병으로 인해 거동이 불편한 분의사소견서에 기재된 노인성 질병 유소견자

(3) 장기요양 등급

① 1등급 : **전적으로 타인의 도움이 필요한 상태**

- 거의 움직이지 못하고 누워있는 상태
- 식사, 옷입기, 씻기 등의 신체활동에 다른 사람의 완전한 도움 필요
- 중증 치매로 기억, 판단력이 흐려져 주위 사람들에게 문제행동을 자주 보이는 상태

② 2등급 : **상당부분 다른 사람의 도움이 필요한 상태**

- 먹고, 입기, 씻는 등의 일상생활의 기본 행동을 다른 사람의 완전한 도움이 필요한 상태
- 치매로 기억, 판단력이 흐려져 주위 사람들에게 문제행동을 가끔 보이는 상태

③ 3등급 : **부분적으로 타인의 도움이 필요한 상태**

- 먹고, 입고, 씻는 등의 일상생활의 기본적인 행동에 다른 사람의 부분적인 도움을 받아야 가능
- 가사일이나 집 밖의 활동을 할 때 다른 사람의 도움을 받아야 하는 상태

④ 4등급 : **일정부분 다른 사람의 도움이 필요한 자**

⑤ 5등급 : **치매** 제2조에 따른 노인성 질병에 해당하는 치매로 한정한다 **환자**

- 수급자는 가족 상담과 교육 등을 위해 표준장기요양이용계획서의 권고에 따라 방문간호를 월 1회 이용하여야 한다.
- 인지기능이 악화되는 것을 방지하고 잔존능력을 유지하기 위해서 인지활동형 프로그램을 주 3회나 월 12회 이상 주야간보호기관이나 요양보호사의 가정방문으로 제공받게 된다.
- 인지활동형 방문요양은 1일 1회 하루 120분을 연속 에 한하여 이용할 수 있다.
- 월 한도액 766,600원 범위 내에서 방문간호, 방문목욕, 단기보호도 이용할 수 있다.

표 2-20 노인장기요양 등급

등급	심신의 기능상태	인정점수
1등급	심신의 기능상태 장애로 일상생활에서 전적으로 다른 사람의 도움이 필요한 자	95점 이상
2등급	심신의 기능상태 장애로 일상생활에서 상당 부분 다른 사람의 도움이 필요한 자	75~95점
3등급	심신의 기능상태 장애로 일상생활에서 부분적으로 다른 사람의 도움이 필요한 자	60~75점
4등급	심신의 기능상태 장애로 일상생활에서 일정부분 다른 사람의 도움이 필요한 자	51~60점
5등급	치매(제2조에 따른 노인성 질병에 해당하는 치매로 한정한다)환자	45~51점

4. 요양병원 급여 규정

(1) 급여의 일반원칙

① 의료법에 의한 요양병원단, 정신병원, 의료재활시설은 제외이 국민건강보험법령의 규정에 의하여 입원진료에 대한 요양급여를 실시한 경우에 적용한다.

② 국민건강보험법 시행령 및 국민건강보험 요양급여의 기준에 관한 규정에 의하여 포괄적인 행위가 적용되는 환자이하 "장기환자"라 한다는 요양병원급여 제2부에 의하여 산정하고, 포괄적인 행위가 적용되지 않는 다음의 환자이하 "제외환자"라 한다는 요양병원급여 제3부에 의하여 산정한다.

- 입원 6일 이내에 퇴원한 환자
- 낮병동 입원환자
- 한방과 입원환자
- 치과 입원환자

③ 장기환자가 입원기간 중 다음에 해당하는 경우 동 기간이하 "특정기간"이라 한다 동안에는 요양병원급여 제3부에 의하여 산정할 수 있다.

- 폐렴 치료기간
- 패혈증 치료기간

- 중환자실 입원기간
- 외과적 수술 및 동 수술에 따른 관련된 치료기간

④ 요양급여비용 산정과 각종 가감률 금액 산출방법 등은 제1편 행위급여 제1부 I.일반기준의 1항 및 2항에 의한다.

5. 요양병원 환자군 급여

(1) 일반규정

① **환자군별 상대가치점수**이하 "점수"라 한다는 입원일당 정액이하 "정액수가"라 한다으로 한다. 정액수가는 행위점수에 국민건강보험법 제45조 제3항과 같은 법 시행령 제21조 제1항에 따른 점수당 단가를 곱한 금액과 약제 · 치료재료 금액을 합하여 10원 미만은 4사5입한 금액으로 산정한다.

② **정액수가**는 다음 항목을 포함한다.

- 요양기관 종별 가산율의 금액, 분류된 분류항목의 점수와 각종 가산제도에 의해 가산한 금액 및 요양병원 입원료 등을 포함한다.
- 국민건강보험 요양급여의 기준에 관한 규정에 의하여 고시된 약제 및 치료재료
- 요양급여기준 단서규정에 의하여 장관이 정하는 바에 따라 다른 기관에 검사를 위탁하거나 당해 요양기관에 소속되지 아니한 전문성이 뛰어난 의료인을 초빙하거나, 또는 다른 요양기관에서 보유하고 있는 양질의 시설 · 인력 및 장비를 공동 사용하는 경우 소요되는 행위 · 약제 및 치료재료
- 입 · 퇴원 당일에 발생한 행위 · 약제 및 치료재료로서 외래진료 및 퇴원약제 등. 다만, 입원이 결정되지 않은 상태에서 입원 당일 외래진료를 받은 경우의 원외처방 약제비는 제외
- 요양기관의 요구에 의하여 가입자 등이 외부에서 직접 구입한 약제 및 치료재료

③ 정액수가를 적용하는 기간 동안 정액수가에 포함되지 않는 다음의 항목은 점수 및 약제 · 치료재료 급여목록에 의하여 별도 산정할 수 있다.

이때 **분류항목별 산정기준** 등은 제1편 행위급여에 따른다.

- 식대

• CT, MRI
• 전문재활치료
• 혈액투석 및 혈액투석액, 복막투석액
• 전문의약품의 치매치료제 등
• 환자를 진료하는 중에 당해 요양기관에 인력 · 시설 또는 장비가 갖추어져 있지 아니하거나 기타 부득이한 사유로 해당 진료가 가능한 다른 요양기관으로 의뢰한 경우 발생한 행위 · 약제 및 치료재료

(2) 환자군 평가

① 환자군의 결정은 환자평가표에 의하며 환자평가표 작성 등 기준에 의한다.

② 일상생활수행능력Activities of Daily Living,이하 "ADL"이라 한다 점수 계산은 환자평가표의 ADL 측정항목 중 4항목식사하기, 체위변경하기, 옮겨앉기, 화장실 사용하기의 점수를 모두 합하여 산정한다. 문항별 점수는 완전자립 1점, 감독필요 2점, 약간의 도움 3점, 상당한 도움 4점, 전적인 도움과 행위발생 안함은 5점을 부여한다.

1) 의료최고도

① ADL이 11점 이상이면서 혼수, 체내출혈, 중심정맥영양, 인공호흡기 중 하나 이상에 해당하는 경우에 산정한다.

② 위의 증상 중 해당하는 종목의 수에 의료고도 또는 의료중도해당 조건이 존재할 경우 1을 더하고 모두 존재할 경우 2를 더하여 산정한다.

2) 의료고도

다음 중 어느 하나에 해당하는 경우에 산정한다.

① 뇌성마비, 척수손상에 의한 마비, 편마비, 파킨슨병, 신경성 희귀난치성 질환을 가진 환자가 ADL이 18점 이상인 경우

② 다발 경화증, 사지마비 환자가 ADL이 11점 이상인 경우

③ 2단계 욕창 또는 2단계 울혈성 · 허혈성 궤양이 2개 이상이면서 2가지 이상의 피부궤양 치료를 받고 있거나, 3~4단계 피부궤양이 1개 이상이면서 2가지 이상의 피부궤양 치료를 받고있는 경우

③ ADL이 10점 이하이면서 의료최고도조건에 해당

3) 의료중도

다음 중 어느 하나에 해당하는 경우에 산정한다.

① 뇌성마비, 척수손상에 의한 마비, 편마비, 파킨슨병, 신경성 희귀난치성 질환을 가진 환자가 ADL이 11~17점인 경우

② 2단계 욕창 또는 2단계 울혈성·허혈성 궤양의 수가 1개이면서 2가지 이상의 피부궤양 치료를 받고 있는 경우

③ 수술창상이 있으면서 이에 대한 치료를 받거나 개방창이 있으면서 이에 대한 드레싱을 받는 경우

④ 위루, 요루 또는 장루관리를 받고 있는 경우

⑤ 배뇨훈련을 받고 있는 경우

4) 문제행동군

망상, 환각, 초조·공격성, 탈억제, 케어에 대한 저항, 배회 중 하나 이상의 증세를 1주에 2일 이상 또는 4주에 8일 이상 보인 경우에 산정한다.

5) 인지장애군

인지기능검사K-MMSE 또는 MMSE-K 결과 0~19에 해당하는 경우에 산정한다.

6) 의료경도

의료최고도 내지 인지장애군에 해당하지 않는 환자로서 ADL이 6점 이상이고 특정항목에 해당하는 전문재활치료 중 적어도 한 가지 이상을 주 2일 이상 받고 있는 경우에 산정한다.

7) 신체기능저하군

국민건강보험법 시행령 제19조 제1항[별표2]의 1.가.2의 규정을 적용 받는 경우로서 의료최고도 내지 의료경도에 해당하지 않거나 입원치료보다 요양시설이나 외래진료를 받는 것이 적합한 환자에게 산정한다.

6. 요양병원 행위 급여

(1) 일반규정

① 제1부에서 규정한 제외환자 또는 특정기간에 한하여 적용한다.

② 제3편에서 별도로 규정하지 않은 경우는 제1편에 의하여 산정한다.

③ **특정기간으로 적용할 수 있는 기준**은 다음과 같다.

- 흉부방사선 상 신규 또는 진행성 폐 침윤의 소견이 있으면서 다음 중 2가지 이상에 해당되어 폐렴이 확진된 경우
- 혈액 내 균 혹은 균 독소가 증명된 경우 또는 감염으로 인한 전신염증반응으로써 다음 중 2가지 이상에 해당되어 패혈증으로 확진된 경우
- 중환자실에 입실하여 집중치료를 받은 기간
- 입원 기간 중 별표4에 해당하는 외과적 수술을 시행한 날부터 외과적 수술과 관련한 치료가 완료된 기간

(2) 입원료

① **요양병원 입원료**는 의학관리료소정점수의 31%, 간호관리료소정점수의 16%, 병원관리료소정점수의 53%가 포함되어 있으며 낮병동 입원료, 중환자실 입원료, 요양병원 입원료를 중복하여 산정하지 아니한다.

② 내과질환자, 정신질환자, 만 8세 미만의 소아환자에 대하여는 소정점수의 30%를 가산한다.

③ 요양병원 입원료는 1일당으로 다음과 같이 산정한다.

- 1일이라 함은 12시정오부터 다음 날 12시정오까지를 의미한다.
- 0~6시 사이에 입원하거나, 18~24시 사이에 퇴원한 경우에는 요양병원 입원료 소정점수의 50%를 별도 산정한다.
- 6~12시 사이에 입원하거나, 12~18시 사이에 퇴원한 경우에는 동기간의 요양병원 입원료 등은 별도 산정하지 아니한다.
- 입원과 퇴원이 24시간 이내에 이루어진 경우에는 전체 입원 시간이 6시간 이상인 경우에 한하여 1일의 입원료 등을 산정한다.

- 요양병원 입원료는 입원 181일째부터 360일째까지는 해당점수의 95%를 산정하고, 입원 361일째부터는 해당점수의 90%를 산정한다.
- 중환자실 입원료는 입원 16일째부터 30일째까지는 해당 점수의 90%를 산정하고, 입원 31일째부터는 해당점수의 85%를 산정한다.

(3) 의사인력 확보수준에 따른 입원료 차등제

① 요양병원 입원료, 낮병동 입원료, 정액수가 산정 시 적용한다.

② **직전 분기 평균 환자 수 대비 당해 요양기관에 상근하는 의사 수**환자 수 대 의사 수의 비에 따라 의사인력확보수준을 다음 각 호의 1과 같이 1등급 내지 5등급으로 구분하며, 1등급에 해당하는 요양병원은 내과, 외과, 신경과, 정신건강의학과, 재활의학과, 가정의학과, 신경외과, 정형외과 전문의 수가 50% 이상인 경우와 50% 미만인 경우로 구분한다.

- 1등급 – 35 : 1 이하인 경우
- 2등급 – 35 : 1 초과 40 : 1 이하인 경우
- 3등급 – 40 : 1 초과 50 : 1 이하인 경우
- 4등급 – 50 : 1 초과 60 : 1 이하인 경우
- 5등급 – 60 : 1 초과인 경우

③ **환자 수**는 낮병동 입원환자를 포함한 요양병원 입원환자 전체를 말하며 다만, 중환자실 입원환자는 제외한다.

④ 의사인력확보수준에 따른 요양병원 입원료 등은 등급별로 다음과 같이 가감한다.

- 1등급
  - 전문의 수가 50% 이상인 경우: 요양병원 입원료 소정점수의 20% 가산
  - 전문의 수가 50% 미만인 경우: 요양병원 입원료 소정점수의 10% 가산
- 2등급 : 요양병원 입원료 소정점수로 산정
- 3등급 : 요양병원 입원료 소정점수의 15% 감산
- 4등급 : 요양병원 입원료 소정점수의 30% 감산
- 5등급 : 요양병원 입원료 소정점수의 50% 감산

(4) 간호인력 확보수준에 따른 입원료 차등제

① 요양병원 입원료, 낮병동 입원료, 정액수가 산정 시 적용한다.

② 직전 분기 평균 환자 수 대비 간호업무에 종사하는 직전 분기 평균 간호인력(간호사 및 간호조무사) 수에 따라 다음 각 호의 1과 같이 1등급 내지 8등급으로 구분한다.

- 1등급 – 4.5 : 1 미만인 경우
- 2등급 – 4.5 : 1 이상 5 : 1 미만인 경우
- 3등급 – 5 : 1 이상 5.5 : 1 미만인 경우
- 4등급 – 5.5 : 1 이상 6 : 1 미만인 경우
- 5등급 – 6 : 1 이상 6.5 : 1 미만인 경우
- 6등급 – 6.5 : 1 이상 7.5 : 1 미만인 경우
- 7등급 – 7.5 : 1 이상 9 : 1 미만인 경우
- 8등급 – 9 : 1 이상인 경우

③ **환자 수**는 낮병동 입원환자를 포함한 요양병원 입원환자 전체를 말하며 다만, 중환자실 입원환자는 제외한다.

④ **간호인력확보수준에 따른 요양병원 입원료** 등은 등급별로 다음과 같이 가감한다.

- 1등급–요양병원 입원료 소정점수의 60% 가산
- 2등급–요양병원 입원료 소정점수의 50% 가산
- 3등급–요양병원 입원료 소정점수의 35% 가산
- 4등급–요양병원 입원료 소정점수의 20% 가산
- 5등급–요양병원 입원료 소정점수로 산정
- 6등급–요양병원 입원료 소정점수의 20% 감산
- 7등급–요양병원 입원료 소정점수의 35% 감산
- 8등급–요양병원 입원료 소정점수의 50% 감산

(5) 특정항목 규정

① 식대

- 제1편의 입원환자 식대의 수가를 산정한다.

② CT 및 MRI

- 제1편의 방사선 특수영상진단료 중 전산화단층영상진단CT 및 자기공명영상진단MRI CT 및 MRI 촬영에 소요된 필름또는 FULL PACS · 조영제

③ 전문재활치료

- 제1편 이학요법료 중 운동치료와 전문재활치료료

④ 혈액투석 및 투석액

- 제1편 처치 및 수술료 중 혈액투석
- 혈액투석에 사용된 투석액
- 복막투석에 사용된 투석액

⑤ 전문의약품

- 치매치료제
  - Donepezil 경구제, Galantamine 경구제, Rivastigmine 경구제, Memantine 경구제 등
  - Erythropoietin 주사제, Darbepoetin Alpha 주사제

핵심문제 & 해설 *Ccheck Point Exercises & Explanation*

1. 사회보험으로서 건강보험의 특성을 잘못 설명한 것은?

① 보험료 징수에 강제성을 가지고 있다
② 부담능력에 따라서 보험료가 부과되는 형평성을 가지고 있다
③ 피보험자가 선택가입할 수 있는 임의보험이다
④ 수익자 부담원칙에 따른 보험료를 부과한다

|해설| 사회보험의 특징

- 생활의 위협으로부터 보호하기 위하여 국가가 법에 의하여 보험가입을 의무화. 즉, 건강보험 가입이 강제된다.
- 개인의 경제적 능력에 따른 일정한 부담으로 재원을 조성
- 균등한 급여를 받음으로써 경제적 부담을 경감시켜 주는 소득재분배 기능
- 사회보장 정책의 일환으로 마련된 의료보장제도

2. 건강보험에 있어서 요양기관 종별 가산율로 올바른 것은?

① 의원 – 15%
② 병원 – 25%
③ 종합병원 – 35%
④ 종합전문요양병원 – 45%

|해설| 요양기관 종별가산율

종별	건강보험	산재, 자보	의료급여
상급종합병원	30%	45%	22%
종합병원	25%	37%	18%
병원	20%	21%	15%
의원	15%	15%	11%
– 약국 및 희귀의약품센타 – 조산소 및 보건소 – 사업장부속병원	0%	0%	0%

3. 국민건강보험법에 명시된 피부양자의 범위가 아닌 것은?

① 직장가입자의 배우자
② 직장가입자의 직계존속
③ 직장가입자의 형제자매
④ 국민건강보험공단의 직원

|해설| 피부양자의 범위

가. 가입자의 배우자
나. 가입자의 직계존속(배우자의 직계존속을 포함)
다. 가입자의 직계비속(배우자의 직계비속을 포함)
라. 가입자의 형제 · 자매

4. 전 국민의료보험이 시작된 시기로 옳은 것은?

① 1963년 ② 1977년
③ 1988년 ④ 1989년

|해설| 건강보험제도 연혁

- 1963.12.16 국가재건최고회의에서 의료보험법 제정
- 1977. 7. 1 직장의료보험 실시(500인 이상 사업장)
- 1979. 1. 1 공무원 및 사립학교교직원 의료보험의 실시
- 1981. 12. 1 직종의료보험조합 발족(문화예술인, 이미용)
- 1988. 1. 1 농.어촌 지역의료보험 전국 확대 실시
- 1989. 7. 1 도시지역의료보험 전국적 실시
- 1999. 2. 8 국민건강보험법 제정
- 2000. 7월 지역. 직장 통합 운영
- 2003. 7월 1일 재정통합 운영

5. 건강보험 요양급여의 종류가 아닌 것은?

① 약제지 및 보조기의 지급
② 이송
③ 진찰 및 검사
④ 휴업급여

|해설| 보험급여의 종류 : 진찰, 검사, 입원, 약제 치료재료의 지급, 처치수술 기타의 치료, 예방 재활, 입원, 간호 이송

6. 건강보험 급여의 종류 중 현물급여(의료서비스)에 해당되는 것은?

① 요양급여
② 요양비
③ 장애인보장구
④ 임신, 출산전 진료비

|해설|

분류	종 류	지급대상
현물급여	요양급여 건강검진	가입자, 피부양자 가입자, 부양자
현금급여	요양비 • 요양기관을 이용할 수 없거나 요양기관이 없는 경우 • 만성신부전증환자의 복막관류액 구입비 • 가정에서 산소치료를 받는 경우	처방전에 의해 직접 구입한 가입자, 피부양자
	출산비, 임신출산진료비, 본인부담상한액	가입자, 피부양자
	장애인보장구 급여비	장애 등록된 가입자, 피부양자

7. DRG(포괄수가제)의 질병군에 속하지 않는 것은?

① 아데노이드 수술
② 자연분만
③ 수정체 수술
④ 충수절제술(맹장염)

|해설| 포괄수가제 대상 과목별 질병군
• 안과 : 수정체 수술 (백내장)
• 이비인후과 : 편도 및 아데노이드 수술
• 산부인과 : 자궁 및 자궁부속기 수술(악성제외), 제왕절개술
• 일반외과 : 항문과 항문주위수술(치질), 서혜 및 대퇴부 탈장수술, 충수절제술(맹장염)

8. 의료급여대상자의 범위에 해당되지 않는 것은?

① 국민기초생활보장법에 의한 수급자
② 재해구호법에 의한 이재민
③ 생활이 어려운 자로서 총리령이 정하는 자
④ 국가유공자 등 예우 및 지원에 관한 법률이 적용을 받고 있는 자

|해설| 의료급여적용대상, 국민기초생활 수급자, 재해구호법에 의한 이재민, 의상자 와 그 유족 국내에 입양된 18세 미만의 아동, 국가유공자와 그 가족, 중요무형문화재의 보유자 및 그 가족, 탈북자와 그 가족, 5.18민주화운동 관련 보상금 등을 받은 자와 그 가족, 그 밖에 생활유지의 능력이 없거나 생활이 어려운 자로서 대통령령이 정하는 자

9. 산업재해보상보험에서 보상하는 급여의 종류가 아닌 것은?

① 휴업급여
② 장해급여
③ 유족급여
④ 보상급여

|해설| 산업재해보상보험의 급여종류 : 요양급여, 간병료, 휴업급여, 상병보상연금, 장해급여, 유족 급여, 장의비, 간병급여

10. 산업재해 보상 보험과 관련한 설명으로 옳지 않은 것은?

① 사업주의 보험가입을 국가가 책임지는 강제보험이다.

② 업무상 재해의 범위를 업무상 사고와 업무상 질병으로 구분하고 있다.

③ 업무수행성이란 당해 근로자가 사업주의 지휘명령 하에서 업무를 수행하는 것을 말한다.

④ 5일 이상의 요양을 필요로 하는 부상이나 질병의 경우에 요양급여가 적용된다.

|해설| 산재보험의 특징
- 보험가입은 강제적으로 서업주의 가입의무이다
- 근로자의 업무와 관련하여 일어난 재해보상
- 업무상 재해 판단 근거는 업무의기인성과 업무의수행성이다.
- 4일 이상의 요양을 필요로 하는 부상이나 질병의 경우에 요양급여가 적용된다.

11. 12대 중과실 교통사고에 해당하지 않는 것은?

① 운전자 신호위반

② 교통사고 뺑소니

③ 횡단보도에서 보행자 보호의무 위반

④ 중앙선 침범

|해설| 교통사고처리특례법의 형사처벌 유형
- 운전자의 신호 위반(경찰의 수신호 포함)/ 중앙선 침범 또는 고속도로상의 횡단, 회전, 후진 사고/ 당해 도로 속도제한 20Km/h 초과의 규정속도 위반사고/ 앞지르기 방법 및 위반 사고/ 건널목 통과방법 위반 사고/ 횡단보도상의 보행자 보호의무 위반사고/ 무면허 운전 사고/ 운전 또는 약물복용 운전사고/ 보도침범사고 또는 횡단방법 위반사고/ 승객의 추락방지 의무 위반사고(開門發車)/ 어린이보호구역 안전운전 의무위반/화물고정 조치위반
단, 뺑소니 사고인 경우에는 앞의 특례에 해방되지 않고 특정범죄가중체벌 등에 관한 법률(특가법)위반에 해당된다.

12. 자동차 손해배상보험 내용으로 바르게 연결된 것은?

① 책임보험-강제보험-무한책임(대인)

② 종합보험-임의보험-유한책임(대인)

③ 종합보험-임의보험-무한책임(대인)

④ 책임보험-임이보험-유한책임(대인)

|해설| 재자동차보험의 특징: 사회보험인 건강보험, 산재보험 등의 공(公)보험과 성격을 달리하는 사(私)보험으로 가입이 강제적이지는 않으나 공(公)보험적 성격을 지닌 사(私)보험으로서 예외적으로 가입이 강제되고 있음
- 책임보험 : 자동차 소유자는 의무가입 (공(公)보험적 성격)
  - 대인배상 I : 최고 2천만원 /
    대물배상 : 최고 1천만원
- 종합보험 : 임의가입 (사(私)보험적 성격)
  - 대인배상 II : 최고 5천만원부터 무한 /
    대물배상 : 최고 2천만원부터 무한

13. 노인 장기요양급여 대상자의 본인 일부부담금 내역으로 옳은 것은?

① 재가급여15% 시설급여20%

② 재가급여20% 시설급여20%

③ 재가급여15% 시설급여15%

④ 재가급여30% 시설급여30%

|해설| 장기요양급여본인일부부담금
- 재가급여비용: 일반(15%), 의료급여수급권자(7.5%), 국민기초수급권자(면제)
- 시설급여비용: 일반(20%), 의료급여수급권자(10%), 국민기초수급권자(면제)

14. 노인 장기요양보험 대상자로 옳지 않은 것은?

① 65세 이상의 노인으로 거동이 불편하신 분
② 당뇨병 질환을 가진 65세 미만 자
③ 치매, 뇌혈관성 질환, 파킨슨병 질환을 가진 65세 미만 자
④ 65세 미만은 노인성 질환을 가진 자로서 거동이 현저히 불편하여 장기요양이 필요한 자

|해설| 장기요양인정 대상자
- 65세 이상으로 거동이 불편한 분
- 65세 미만으로 노인성 질병으로 인해 거동이 불편한 분
- 65세 미만의 노인성 질병의 종류 : 치매 · 뇌혈관성 질환, 파킨슨 등

15. 노인 장기요양병원의 입원료구성 규정으로 옳지 않은 것은?

① 의학관리료(31%)
② 간호관리료(16%)
③ 병원관리료(53%)
④ 약학관리료(53%)

|해설| 장기요양병원 입원료의 구성 : 의학관리료(31%), 간호관리료(16%), 병원관리료(53%)

|정답|	
	1. ③ 2. ① 3. ④ 4. ④ 5. ④ 6. ① 7. ② 8. ③ 9. ④ 10. ④ 11. ② 12. ③ 13. ① 14. ② 15. ④

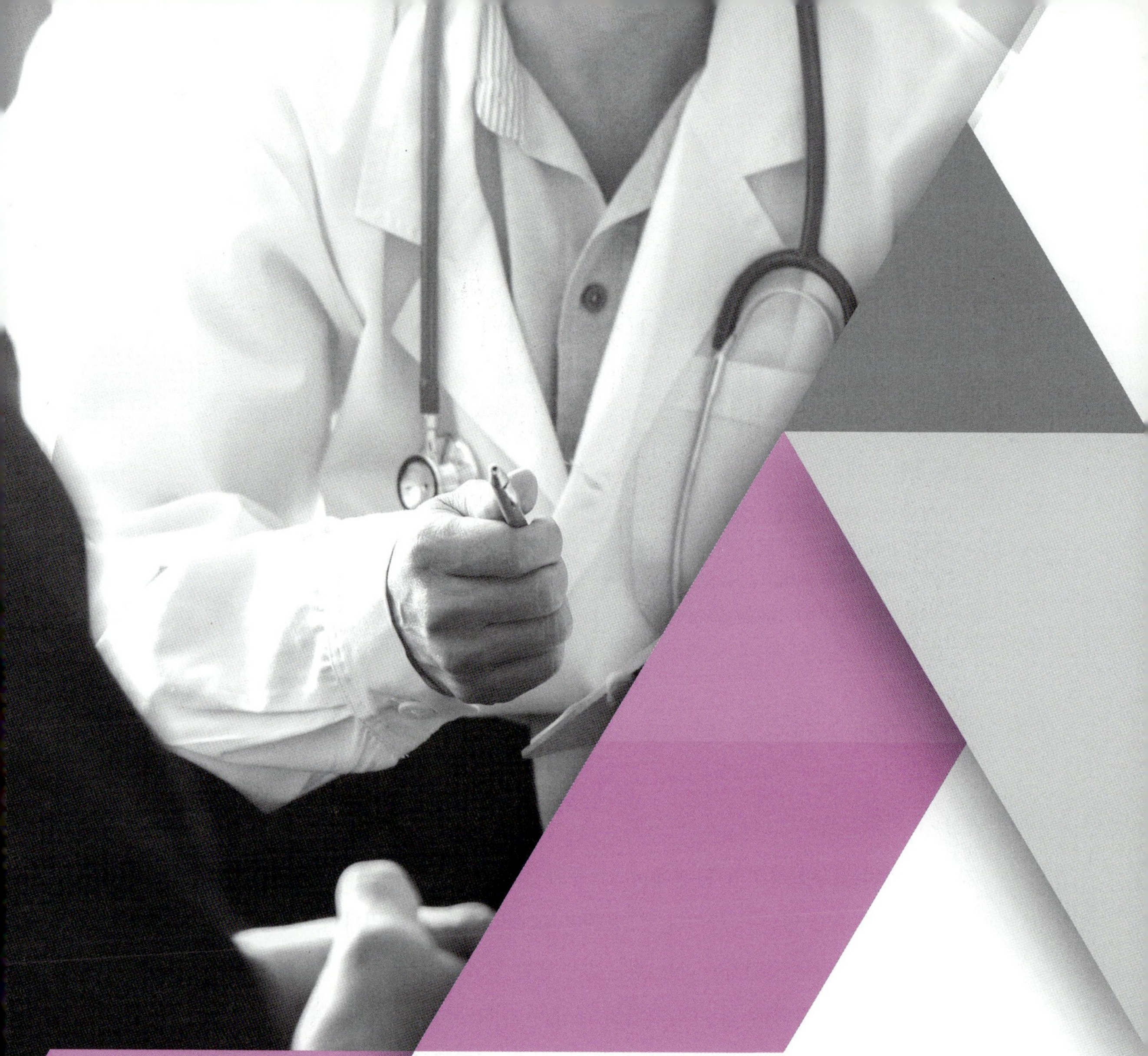

Chapter 3. 고객관리

Chapter
03.

고객관리

학습 목표

- 고객서비스 관리를 위한 유형별 고객 구분을 할 수 있다.
- 진료유형에 따라 초 · 재진 환자를 구분할 수 있다.
- 고객 응대를 위한 서비스 매뉴얼을 작성할 수 있다. .

1. 고객

(1) 고객의 개념

지금의 병원은 무한경쟁의 환경에서 그 동안 상대적으로 등한시하였던 고객에 대한 관심이 높아져 가고 있는 상황이다. 그렇다면 '고객이란 누구를 말하며, 고객은 어떠한 중요성을 가지고 있는 것인가?' 라는 질문을 이해할 필요가 있다.

고객이란 사전적 정의로 '단순히 영업의 대상이 되는 사람 또는 생산의 결과를 소유하는 사람'으로 표현하기에는 지금의 시대에서는 맞지 않다고 할 수 있다. 이제는 고객의 개념이 '단순히 소비의 주체가 아니라 생산의 시작과 과정에 참여하고 결과에 대해 평가하며, 개선을 요구하는 동반자적 자리'를 차지하고 있다고 말할 수 있다.

(2) 고객의 분류

고객의 분류는 크게 내부고객과 외부고객으로 구분할 수 있는데, **내부고객**은 병원조직의 내부에 존재하는 조직구성원을 일컫는다.

외부고객은 병원의 진료 및 서비스를 전달받거나 제공받는 거래처 및 사용자를 칭한다.

병원에서도 **환자의 개념**이 단순히 질병을 치료하기 위해 내원한 진료의 대상이란 개념에서 '병원 환경과 경영의 변화를 통하여 이제는 진료를 제공할 수 있도록 기회를 제공해 주는 대상'으로 그 개념이 변화하고 있는 상황이다. 그래서 고객이란 진료를 받기 위해 병원을 방문하는 사람뿐만 아니라, 보호자, 병원거래처, 병원방문객, 그리고 내부 직원들까지도 고객으로 그 인식의 범위가 넓어지고 있다.

2. 고객관리

고객관리는 병원경영의 관점에서 매우 중요하고 그 필요성이 대단히 중시되고 있는 상황에서 다음과 같이 그 이유를 요약할 수 있다.

1. 고객의 중요성

첫째, 지금은 병원 간의 의료 시설 및 의료수준 등이 크게 차이가 나지 않는다는 점이다. 이러한 상황에서 병원들 또한 상호 경쟁이 격화되고 있다고 할 수 있다. 기존 병원들은 개성이나 특성이 거의 반영되지 않은 상태에서 개체 수數만 증가되었다고 할 수 있으며, 보편화된 의료 IT 기술의 발달은 병원 간 차별화를 더욱 불분명하게 만들었다. 그러나, 고객들은 보다 능동적이고 적극적으로 다가오는 의료서비스를 선택하는 상황이 되어가고 있는 것이다. 이제는 고객들도 정보가 부족하여 귀동냥만 하였던 수동적인 형태의 병원 선택에서 자신들이 능동적으로 선택하는 형태로 바뀌었으며 만족하는 병원과 불만족스런 병원의 요소가 자연스럽게 표출이 되고 있다고 해도 과언이 아니다.

둘째, 인터넷Internet이나 각종 정보매체social media의 발달로 병원분야에서도 이미 고객들은 사전에 병원에 대한 많은 정보와 소식을 갖고 병원을 선택하고 있으며 원하는 서비스를 받고자 적극적인 행동으로 보여주고 있다. 한 저술가가 말하길 "소비자는 보다 개인적이고 적극적인 성격의 '사이버 소비자'로 변모하였고, 사이버 소비자는 고객화 된 상품 및 서비스와 더불어 개인화된 맞춤정보의 제공을 갈망하고 있다. 또한 상품의 구매시간과 장소 및 가격을 스스로 결정하기를 원하는 적극적이며 능동적인 소비자이다. 이렇게 변화된 고객은 장차 기업의 진정한 경쟁자로 등장할 것이다."라고 하였는데, 의료산업에서도 이러한 변화를 느끼는 시대가 되었다고 해도 과언이 아니다.

셋째, 대기업도 병원 및 의료분야에 관심을 갖고 대형병원을 설립하는 등 의료사업에 대한 투자를 적극적으로 펼치고 점차적으로 사업 분야를 넓혀가고 있어 순수한 병원간의 경쟁도 치열해지고 있는 실정이다. 또한 외국병원의 국내법인 합작투자 및 병원 설립 증가로 점차 그 문턱이 개방될 전망이다. 즉 국내에서 성업하는 외국 커피 프랜차이즈점포인 ○○처럼 병원도 국내외 대기업 이름을 차용하여 프랜차이즈 병원과 같은 성격의 영리법인 탄생이 바로 코 앞에 다가와 있다. 물론 지금까지 우리나라 병원의 설립목적인 비영리 추구가 변화되지는 않았지만 이러한 현상은 병원 문화와 경영환경에 적지 않은 변화를 가져올 것으로 예상된다. 이와 같이 사회적 변화와 함께 병원의 환경이 변화되는 시점에서 고객의 관리는 아주 중요한 영역으로 부상되고 있는 것이다.

결과적으로 중소병원들의 과포화 상태와 상호경쟁이 치열한 현장에서 특화된 전략이 필연적으로 요구되고, 소비자의 의식 변화에 맞추어 양질의 맞춤형 의료서비스를 제공해 주어야 하는 상황이 된 것이다. 따라서 이러한 경쟁체제에서 생존하기 위해서는 계획적이고 체계적인 의료서비스 마케팅이 매우 절실한 시점이라고 하겠다.

이제 병원은 병원의료 고객에 대한 분석이 필요하게 되었다. 의료제공자병원는 의료수혜자고객-환자에 대해 양질의 서비스를 제공함과 동시에 이익을 창출하여 조직의 유지 및 발전을 도모해야 하는 것이다. 만약 병원에서 제공되는 서비스가 불만족스럽다면 병원은 고객환자으로부터 외면당하게 될 것이고, 병원은 성장을 멈추면서 결과적으로 폐업의 선택을 할 수밖에 없을 것이다. 그렇기 때문에 고객환자을 만족시키는 고객중심의 의료서비스가 제공되도록 철저한 관리가 이루어져야 하는 것이다.

그러면 병원들이 고객관리를 위한 방안으로 고객환자들이 병원을 선택할 때 우선적으로 고려하는 사항들을 살펴보기로 한다.

2. 고객(환자)의 선택

고객환자들은 병원에 내원하여 진료 시 구체적으로 어떤 요인들을 고려하여 병원에 대한 평가를 하는지 정리해 보기로 한다.

다음의 항목 이외에도 상당히 많은 요인들이 있을 것이다. 이처럼 고객들은 다양한 사항을 고려하면서 병원을 선택하고 진료가 이루어지길 기대하고 있다. 따라서 병원은 이러한 각종 변수들을 충분히 고려해서 세심한 고객관리가 이루어져야 할 것이다.

표 3-1 고객(환자)의 병원 결정 시 고려사항

항목	병원 결정 시 고려사항
병원에 대한 정보 취득 방법	• TV 및 Radio 광고 • 주변 지인의 권유 • Internet 또는 social media • 병원의 옥외 광고물 • TV 강연회나 칼럼 • 신문 및 잡지 등의 대중매체
병원진료 시 고려사항	• 지리적 근접성 • 병원의 규모 외형 • 친절도 • 진료에 대한 의료진의 명성 • 선 경험자의 조언

표 3-2 고객(환자)의 병원 결정 시 고려사항

항목	병원 결정 시 고려사항
병원환경 청결	• 외래 진료실, 입원실 청결 • 음식의 질(맛과 온도) • 식사시간의 정확성 • 입원실의 물리적 환경
병원의 접근성	• 주차시설 용이성 • 전화 및 면대면 직원과 연결할 수 있는 용이성 • 환자 및 보호자의 식사서비스에 대한 용이성 • 간병인을 위한 시설
친절도	• 의료진의 예절바름 • 간호사의 예절바름 • 병원 직원의 예절바름
확실성	• 의료제공자가 해주기로 약속한 서비스의 실행 • 의료제공자 서비스의 이행 정도
안전성	• 환자 및 보호자가 느끼는 물리적 환경에 대한 안전감 • 환자 및 보호자가 느끼는 심리적 편안함
신뢰성	• 의료진의 전문성 • 의료진 및 의료광고 등 신뢰있는 수준의 서비스를 실행하는 능력 • 환자가 기대했던 만큼 병원이 환자를 만족시킬 능력

(계속)

항목	병원 결정 시 고려사항
응대성	• 환자가 요구에 대한 간호사의 반응 • 환자의 요구에 대한 의사의 반응 • 검사 대기시간 • 입원하는 데에 걸리는 시간과 용이성 • 퇴원하는 데에 걸리는 시간과 용이성 • 환불 시의 걸리는 시간 • 입원수속과 실제 입원실로 들어가는 데에 걸리는 시간 • 고객의 질병상태에 대한 정보를 알아볼 수 있는 용이성
능숙함 신속성	• 간호사가 환자를 간호하는 기술 • 의사가 환자를 치료하는 기술 • 검사를 시행하는 직원들의 기술 • 병원비 계산 과정의 정확성 • 보험 청구에 대한 직원들의 능숙함

3. 고객서비스관리(NCS 0601020202_13v1.1)

일반적으로 고객만족이란 고객에게 심리적 만족감과 편안함을 제공하여 의료서비스의 질을 향상시킨다는 의미로 소비 경험으로부터 얻어진 결과물 또는 평가의 과정으로 정의하고 있다. 이런 관점에서 병원에서 이루어지는 고객관리는 병원 내 · 외 고객의 만족도를 충족시키기 위하여 전략적으로 진행되고 있는 서비스 제공 과정이다.

병원관리자들은 고도로 분업화된 병원 부서들 간의 활동을 조정하고 융화하는 역할을 통해 고객들에게 병원서비스의 만족도를 높일 수 있도록 업무의 효율적 조정과 직원들에 대한 체계적 교육이 필요하다. 물론 병원은 전문성이 강한 조직이며, 특히 우리나라 병원은 비영리조직이라는 인식 하에 의료서비스의 무형성, 비분리성, 이질성, 소멸성의 특성을 지니고 있으므로 고객들이 원하는 서비스를 결정하기는 쉽지 않다. 이러한 상황에서 의료소비자들은 의료제공기관을 선택할 때는 믿을 만한 주변인가족, 친척, 친구, 이웃의 권유에 크게 의존하고 거기에 따르는 경향이 있다.

현재 우리나라는 의료서비스 특성상 전문성이 강하여 의술시행 정보가 고객환자에게 만족할 만큼 충분히 공유되지 못하고 있으며, 법에 따라 광고 등을 제한함으로써 고객환자이 필요한 의료 관련 정보들을 제한하는 경우도 발생한다. 이에 병원에서는 적극적으로 고객을 관리하여 만족도를 높이고 불만요인을 신속히 해결함으로써 고객에게 양질의 서비스를 제공하고 병원경영 창출을 기하여야 할 것이다.

이를 위하여 병원 고객에 대한 유형과 관리를 실천해야 할 방안에 대하여 알아보도록 한다. 우선 병원고객을 내부의료진, 직원 등 고객과 외부고객, 환자 등 고객으로 구분한 후 실천항목을 설정해 보자.

(1) 내부고객관리

① 실현가능한 목표를 설정하라!

② 목표달성을 위한 전략을 명확히 세워라!

③ 능동적으로 스스로 따르도록 하라!

④ 변화를 추구하는 프로의 능력을 키워라!

⑤ 항상 공부하고 노력하라!

⑥ 건강과 여유, 인생을 공유하라!

⑦ 당근과 채찍은 적절히 사용하라!

⑧ 대화의 창커뮤니케이션을 활짝 열어라!

(2) 외부고객관리

① 고객환자의 요구를 먼저 생각하고, 그 다음에 병원의 이익을 생각하라.

② 고객환자이 원하는 것을 당신이 알고 있음을 확인하기 위해 고객들에게 광범위하게 질문하라.

③ 전체의 의사결정 과정에서 고객만족이 모든 구성원에게 최우선 과제임을 인식하도록 하라.

④ 내부 조직구성원의 만족 없이는 외부고객 만족도 없다는 사실을 알라.

⑤ 고객-환자의 만족도를 지속적으로 점검하는 측정, 평가기법을 활용하라.

⑥ 모든 고객의료 관련 질문자에서부터 의료서비스 최종 구매자에 까지의 말을 경청하라.

⑦ 관료적 체제를 줄이고 고객에게 귀를 기울여라.

⑧ 기대 이상의 것을 제공함으로써 고객-환자를 감동 · 감화시켜라.

⑨ 서비스 제품만큼 서비스도 좋게 하라.

⑩ 서비스 제품 판매 이후에도 고객-환자들과 꾸준히 접촉하라.

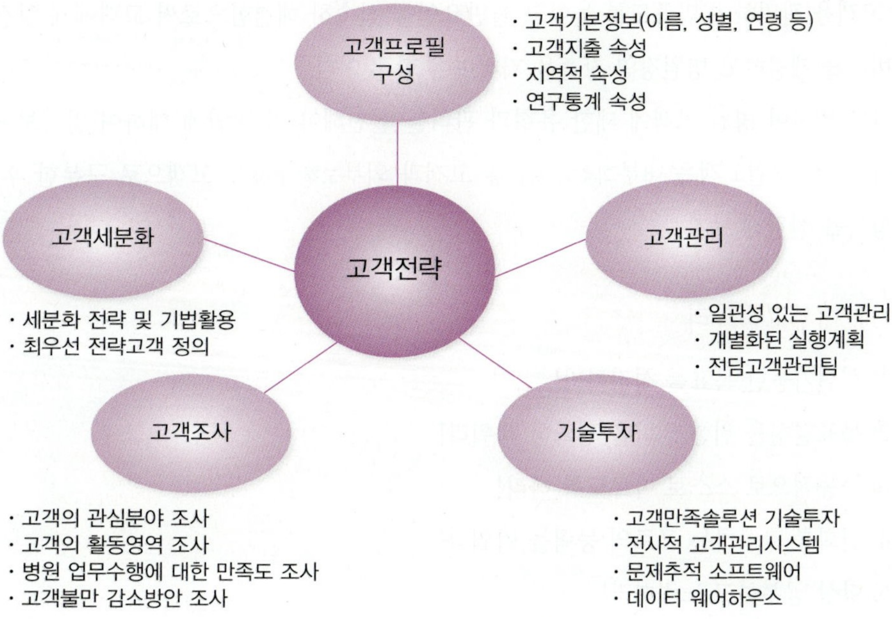

그림 3–1　고객관리 전략

출처 : 정병헌 "환자중심적 서비스 전달모형의 도입과 운영", 가톨릭대학교 의료경영대학원. 2004

4. 고객유형별 서비스관리

고객의 유형은 병원을 찾는 환자의 진료형태에 따라 외래 · 입원 환자, 내원 유형에 따라 초 · 재진 환자로 구분한다. 그리고 보험급여 유형에 따라 일반환자, 건강보험환자, 의료급여환자, 자동차보험환자, 산업재해보상환자, 공무상 요양환자, 외국인 환자 등으로 구분할 수 있다.

1. 일반적 유형에 따른 고객구분

일반적인 개념으로 고객Customer이란 상품 또는 서비스에 대한 제공을 받고자 하는 사람들이 그 기회를 얻고자 제공하는 곳을 찾아가 서비스 받는 사람을 말한다. 경제학적 관점에서 고객은 경제적 가치 창출의 중심이고, 서비스 제공뿐만 아니라 봉사할 수 있도록 기회를 주는 혜택의 제공자이다. 고객은 산업체 전반에 존재하지만 여기서는 병원 및 의료기관 관련 고객만 논의하기로 한다. 병원 및 의료기관에서 고객은 크게 내부고객과 외부고객을 다음과 같이 구분하고 있다.

① **내부고객**Internal Customer : 의료기관에서의 내부고객은 의사, 간호사, 의료기사, 원무 행정직원, 코디네이터, 주차요원, 지원부서, 관리부서 등을 가리킨다.

② **외부고객**External Customer : 의료기관의 외부고객은 환자를 포함해 보호자인 가족, 의료기관을 선택하게 도와준 이웃이나 친지, 지역사회, 협력업체, 관련된 여러 기관 등을 가리킨다.

2. 병원방문 유형에 따른 고객 구분

일반적으로 외래환자초진 및 재진는 환자가 병원 진료 후 입원하지 않고 병원 여러 시설을 이용하여 의료서비스를 받고 귀가하는 환자를 말한다. 방문 병원에 처음 방문하는 환자를 초진환자 재방문한 환자를 재진환자라 말하며 자세한 구분은 아래와 같다.

① **신환환자** : 특정병원에 과거 이용경험이 없이 처음 이용하는 경우이다. 신규 등록번호진찰권를 부여하게 된다.

② **구환환자** : 특정병원에 과거 한 번 이상 진료한 경험이 있는 경우로, 등록번호와 의무기록이 부여된 환자를 말한다. 환자명부는 영구보존으로 각 해당 병원에서 보관한다. 의무기록 보존연한이 10년이지만 환자진료의 연계성 때문에 대부분 영구보존하며, 10년 이상 내원하지 않아 부득이 폐기된 경우 다시 내원하여 의무기록지를 재작성하는 경우에도 형식적으로는 신환이나 실질적으로는 구환으로 분류한다.

3. 병원진료 유형에 따른 고객 구분

① **외래진료 환자** : 병원에 입원하지 않은 상태에서 병원 내의 각종 시설을 이용하여 의료에 관한 서비스를 이용하는 환자로 부상이나 질병의 진단 또는 치료를 위해 병원을 방문하여 입원하지 않고 귀가하는 환자의 진료를 말한다. 외래는 상대적으로 질병이나 부상의 정도가 경미한 환자이다.

Check point

접수 구분

① 초진 : 처음 병원에 내원한 환자로 진료기록이 전혀 없는 환자
② 재진 : 90일 이내 같은 상병으로 내원한 환자(마지막 진료일+투약일 수+90일 이내 진료)
③ 재초진 : 동일한 진료과가 아닌 새로운 과의 진료 시 적용
재초진은 동일한 진료과에 내원했는데 재진 이외의 경우에 해당하는 환자

② **입원진료 환자** : 병원 내의 각종 시설을 이용하여 당일 치료하고 귀가가 어려운 경우 병원에 상주하면서 의료서비스를 받는 환자를 입원환자라고 한다. 즉 환자가 의사의 소견에 따라 소정의 절차를 거쳐 24시간 지속적으로 요양기관에서 진료를 받는 환자로 의사가 판단하여 입원을 결정한다. 결과적으로 입원은 질병이나 부상의 치료를 위해 소정의 절차에 따라 병원에서 24시간 수용되어 계속적인 진료를 받는 환자를 말하는 것으로서, 병원의 규모가 클수록 입원중심의 진료를 담당하고 있다.

③ **응급환자** : 질병, 분만, 각종 사고 및 재해로 인한 부상이나 그 밖의 위급한 상태로 인하여 즉시 응급처치를 받지 아니하면 생명을 보존할 수 없거나 심신에 중대한 위해가 발생할 가능성이 있는 상황을 말한다. 응급환자의 경우 응급의료시설과 의료장비를 갖추고 있는 응급실 또는 응급의료센터를 이용한다.

④ **낮병동** : 외래나 입원의 혼합된 중간 형태이며, 정신질환이나 항암제 투여, 백내장 등 간단한 수술이나 비수술적 심혈관계 중재적 시술, 혈관조영술 등의 검사나 진료 후 당일 귀가하는 태이다. 그 범위는 의료서비스 발전과 더불어 점차 확대되고 있는 추세이다.

4. 환자자격유형 고객구분

(1) 건강보험 환자 : 본인부담률 60%(상급종합병원)

신분증, 병원진찰카드처음 방문이 아닐 경우, 건강보험카드를 지참하고 접수 및 수납 창구에 접수

① **유형보조** : 진료과에서 적용하는 상병코드에 따라 희귀난치성 질환 또는 중증질환의 유형으로 적용

• 차상위 1종 환자 : 기존 차상위 의료급여 수급권자를 건강보험대상자로 전환 → 2008.4.1. 희귀난치성 질환자의료급여1종 중 차상위 수급권자

• 차상위 2종 환자 : 2009.4.1. 만성질환자, 18세 미만 아동의료급여 2종 중 차상위 수급권자

② **차상위계층**이란 최저생계비 대비 1배에서 1.2배 이하의 소득이 있는 계층과 소득은 최저생계비 이하지만 고정재산이 있어 기초생활 보장 대상에서 제외된 계층

• 차상위장애인 환자 : 차상위 자격이면서 복지카드 소지자

(2) 의료급여

비급여 및 선택진료비 본인부담 환자 본인 신분증과 2차병원급 진료기관의 진료의뢰서를 지참하고 내원1차 의원급 진료기관의 의뢰서 지참 시 2차 진료기관으로 안내를 하며, 의료급여 2종인 경우 장애등록증이 있는 환자는 유형보조에 의료급여인[23~00]으로 등록하고 의료급여 1종과 혜택은 동일하게 해주면 된다

① **유형보조** : 진료과에서 적용하는 상병코드에 따라 희귀난치 또는 중증의 유형으로 적용한다.

② **중증**암**환자** 산정특례환자는 진료의뢰서 없이 진료가 가능하다

(3) 일반환자

내국인의 건강보험 자격 미 취득자, 상해, 신체감정 기타 일반치료를 요하는 진료환자를 일컫는다 (예) 성형 또는 임플란트 등

• 유형보조 : 신체감정인 경우 51~25신체감정

(4) 기타 환자의료보험 수가 100%

① 한국이주민협회외국인 노동자카드를 소지하고 있는 본인 및 부양자는 의료보험 100% 수가를 적용, 선택진료비를 산정하지 않는다.

② 해당일까지 보험료 납부가 되어 있어야 함. 부양자도 등재되어 있어야 함. 본 병원과 협력되어 있음을 확인 – 계약처로 발행

• 초진 진료 시 한국이주민협회 카드의 자격확인 후 복사하여 접수증에 첨부하여 보관하며 재진 진료 시에는 유효기간 확인

• 유형보조 : 건강보험 수가 100% 적용

③ 희년의료공제카드환자

희년의료공제 의료보험100% 수가를 적용하고, 선택진료비를 산정하지 않는 환자

④ 초진 진료 시 희년의료공제회 카드의 자격확인 후 복사하여 접수증에 첨부하여 보관하며 재진 진료 시에는 유효기간을 확인한다.

⑤ 기타 환자

• 외국국적동포 재외국인 여권에 korea seoul로 표기, 재외국민, 한인회, 한인증, 국내 거소신고증거소증, 거민신분증중국정부에서 발행하는 신분증-朝鮮으로 표기된 자

• 외국인 유형 중 건강보험자격이 상실된 환자는 한인교포 및 조선족H-2, F-4 유형 에 한하여 체류기간 확인 후 건강보험 수가 100% 적용한다.

⑥ 초진 진료 시 증빙서류 복사하여 접수증과 같이 보관수시확인

⑦ 타 병원 입원환자 : 보험 100% 수납 후 영수증 내역서 출력 후 입원 중인 병원 원무팀 제출안내 = 타 병원 입원환자 보험 중복청구는 안 됨

(5) 국제수가

국제 수가적용71-00 – 일반수가 120% 적용

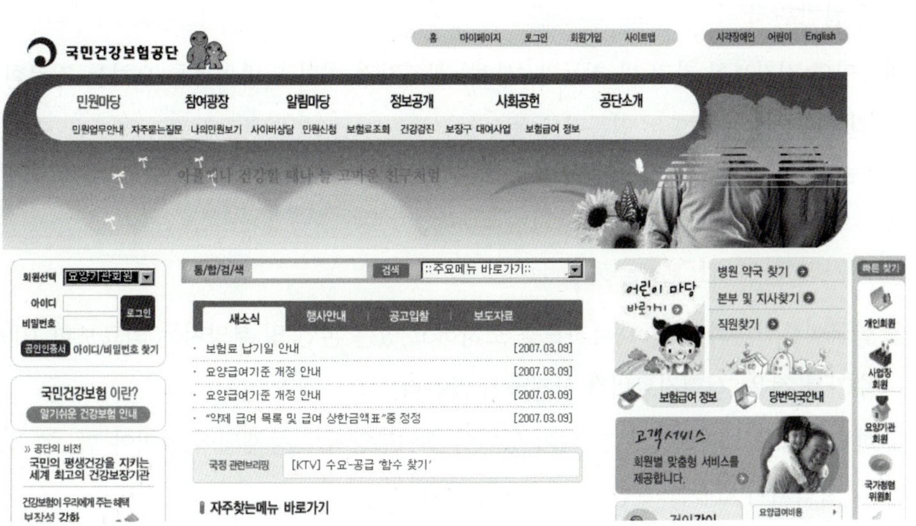

그림 3-2 건강보험관리공단 조회(www.nhic.or.kr)

(6) 기타 고객구분

① **입원경로** : 외래, 응급실, 분만실, 신생아실, 기타 등

② **내원경위** : 타 의료기관과의 연계 상황 파악하여 1차 의료기관병 · 의원, 2차 의료기관종합병원 3차 의료기관종합전문요양기관으로 구분한다.

5. 고객정보 분류방법

소속된 보장제도 범위 내에서 적절한 진료를 받을 수 있도록 수진자격 여부를 확인하는 과정이다. 의료보장제도에 따라 의료수가 및 보험자와 진료범위가 서로 다르므로 진료 중 자격변경 시에는 업무가 더욱 복잡해지고 진료비청구 및 회수에도 어려움이 발생된다.

따라서 **외래접수 시 어떠한 수가유형의 환자인지**를 구분하여 적정한 급여혜택이 주어지도록 하는 것이 중요하다.

① 환자 수가유형 파악 건강보험, 의료급여, 산재보험, 자동차보험 등,

② 상해원인 분석 등,

③ 건강진단, 성형목적 등 비급여 질환 관리,

④ 기타 건강보험급여 환자로 구분할 수 있다.

(1) 건강보험환자의 경우

① **요양급여 절차**는 건강보험의 경우 1단계, 2단계로 구분한다.

- 1단계 요양급여는 의원, 병원, 종합병원 진료로 상급종합병원은 제외하며, 2단계 요양 급여는 상급종합병원에서 진료가 이루어지는 경우라 한다.
- 2단계 요양급여상급종합병원 진료 시 필요 요건은 다음과 같다.
  1단계 병원에서 발행한 요양급여 의뢰서 또는 상급종합병원에서의 '요양급여가 필요하다'는 의사소견이 기재된 건강진단 · 건강검진결과서 서류가 필요하다.

② **상급종합병원에서 1단계 요양급여를 받을 수 있는 경우**

국민건강보험 요양급여의 기준에 관한 규칙 제2조제3항에 관계되는 경우에는 1단계 요양기관을 거치지 않고 상급종합병원에서 바로 진료 받을 수 있다.

•「응급의료에 관한 법률」 제2조제1호에 해당하는 응급환자인 경우
• 분만의 경우
• 치과에서 요양급여를 받는 경우
•「장애인복지법」 제32조에 따른 등록 장애인 또는 단순 물리치료가 아닌 작업치료 · 운동치료 등의 재활치료가 필요하다고 인정되는 자가 재활의학과에서 요양급여를 받는 경우
• 가정의학과에서 요양급여를 받는 경우
• 당해 요양기관에서 근무하는 가입자가 요양급여를 받는 경우
• 혈우병환자가 요양급여를 받는 경우

③ 요양급여 절차를 지키지 않는 경우

본인 부담률의 경우는 진료비 본인부담률은 100분의 100을 본인이 부담한다.

(2) 의료급여 환자의 의료급여 절차

의료급여 환자의 요양급여 절차는 1, 2, 3차로 나누어져 있으며 도식화하면 그림과 같다.

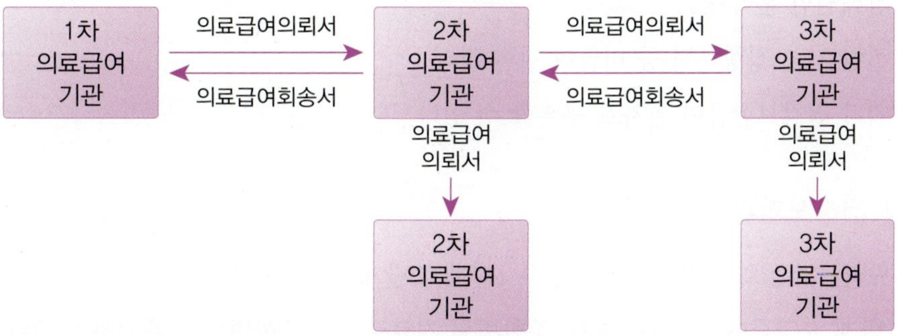

그림 3-3 의료급여 환자의 요양급여 절차

(3) 자동차보험 또는 산업재해보험 환자의 경우

① 자동차보험 환자

자동차보험환자가 외래로 병원을 방문 시 자동차 보험회사에서 발행하는 [진료비지불보증서]가 있어야 한다. 자동차 사고 피해자 또는 그 보호자는 보험회사에 진료비지불보증서를 요청하여야 한다.

② 산업재해보험 환자

산재보험 의료기관으로 지정된 요양기관이 산업재해 환자를 치료한 후에 산재환자의 경우 사업주, 신청인재해자 또는 요양기관이 근로복지공단에 요양급여신청서를 제출한다. 관할 공단에서 요양급여신청서를 심의한 후에 승인여부를 결정하며 그 결과를 요양기관에 통보하는 것이 요양 승인이다.

6. 재원환자관리

1. 유형관리

재원 중 또는 퇴원 후 환자의 자격이 소급변경 및 중간변경된 경우 기 발생 된 미수금에 대하여는 최초 담당자가 책임을 가진다. 첫 담당자는 환자의 본인부담금 입금액 및 보증인을 확인하고 유형변경 공문과 관련서류를 원무팀장에게 결재를 득한 후 전환 작업을 완료하여 후임 담당자에게 업무와 관련된 서류를 인계한다. 업무 인수자는 전환된 진료비 총액, 본인부담금액, 보험자 부담금액 등을 확인하고 관련서류를 보관한다.

2. 관심환자관리

관심환자를 조기 선별하는 것이 필요하다. 관심환자를 구분하면 다음과 같다.

(1) 응급실 환자 Screening

상급종합병원의 응급실은 지역 내에 발생한 중증 응급환자의 수용에 중추적인 역할을 해야 함으로 응급실 내에 이들을 수용할 예비병상 확보가 중요하다. 매일 수시로 '응급실환자검색'을 통하여 응급실 내 장시간 체류자, 퇴원전원 대상자, 관심환자취약계층, 난동, 미수발생 가능성 등를 선별하고 상황에 맞게 적절한 조치를 하는 것이 중요하다.

(2) 중환자실 환자

진료비 관리 파트는 관심환자 발생에 대한 사전 예측 및 선별이 필요하고, 이러한 환자를 조기 발견함으로써 적절한 선대응이 가능하다. 중환자실은 급성기 중증 질환에 대한 치료구역이므로 상태 악화분쟁 등 및 고액의 진료비에 대한 환자 측의 문의사항 컴플레인에 대한 수요가 크다.

① 선순환 필요 : 중환자실 입실 대상자의 실시간 예측에 어려움이 존재한다.
(타병원 전입, 응급실 응급환자 발생, post op care 등)

② 일반병동에 비하여 급변하는 환자의 상태에 대하여 진료비 관리 파트와 중환자실 병동주치의, 간호사 등 간의 긴밀한 상황 공유가 필요하다.

(3) 의료분쟁 환자 관리

우선 용어의 개념부터 정리를 하고 의료분쟁 환자 관리를 해보도록 한다.

① **의료사고** : 의사의 과실여부와 관계없이 의료행위 과정에서 예기치 못한 악결과가 발생한 경우 가치 중립적 개념

② **의료과실** : 의료인에게 잘못이 있는 경우를 뜻하는 법률상 개념

③ **의료분쟁** : 의료행위의 과실유무를 두고 의료진과 환자 간에 다투는 상태

환자를 치료하는 행위투약, 검사, 시술 및 수술 등는 기저에 Side Effect부작용 및 합병증를 수반할 수 있고 이를 환자 측에서는 의료적인 과실이 있다고 주장하는 경우가 많다. 환자 측에서 의료분쟁을 주장할 시 신속한 소통과 대처가 중요하다. 일차적으로 담당 의료진의 적절한 설명과 환자 측의 이해가 우선이 되어야 하며, 면담 초기에 일방적인 병원 측 입장 전달은 지양하고 방어적인 태도를 피하며, 환자 측에서 제기하는 의문 등을 충분히 들어주고 객관적으로 조사하려는 태도가 중요하다.

담당 의료진의 의견진료과 의견서 등과 필요에 따라 신속하게 법률자문을 의뢰하여 사건에 대한 객관적인 자체평가가 이루어져야 하며, 이를 토대로 환자 측과 재면담이 함께 이루어져야 한다. 환자 측과 협의가 원활히 이루어지는 경우 건을 종결할 수 있으나 필요에 따라 합의각서 작성, 그러하지 못하는 경우 제3의 기관한국소비자보호원, 한국의료분쟁조정중재원, 소송 등으로 사건이 진행될 수 있다는 점을 인지하고 있어야 한다.

1) 환자 측 요인으로 인하여 발생하는 경우

의료분쟁의 발생 중 의료소비자인 환자 측의 요인으로 발생하는 경우가 많다. 이는 최근 퇴행성, 만성질환 환자가 늘어나면서 진료기회가 크게 증가하고 이에 비례하여

의료분쟁도 증가하는 경향이 생겨나고 있다. 의료수요의 증가는 환자의 대기시간을 증가시키게 되고 진료시간이 단축됨에 따라 환자의 불만이 늘어나 결국 의료분쟁으로 이어지게 되는 것이다.

또한 최근 IT 산업의 발달로 인한 과다한 의료정보의 범람이 그 원인이 되기도 한다. 과다한 의료 정보를 맹신하는 가운데 병원에서 진료 받은 내용이 다른 경우 이를 불신하고 문제삼아 의료분쟁으로 이끄는 경우가 많다. 즉, 무분별한 인터넷 정보를 바탕으로 치밀한 의학적 정보나 관련 지식이 없이 일방적인 의료진의 잘못으로 여기고 이를 의료분쟁의 요인으로 삼고 있는 경향이 있다.

2) 환자의 진료 협조 위반으로 인한 경우

환자가 기대했던 치료결과가 나오지 않을 경우 의료인의 수준을 낮게 평가하여 병원과 의료인의 과실로 왜곡하기도 한다. 본인의 질병에 관한 상세한 정보와 신체적 특성, 가족력이나 지병 등을 사전에 알리고 의료인의 지시에 철저히 따르는 등 진료 협조가 이루어져야 함에도 불구하고 불만족스러운 결과만을 이유로 이를 의료과실화 하여 분쟁으로 삼는 경우이다. 이는 최근 소비자의 권리의식이 크게 향상되면서 자신의 권리만을 일방적으로 주장하고 사소한 내용이라도 빌미를 삼아 분쟁을 제기하려는 경향에서 비롯되는 현상이다.

3) 제도상의 미비로 인한 경우

응급환자 후송 도중의 의료사고, 응급실에서의 의료사고는 대부분 인적, 물적자원의 미비로 인한 원인으로 발생하는 경우가 많다. 현재 우리나라의 응급의료체계는 상당한 발전을 이루고 있으나 민간의료기관에서는 경제적인 한계가 있는 것도 사실이다.

경제적 상류계층에서의 고급의료 욕구에 부합하지 못하는 실정이나 이와는 반대로 열악한 경제 현실에 처해 있는 국민들에게는 건강보험제도나 의료전달체계가 의료분쟁의 간접적인 원인이 될 수도 있다. 의원, 병원, 종합병원 등 의료기관의 의료수준을 믿지 못하고 형식적인 절차만 거친 후 곧바로 상급 종합병원으로 가는 현상이라든가, 건강보험 이상의 고급 진료를 고집하여 사고를 유발하는 등 의료기관의 불신에서 간접적인 의료분쟁을 일으키기도 한다.

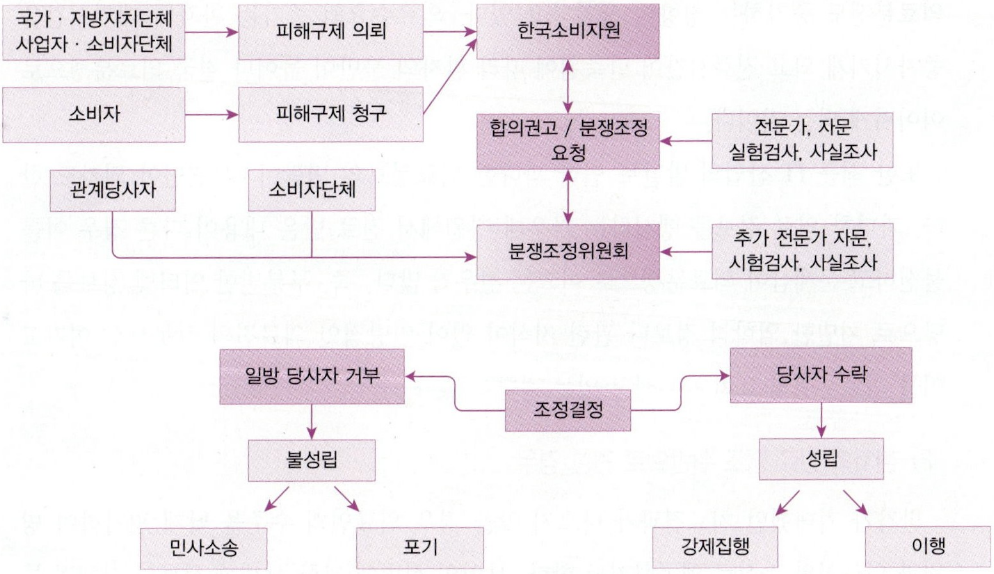

그림 3-4 한국소비자원 조정절차

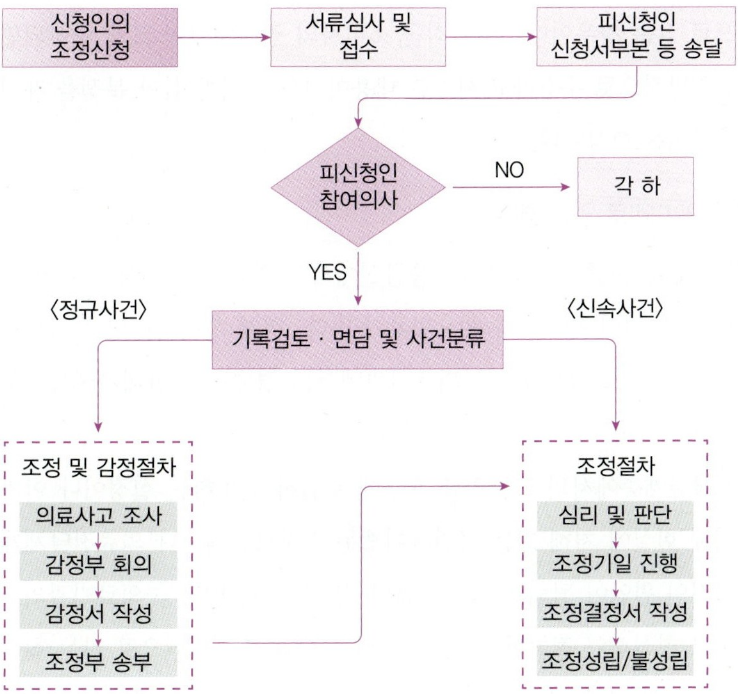

그림 3-5 의료분쟁조정중재원 조정절차

(4) 장기 재원환자 관리

장기 재원환자는 대부분 중증환자로 치료비가 고액으로 발생된 환자이므로 환자의 상태 변화, 예상 진료과정 등을 사전에 파악하여 보호자 면담 시 참고하여야 한다. 장기 재원하고 있는 환자는 병원 수익률을 저하시키므로 담당 의료진에게 퇴원 및 전원 가능 여부를 수시로 확인한 후 지속적이고 적극적인 상담 및 대응으로 조기 퇴원 및 전원을 유도하여야 한다. 21일 이상 재원환자를 장기 재원환자로 분류하며, 기간별로 60일 이상 재원환자는 추가적으로 개별적인 관리가 필요하다.

(5) 전원환자 관리

재원 중인 환자의 상태가 전원퇴원이 가능하면 주치의는 퇴원예상의견서또는 전원소견서를 작성하여 전원이 가능하다는 소견을 제시한다. 협력병원 정보를 조회하여 환자에게 적절한 치료가 가능한 병원을 검색할 수 있도록 의료기관 종별, 병상규모, 진료과, 처치 항목 및 시설 등을 선별하여 병원을 선택할 수 있다. 진료비 관리 파트에서는 전원퇴원이 가능한 것으로 확인된 환자에 대하여는 퇴원 예정일자를 확인하고, 퇴원전원이 지체되는 경우에는 그 사유를 파악하여 빠른 시일 내에 퇴원이 가능하도록 관리해야 한다. 단, 환자의 상태악화로 퇴원 불가한 경우는 제외

(6) 탈원환자 관리

입원하여 치료 중인 환자가 탈원하게 되면 가장 중요한 것은 환자의 안전 여부를 확인하는 것이며, 이를 위해 일정기간 귀원하지 않는 경우 환자의 안전 확인과 진료비 회수 방안 강구를 위해 답사를 시행하여야 한다. 해당 병동으로부터 탈원환자보고서를 접수한 후 환자 및 보증인보호자의 주소지와 직장 등으로 답사를 시행하고 나서 탈원환자답사보고서를 작성하여 결재하도록 해야 한다.

(7) 정신질환자 관리

① 정신질환자 입원관리

• 정신보건법에 의한 입원유형별 입원 절차 및 계속 입원치료에 대한 규정

• 입원관리에 대한 규정입원유형별 입원수속 절차

표 3-3 고객 서비스 관리의 중요성과 관련된 서비스 법칙

입원유형	근거조문	주요 내용	구비서류
자의입원	정신건강 복지법 제41조	〈입원요건〉 • 본인의 신청+정신건강의학과 전문의 진단 • 보호자 또는 환자에게 권리고지서 2장에 서명을 받아 1부는 보관 1부는 발급	• 권리고지 • 입원신청서(자의) • 환자 신분증 사본 또는 주민등록등본
동의입원	정신건강 복지법 제42조	• 본인의 신청+보호의무자 동의+정신건강의학과 전문의 진단	• 권리고지 • 입원신청서(동의) • 환자 신분증 사본 또는 주민등록등본
보호 의무자에 의한 입원	정신건강 복지법 제43조	〈입원요건〉 • 정신질환자+자 · 타해 위험 및 치료의 필요성 • 보호의무자 2인 동의+1차 정신건강의학과 전문의 진단+다른 정신과(지정진단병원) 전문의 2차 진단(2주내) (보호의무자가 1인인 경우 1인 동의) * 소견일치 시 입원유지, 소견불일치 퇴원 * 최초 입원기간은 3개월이며, 입원기간 연장할 필요가 있을 때는 정신건강심사위원회 심사 추가 연장기간 3개월 이후 6개월씩 적용 • 보호의무자 2명의 동의가 필요하나, 그 보호의무자 중 1명이 고령, 질병, 군복무, 수형, 해외거주 등으로 서명 또는 기명날인한 입원동의서를 입원 시까지 제출하지 못할 부득이한 사유가 있는 경우 우선 팩스로 받고 원본은 3일 이내 보완 〈보호의무자의 범위(민법974조)〉 • 후견인 • 직계혈족〔부모, 자녀, 자녀의 배우자(사위, 며느리)〕 및 그 배우자 • 생계를 같이하는 친족 • 환자 입원 후 3일 내에 국가 입 · 퇴원관리시스템에서 공인인증서로 로그인 입원신고 • 전문의의 1차 입원권고서 작성되면 14일 이내 지정진단병원에 2차 진단신청, 반려되면 재신청 • 출장 진단의 진단일을 병동 및 전문의에게 통지 1. 2차 진단의 일치된 의견 시 3개월 연장	• 권리고지 • 보호입원신청서(보호) • 환자의 신분증사본 또는 주민등록표등본 • 보호의무자 서류 • 주민등록등본 또는 가족관계증명서, 후견인증명서 • 진단결과서 • 입원등 통지서, 보호의무자

(계속)

입원유형	근거조문	주요 내용	구비서류
시 · 군 · 구청장에 의한 입원	정신건강 복지법 제 44조	〈입원요건〉 • 자신의 건강 또는 타인을 해할 위험이 있는 자를 발견한 정신건강의학과 전문의 또는 정신건강전문요원이 시 · 군 · 구청장에게 진단 및 보호신청 + 정신건강의학과 전문의 진단 • 자신 또는 타인을 해할 위험이 있다고 인정되는 경우 입원 의뢰(입원 필요시) 행정입원 개시, 2주내 2명의 정신건강의학과 전문의 소견 확인하여 소견일치 시 입원유지 소견불일치 시 퇴원 • 시군구청장은 3개월 이내에 정신질환자의 행정입원을 해제하며, 추가적인 치료 필요 시 입원기간 연장 행정입원의 입원기간 연장은 정신건강심사위원회의 심사 필요 • 시군구청장에 의한 입원은 지정정신의료기관(신우병원)만 입원이 가능	• 입원치료의뢰서 • 입원 통지서
응급입원	정신건강 복지법 제 50조	〈입원요건〉 • 정신질환 추정자이며 자타해 위험으로 급박한 상황인 경우 이를 발견한 자 + 의사 · 경찰관의 동의 * 정신건강의학과 전문의가 아니라도 일반의사의 진단으로도 입원가능 * 입원의뢰된 자는 3일 이내에 다른 유형의 입원으로 전환하거나 퇴원 필요.	• 응급입원의뢰서

② 정신질환자 퇴원 관리

– 정신보건법에 의한 입원유형별 퇴원 절차에 대한 규정 퇴원관리에 대한 규정

표 3-4 입원유형별 퇴원 절차

입원유형	근거조문	주요 내용	구비서류
자의입원	정신건강 복지법 제41조	〈퇴원절차〉 • 본인의 신청(신청서 또는 구두)	• 퇴원신청서 • 퇴원등사실통보서
동의입원	정신건강 복지법 제42조	〈퇴원절차〉 • 본인의 신청(신청서 또는 구두)	• 퇴원신청서 • 퇴원등사실통보서
보호 의무자에 의한 입원	정신건강 복지법 제43조	〈퇴원절차〉 • 본인 또는 입원신청서를 제출한 보호의무자의 신청(신청서 또는 구두) • 정신건강의학과 전문의가 위험성을 고지한 경우 시 · 군 · 구청장에게 입원연장심사청구서 제출 → 정신건강심사위원회 퇴원 결정 • 기초정신건강위원회에서 계속입원이 판정된 경우 → 시 · 도지사에게 재심사 청구 → 광역정신건강심사위원회의 퇴원결정 〈보호의무자의 범위(민법974조)〉 • 직계혈족 및 그 배우자 • 생계를 같이하는 친족	• 퇴원신청서 • 퇴원등사실통보서 • 정신보건센터 또는 보건소 • 퇴원등통지서 보호의무자
시 · 군 · 구청장에 의한 입원	정신건강 복지법 제44조	〈퇴원절차〉 • 정신건강의학과 전문의의 퇴원 결정 → 시 · 군 · 구청장에게 퇴원조치결과 통보 • 입원 3개월 경과 후 계속입원여부 심사에 따른 입원조치 해제	• 퇴원조치결과통보서 • 퇴원등사실통보서
응급입원	정신건강 복지법 제50조	〈퇴원절차〉 • 정신건강의학과 전문의의 퇴원결정 • 입원 후 3일 경과 시 퇴원	• 퇴원등사실통보서

* **퇴원사실의 통지**(정신건강복지법 제52조) : 정신의료기관의 장은 입원환자의 퇴원 시 본인(인지능력이 부족하다고 정신건강의학과 전문의가 판단한 경우 보호의무자)의 동의를 받아 퇴원 등 사실을 해당 정신건강보건센터 및 보건소에 통지하여야 함. 통지에 대한 동의는 환자의 자유사항으로 강압이나 퇴원조건으로 이용하여서는 안 되고, 환자의 동의/부동의 여부를 진료기록부에 기재해야 한다.

퇴원 시 제공하는 정보, 퇴원 후 관리 및 주의사항, 의료기관에 문의를 요하는 증상 등 구비서류 양식은 다음과 같다.

■ 정신건강복지법 [참고서식 제1호 서식]

권리고지

<table>
<tr><td rowspan="2">환자</td><td>성명
이○○</td><td>생년월일
1900.0.00 (남, 여)</td><td>연락처
010-0000-0000</td></tr>
<tr><td colspan="3">주소 경기도 시흥시 00 동 1700-0 00아파트 500동 200호</td></tr>
<tr><td rowspan="2">입원기관/
입소시설</td><td colspan="2">기관/시설명
고려대학교 안산병원</td><td>정신의료기관/정신요양시설의 장(성명)
차○○</td></tr>
<tr><td colspan="2">주소
경기도 안산시 00구 00로 123</td><td>연락처
1577-0000</td></tr>
</table>

「정신건강증진 및 정신질환자 복지서비스 지원에 관한 법률」 제6조 및 같은 법 시행규칙 제2조제2항에 따라 입원/입소환자에 대해 다음과 같은 권리가 있음을 알려드립니다.

1. 국립정신병원 등에 설치된 입원적합성 심사위원회의 입원적합성 심사 청구(법 제46조 제1항)
2. 입원적합성심사를 위한 조사원 대면조사신청(법 제48조 제1항)
3. 정신건강심사위원회 퇴원등/퇴소등 처우개선 심사청구(법 제55조 제1항)
4. 퇴원등/퇴소등 처우개선 심사 결과에 대한 재심사 청구(법 제60조제1항)
5. 정신질환자 등에 대한 권익보호(법 제69조)
   - 누구든지 정신질환자이거나 정신질환자였다는 이유로 그 사람에 대하여 교육, 고용, 시설이용의 기회를 제한 또는 박탈하거나 그 밖의 불공평한 대우를 하여서는 안 되며, 정신질환자, 그 보호의무자 또는 보호를 하고 있는 사람의 동의를 받지 아니하고 정신질환자에 대하여 녹음 · 녹화 또는 촬영하여서는 안 됨
   - 정신건강증진시설의 장은 입원 등을 하거나 정신건강증진시설을 이용하는 정신질환자에게 정신건강의학과전문의의 지시에 따른 치료 또는 재활의 목적이 아닌 노동을 강요하여서는 안 됨
6. 정신질환자를 수용할 수 있는 시설 외의 장소에 수용 금지, 입원 또는 입소한 사람에 대한 폭행 및 가혹행위 금지(법 제72조)
7. 정신의료기관에 입원을 한 사람에 대한 전기충격요법 · 인슐린혼수요법 · 마취하최면요법 · 정신외과요법, 그 밖에 대통령령으로 정하는 치료(이하 "특수치료"라 한다)는 그 정신의료기관이 구성하는 협의체에서 결정하되, 본인 또는 보호의무자에게 특수치료에 관하여 필요한 정보를 제공하고, 동의를 받아야 함(법 제73조)
8. 정신의료기관등의 장은 입원 또는 입소를 한 사람에 대한 치료 목적으로 정신건강의학과 전문의 지시에 따라 최소한의 범위 내에서만 통신과 면회의 자유를 제한할 수 있음(법 제74조)
9. 정신의료기관 등의 장은 입원 또는 입소를 한 사람에 대하여 치료 또는 보호의 목적으로 정신건강의학과 전문의 지시에 따라 신체적 제한을 할 수 있으나, 그 요건으로 자신이나 다른 사람을 위험에 이르게 할 가능성이 뚜렷하게 높고, 신체적 제한 외의 방법으로 그 위험을 회피하는 것이 뚜렷하게 곤란하다고 판단되는 경우에만 제한이 가능하며, 그 내용을 기록해 두어야 함(법 제75조)

※ 위 각 신청 및 청구 서류는 정신의료기관/정신요양시설 내 국가인권위원회 진정함 옆에 비치되어 있습니다. 정신의료기관/정신요양시설은 필기도구를 제공하고 작성한 서류를 해당 기관에 송부하여 드립니다. 그 밖에 환자 권익보호에 관한 안내는 정신의료기관/정신요양시설 내 국가인권위원회 진정함 옆에 비치되어 있는 권익보호 안내서를 참고하시기 바랍니다.

■ 정신건강증진 및 정신질환자 복지서비스 지원에 관한 법률 시행규칙 [별지 제14호서식]

([ ]자의 [ ]동의) 입원 등 신청서

※해당되는 [ ]에 √표시를 하시기 바랍니다.

신청인 (환자)	성명	주민등록번호 (남, 여)	전화번호
	주소		
보호 의무자	성명	주민등록번호 (남, 여)	전화번호
	주소		환자와의 관계
동의 입원 · 입소	신청인의 [ ]입원 [ ]입소 신청에 동의합니다.		보호의무자 (서명 또는 인)

「정신건강증진 및 정신질환자 복지서비스 지원에 관한 법률」 제41조제1항 및 같은 법 시행규칙 제32조 또는 같은 법 제42조제1항 및 같은 법 시행규칙 제33조에 따라 귀([ ] 정신의료기관 또는 [ ] 정신요양시설)에 자의 입원 [ ] 동의 입원 [ ]자의 입소 [ ] 동의 입소 [ ]를 위하여 위와 같이 신청합니다.

년 월 일

신청인 : (서명 또는 인)

정신의료기관의 장 / 정신요양시설의 장 귀하

자의 입원 또는 입소시 첨부서류	입원 또는 입소를 하려는 사람 본인의 주민등록증 사본 또는 주민등록표등본 1부
동의 입원 또는 입소시 첨부서류	1. 입원 또는 입소를 하려는 사람 본인의 주민등록증 사본 또는 주민등록표등본 1부 2. 「정신건강증진 및 정신질환자 복지서비스 지원에 관한 법률 시행규칙」 제33조에 따른 보호의무자임을 증명하는 서류 1부

백상지(80g/m²) 또는 중질지(80g/m²)

■ 정신건강증진 및 정신질환자 복지서비스 지원에 관한 법률 시행규칙 [별지 제15호서식]

보호입원 등 신청서

<table>
<tr><td rowspan="4">신
청
인</td><td rowspan="2">보호의무자(Ⅰ)
[ ]후 견 인
[ ]부양의무자</td><td>성명</td><td>주민등록번호
(남, 여)</td><td colspan="2">전화번호</td></tr>
<tr><td colspan="3">주소</td><td>환자와의 관계</td></tr>
<tr><td rowspan="2">보호의무자(Ⅱ)
[ ]후 견 인
[ ]부양의무자</td><td>성명</td><td>주민등록번호
(남, 여)</td><td colspan="2">전화번호</td></tr>
<tr><td colspan="3">주소</td><td>환자와의 관계</td></tr>
<tr><td colspan="6">[ ] 후견인 있음 [ ] 후견인 없음</td></tr>
<tr><td colspan="2" rowspan="2">환자</td><td>성명</td><td>주민등록번호
(남, 여)</td><td colspan="2">전화번호</td></tr>
<tr><td colspan="4">주소</td></tr>
</table>

「정신건강증진 및 정신질환자 복지서비스 지원에 관한 법률」 제43조제1항 및 같은 법 시행규칙 제34조제1항에 따라 (정신의료기관 [ ] 정신요양시설 [ ])에 위와 같이 [ ]입원 또는 [ ]입소를 신청합니다.

년 월 일

보호의무자(Ⅰ) : (서명 또는 인)

보호의무자(Ⅱ) : (서명 또는 인)

정신의료기관의 장 / 정신요양시설의 장 귀하

첨부서류	1. 입원 또는 입소를 하려는 사람 본인의 주민등록증 사본 또는 주민등록표등본 1부 2. 「정신건강증진 및 정신질환자 복지서비스 지원에 관한 법률 시행규칙」 제34조제1항제2호에 따른 보호의무자임을 증명하는 서류 1부 3. 「정신건강증진 및 정신질환자 복지서비스 지원에 관한 법률 시행규칙」 별지 제16호 서식에 따른 진단 결과서 1부

백상지(80g/m²) 또는 중질지(80g/m²)

■ 정신건강증진 및 정신질환자 복지서비스 지원에 관한 법률 시행규칙 [별지 제18호서식]

응급입원 의뢰서

※해당되는 [ ]에 √표시를 하시기 바라며 진하게 칠해진 부분은 작성하지 않습니다.

<table>
<tr><td>접수번호</td><td>접수일</td><td>접수기관</td><td>처리기간 즉시</td></tr>
</table>

<table>
<tr><td rowspan="2">신청인</td><td>성명</td><td colspan="2">전화번호</td></tr>
<tr><td colspan="3">주소</td></tr>
<tr><td rowspan="5">피신청인</td><td>성명</td><td>생년월일
(남, 여)</td><td>전화번호</td></tr>
<tr><td colspan="3">주소</td></tr>
<tr><td colspan="3">현재 소재지</td></tr>
<tr><td colspan="3">증상 및 행동의 개요</td></tr>
<tr><td colspan="3">※ 해당 사항은 파악할 수 있는 경우만 적습니다.</td></tr>
<tr><td rowspan="2">보호 의무자
또는 보호자</td><td>성명</td><td>환자와의 관계</td><td>전화번호</td></tr>
<tr><td colspan="3">※ 해당사항은 파악할 수 있는 경우만 적습니다.</td></tr>
<tr><td rowspan="2">응급입원
동의 의사</td><td colspan="2">면허번호 :</td><td>위 응급입원 의뢰에 동의합니다.</td></tr>
<tr><td colspan="2">소속기관 :</td><td>성명 (서명 또는 인)</td></tr>
<tr><td rowspan="2">응급입원
동의 경찰관</td><td colspan="2">직위 :</td><td>위 응급입원 의뢰에 동의합니다.</td></tr>
<tr><td colspan="2">소속 :</td><td>성명 (서명 또는 인)</td></tr>
</table>

「정신건강증진 및 정신질환자 복지서비스 지원에 관한 법률」 제50조제1항 및 같은 법 시행규칙 제39조제1항에 따라 위와 같이 입원을 의뢰합니다.

년 월 일

신청인 : (서명 또는 인)

■ 정신건강증진 및 정신질환자 복지서비스 지원에 관한 법률 시행규칙 [별지 제17호서식]

진단 및 보호 신청서

※해당되는 [ ]에 √표시를 하시기 바라며, 진하게 칠해진 부분은 작성하지 않습니다.

<table>
<tr><td colspan="2">접수번호</td><td colspan="2">접수일</td><td colspan="2">접수기관</td></tr>
<tr><td rowspan="2">신청인</td><td colspan="2">성명</td><td colspan="2">소속기관명</td><td>전화번호</td></tr>
<tr><td colspan="5">자격 [ ] 정신건강의학과전문의 [ ] 정신건강전문요원</td></tr>
<tr><td rowspan="4">피신청인</td><td colspan="2">성명</td><td colspan="2">생년월일
(남, 여)</td><td>전화번호</td></tr>
<tr><td colspan="5">주소</td></tr>
<tr><td colspan="5">증상 · 증세 및 행동의 개요</td></tr>
<tr><td colspan="5">※ 해당사항은 파악할 수 있는 경우만 적습니다.</td></tr>
<tr><td rowspan="3">보호 의무자
또는 보호자</td><td colspan="2">성명</td><td colspan="2" rowspan="2">주소</td><td rowspan="2">전화번호</td></tr>
<tr><td colspan="2">피신청인과의 관계</td></tr>
<tr><td colspan="5">※ 해당사항은 파악할 수 있는 경우만 적습니다.</td></tr>
<tr><td rowspan="2">경찰관</td><td>성명</td><td colspan="2">소속</td><td>직위</td><td>전화번호</td></tr>
<tr><td colspan="5">※ 경찰관이 정신건강의학과전문의 또는 정신건강전문요원에게 신청한 경우만 적습니다.</td></tr>
</table>

「정신건강증진 및 정신질환자 복지서비스 지원에 관한 법률」 제44조, 같은 법 시행령 제19조제1항 및 같은 법 시행규칙 제36조제1항에 따라 위와 같이 진단 및 보호를 신청합니다.

년 월 일

신청인 : (서명 또는 인)

특별자치시장 · 특별자치도지사 · 시장 · 군수 · 구청장 귀하

백상지(80g/m²) 또는 중질지(80g/m²)

■ 정신건강증진 및 정신질환자 복지서비스 지원에 관한 법률 시행규칙 [별지 제16호서식]

진단 결과서

환자		
환자	성명	주민등록번호 (남, 여)
	주소	전화번호
	환자가 서술하는 현재 상태	

기존 진단명(ICD-10)	
최종 진단명(ICD-10)	
증상	[ ] 환각 [ ] 망상 [ ] 흥분, 충동성 [ ] 우울, 무기력, 정신운동지체 [ ] 조증상태 [ ] 의식장애, 혼미 [ ] 행동조절장애 [ ] 그 밖의 증상 ( )
정신의료기관 등에서 입원치료 또는 요양을 받을 만한 정도 또는 성질의 정신질환을 앓고 있는지 여부	▶ [ ] 있음 [ ] 없음 [ ] 파악하기 어려움 근거 :
자신의 건강 또는 안전이나 다른 사람에게 해를 끼칠 위험이 있는지 여부	▶ 자신의 건강 · 안전 위험([ ] 있음 [ ] 없음 [ ] 파악하기 어려움) 근거 :
	▶ 타인의 건강 · 안전 위험([ ] 있음 [ ] 없음 [ ] 파악하기 어려움) 근거 :

그 밖의 의견	
최종 소견	[ ] 입원 · 입소 필요 [ ] 입원 · 입소 불필요

년 월 일

정신건강의학과 전문의			
정신건강의학과 전문의	의사 면허번호		
	전문의 면허번호		
	성명	서명	(서명 또는 인)

「정신건강증진 및 정신질환자 복지서비스 지원에 관한 법률」 제43조제2항 · 제4항 · 제6항제1호, 제44조제3항 · 제6항, 제62조제2항 및 같은 법 시행규칙 제34조제3항 · 제36조제2항에 따라 위와 같이 작성합니다.

210mm×297mm [백상지(80g/m²) 또는 중질지(80g/m²)]

■ 정신건강증진 및 정신질환자 복지서비스 지원에 관한 법률 시행규칙 [별지 제20호서식]

퇴원 등 사실통보서

<table>
<tr><td rowspan="3">환자</td><td>성명</td><td>주민등록번호
(남, 여)</td><td colspan="2">전화번호</td></tr>
<tr><td colspan="3">진단명(ICD-10)</td><td>입원등 기간</td></tr>
<tr><td colspan="4">퇴원등 이후 주소 또는 거소</td></tr>
<tr><td colspan="5">1.주요 치료 경과</td></tr>
<tr><td colspan="5">2.투약 내용 및 향후 치료소견</td></tr>
<tr><td colspan="5">3.그 밖의 특이사항</td></tr>
<tr><td colspan="5">「정신건강증진 및 정신질환자 복지서비스 지원에 관한 법률」법 제52조 및 같은 법 시행규칙 제41조에 따라 위와 같이 통지합니다.
년 월 일
정신의료기관/정신요양시설의 장 인</td></tr>
<tr><td colspan="5">정신건강복지센터장 / 보건소장 귀하</td></tr>
<tr><td colspan="5">환자 동의서</td></tr>
<tr><td colspan="5">본인은「정신건강증진 및 정신질환자 복지서비스 지원에 관한 법률」법 제52조 및 같은 법 시행규칙 제41조에 따라 퇴원 또는 퇴소 사실에 대하여 해당 정신건강복지센터 및 보건소에 통지하는 것에 동의합니다.
년 월 일 신청인 : (서명 또는 인)</td></tr>
<tr><td colspan="5">보호의무자 동의서</td></tr>
<tr><td colspan="5">본인은「정신건강증진 및 정신질환자 복지서비스 지원에 관한 법률」법 제52조 및 같은 법 시행규칙 제41조에 따라 퇴원 또는 퇴소 사실에 대하여 해당 정신건강복지센터 및 보건소에 통지하는 것에 동의합니다.
년 월 일 신청인 : (서명 또는 인)
환자와의 관계 : (전화번호 :)
※ 보호의무자의 동의서는 정신경강의학과전문의가 환자의 의사능력이 미흡하다고 판단한 경우만 작성합니다.</td></tr>
</table>

백상지(80g/m²) 또는 중질지(80g/m²)

■ 정신건강증진 및 정신질환자 복지서비스 지원에 관한 법률 시행규칙 [별지 제14호서식]

<table>
<tr><td colspan="4">입원 등 기간연장 동의서</td></tr>
<tr><td rowspan="2">환자</td><td>성명</td><td>주민등록번호
(남, 여)</td><td>연락처</td></tr>
<tr><td colspan="3">주소</td></tr>
<tr><td rowspan="2">보호
의무자(Ⅰ)</td><td>성명</td><td>생년월일
(남, 여)</td><td>연락처</td></tr>
<tr><td colspan="2">주소</td><td>환자와의 관계</td></tr>
<tr><td rowspan="2">보호
의무자(Ⅱ)</td><td>성명</td><td>생년월일
(남, 여)</td><td>연락처</td></tr>
<tr><td colspan="2">주소</td><td>환자와의 관계</td></tr>
<tr><td colspan="4">본인들은 「정신건강증진 및 정신질환자 복지서비스 지원에 관한 법률」 제43조제6항에 따라 위 환자가 귀 정신의료기관 등에서 입원 등 연장을 하는 것에 대해 동의합니다.

년 월 일
보호의무자(Ⅰ) : (서명 또는 인)
보호의무자(Ⅱ) : (서명 또는 인)</td></tr>
<tr><td>보호의무자
성명</td><td colspan="3">입원 등 연장에 대한 의견
1. 보호의무자는 환자의 현재 상태, 입원등 연장 필요성, 향후 퇴원 등 계획 및 퇴원 등 후 돌봄 등에 대해 구체적으로 기재할 수 있습니다.
2. 환자의 치료와 회복을 위해 보호의무자로서 좋은 제안이나 의견을 제시해 주시기를 바랍니다.</td></tr>
<tr><td>보호
의무자(Ⅰ)</td><td colspan="3"></td></tr>
<tr><td>보호
의무자(Ⅱ)</td><td colspan="3"></td></tr>
</table>

백상지(80g/m²) 또는 중질지(80g/m²)

■ 정신건강증진 및 정신질환자 복지서비스 지원에 관한 법률 시행규칙 [별지 제20호서식]

퇴원 등 통지서

<table>
<tr><td rowspan="2">환자</td><td>성명</td><td>생년월일
(남, 여)</td><td>연락처</td></tr>
<tr><td colspan="3">주소</td></tr>
<tr><td rowspan="2">보호
의무자(Ⅰ)</td><td colspan="3">성명</td></tr>
<tr><td colspan="2">주소</td><td>환자와의 관계</td></tr>
<tr><td rowspan="2">보호
의무자(Ⅱ)</td><td colspan="3">성명</td></tr>
<tr><td colspan="2">주소</td><td>환자와의 관계</td></tr>
<tr><td colspan="2">환자 최초 입원등 일자
년 월 일</td><td colspan="2">환자 퇴원등 일자
년 월 일</td></tr>
<tr><td colspan="4">위 환자는 퇴원 등 신청을 하여 위 일자에 아래와 같은 사유로 퇴원 등을 하였습니다.
[ ] 자신의 건강 또는 안전에 대한 위험이나 타인에 대한 위험 소멸
[ ] 입원치료 필요성 소멸
「정신건강증진 및 정신질환자 복지서비스 지원에 관한 법률」 제43조제10항에 따라 보호입원 등을 신청한 보호의무자들에게 통지합니다.
년 월 일
정신의료기관/정신요양시설의 장 인</td></tr>
</table>

■ 정신건강증진 및 정신질환자 복지서비스 지원에 관한 법률 시행규칙 [별지 제7호서식]

(입원 등 [ ] 기간연장 [ ]) 통지서

※해당되는 [ ]에 √표시를 하시기 바랍니다.

환자	성명	주민등록번호 (남, 여)	연락처
	주소		

환자 입원 등 일자 년 월 일	입원 등 연장 기간 년 월 일

환자 입원유형	[ ] 보호입원등 [ ] 행정입원등

입원 등 또는 입원 등 기간 연장 사유

1. 환자는
   - [ ] 「정신건강증진 및 정신질환자 복지서비스 지원에 관한 법률」 제43조제3항에 따른 입원 등
   - [ ] 「정신건강증진 및 정신질환자 복지서비스 지원에 관한 법률」제43조제5항에 따른 입원 등
   - [ ] 「정신건강증진 및 정신질환자 복지서비스 지원에 관한 법률」 제43조제6항에 따른 입원등 기간 연장
   - [ ] 「정신건강증진 및 정신질환자 복지서비스 지원에 관한 법률」 제62조제2항에 따른 입원 기간 연장 되었습니다.
2. 보호입원 등을 한 환자 및 그 보호의무자는 「정신건강증진 및 정신질환자 복지서비스 지원에 관한 법률」 제43조제9항에 따른 퇴원 등 신청을 할 수 있습니다. 다만, 정신의료기관 등의 장은 환자에게 입원 등 치료를 받을 만한 정도 또는 성질의 정신질환이 있고, 자신의 건강 또는 안전이나 타인에게 위험이 있는 경우에는 퇴원 등을 거부할 수 있습니다. 그 경우 환자나 보호의무자는 정신건강심사위원회를 통한 퇴원 등 심사를 청구할 수 있습니다.
3. 행정입원을 한 환자 및 그 보호의무자도 정신건강심사위원회를 통한 퇴원 또는 처우개선 심사를 청구할 수 있습니다.
4. 환자와 보호의무자께 정신의료기관 등의 치료와 요양에 협조할 것을 당부드립니다.

년 월 일

정신의료기관의 장
또는 특별자치시장 · 특별자치도지사 ·
시장 · 군수 · 구청장 인

환자 · 보호의무자(보호자) 귀하

백상지(80g/m²) 또는 중질지(80g/m²)

7. 외래·입원환자관리 매뉴얼

1. 외래환자 매뉴얼

(1) 외래 접수

외래 접수 시 내원환자에게 진료과 및 담당의를 안내하여 진료할 수 있도록 하고 수납 절차를 설명해야 한다.

① 접수 구분을 한다.

• 초진: 처음 병원에 내원한 환자로 진료기록이 전혀 없는 자

• 재진: 90일 이내 같은 상병으로 내원한 자마지막 진료일+투약일 수+90일 이내 진료

• 재 초진 : 동일한 진료 과가 아닌 새로운 과의 진료 시 적용

• 재 초진은 동일한 진료과의 내원에 재진 외의 경우에 해당

*주의 : 환자 정보변경신환환자등록 후 진료과, 진료의사 및 마감정보를 확인하고 등록

② 초진 환자는 진료비 수납 이후 재진 환자는 외래 진료과 접수 상황을 확인한다.

③ 진료가 진행되고 진료비 이후 진료비를 수납하도록 안내한다. 환자의 상황에 따라 무인진료비 시스템을 사용하도록 안내해도 된다.

④ 검사 및 예약이 있는지 확인하고 이후 원외처방전을 발급하여 준다. 원외처방전은 자동발급기가 있다면 사용하도록 안내해도 된다.

⑤ 귀가 안내를 한다.

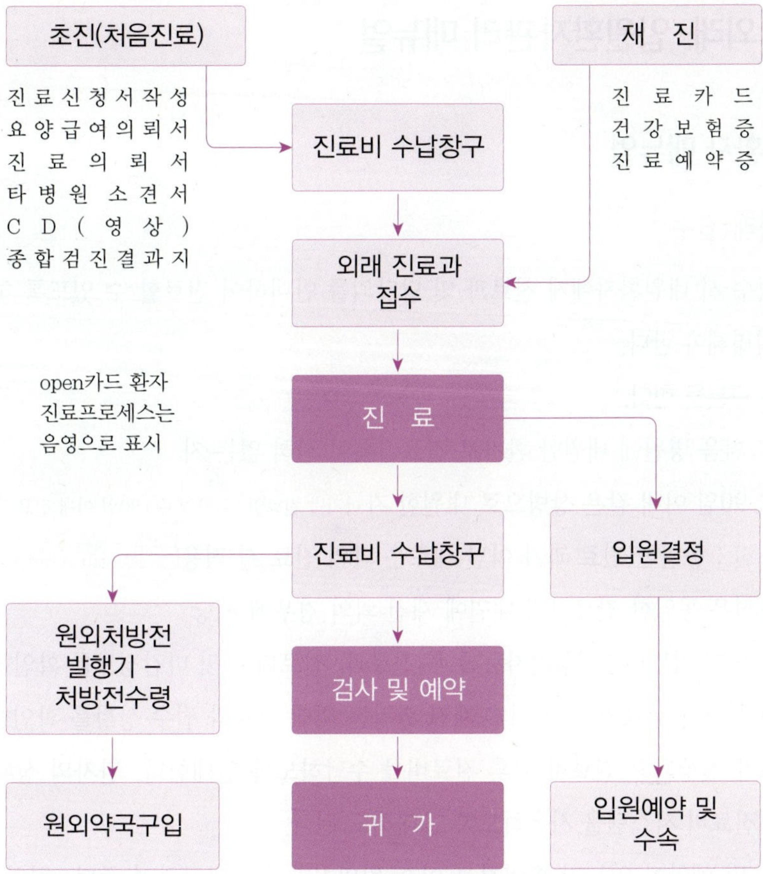

그림 3-6 외래 · 입원 진료절차 흐름도

Check point

참고 법령

보건복지부 고시 제2004-92호 제2부1장4항

3호. 재진환자란 해당 상병으로 동일 의료기관의 동일 진료과목 의사에게 계속해서 진료 받고 있는 환자를 말한다.

4호. 해당상병의 치료가 종결되지 아니하여 계속 내원하는 경우에는 내원 간격에 상관없이 재진환자로 본다. 또한 완치여부가 불분명하여 치료의 종결 여부가 명확하지 아니한 경우 90일 이내에 내원 시 재진환자로 본다

5호. 해당 상병의 치료가 종결된 후 동일 상병이 재발하여 진료를 받기 위해서 내원한 경우에는 치료 종결 후 30일 이내 내원의 경우 재진환자로 본다.

*치료의 종결이라 함은 해당 상병의 치료를 위한 내원이 종결되었거나, 투약이 종결되었을 때로 본다.

(2) 외래 일반접수 사항

① 건강보험 자격상실자, 상해, 임플란트, 미용목적의 성형 등

급여유형 : 51 일반, 유형보조 : 00 정상

*상해환자가 건강보험처리 원하는 경우 건강보험공단에 급여 제한여부 조회 후 건강보험으로 전환

② 신체감정

- 법원에서 제소된 소송사건에 사람의 신체를 검사해야 하는 경우 전문의학지식이 있는 곳에 감정 촉탁 의뢰를 받아 법원의 필요에 따라 신체감정 및 진료기록 감정의 행정적 지원업무
- 급여유형 : 51 일반 유형보조 : 25 신체감정

(3) 접수(예약) 취소

1) 환자가 예약 및 당일 접수를 취소하고 환불을 받고자 할 때 사용

2) 절차

① 환자 예약증 회수 및 진료과 확인요청

② 접수 화면에서 취소일정 선택

③ 예약 취소 처리

④ 메시지 확인 후 선택

⑤ 접수료 환불 시 사유입력

⑥ 환불 영수증에 환불받은 고객 서명을 받고 환불영수증 보관

⑦ 신용카드 취소 시 수납이력에서 신용카드 취소 후, 접수화면에서 예약일정 삭제

⑧ 응급의학과 접수 취소 시 응급관리료 포함 접수하였을 경우

※ 반드시 수납 화면에서 응급관리료 취소 후 접수 화면에서 접수료를 환불한다.

2. 입원환자 매뉴얼

(1) 입원

1) 응급의료센터 및 외래진료 후 담당의사의 소견에 의해 입원결정이 된 후 원무팀 입·퇴원 창구에서 입원을 수속한다.

㈎ 입원 순서배정은 의료기관의 입 · 퇴원 관리지침 입원순서 배정을 따른다.

① 응급환자를 최우선적으로 입원시킨다.

② 응급수술을 요하거나, 타병원에서 응급으로 전원하여 수술이 필요한 경우 입원시킨다.

③ 입원 대기환자 중 예약 접수일자가 빠른 순서대로 입원시킨다.

④ 소아청소년과의 경우 불명 열로 인한 치료가 지연될 경우, 폐렴 등 합병증이 쉽게 발생될 수 있으므로 우선적으로 입원시킨다.

⑤ 항암치료 환자의 경우 병실이 부족한 경우를 제외하고는 입원 예정일에 입원시킨다.

⑥ 지방에서 올라온 환자가 병실부족으로 숙박업소여관 등에서 대기하는 경우 우선적으로 입원시킨다.

㈏ 전실배정은 의료원 입 · 퇴원 관리지침 입원순서 배정을 따른다.

2) 입원 파트에서는 입원서약서 작성에 대한 설명을 하고 , 보증인이 없을 시 보증인이 내원하도록 안내한다.

① 입원절차 중 입원구비서류가 미비한 환자의 경우 원무팀입원 담당자는 환자의 상태에 따라서 입원을 유보시킬 수 있다. 단, 응급을 요하는 환자에 대하여는 입원 수속 후, 추후 서류를 보완시킬 수 있다.

② 환자의 진료비 보증은 물론, 진료와 관련된 제반 사항에 대하여 환자를 대신할 수 있는 보호자를 확보해야 한다.

③ 입원담당자는 입원 수속 시 환자와 그 보증인의 주민등록상 거주지를 조회 확인한다. 다만, 신원이 확실하다고 인정되는 자는 이를 생략할 수 있다.

④ 연대보증인은 부득이한 경우를 제외하고는 환자 보호자로서의 역할을 충분히 할 수 있는 가족을 대상으로 한다.

3) 선택 진료와 상급병실에 대한 비급여 설명 후 서명을 받는다.

① 선택 진료 의사를 지정하여 진료를 받을 경우 추가비용 징수에 대한 충분한 설명을 한 후 선택 진료신청서에 환자 및 보호자의 서명을 받는다.

② 다인실이 부족 시 환자 및 보호자 동의하에 상급병실을 사용하게 할 수 있다.

③ 다인실 부족으로 인해서 부득이하게 상급병실을 사용하게 될 경우 환자 및 보호자에게 전실 절차 및 순서, 방침에 대한 충분한 설명을 한 후 상급병실 사용신청서에 환자 및 보호자의 서명을 받고 보관한다.

4) 입원종류에 따른 절차

① 계획된 입원

진료 상 입원 치료가 요구되는 경우 환자의 입원이 결정된다. 이 때 환자 혹은 보호자는 원무팀 입원계를 경유하여 입원수속 절차 및 입원유의사항에 대한 설명을 듣고 병실배정 시 받을 수 있는 연락처를 확인한 후 돌아간다. 환자는 입원예정일에 병실배정에 대한 연락을 받은 후 원무팀에 경유하여 입원수속 시 관계서류를 제출하고 병동으로 입원한다.

② 외래경유 입원

주치의가 환자의 입원이 필요하다고 결정하면 외래진료에서 바로 입원할 수 있다.

여유병상이 있어 병실이 바로 배정되면 환자는 원무팀에서 필요한 입원 서류를 작성하고 입원수속을 하여 해당 병동으로 입원한다.

이때 여유병상이 없는 경우는 첫째, 환자의 상태가 응급치료를 요하지 않는다면 원무팀 입원계에서 입원지시를 받고 연락처 확인 후 가용 병상이 생기면 환자에게 연락하여 입원수속을 한다. 둘째, 환자의 상태가 응급치료를 요하는 경우 가용 병상이 생길 때까지 응급실에서 진료를 시행하고 병상이 생기면 병동으로 입원한다.

③ 응급실경유 입원

입원치료가 필요한 응급실 환자의 경우 전공의 감독하에 입원장을 작성한다. 응급실과 입원계 간의 연락을 통해서 입원계에서 필요한 입원 수속을 하고, 여유 병상이 있을 때 환자는 도보, 휠체어 또는 카트Cart, 수레를 통해 배정된 침상으로 안내를 받아 이동한다.

④ 중환자실 등 특수병실에 가용 병상이 없을 경우

해당진료부서와 상의하였지만 병상을 조정할 수 없을 경우는 전원시킨다.

취약계층 환자 관리(저소득층, 외국인 환자 등)

환자 및 보호자 면담 결과 경제적으로 열악하거나 진료비 지원을 필요로 하는 환자를 조기에 선별한다. 상기 환자 중 진료비의 마련이 불가할 것으로 판단되는 환자는 의료사회사업팀에 진료비 지원 연계를 의뢰하고, 지원신청에 필요한 관련서류의 발급에 협조한다.
환자 퇴원 시에 진료비 지원이 결정된 사항을 확인하고 지원한도금액 초과분과 제외되는 항목에 대하여는 본인이 부담하도록 각별히 유의하여 퇴원시킨다.

3. 고객 매뉴얼관리 06001020202_13v1.2

(1) 고객 중심 서비스

의료제공자인 병원입장에서는 의료수혜를 받는 고객 또는 환자에 대해 양질의 서비스를 접점에서 제공함으로써 고객을 만족시키고 동시에 이익을 창출하여 병원 조직이 유지 및 성장하도록 해야 한다. 병원에서 제공되는 서비스가 만족스럽지 못하다면 병원 입장에서는 환자에 대한 기본적 사명을 다하지 못하여 결국 경영악화가 초래될 것이다. 이런 측면에서 즉 고객-환자가 만족하는 고객중심의 의료서비스가 제공되어야 한다. 이런 목적을 달성하기 위해서는 가장 기본이 되는 중요한 고객 매뉴얼 관리가 철저하게 준비되어야 한다.

(2) 고객응대

고객 응대에서 최근 중요한 개념은 MOT이다. MOT moment of truth는 "**실패가 허용되지 않는 매우 중요한 순간 또는 피하려 해도 피할 수 없는 순간**"이란 의미로 고객이 조직의 한 일면에서 접점하는 것으로 서비스를 제공하는 조직과 그 품질에 대해 어떤 인상을 받는 순간이나 사상을 일컫기도 한다. 이러한 관점에서 병원고객을 대상으로 온 · 오프라인으로 접하는 순간이 될 수 있는 것이다.

의료 서비스 이용 고객의 매뉴얼 관리를 위하여 우선적으로 고객의 성향 분석 및 분류를 기반으로 고객의 가치를 높이고 만족도를 극대화시켜 병원의 이익을 증대시키는 근간이 되는 것이 관리의 한 부분이라고 할 수 있다.

이를 위한 **고객 매뉴얼 관리**를 위하여 다음과 같은 요인을 우선 확인해야 한다.

첫째, 의료기관 방문 고객의 진료와 질병, 방문 횟수 및 기타 건강 관련 등 고객정보

둘째, 고객의 생성된 정보의 통합과 정리

셋째, 고객관계 구축, 고객충성도 증대, 방문 횟수 증대, 새로운 서비스 개발 등을 확인함으로써 고객관리 매뉴얼 작성의 기초를 마련할 수 있다.

의료 환경의 변화에 따른 고객 매뉴얼 관리 필요성을 정리하면 다음과 같다.

표 3-5 고객 매뉴얼 관리의 필요성

의료환경		고객 관리의 필요성
• 의약분업에 따른 수익성 감소 • 고객의 건강인식의 변화 • 의료 서비스의 경쟁확대 • 의료장비의 첨단화 • 영리법인의 개설로 인한 경쟁 • 종합병원의 고객 마케팅 활동 강화 • 의료 서비스 자동화 및 정보 전산화	⟹	• 충성고객 확보를 통한 수익 창출 • 고객서비스 강화를 통한 고객 이탈방지, 수익 모델 창출, 마케팅 강화 • 고객 건강관리 정보 제공 • 고객의 Needs 반영 • 고객과의 커뮤니케이션 강화 • 적극적인 고객서비스 강화 • 고객 맞춤 진료 사전 서비스 • 병원의 전문화 이미지 제고

(3) 병원 시스템의 활용

고객 매뉴얼 관리를 위하여 연계된 병원 시스템을 활용하는 방법은 아래와 같다.

고객의 진료 매뉴얼을 구축하기 위하여 OCS, EMR, PACS 시스템과 연계하여 관리하고, 마케팅에 활용하여 고객정보를 통한 매뉴얼 작성이 만들어질 수 있다. 또한, 각종 social media문자전송 시스템, E-MAIL, Call center, DM Management, Voice 전송 시스템 등 다양한 채널을 활용한 고객 관리 매뉴얼 작성도 얼마든지 가능하다. 그리고 고객들의 요구사항, 상담 요청사항, 불만사항 등 고객으로부터 인바운드inbound되는 사항을 효율적으로 관리 · 처리하도록 하는 고객 상담센터로서 홈페이지 및 병원의 기존 시스템에서 통합적으로 연계, 관리하기 위한 고객관리 매뉴얼 작성도 가능하다.

이 경우 병원 내부 직원은 물론 고객과의 접촉을 통한 의사소통이 수월하게 이루어지도록 매뉴얼이 작성되어야 한다.

(4) 고객 매뉴얼 관리시스템

표 3-6 병원의 CRM Solution 구성 모듈

고객 매뉴얼	관리 시스템 구성 모듈
고객 정보관리	OCS, EMR 시스템과 연계하여, 고객의 진료이력을 관리하고, 마케팅에 활용하도록 설정한다.
채널관리	SMS (문자전송마케팅시스템), E-Mail, Call service center, DM Management 및 UMS, Voice전송 시스템과 통합 운영한다.
마케팅, 캠페인관리	Targeting 할 고객을 설정하여 해당 고객을 추출하고, 마케팅 실행을 자동화하며, 실행 결과를 피드백할 수 있도록 한다.
서비스관리	요구사항, 상담요청사항, 불만사항 등의 고객으로부터 인바운드되는 사항을 효율적으로 관리, 처리하도록 하는 시스템으로서, 콜센터의 기능을 포함한 고객 상담센터로서의 기능을 수행한다. 서비스관리 시스템은 홈페이지 및 병원의 기존 시스템에서 통합적으로 연계, 관리되어야 한다.
의료 컨텐츠관리	고객에게 제공될 의료컨텐츠를 관리할 수 있는 컨텐츠관리 시스템으로서, 고객의 특성과 건강상황에 개인화된 의료컨텐츠가 준비되고, 관리할 수 있다.
의사전달시스템	병원 내부 직원은 물론 및 고객과의 커뮤니케이션을 위한 통합메세징 시스템으로서, 고객과의 접촉을 통한 의사소통을 수월하게 한다.
레포팅시스템 Reporting system	일반 통계, 레포팅 시스템Reporting system이 아닌 의료환경과 환자관리에 맞는 의료 전용 분석관리 시스템으로서, 병원의 경영관리 및 고객현황에 대한 피드백 정보를 제공한다.

병원 고객접점MOT의 구성요소를 간단히 살펴보면 하드웨어Hardware 관점에서 물리적 체험요소로 주차장시설, 병원건물, 병원 시설, 진료실, 수술실, 의료장비 수준 등이 속하며, 소프트웨어Software 관점에서 의료시스템으로 내부 시스템, 진료과정, 예약 시스템, CRM 고객관리 시스템, 원무업무 등이 속한다. 하드웨어Humanware 관점에서 인적요소로는 서비스 마인드, 직원 태도, 고객응대의 신속성, 정확성, 적극성, 직원의 이미지, 직원 서비스 교육 등이 이에 속한다.

그렇다면 이러한 큰 관점에서 고객응대의 중요성 및 사항들을 알아보기로 한다.

(5) 고객 응대의 중요성

예전과는 달리, 오늘날 의료 소비자들은 의료의 질과 가치에 대하여 잘 이해하고 있다. 즉, 소비자들은 의료서비스에 비하여 그들이 지불하는 돈에 대해서 과연 가치가 있는지에 대해 좀 더 민감하게 반응한다. 또한, 인터넷을 통해서 의료 제공자들을 스스로 선택하고 있으며 그들 스스로가 원하는 내용을 제공받기를 원한다. 바로 이 점이 의료 제공자들이 환자 고객을 끌어들이기 위해서 많은 시간과 노력을 기울여야 하는 이유가 되는 것이다.

① 서비스 산업에서 고객중심을 위해 병원들이 중점을 두어야 할 부분인 관리 매뉴얼이 필요한 이유에 대하여 좀 더 살펴보면

첫째, 서비스가 기본 유형으로 진행될 경우 고객 접점별로 필요한 표준 응대안을 도출하여 서비스 품질의 평준화를 도모할 수 있다.

둘째, 업무 진행상 돌발 상황과 예외적 상황의 경우 가장 적절한 대응 방안을 공유할 수 있다.

셋째, 고객의 중요 불만을 야기시킨 과거의 사례로부터 비슷한 상황이 벌어지지 않도록 하기 위한 주의사항과 그에 관련된 해결 포인트 및 방법을 공유할 수 있다.

넷째, 병원 서비스를 환자 중심적으로 개선하기 위한 병원의 현황 및 문제점의 파악과 함께 그 내용을 정리 · 분석할 수 있다.

② 단계별 고객응대 매뉴얼

• 1단계 : 고객 입장에서 걸어보기

환자의 관점에서 우리 병원을 만나는 시점에서부터 끝까지의 단계를 생각하여 접점을 찾는 과정이다.

• 2단계 : 고객 접점 유니트를 설계하기

병원 내 각 담당자의 고객 접점 특징을 파악하고 고객 접점의 단위를 구분하여 먼저 고객 접점 유니트를 정의해 본다.

• 3단계 : 우리 병원의 고객 접점 사이클 찾아보기

고객 관점에서 만나지는 우리 병원의 고객 접점 사이클을 찾아본다.

• 4단계 : 나의 고객 접점 시나리오 만들기

고객 접점 사이클 중 나의 고객 접점 사이클을 찾아 접점 시나리오를 만들어 본다.

• 5단계 : 새로운 표준안대로 행동하라

각 접점별로 단순 업무적 대응뿐 아니라 좀 더 세부적이고 필요한 사항을 제공할 수 있는 표준안을 만들도록 한다.

의료 CRM 시스템 도입의 기대효과는 다음 그림으로 요약할 수 있다.

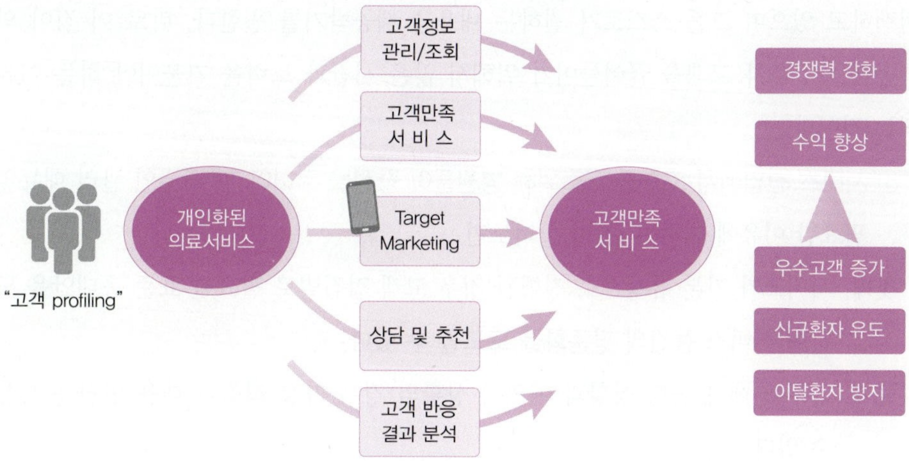

그림 3–7 의료 CRM 시스템 도입의 기대효과*

* 에코벨 소프트 : http://www.echobell.com/

8. 고객서비스 매뉴얼

고객 매뉴얼 작성을 통한 원활한 업무의 진행은 병원의 첫 인상을 판가름하는 중요한 부분이다. 병원의 특성과 진료, 진료절차, 의료보장제도, 진료 및 행정부서 위치, 전화번호 등 병원이용에 관한 전반적인 문의사항을 포함하여 간단한 민원업무를 처리할 수 있는 능력을 수행할 수 있도록 매뉴얼이 작성되어야 한다.

Check point

고객 서비스 매뉴얼작성 사전검검 사항

① 직원들이 동참하도록 해야 한다.
② 구체적인 직무 기술서를 준비한다.
③ 고객 매뉴얼의 재검토를 한다.
④ 수시 정보를 업데이트하고 수정하도록 한다.

(1) 외래진료 고객 매뉴얼

진료예약은 병원의 진료능력이나 진료시간, 환자편의 등을 고려하여 방문환자 수를 요일별 · 일자별 · 시간대별로 조정하여 이용하도록 미리 예약하는 매뉴얼이다.

(2) 입원고객 메뉴얼

입원해야 할 환자를 병원의 보유 병상 수, 진료계획수술, 검사일정, 환자편의 등을 고려하여 입원일자를 사전에 예약하도록 하는 매뉴얼이다.

(3) 검사고객 매뉴얼

검사 건당 시간이 많이 소요되는 방사선특수촬영, 컴퓨터 촬영, 자기공명영상 촬영, 뇌파검사, 근전도 검사, 양전자단층촬영, 재료의 보관이나 습득 및 사용에 제약을 받는 동위원소 검사 등과 같이 환자에게 특정한 신체상태공복이나 환자의 준비약물 복용 또는 주사 후 일정시간 대기를 요하는 검사의 일자 및 시간을 예약하도록 하는 매뉴얼이다.

(4) 치료고객 매뉴얼

환자를 치료한 후 다음 치료를 예약하도록 하는 방법이다. 치료예약에는 방사선치료, 물리치료, 인공신장투석, 언어치료, 항암제치료 등의 매뉴얼이다.

(5) 수술고객 매뉴얼

의사가 지정하는 일시와 환자가 편리한 시간을 협의하여 수술일자를 선택하고 예약하도록 하는 매뉴얼이다.

(6) 기타 안내 매뉴얼

① 각종 진료예약 및 수가유형별 진료절차에 관한 사항

② 질환에 대한 응급 · 비응급 및 진료과 구분에 관한 사항

③ 의사별 외래진료 일정 및 특수 크리닉 등에 관한 사항

④ 원내 진료과, 검사실, 병동, 행정부서 등 시설의 위치와 전화번호

⑤ 제증명서 발급에 관한 사항

⑥ 입원수속절차 및 입원환자 확인에 관한 사항

⑦ 직원소재 문의에 관한 사항

⑧ 처음 오신 분의 진료신청서 기재사항

⑨ 기타 병원과 관련된 제반 문의사항

⑩ 방문차량에 대한 주차료 감면대상 확인 등

(7) FAQ 매뉴얼

FAQ Frequently Asked Question 이란 병원 고객이 자주 하는 질문에 대한 답변을 사전에 정리하여 온라인 게시판에 업로드하여 놓은 것을 일컫는다.

FAQ 매뉴얼 작성방법으로는 병원의 과별 고객들이 자주 질문하는 빈도순으로 정리하고, 해당 부서 및 담당 직원은 질문에 대한 답변을 정리한다. 이를 기반으로 고객과 서비스 커뮤니케이션이 원활하게 이뤄지도록 고려해야 한다. 마지막으로 주기적으로 전체적인 내용을 정리하여 온라인 혹은 원내 게시판을 통하여 고객에게 전달한다.

병원에서는 의료수혜자인 고객–환자들의 의료 구매행위에 대한 행동분석을 모든 항목에서 사전에 파악하고 이를 기반으로 의료서비스를 제공해야 할 것이다. 이를 위한 전체적인 관련 항목들을 아래와 같이 정리할 수 있다.

① **병실의 부분** : 진료실 입원실의 쾌적성, 의료진의사, 간호사 등의 전문성, 환자 음식의 관리, 식사제공의 정확성, 투약약, 주사약 등의 정확한 공급, 입원실의 물리적 환경 등을 고려해야 한다.

② **병원의 접근성** : 방문자 주차의 용이성, 고객의 질병에 따른 정보 제공, 전화 및 인터넷 등을 통한 병원애로 사항 처리의 용이성, 병원 방문고객에 대한 부대시설 이용 용이성 등을 고려해야 한다.

③ **고객 서비스** : 상호 이해와 존중을 통한 가족과 방문객 관심, 환자의 특정 요구의 관심과 처리과정 안내, 의료진의사, 간호사 등의 예절, 병원 직원의 예절 등을 고려해야 한다.

④ **병원 안전** : 병원 물리적 환경에 대한 안전감과 편안함, 비상상황에 대비한 대처방법 등을 고려해야 한다.

⑤ **의사소통** : 환자의 기대에 대한 의료진의 능력, 적극적인 의사, 간호사의 환자에 대한 반응, 진료부대시설 이용에 대한 적극적인 환자요구 처리, 부 · 정기적인 교육을 통한 의료진의 의식고취 등을 고려해야 한다.

⑥ **능숙한 처리** : 의사의 진료 및 치료능력, 간호사의 간호 처리능력, 검사실 직원들의 능력, 원무직원의 진료내역 처리능력, 보험청구 관련 처리능력의 능숙함을 고려해야 한다.

9. 고객 사후관리(06001020202_13v1.3)

1. 고객 사후관리의 중요성

의료공급시장에서 공급측면의 경쟁이 치열해지면서 동시에 의료 소비자의 욕구도 지속적으로 고급화되어 감에 따라 경쟁우위 확보를 위한 차별화 전략이 대두되고 있다. 시대가 변화하면서 병원들이 많이 생겨나기 시작했고 병원을 찾는 사람들은 자신의 건강을 맡기는 곳인 만큼 우수한 시술능력을 보유함과 동시에 믿을 수 있는 병원을 찾는 것이 중요한 관심거리가 되고 있다. 또한 병원경영 환경의 변화로 호텔식 서비스 도입이 증가하고 있는 추세에 있으며 과거의 권위주의적 의료문화에서 개방적 · 서비스 지향적 의료문화로 평생고객을 확보하기 위한 경쟁이 심화되고 있다. 이제 단순히 시술에 대한 결과만 중시하는 병원들은 자리 잡기 힘든 상황이며 무한경쟁 시대에 사후관리 등 고객의 욕구를 충족하는 경쟁력을 갖추는 것이 중요하다.

환자들이 내원 접수단계에서부터 안내, 간호, 진찰, 투약에 이르기까지 조직구성원들의 접점 활동은 바로 병원 이미지와 직결된다. 의학기술은 발전되지만 환자로부터 명확하게 더 우수하다는 인식을 심어주기는 어려운 것이 사실이다. 그러나 접점 활동의 질적 차이에 따라 전반적인 평가는 다르게 나타나는 경우가 많다. 결국 의료서비스에 대한 고객의 만족여부에 따라 병원 수익성이 결정되는 중요한 변수가 된다. 만약 고객으로부터 만족을 얻게 되면 그 병원은 계속적인 진료가 이루어지고 좋은 소문이나 평판을 얻게 될 것이며 환자의 만족과 새로운 환자의 창출로 이어져 수익이 증가하는 효과를 기대할 수 있을 것이다.

2. 고객 사후관리의 방법

고객들이 불만족하게 되면 반대로 진료수요의 감소, 환자 상실로 수익이 감소하게 될 것이다. 따라서 효율적인 결정이 이루어지도록 일선 근무자들은 고객들을 대할 때 의식 개혁의 측면에서 다음과 같은 마음가짐으로 임할 필요가 있다.

첫째, 사명감을 가진다.

둘째, 항상 고객의 입장에서 생각한다.

셋째, 원만한 성격을 가지고 항상 긍정적으로 바라본다.

넷째, 고객의 마음에 들도록 행동한다.

3. 고객관계관리 CRM : Customer Relationship Management 란?

고객정보를 이용하여 고객과의 관계를 유지, 확대, 개선함으로써 고객의 만족도 향상 및 충성도를 높여 기업과의 지속적인 관계를 유지하고 기업의 이윤 창출의 근간이 되도록 하는 일련의 과정이라고 할 수 있다.

의료서비스 관점에서 보면, 병원 고객의 요구사항을 해결함으로써 고객이 꾸준한 의료서비스를 이용하고 결과적으로 수익을 창출하는 고객관련 제반 활동 시스템이라고 할 수 있다. 이러한 CRM의 특성은 고객 지향적이고 고객을 맨투맨으로 하는 마케팅이며, 장기적으로는 이윤추구에 기반이 된다. 이를 위해서 고객에 대한 자세한 데이터베이스 구축이 필요하며, 조직내 · 외부의 모든 프로세스의 통합과 매뉴얼화가 요구된다.

4. 고객관리의 자세

위에서 기술한 고객관리 매뉴얼도 아주 중요한 부분이다. 그러나 지금의 사회 환경에서 보다 중요하게 두각이 되고 있는 것은 고객관리를 위한 직원들의 자세이다. 고객에게 만족을 주고 진정으로 대하는 서비스 자세가 필요한 것이다. 이것이 결국 병원이익의 극대화에 큰 힘이 되는 것이다.

한 예로 미국품질협회와 갤럽의 공동조사에 의하면 소비자가 생각하는 가장 훌륭한 서비스는 공손함, 신속함, 사람들의 요구를 만족시켜 주는 기본적인 감각, 그리고 서비스 제공자의 태도라고 말하고 있다. 병원에서는 고객을 사랑하는 마음이 가장 중요시 되며, 고객을 사랑하는 기술이 곧 세일즈로 나타나게 되는 것이다. 이를 위해서 가장 우선이 되는 것은 고객만족을 위한 열정적인 서비스 정신과 고객에게 기쁨을 주는 일이다. 이러한 과정이 결과적으로 고객들에게 병원에 대한 평가를 높이 인지하고 그 가치를 인식하게 하는 계기가 되는 것이다.

고객만족을 위한 일은 아주 사소한 것부터 시작한다. 병원을 찾아오는 고객이 편하게 진료를 받을 수 있도록 하는 의자, 대기시간의 최소화, 적절한 병원 실내온도 등 작은 것에서 시작하는 것이다. 이러한 작은 것부터 세밀하게 배려하여 고객이 사소한 불편도 느끼지 않도록 하는 것이 고객 만족의 기본자세이다.

또한, 고객의 불만을 최소화하고 신속하게 처리함으로써 고객의 상실감을 최소화한다면 고객은 기대 이상의 만족감을 느끼고 충실화가 이루어지며 입소문을 통한 신환환자의 창출이 곧 병원경영 이익 창출로 이어진다고 해도 과언이 아닐 것이다.

10. 의료서비스 고객만족 사례

(1) 연세세브란스 병원의 '설명 간호사 제도'

고객들이 병원에서 진료를 받으면서 겪을 수 있는 궁금증과 불편함을 해소하기 위하여 각 임상과별로 1명의 전담 설명 간호사를 배치하고 외래 각 층에도 설명 간호사들을 두어 진료과 및 주치의 선정 그리고 고충상담과 자세한 진료실 위치 안내 등을 해주는 서비스 제도를 시행하고 있다.

(2) 대학병원의 고객만족 극대화 프로그램 '발렛파킹'

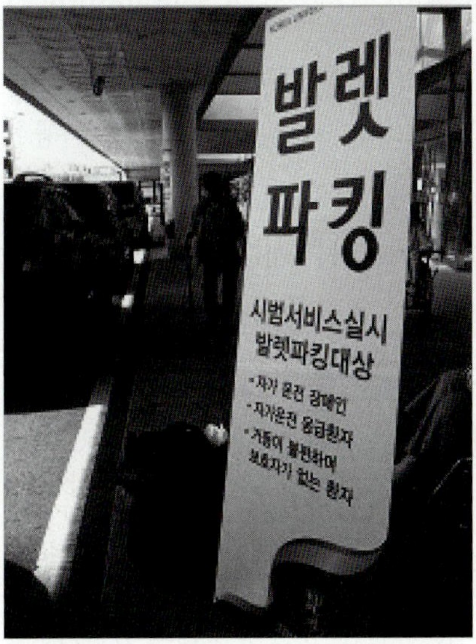

환자 편의 서비스를 확대하고 있는 대학 병원들이 호텔이나 고급 레스토랑에서 시행하는 발렛파킹 valet parking을 시행하고 있다. 주차장과 병원 본관까지의 거리가 그리 먼 편은 아니지만 몸이 불편한 환자들을 고려한 고객만족 서비스다. 주로 자가운전 장애인, 자가운전 응급환자, 거동이 불편하며 보호자가 없는 환자 등으로 하루 평균 20~30명 정도가 이용하고 있다.

이 같은 대학병원의 발렛파킹은 지난 2009년 강남 세브란스병원이 명품 병원을 지향하며 처음 도입된 이후 확산되는 추세다.

(3) '환자동행 서비스' (2014.8)

환자동행 서비스는 환자가 병원에 들어오는 순간부터 접수는 물론 진료, 약 처방까지 곁에서 돕는 서비스로 고객 경험관리의 중요성이 대두되면서 많은 병원들이 채택하기 시작했다. 경상지역에서도 부산대병원과 고신대복음병원이 일찌감치 동행 서비스를 시행 중이다. 부산대병원은 시행 당시 1주일 만에 약 250차례의 동행 요청이 쇄도할 정도로 반응이 좋았다. 고신대복음병원의 경우 진료부터 외래 및 검사실까지 동행하면서 환자들의 동선과 대기시간 등을 줄이는 효과를 얻어냈다.

(4) '외국인 환자용, 자국통화결제 서비스' 동아대병원

동아대병원이 글로벌 의료관광시장에서 한 발 더 앞서가는 시스템을 갖추기 위해 부산 · 경남 최초로 외국인 환자용 '자국통화결제 DCC: Dynamic Currency Conversion 서비스'를 도입, 본격 가동에 들어갔다. 이번 서비스 도입을 위해 롯데카드 및 퓨어커머스와 3자 협약을 체결하고, 시스템 구축 및 시뮬레이션 등 철저한 준비 절차를 밟아 왔다.

이 서비스는 해외 고객이 많이 이용하는 면세점이나 호텔 등에서만 이용되는 결제 시스템으로, 외국인 환자가 진료비 등을 해외카드로 결제할 때 자국통화 금액을 확인하고 결제할 수 있는 시스템이다.

(5) 환자를 위한 환경 탈바꿈 '친환경병원' 서울성모병원

최근 대학병원들이 '환경경영'에 자발적으로 참가하는 모습이 눈에 띄고 있다. 이들 병원은 친환경병원으로의 탈바꿈을 통해 에너지 절감 및 병원 이미지 개선도 기대하고 있는 모습이다.

친환경병원은 말 그대로 친환경적 방식으로 건축 · 운영되는 건물을 뜻한다. 여기에는 에너지 절약 뿐만 아니라 환자의 심리상태 및 건강상태의 개선이 가능하다는 장점이 있다. 이러한 친환경병원으로 큰 성과를 본 곳은 대표적으로 서울성모병원을 들 수 있다. 서울성모병원의 경우, 세계 최초로 폐기물 전용 컨베이어 시스템을 갖추었고, 완벽한 감염관리로 환자의 안전을 극대화했다는 평가를 받고 있다. 수술별 특성에 따라 나뉜 30개의 수술실 전체는 클린존Clean zone과 더티존Dirty zone이 완벽하게 분리됐으며, 천정에서 고정된 펜던트 적용 등을 통해 감염관리와 안전사고를 방지하고 있다.

11. 고객관리기법(0601020201_13v1)

상급종합병원은 물론 중소병원에서 의원까지 병원에는 반드시 고객이 존재한다. 이제는 가장 중요한 의료수요자인 고객에게 서비스를 제공하지 않거나 중시하지 않고 병원을 운영한다는 것은 거의 불가능한 일이다. 그렇다면 우리는 어떤 관점과 자세로 고객을 관리해야 할 것인지 알아보도록 한다.

Check point

고객의 일반적 심리

① 기억되기를 바라고, 환영 받고자 하는 기대심리
② 관심을 가져주기를 원하고, 독점하고 싶어하는 심리
③ 중요한 사람으로 인식되고 싶어하고, 우월감을 느끼고 싶어하는 심리
④ 편안해지고 싶어하고, 가까운 이웃집과 같은 느낌을 받고 싶은 심리
⑤ 자기중심적 기대와 욕구를 수용해 주기를 바라는 심리
⑥ 조금이라도 손해 보기 싫어하는 심리

이와 같은 고객의 심리를 바탕으로 고객을 관리하는 데에는 중요한 3S 원칙이 있다.

첫째, 스피드speed – 주문 받은 상품이나 고객의 요망사항에 대해서는 단시간에 제공하는 등 기민한 서비스가 이뤄져야 한다.

둘째, 스마트smart – 종업원의 단정한 복장, 건강한 얼굴, 명랑한 음성 등을 통해 고객에게 신뢰와 만족을 줄 수 있도록 평소 상황에 따른 대응 훈련이 이루어져야 한다.

셋째, 스마일smile – 병원 내에서 서비스를 담당하고 있는 모든 직원의 얼굴에는 항상 밝고 깨끗한 미소가 흘러넘쳐 고객을 즐겁게 할 수 있도록 해야 한다.

이를 실천하기 위해서는 고객 관리 매뉴얼 제작이 필수적이다. 고객에게 좋은 이미지의 병원을 인식시키기 위해서는 의료진과 의료지원진도 함께 이러한 생각을 공유하고 고객 서비스를 해야 하며 상황에 따른 매뉴얼을 준비해야 한다.

1. 온·오프라인관리

온라인마케팅의 중요성이 대두되면서 현재 기업이나 병원의 온라인 컨설팅 및 마케팅은 과열경쟁 속에 있다. 최근 급격히 변화하고 있는 의료시장에서 과거처럼 단순히 시술에 대한 결과만 중시하는 병원들은 이제 자리를 잡기 힘든 상황에 직면하고 있다.

최근 고객들의 요구사항은 더욱 다양해지고 있는데 치료 결과와 더불어 만족도, 친절도, 사후관리 등에 따라 병원선택을 달리하고 있다.

대부분의 병원들은 아직도 단순한 외적 광고에만 치중하고 있고 실질적인 내부 경쟁력이나 현재 지니고 있는 브랜드 경쟁력 등은 의외로 무시하고 있는 경향이 많다. 이제 병원 개원현황은 날마다 새로운 병원들이 들어서고 있으면서 또 많은 병원들이 문을 닫고 있는 상황이다. 그만큼 의료시장은 이제 경쟁력을 갖춘 병원이 아니고서는 살아남기 힘든 이른바 '의료전쟁'시대에 접어들었다고 할 수 있는 것이다.

① 온라인 관리 : 진료 전 전화 또는 SMS 문자 등을 통한 예약 안내 서비스, 진료 및 치료 검사 이후 불편 사항 등 기타 궁금 사항 여부에 대한 유선 및 온라인 제공을 통한 고객 관리, 병원 홈페이지, e-mail 등을 통한 고객관리

② **오프라인 관리** : CRM 고객관리 담당자, 의료진 등이 직접 환자에게 진료 및 시설 이용에 대한 여부를 묻고 관리하는 것, 그리고 생일 등의 기념일 등에 의료진 등이 직접 작성한 편지, 카드 등을 보내는 고객관리

2. 불만고객관리

방문 고객 중 불만족을 느낀 소비자의 96%는 절대 불만을 말하지 않으며, 서비스에 대해 불만을 경험한 소비자의 90%는 거래를 중단한다. 불만을 신속하게 해결하면 소비자의 90%는 다시 그곳을 찾는다.

불만 환자가 발생하는 일반적인 이유는 진료에 대한 설명이 충분치 않을 때, 다른 고객과 차별대우할 때, 진료 예약 시간보다 진료가 늦어질 때, 비싼 검사만을 권유할 때, 안내와 응대가 느릴 때, 병원 내부가 지저분하여 청결하지 못할 때, 직원이 불친절할 때 등으로 발생한다.

그러나 불만고객이 발생하여 항상 좋지 못한 면만 있는 것은 아니다. 불만 환자를 통하여 병원의 상황을 체크할 수 있는 기회가 주어지며, 이러한 문제점 인식을 기반으로 서비스 창조의 기회를 마련하고, 단골 고객으로의 전환을 통해 오히려 병원 수익성 향상을 꾀할 수 있는 것이다.

3. 불만처리 단계

(1) MTP 기법

① Man : **응대자 바꾸기** – 담당 직원에서 책임자, 코디네이터에서 실장 또는 원장으로, 되도록 상급자로 응대자를 바꿔 응대하게 한다.

② Time : **시간 바꾸기** – 환자가 진정할 때까지 기다린다. 처음에는 대꾸를 하지 않고 잠잠히 듣는다. 환자에게 중간 중간 보고를 한다.

③ Place : **장소 바꾸기** – 조용한 장소로 안내하여 따뜻한 음료를 대접함으로써 생각할 수 있는 시간을 갖게 한다. 서 있을 때는 편안한 의자로 안내하여 앉도록 한다.

(2) 불만처리단계

제1단계 : 환자를 반긴다. 편하게 말할 수 있는 분위기를 조성하고 병원 방문에 감사한다.

제2단계 : 진지하게 경청한다. 불만의 원인을 파악한다.

제3단계 : 환자의 생각에 동의한다. 개선할 기회를 준 것에 감사하고 환자 생각에 공감을 표현한다.

제4단계 : 불편을 끼친 점에 대해 정중하게 사과한다.

제5단계 : 환자가 안심하도록 신속한 해결을 약속한다.

제6단계 : 질문을 통해 필요한 정보를 파악하고 환자가 원하는 최선의 해결책을 파악한다. 관련 부분에 대한 구체적인 정보를 전달한다.

제7단계 : 가능한 현장에서 즉시 신속하게 처리한다.

제8단계 : 처리 경과 및 결과를 환자에게 통보한다. 처리 후 사과와 감사의 인사를 전한다.

4. 외국인 고객관리

외국인 환자란, 우리나라에서 진료를 받는 환자로 "국적이 대한민국이 아닌 국민건강보험에 가입되어 있지 않으면서 외국인으로 등록되어 있지 않은 환자"를 말한다.

외국인 고객관리의 우선은 타국에서 느끼는 언어, 종교, 관습, 식사 등의 불안요인을 줄이고 친화적인 환경에서 진료를 받도록 하는 것이다. 이를 위하여 우수한 의료의 질과 안전 및 신뢰성의 제고, 편의성 및 접근성의 용이성, 수가의 적합성 등의 신뢰가 확보되어야 한다. 또한, 외국인 고객에 대한 배려심, 숙소와 식사 등에 불편함이 없도록 프로그램을 마련해야 한다.

※ 약칭 : 의료해외진출법 → 제2조제2호 외국인환자란 「국민건강보험법」 제109조에 따른 가입자나 피부양자가 아닌 외국인보건복지부령으로 정하는 바에 따라 국내에 거주하는 외국인은 제외환자를 만한다.

12. 고객서비스를 위한 병원시설관리(06001020209_13v1.3/v1.2)

표 3-7 고객서비스관리의 중요성과 관련된 서비스 법칙

Hardware(물리적 체험요소)	Software(의료시스템)	Humanware(인적 요소)
주차장 시설, 건물, 병원의 시설, 인테리어, 진료실, 치료실 분위기, 의료장비 수준 등 (이미 고정되어 바꿀 수 없는 것)	내부 시스템, 진료절차, 예약제 이벤트, 고객만족도 조사 서비스 운영 시스템, 해피 콜, 리콜 수납방식	서비스 마인드, 응대태도 고객응대의 신속성, 적극성, 친절한 설명 용모, 이미지 메이킹

※ 해피 콜 → 고객과의 원만한 관계를 형성하고 이를 통해 간접적으로 판매활동을 촉진하기 위한 마케팅 전략

1. 병원 편의시설

(1) 병원 편의시설별관리

① **일반 병동** : 가급적 복도는 자연채광이 가능하게 하여 쾌적한 환경을 제공

② **중환자부** : 보호자 대기공간은 중환자부와 분리하여 설치, 보호자 휴식이 가능하도록

③ **외래진료부** : 접수실은 대기공간과 진찰실이 쉽게 보이도록 배치 각종 검사부와 접근이 용이하도록 배치

④ **응급의료센터** : 출입구는 병원의 주 출입구와 다른 별도의 응급전용 동선을 확보

(2) 대기실관리

① 잡지, pc 등을 준비하여 배려

② 진료정보, 칼럼, 병원 소식지 등을 비치해 진료상품 소개를 간접적으로 소개

③ 자판기, 정수기는 눈에 띄는 장소에 설치

④ TV프로그램이나 음악 등은 시간대, 요일별 · 날씨별로 구분하여 준비가 필요함

2. 병원 안전 및 위생시설

(1) 화장실 위생관리

① 화장실 바닥은 물기가 없도록 관리

② 휴지나 비누가 떨어지지 않도록 자주 점검

③ 청결관리는 하루에 3~4번 이상의 정기적 관리

④ 악취 나지 않도록 자주 환기 시설을 점검

(2) 병원 편의시설 서비스 디자인

① 우리병원에 내원하는 고객의 이동경로를 체크해 평균적 사이클을 만들어 봄

② 고객의 입장이 되어 각 접점에서 병원의 편의시설을 분석하고 점검

③ 대기시간 동안 발생한 불편사항은 수정 · 보완할 수 있는 기획안을 작성하고 실행

④ 보완하여 실행되고 있는 서비스는 계속적으로 검토하며 재시정

(3) 병원 시설 안전관리

① 시설물에서 기인한 사고, 전기, 상수도 공급중단, 시설장비, 기타 시설물 및 물리적 환경으로 의한 사고의 예방 및 관리

② 각종 사고에 대한 예방, 대비, 대응 및 복구를 위해 행해지는 모든 내용 포함

③ 시설안전보장활동의 목적은 병원 내 안전관리 관련법규, 검사, 여건을 준수하여 시설물 관련 사고로부터 생명 · 신체 · 재산을 보호하는 것

④ 시설안전보장활동에는 병원의 전기기기 안전관리, 전기배선 안전관리, 전기화재 안전관리 등이 있음

(4) 화재 시 피난계획

① 비상 승강기의 점검과 관리

② 유도등 비상 전원감지 스위치 등 시설 점검

③ 의료 가스, 압축 가스의 기능마비를 대비해 이동용 기구를 확보하고 관리

④ 피난층과 안전지역으로 가는 피난경로에 설치된 장애물 파악 후 제거

(5) 세탁물 위생관리

① 세탁물 수집장소는 다른 시설과 구분하여 위생적으로 관리
② 수집 장소에 세탁물 분류방법 게시
③ 세탁물 처리업무 종사자는 년 4시간 이상 감염예방교육에 참여
④ 운반자는 손 위생 및 개인 보호구 사용 준수

3. 병원 홍보 마케팅관리

병원 마케팅이란 환자가 필요로 하는 의료서비스를 파악해 적절한 의료서비스를 제공함으로써 국민건강의 유지, 발전과 병원의 설립목표를 실현하고 경영활동을 합리적으로 수행하는 과정이라 할 수 있다. 이제는 마케팅에 대한 새로운 사고로서 '시장 지향적 경영사고'를 제시해야 한다. 시장 지향적 경영사고의 핵심은 고객대상의 가치를 극대화하고 시장의 다양한 구성요소들의 부가가치를 더욱 더 창출하기 위한 효과적인 관리방법이다.

13. 고객관리 효과 및 문제점

1. 고객관리의 효과

정확한 고객정보를 토대로 고객의 특성을 파악하여 고객 개인별 요구에 맞는 서비스를 수행함으로써 고객의 만족도를 향상시켜 병원에 대한 충성 고객을 유도한다면, 수익향상과 매출 증대 효과를 가져올 수 있다.

병원에서 고객 정보의 기준과 분류체계를 정확하게 하고 고객 특성에 따라 적절한 정책을 고려해야 한다. 의료시장의 무한 경쟁에 있어서 경쟁 우위를 차지하기 위해서는 기업경영에서 볼 수 있듯이 보다 공격적인 마케팅과 고객 서비스가 실행되어야만 병원의 수익성 개선과 안정적 고객 확보를 보장받을 수 있을 것이다.

2. 고객관리의 문제점

첫째, 병원의 경쟁이 심화되면서 도산병원이 급증하고 건강보험 진료수입 감소, 의료기관 종별 환자 수의 변동, 병원전문의사의 이직 심화, 병원산업환경 변화에 따른 원가상승 요인 등 지출요인 급증으로 인한 고객의 지속적인 관리의 문제점이 내재하고 있다.

둘째, 병원을 찾는 고객, 즉 환자들의 마인드 때문에 CRM 시스템을 운용하는 데 어려움이 따른다. 의료서비스를 받은 환자들은 질병의 치료가 완료되면 병원과의 관계도 완료되는 것으로 인식하고 있다. 이러한 환자의 인식은 지속적인 관계를 유지하려는 CRM 전략과 상충되고 있다. 그래서 병원에서도 일반 제품이나 서비스처럼 환자와의 관계를 지속적으로 유지하는 방안이 마련되어야 한다.

셋째, 현재의 의료비 결정체계 때문에 나타나는 CRM시스템의 운용 효과에 대한 부정적인 평가이다. 현재의 의료수가는 의료보험수가 시스템 때문에 병원이 제공하는 의료서비스의 질과는 관계없이 결정된다. 이런 상태에서 병원 CRM시스템 도입의 효과를 의심하는 경향이 있다. 이러한 문제점에도 불구하고 병원에서는 CRM시스템을 서비스 마케팅의 일환으로 인식하고 사용해야 한다. CRM시스템을 통해서 환자 각자에게 맞춘 의료정보나 서비스로 환자의 만족도를 증가시키면 내원환자 숫자가 증가할 것이고 이는 병원경영에 긍정적인 결과를 가져올 것이다.

또한, 의료는 전문적인 지식과 경험이 요구되는 분야로 고객중심의 불만이 많이 발생하고 저항이 강한 성격을 갖고 있다. 의료서비스 공급자들은 환자중심적인 사고에 반대되는 경향이 있다. 이는 의료서비스를 제공하는 것을 자기들이 갖고 있는 전문 의료지식을 환자들에게 베푸는 것으로 생각했기 때문이다. 그 결과 대부분의 병원이 비판을 받고 있으며, 의료사고로 인한 의료인의 불신이 깊어 가는 것이다. 물론, 최근 이러한 현상이 많이 줄어들고 있지만, 아직도 우리나라 병원에 대한 고객인 환자의 불만은 끊이지 않고 있다. 수요자에게 제공되는 의료서비스에 대한 일반 소비자들의 불만을 고객의 관점에서 살펴보고 개선해야 할 필요가 있다.

이를 위하여 다음과 같은 사항을 고려하여 고객 관리의 문제점을 개선해야 할 것이다.

첫째, 의료진들은 고객인 환자들에게 제공받을 수 있는 의료서비스에 대한 설명을 자세하게 해주도록 노력해야 한다.

둘째, 환자들의 대기시간에 따른 지루함을 완화시킬 수 있도록 부대 서비스를 생각해야 한다.

셋째, 의료기관에 대한 정보를 충분히 제공해 주어야 한다.

넷째, 의료사고의 발생빈도를 낮추고, 의료사고 발생 시 처리 절차가 투명하도록 해야 한다.

다섯째, 고객을 낮추어 보지 않는 서비스 마인드를 갖도록 해야 한다.

여섯째, 의료서비스를 고객에 맞춰 패키지package화하여 제공할 수 있도록 한다.

이러한 요인들을 고려하여 불만 고객에 대한 관리가 진행되어야 할 것이다.

3. 고객관리의 일반적 매뉴얼

(1) 친절이란 무엇인가?

상대방을 편안하게 해주는 배려의 표현으로, 친절은 창조라고도 하며 "덤의 문화"로 반드시 보상을 가져오고 투철한 주인의식을 바탕으로 청소, 청결, 정리, 정돈의 생활화가 기본으로 확립되어야 한다.

(2) 친절의 요인은 무엇인가?

'베푼다'는 마음가짐, 행동으로 나타내는 친절, 능동적 태도의 자발적 친절, 상대방을 배려하는 마음이라 할 수 있다.

(3) 친절교육의 절차

Participate – Practice – Digest – Change

(4) 친절의 대상별 구분

① **외부 고객**Out Service : 고객환자, 보호자을 대상으로, 인사, 표정, 전화예절, 용모, 복장, 대화, 적절한 언어사용, 불편사항에 대한 컴플레인Complaints 응대, 안내, 자세와 동작

② **내부 고객**In Service : 인사, 표정, 전화예절, 용모, 복장, 언어예절, 동료애

※ 매너Manners : 인간이 지켜야 할 기본 규범이 행동으로 표현(Time, Place, Occasion)

※ 에티켓Etiquette : 사람이 지켜야 할 행동규범을 나타낸 것

(5) 표정관리

① 업무시작 전 얼굴풀기 체조

체조	방법
아, 에, 이, 오, 우	입을 최대한 크게 벌리고(혐오스러울 만큼) 발음한다. 입술근육 주위가 부드러워진다
눈썹 올리기	눈썹 바로 밑에 집게 손가락을 눈썹과 나란히 대고 눈썹을 상하로 움직인다. 눈 근육이 이완된다.
귀 움직이기	귀를 움직인다는 기분으로 볼 근육과 정수리 부근 근육을 움직이려고 노력한다.
눈 찡그리기	두 눈을 강하게 감았다 떴다를 반복한다.
마무리	"위스키"를 발음하면서 단정히 입술을 다문다.

② 상황에 맞는 얼굴표정

잘못이 있을 때는 신속하게 "죄송합니다" 라고 말하고 죄송하다는 표현에 맞는 얼굴표정과 고객문의 사항에 대한 답변을 할 때 고객의 마음처럼 기쁜 표정을 담고 알려준다.

③ 무표정은 고객에 대한 무관심과 같다

④ 시선을 상대방의 눈높이에 맞추고 친절을 담은 눈빛을 보여 준다

(6) 목소리

① 고객을 대할 때는 평소 자신의 목소리 높이보다 한 단계 높여 발음함으로써 명랑하고 밝은 이미지를 표현할 수 있다.

② 상황에 맞는 목소리

• 낮은 목소리 : 타인에게 알려져서는 안 될 개인적인 고객 상태를 전달할 때, 죄송하다는 말을 할 때 등등

• 높은 목소리 : 긍정적인 결과를 전달할 때, 노인을 대할 때

(7) 인 사

① 기본이 되는 인사법

말안녕하십니까?이 먼저 나오고 허리를 굽힌다. 허리의 각도는 30~60도가 이상적으로 손을 모으고 인사할 때는 남자는 왼손이 위로 올라가게 두 손을 겹치고 여자는 오른손이

올라가게 겹친다.

② 상황에 맞는 인사법

업무가 바쁠 때 – 행동보다 얼굴표정과 말로써 반가움을 표현한다.

복도에서 자주 마주치는 직원 간 – 가벼운 목례

③ 동료 간에 아침인사, 마무리 인사를 습관화하자

“안녕하십니까?” “수고하셨습니다” “애쓰셨습니다”

(8) 용모 및 복장

① 용모, 복장의 중요성

첫 인상을 좌우하고 타인, 즉 고객에게 신뢰를 준다. 또한 직장의 분위기를 좌우하고 일의 성과에 영향을 미친다.

② 용모, 복장의 기본

자신의 개성을 나타내는 것은 좋으나 보편 타당성이 있도록 한다. 항상 단정함과 청결을 유지한다. 업무관리에 효율적인 용모와 복장이 되도록 한다. 지나친 화려함과 유행은 지양한다.

간단한 남녀의 점검사항은 다음과 같다.

표 3-8 남성 용모복장 CHECK POINT

항목		CHECK	용모복장 CHECK POINT
머리			단정히 머리를 깎고 앞머리가 눈을 가리지 않는가?
			잠자던 흔적이 머리에 남아 있지는 않은가?
			비듬이 없는가, 냄새는 없는가?
얼굴			면도하다 남은 수염이나 콧털은 보이지 않는가?
			이는 깨끗한가, 구취대책은 되어 있는가?
			눈은 충혈되어 있지 않은가, 안경은 더러워져 있지 않은가?
복장	드레스 셔츠 DRESS SHIRTS		옷깃이나 소매깃은 더럽지 않은가?
			소매깃의 단추는 채워져 있는가, 소매는 걷어 올려져 있지 않은가?
			색깔, 모양은 적당한가?
			다림질은 되어 있는가?
	넥타이 NECKTIE		비틀어지지 않았는가, 매듭은 늘어져 있지 않은가?
			더러워졌거나 주름이 가지는 않았는가?
			옷에 어울리는가?
			길이는 적당한가, 타이핀의 위치는 적당한가?
	상의		어깨의 비듬에 주의, 너무 화려하지 않은가, 주름이 가지는 않았는가?
			서 있을 때 단추는 채워져 있는가?
			주머니가 부풀 정도로 물건을 넣지는 않았는가?
	하의		다림질은 잘 되어 있는가, 무릎은 나와 있지 않은가?
			벨트는 손상되어 있지 않은가?
손			더러워져 있지는 않은가?
			손톱은 길지 않은가?
양말			흘러 내려가 있지 않은가, 청결한가?(냄새에 주의)
			화려한 색깔이나 모양은 아닌가? 흰 스포츠용 양말은 아닌가?
구두			깨끗이 닦여 있는가?
			뒷꿈치가 닳아 있지는 않은가?
			색깔이나 모양은 비즈니스에 적당한가?
지갑			모양이 변하지는 않았는가?
			깨끗이 손질되어 있는가?
			명함은 명함지갑에 넣어져 있는가, 매수는 적당한가?

표 3-9 여성 용모복장 CHECK POINT

항목	CHECK	용모복장 CHECK POINT
머리		청결한가, 손질은 되어 있는가?
		일하기 쉬운 머리형인가?
		앞머리가 눈을 가리지 않는가?
		유니폼UNIFORM에 어울리는가?
		머리 악세사리가 너무 눈에 띄지 않는가?
화장		청결하고 건강한 느낌을 주고 있는가?
		피부처리 및 부분 화장이 흐트러지지는 않았는가?
		립스틱 색깔은 적당한가?
복장		위생복Uniform이 구겨지지는 않았는가?
		위생복Uniform에 얼룩은 없는가?
		다림질은 되어 있는가?(블라우스blouse, 스커트의 주름 등)
		스커트의 단처리가 깔끔한가?
		어깨에 비듬이나 머리카락이 붙어 있지 않은가?
		겉옷과 속옷의 색깔은 조화를 이루고 있는가?
		복장예절에 맞게 입고 있는가?
		출퇴근시의 복장은 단정한가?
손		손톱의 길이는 적당한가?(1mm 이내)
		매니큐어 색깔은 적당한가?
		손의 굳은 살은 깨끗한가?
스타킹		색깔은 적정한가 늘어진 곳은 없는가?
		예비 스타킹을 가지고 있는가?
구두		깨끗이 닦여져 있는가?
		모양이 찌그러져 있지 않은가?
		뒷축이 벗겨지거나 닳아 있지는 않은가?(구겨 신거나 샌들은 보기 흉함)
액세사리		방해가 되는 액세사리accessory, 눈에 띄는 물건은 착용하지 않았는가?

(9) 올바른 자세와 동작

① 내면적인 요인

상대방의 입장을 고려한 아량과 이해심, 베풀려는 마음의 여유를 통한 주인의 입장, 그리고 항상 아름다운 마음이 필요하다.

② 자세

자극을 주었을 시 바로 반응을 할 수 있는 자세로, 부 · 정기적인 교육을 통하여 인성, 환경, 마음자세, 직업의식을 고취시켜야 한다.

Check point

동작의 응용

① 방향지시
손가락을 모아 손바닥 전체로 가리키고, 손등이 보이거나 손목이 굽어지지 않도록 한다. 시선은 상대방, 가리키는 방향, 상대방 순으로 향한다.

② 물건수수
두 손을 사용하여 손은 허리보다 위로 하고, 받는 쪽이 편하도록 건넨다.

③ 계단을 걸을 때
오를 때는 남자가 앞서서 가고, 내려올 때는 여자가 앞서서 간다. 여성인 경우 계단 이용 시 사선 걸음으로 걷는다.

(10) 교양있는 대화예절

① 대화예절의 중요성

대화는 인격의 교류이므로 음성, 말씨, 태도에 유의하여 상대방에 대한 친근감과 예의를 표현할 수 있어야 한다.

② 말하기 듣기 자세

• 듣기 자세와 행동

자신의 의견을 먼저 전달하기보다는 상대방의 이야기를 끝까지 들어주고, 상대의 이야기를 듣는 중에는 견해차이가 있을지라도 끼어들지 않는다. 또한, 상대의 의견에 가급적 긍정적인 태도를 보이며 맞장구를 쳐 준다. 중요한 사안인 경우 반드시 메모하는 것이 필요하며 대화 끝무렵 이야기의 요점을 정리하여 상대방에게 확인해 보는 것이 중요하다.

• 말하기 자세와 행동

발음은 정확하게 밝은 목소리로 말하고, 말의 속도 조절에 유념하며 강조할 부분에는 반드시 액센트accent 를 가한다 그렇지 못할 경우, 말의 속도가 빠르면 경박하게 느껴지고, 정리하면서 들을 수가 없어 듣는 이가 급해진다. 상대방의 관심분야에 초점을 맞추고, 말끝을 흐리지 않고 명료하게 전달한다. 상대방이 알아듣기 쉬운 용어를 사용하여 대화가 어렵지 않게 해야 한다.

③ 향상시켜야 할 대화예절

겸양어나 존대어를 적절히 사용한다.

"주치의한테 여쭤보세요 → 주치의와한테 상의해 보세요",

"환자분이 뵙자고 하는데요 → 환자분이 만나자고 하시는데요"라는 형태로 해야 한다.

④ 바람직한 대화용어 연습

바람직하지 않은 용어	바람직한 용어
우리 병원	(상황에 따라)저희 병원, 우리 병원
너희 병원	그쪽 병원이라 하지 말고 병원이름 전체를 부른다.
데리고 온 사람	함께 오신 분, 같이 오신 분
누구십니까?	실례지만 성함이 어떻게 되십니까?
ㅇㅇ씨 입니까?	혹시 ㅇㅇ씨 입니까? (ㅇ) ㅇㅇ씨 맞습니까?(×)
무슨 용건 입니까?	검사용지 가져 오셨습니까? 어디 찾으십니까? 네! 제가 도와 드리겠습니다. 네! 제가 도와 드려도 괜찮겠습니까?
잠깐 기다려 주십시오	잠시 기다려 주시겠습니까? 곧 저희 직원이 불러 드릴 겁니다. 잠시 기다려 주시면 안내하여 드리겠습니다
(담당자는) 곧 옵니다	예측을 할 수 있을 때는 "곧"이라는 말을 쓰지 말고 반드시 시간을 알려주는 게 바람직하다
자리에 없습니다	자리에 안 계십니다만(직원우대차원) 곧 연락해 드리겠습니다.
외출 중입니다	지금은 외출중이십니다. ㅇㅇ시 이전에 돌아오실 겁니다.
돌아오면 말해 두겠습니다	혹시 전하실 말씀이 있으십니까? 돌아오시는대로 꼭(바로) 전해드리겠습니다. 저는 ㅇㅇ입니다.
또 와주시겠습니까?	죄송합니다(번거로우시겠습니다만, 실례된 말씀입니다만) 다시 한 번 들러 주시겠습니까? 죄송합니다만(×)
이쪽에서 가겠습니다	제가 ㅇㅇ시경에 찾아뵈도 괜찮겠습니까?
전화 주십시오	가능하시다면 ㅇㅇ까지 연락 주시겠습니까?
다시 한 번 말해 주십시오	전화 : 전화상태가 좋지 않습니다. 다시 한 번 말씀해 주시겠습니까? 면전 : 죄송합니다. 제가 잘못 들었습니다. 다시 한 번 말씀해 주시겠습니까?
알았습니다	네! 잘 알겠습니다. 곧 ㅇㅇ하겠습니다.(곧 다녀와서 보고 드리겠습니다)
모르겠습니다	담당자인 경우 : 죄송합니다. 제가 미처 파악을 못했습니다. 곧 알아봐서 말씀 드리겠습니다.
알고 있습니다	담당자가 아닌 경우 : 네! 그 일은 ㅇㅇ씨 담당입니다. ㅇㅇ씨에게 연락해 보시겠습니까? ㅇㅇ씨에게 알아봐서 말씀 드리겠습니다. 네! ㅇㅇ에 관한 말씀이시지요? 지금 막 찾았으니까 곧 보내 드리겠습니다.
할 수 없습니다	곤란합니다. 어렵겠습니다.
미안합니다	죄송합니다 → 정말 죄송합니다 → 다음부터는 이런 일이 없도록 유의하겠습니다.
없습니다	미처 준비를 못했습니다. ㅇㅇ내에 해 드리겠습니다.(대안 제시)

(11) 전화예절

① 전화 받는 법

전화의 특성은 얼굴없는 만남음성에만 의존으로 예고 없이 찾아오는 방문객이다. 이로 인하여 보안성이 없다. 그럼으로 전화 응대의 3가지 요령으로 신속, 정확, 정중을 항상 상기하고 응대해야 한다.

순서	요점	참고
수화기를 든다	• 벨이 울리면 2~3초 이내에 받는다. • 자세를 바르게 고친다. • 메모 준비를 한다.	• 우리병원은 2번 울린 후 받도록 한다. • 자세에 따라 음성이 틀린다. • 빈틈없는 업무자세 : 신뢰감 형성
자기 이름을 댄다 상대방을 확인하고 인사를 교환한다	• 상냥하게 한 번에 통하도록 한다. • 소속, 성명은 필요에 따라 말한다.(시간, 장소, 상황에 맞도록)	• 우리병원에서는 "감사합니다 소속(소속과 직책), 이름" 순으로 응대한다.
용건을 듣는다	• 요점을 메모하면서 듣는다. • 맞장구를 치면서 끝까지 경청한다.	• 상대의 이야기를 열심히 듣고 있다는 것을 느끼게 해준다.
의문점을 질문하고 요점을 복창한다	• 5W 1H에서 빠진 것은 없는지 확인한다. • 무엇을, 어느 정도, 언제까지, 어떻게 하는 것인가를 정확히 파악한다. • 숫자, 시간, 장소 등은 반드시 복창한다.	• 정확을 기한다.
끝맺음의 인사를 하고 끊는다	• 이야기의 내용에 어울리게 인사말을 한다. • 건 쪽이 먼저 끊는다.	• 대화가 끝난 후 2초 간의 여유를 두고 수화기를 내려놓는다.

② 전화 거는 법

순서	요점	참고
전화 걸 준비를 다하고 다이얼을 돌린다.	• 내용과 순서와 요점정리를 한다. (5W 1H) • 필요한 자료가 있으면 준비한다. • 번호 확인 후 정확하게 걸도록 한다. • 자세를 바르게 한다.	
상대방을 확인한 후 자기 이름을 대고 인사를 교환한다.	• 상냥하게 한 번에 통하도록 한다. • 소속, 성명을 필요에 따라 말한다. (시간, 장소, 상황에 따라)	• 우리병원에서는 "안녕하십니까? • 소속(소속과 직책), 이름 "순으로 응대한다.
용건을 말한다.	• 순서대로 요점을 정확하게 말한다. • 일방적이 되지 않도록 한다.	
용건이 알려 졌는지 확인한다.	• 필요하면 요점을 반복하거나 복창을 요구한다.	
끝맺음의 인사를 하고 끊는다.	• 이야기 내용에 어울리게 인사말을 한다. • 윗사람, 손님인 경우에는 상대방이 먼저 끊고 나서 수화기를 내려 놓는다.	• 본인의 이미지 관리를 위해서 항상 나중에 내려놓는 습관을 갖도록 한다.

(12) 응대 태도

깍듯한 예우를 갖추어 더 이상의 흠을 잡히지 말아야 하며, 논쟁은 절대 금물이다. 우리 직원이 대화상 우위를 점한다 해도 우리과, 우리병원 차원에서 보면 결국 상처를 안게 된다. 틀린 주장에 대해서도 인내하며 경청하고 온화하게 대화하도록 한다. 또한, 변명이 아닌 설명을 하도록 한다.

병원이란 다양한 전문직이 모여 있는 조직체이므로 상대방의 영역에 대해서는 전혀 모른다고 생각하고, 의학을 모르는 환자나 타과 사람들의 논리는 그들의 무지가 그들의 권리라고 할 수 있으므로 설득하려 들지 않아야 한다. 그리고 항상 불평사항을 메모하고 사무적인 사과가 되지 않고 정중한 사과태도를 갖추도록 한다.

핵심문제 & 해설 Ccheck Point Exercises & Explanation

1. 병원 방문 고객 중 어물어물하고 결정을 하지 못하는 사람에 대한 응대법이 <u>아닌</u> 것은?

① 주요 요지가 무엇인지 경청하여 들어보려 한다.
② 고객의 문제를 파악하고 선택에 필요한 정보를 제시한다.
③ 고객이 의사를 결정하도록 옆에서 지속적으로 도와준다
④ 우유부단하므로 빠른 의사결정을 하도록 한다.

|해설| 우유부단한 고객에게는 의사결정을 할 시간을 주어야 한다.

2. 고객의 불만을 줄이거나 좁혀 나가는 방법으로 옳지 <u>않은</u> 것은?

① 병원의 입장에서 성의 있는 자세와 자료로 임한다.
② 고객 불편사항을 인지하고 문제를 바로 해결한다.
③ 고객의 불평을 말하는 분위기를 조성하고 장려한다.
④ 고객의 불편 원인을 명확하게 파악하고 규명해야 한다.

|해설| 고객의 입장에서 시작해야 한다.

3. 고객 서비스의 향상을 위한 사항 중 거리가 가장 <u>먼</u> 것은?

① 의료인력의 우수성 강화
② 의료장비의 적정화
③ 적정진료 활동의 강화
④ 고객 서비스 교육 강화

|해설| 의료장비의 적정화는 고객 서비스 향상과 가장 거리가 멀고, 의료진료의 질적 향상에 가깝다.

4. 고객에게 의견을 듣는 유형 중 설문지 작성 시 반드시 고려해야 하는 사항이 <u>아닌</u> 것은?

① 설문의 협조문구 표기
② 설문 대상자의 이해능력
③ 설문목적은 상황에 따라 제외해도 된다.
④ 설문과 맞지 않는 병원 홍보문구는 제외

|해설| 설문 목적은 반드시 모든 설문에 기록되거나 설문 전 사전 설명을 통해 알려야 한다.

5. 고객의 분류 중 외부 고객에 해당하지 <u>않는</u> 고객은 누구인가?

① 환자
② 환자 보호자
③ 원무과 직원
④ 응급실 방문 고객

|해설| 고객의 분류는 내부 고객과 외부 고객으로 내부 고객은 병원 업무 관련 종사자를 지칭한다. 그 외 환자, 환자 보호자, 병문안자 등은 외부 고객이다.

6. 재진 환자의 정의로 맞는 것을 모두 고르면?

① 재진환자는 90일 이내 같은 상병으로 내원한 환자를 말한다.
② 재진환자는 마지막 진료일+투약일수+80일 이내 진료환자를 말한다.
③ 재진환자는 80 이내 다른 상병으로 내원한 환자를 말한다.

④ 재진환자는 마지막 진료일+투약일수+90일 이상 진료한 환자를 말한다.

|해설| 원재진환자는 90일 이내 같은 상병으로 내원한 환자를 말한다.

7. 다음 그림의 의료 급여환자의 요양급여 절차 (　　) 안에 공통적으로 들어갈 내용은 무엇인가?

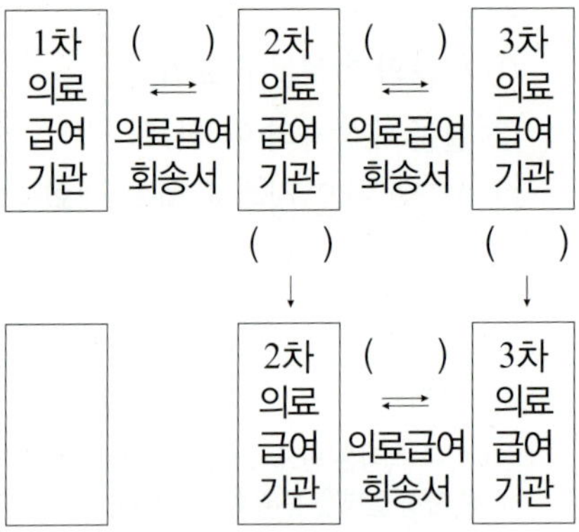

① 진료영수증　② 거주지 증명서
③ 의료급여의뢰서　④ 건강보험증

|해설| 의료급여의뢰서 서류가 있어야 한다.

8. 고객 서비스를 위한 병원시설 관리 중 Humanware(인적 요소)에 해당하는 것은 무엇인가?

① 이미지 메이킹
② 의료장비 수준
③ 진료예약제 이벤트
④ 리콜 수납방식

|해설| 인적 요소에 해당하는 것은 서비스 마인드, 응대태도, 고객응대의 신속성, 적극성, 친절한 설명, 용모, 이미지 메이킹 등이다.

9. 고객 응대의 중요성이 <u>아닌</u> 것은?

① 최근, 병원 소비자들은 예전과는 달리 의료의 질과 가치에 대하여 잘 이해하고 있다.
② 고객들은 의료서비스에 대해 그들이 지불하는 돈에 대해서 과연 가치가 있는지에 대해 좀 덜 민감해졌다.
③ 고객은 그들 스스로가 원하는 것을 제공받기를 원한다.
④ 서비스가 기본 유형으로 진행될 경우 고객 접점별로 필요한 표준 응대안을 도출하여 서비스 품질의 평준화를 도모할 수 있다.

|해설| 고객들은 의료서비스에 대한 관심과 민감도가 나날이 증가하고 있다.

10. 고객관리 시 문제점이 <u>아닌</u> 것은?

① 의료진들은 고객인 환자들에게 제공받는 의료서비스에 대한 설명을 자세하게 해주도록 노력해야 하기 때문이다.
② 환자들의 대기시간에 따른 지루함을 완화시킬 수 있도록 부대 서비스를 생각해야 하기 때문이다.
③ 의료사고의 발생빈도를 낮추고, 의료사고 발생 시 처리 절차가 적절하게 적당하도록 해야 하기 때문이다.
④ 고객을 낮추어 보지 않는 서비스 마인드를 갖도록 해야 하기 때문이다.

|해설| 의료사고의 발생빈도를 낮추고, 의료사고 발생 시 처리절차가 투명하도록 해야 한다.

|정답| 1. ④ 2. ① 3. ② 4. ③ 5. ③ 6. ① 7. ③ 8. ① 9. ② 10. ③

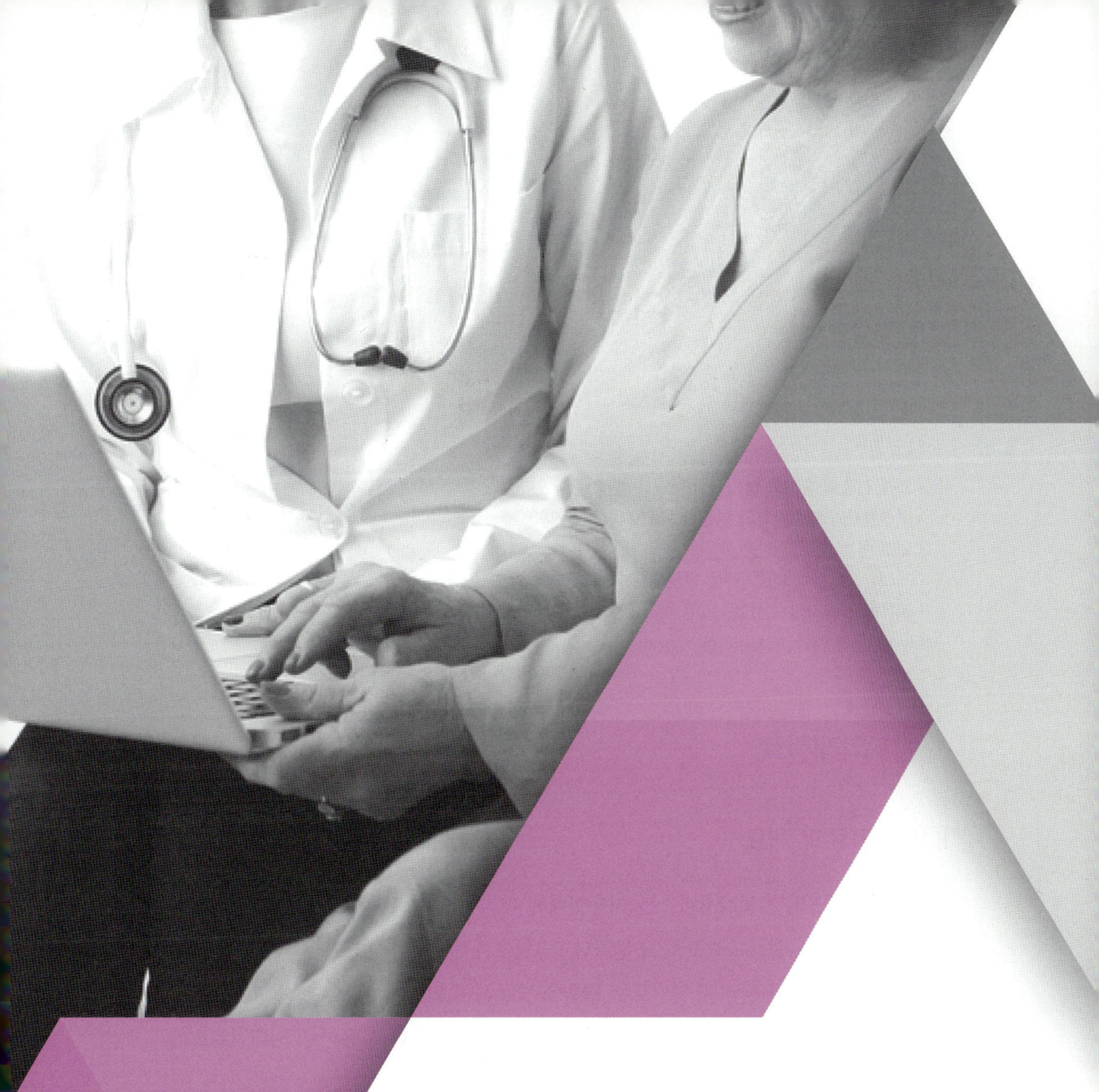

Chapter 4.

외래원무관리

Chapter 04.

외래원무관리

학습 목표

- 외래 진료의 특성을 병원급 기준으로 설명할 수 있다.
- 초진환자와 재진환자의 분류기준을 설명할 수 있다.
- 외래 원무 업무의 수행 절차를 순서대로 말할 수 있다.
- 제1차, 2차, 3차 의료기관을 구분 기준에 따라 분류할 수 있다.
- 교통사고 환자의 초진접수업무 처리 절차를 설명할 수 있다.

1. 외래진료

1. 외래진료의 개요

병원에서 제공되는 의료서비스는 이용형태에 따라 입원진료入院診療, inpatient treatment와 통원진료通院, outpatient treatment로 구분된다. 병원에서 일정기간 머물면서 의료서비스를 이용하는 입원진료와 달리 통원진료는 병원을 방문하여 외래에서 진료를 받고 귀가하는 형태의 의료서비스를 이용하는 방식을 말한다. 통원진료의 다른 용어로 외래진료外來診療라는 말을 사용하기도 한다.

최근에는 입원진료와 외래진료의 중간 형태인 일일입원 또는 통원수술제도Outpatient Department Surgery, Day Surgery System를 운영하는 의료기관이 늘어나고 있다. 통원수술제도는 경미한 질환이나 비교적 간단한 수술의 경우 수술 당일 아침에 입원하여 처치 및 수술을 마친 후 약 4-6시간 정도 안정실 또는 회복실에서 안정을 취한 다음 특별한 합병증이나 관련된 증상 및 징후가 없을 경우 의사 지시에 따라 입원 당일에 퇴원하여 귀가하는 제도이다.

통원진료나 통원수술제도와 같이 의료기관의 외래진료와 관련된 원무업무를 수행하는 것을 외래 원무관리라 한다.

2. 외래진료의 특성

외래환자에게 제공되는 의료서비스는 의사의 진료행위가 차지하는 비중이 입원환자에 비해 매우 높고 신체의 부위나 질병의 명칭에 따라 세분화된 진료과목을 중심으로 전문적인 의료서비스를 제공한다. 병원의 규모에 따라 외래환자들의 질병이나 특성에서 많은 차이를 보인다. 의원급이나 소규모 병원에서의 외래환자는 비교적 간단하거나 흔하게 발생되는 질병의 환자들이나 입원은 필요하지 않고 장기적인 치료가 필요한 만성질환 환자들을 대상으로 진료서비스를 제공한다.

이러한 특성의 의원이나 중소규모 의료기관을 이용하는 환자들의 경우 편리하고 신속한 진료를 요구하는 반면 상급 종합병원이나 대형 종합병원의 경우 전문적인 관리가 필요하거나 합병증의 발생이 높은 질환이나 중증질환을 비롯한 희귀난치성 질환의 환자, 퇴원 후 경과관찰이 필요한 환자, 의뢰를 받은 환자들을 대상으로 진료서비스를 제공한다.

이와같은 환자들은 자신의 건강상태나 질병의 경과에 대해 민감하고 불안함과 초조한 상황에서 진료대기를 하게 된다. 따라서 일선의 외래원무관리자는 환자의 불안한 심리상태를 이해 하고 편안하게 진료를 받을 수 있는 환경을 조성하는 것이 필요하다.

3. 외래환자의 구분

외래환자는 병원 방문 경험여부에 따라서 신환과 구환으로 구분하거나 초진환자나 재진환자로 구분한다. 신환은 병원방문 경험이 전혀 없는 처음 내원한 환자이고 구환은 병원방문 경험이 있는 환자를 말한다.

초진과 재진의 구분은 진료를 위해 특정 진료과나 진료의사에게 진료를 받은 경험의 여부에 따라 구분된다. 진료를 받기 위하여 특정 진료과나 진료의사를 처음 방문한 환자를 초진환자, 동일 질병으로 지속적인 진료를 받고 있는 환자는 재진환자라고 한다.

국민건강보험의 기본진료료 산정지침에 따르면 초진환자는 해당상병으로 동일의료기관의 동일 진료과목 의사에게 진료 받은 경험이 없는 환자를 말하며, 재진환자란 해당상병으로 동일 의료기관의 동일 진료과목 의사에게 계속해서 진료 받고 있는 환자로 규정하고 있다. 또한 해당 상병의 치료가 종결되지 아니하여 계속 내원하는 경우에는 내원간격에 상관없이 재진환자로 보지만, 치료가 종료되고 30일 이후에는 동일한 질병으로 동일한 병원을 방문하는 경우에도 초진환자로 처리한다.

완치여부가 불분명하여 치료의 종결여부가 명확하지 아니한 경우에는 90일 이내에 내원 시 재진환자로 본다. 즉, 고혈압, 당뇨 등과 같은 완치여부가 불분명한 만성질환의 경우 90일이 경과한 이후에 병원을 방문하는 경우 초진으로 처리한다. 이때 치료의 종결이라 함은 해당 상병의 치료를 위한 내원이 종결되었거나, 투약이 종결되었을 때를 의미한다. 초진 및 재진을 구분하는 기준은 환자의 내원간격에 따라 구분하는 것이 아니라 진료중인 상병의 치료 종결여부에 따라 구분하며 진단상병의 특성, 치료과정 등에 따른 진찰료 산정을 위한 기준으로서 역할을 하고 있다.

외래환자는 보험자의 유형에 따라 건강보험, 의료급여, 자동차보험, 산재보험 환자로 구분한다. 국민건강보험법 제5조의 규정에 의한 국내에 거주하는 건강보험의 가입자 또는 피부양자로서 질병 · 부상에 대한 예방 · 진단 · 치료 · 재활과 출산 · 사망 및 건강증진을 위한 보험급여를 받기 위하여 의료기관을 방문한 환자를 건강보험 환자라고 한다.

의료급여환자는 생활유지 능력이 없거나 생활이 어려운 국민기초생활보장수급자 및 저소득층이나 국가유공자를 대상으로 국가의 재정으로 의료비를 지원하는 공공부조제도의 혜택을 받을 수 있는 자격을 가진 환자를 말한다.

자동차손해배상보장법에 의한 자동차의 운행으로 사고를 당한 교통사고 환자를 자동차보험자보환자라고 하고, 사업장의 근로자가 업무를 수행하는 과정에서 발생하는 재해로 인한 부상, 질병, 장애 등을 원인으로 진료를 받는 환자를 산업재해산재환자라고 한다.

2. 외래원무업무

1. 외래원무업무의 개요

외래원무업무는 일정한 시간대에 병원을 방문하는 외래환자의 진료, 검사 및 처치의 시행과 관련된 수속과 절차에 관한 업무를 말한다. 구체적으로는 보험자에 따른 의료보장 유형별 초진 및 재진환자의 진료신청 및 접수업무, 진료를 마친 환자의 처방내역 확인 및 진료비 사정과 수납업무, 외래진료비 미수금이 발생하는 경우 미수금의 관리 및 청구업무, 외래수익의 집계, 외래원무일보의 작성, 각종통계자료 생성, 진단서 및 각종증명서 발급, 건강검진 및 신체검사 업무, 관공서 및 보험자 관련 공문서 처리 등의 업무를 수행한다.

2. 외래원무업무의 수행절차

외래원무업무는 환자가 외래진료를 위해 의료기관을 방문한 순간에서부터 진료를 마치고 입원하거나 귀가하기까지의 과정에서 발생되는 업무를 담당하는 것으로 그림 4-1과 같은 절차로 수행된다.

신환 또는 초진환자는 진료신청서를 작성하여 건강보험증 또는 신분증을 접수창구에 제시하고 건강보험의 2단계 진료나 의료급여의 2단계 및 3단계 진료 시 진료의뢰서를 함께 제출하여야 한다. 재진환자 또는 타과 초진환자의 경우에는 진찰권, 건강보험증 또는 신분증을 제시하여 진료접수 및 진찰료 수납 후 순서에 따라 외래진료를 받도록 안내한다.

외래진료를 마치고 약, 검사, 예약 등 처방이 있는 경우 이에 대한 진료비를 수납한 후 약국에서 처방전 또는 약을 받거나, 검사를 마친 후 귀가하게 된다. 진료 후 입원 결정이 되는 경우 입퇴원 창구를 통해 입원수속을 진행하도록 안내한다.

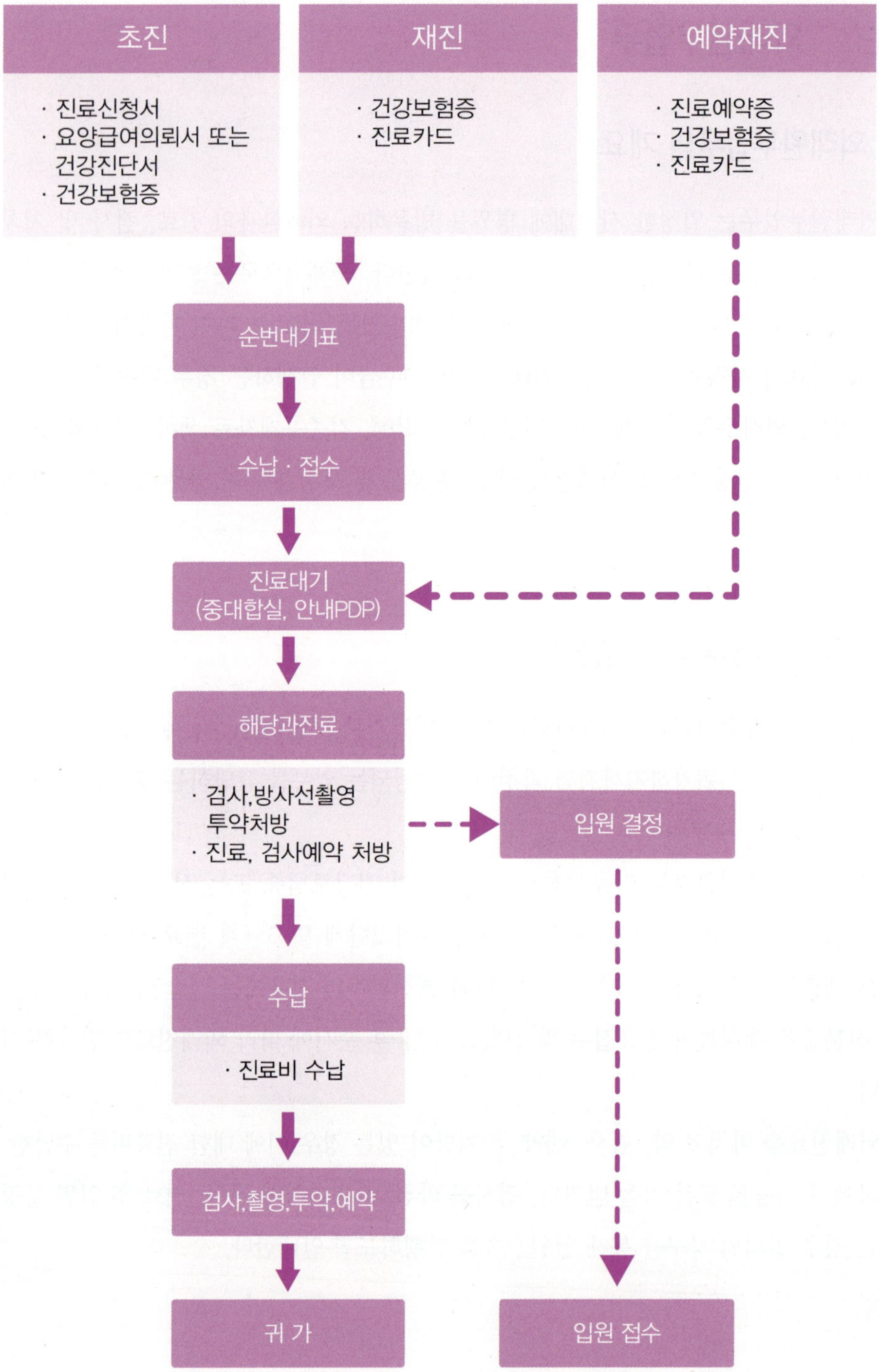

그림 4-1 외래원무업무의 수행절차

3. 건강보험 및 의료급여환자의 초진접수업무

의료전달체계는 의료자원의 효율적인 활용과 보다 나은 진료를 받고자 하는 의료수요자의 욕구로 인해 발생되는 대형병원으로의 환자 집중현상을 방지하고 국민들이 부담하는 보험료로 조성된 건강보험 재정 및 의료급여기금의 재정안정화를 기하기 위하여 시행되는 제도이다. 의료전달체계는 건강보험 가입자나 의료급여 수급권자의 급여절차를 의미하며, 이를 통해 의료서비스를 필요로 하는 국민이 적시에 적정한 의료를 이용하게 함으로서 국민의 의료이용 편의를 도모하며 합리적인 의료이용으로 유도하고 의료자원의 효율적 배분을 통한 의료기관의 역할정립을 도모하고 있다.

건강보험의 요양급여는 1단계 요양급여와 2단계 요양급여로 구분되며 건강보험 적용을 받는 환자는 1단계 요양급여를 받은 후 2단계 요양급여를 받아야 한다. 1단계 요양급여는 종합전문요양기관상급종합병원을 제외한 요양기관에서의 요양급여이고, 2단계 요양급여는 종합전문요양기관에서 받는 요양급여를 말한다. 2단계 요양급여를 받고자 하는 때에는 종합전문요양기관에서의 요양급여가 필요하다는 의사소견이 기재된 건강진단 · 건강검진결과서 또는 요양급여의뢰서를 건강보험증과 함께 제출하여야 한다.

의료급여 수급권자의 급여는 건강보험과는 달리 3단계의 급여절차를 따라야 한다. 먼저 제1차 의료급여기관의원급의 진료를 받은 후 진찰결과 또는 진료 중에 다른 의료급여기관의 진료가 필요한 경우 진료를 담당하는 의사가 발급하는 의료급여의뢰서를 발급받고 7일공휴일 제외 이내에 제2차 또는 제3차 의료급여기관에 제출하여야 한다. 의료급여절차에 의하지 않고 의료급여기관을 이용하는 경우에는 진료비 전액을 환자가 부담해야 하고, 의료급여의뢰서 없이 2차 또는 3차 의료급여기관에서 진료하게 되면 급여비용 전액이 환수된다.

표 4-1 상급종합병원 지정현황

진료권역	상급종합병원 지정기관
서울권(13)	강북삼성병원, 건국대학교병원, 경희대학교병원, 고려대학교의과대학 부속 구로병원, 삼성서울병원, 서울대학교병원, 연세대학교의과대학 강남세브란스병원, 재단법인 아산사회복지재단 서울아산병원, 중앙대학교병원, 고려대학교의과대학 부속병원(안암병원), 가톨릭대학교 서울성모병원, 연세대학교 의과대학 세브란스병원, 한양대학교병원
경기 서북부권(4)	가톨릭대학교 인천성모병원, 길병원, 인하대학교의과대학부속병원, 순천향대학교부속 부천병원
경기 남부권(4)	고려대학교의과대학부속 안산병원, 분당서울대학교병원, 아주대학교병원, 한림대학교성심병원
강원권(1)	연세대학교 원주세브란스기독병원
충북권(1)	충북대학교병원
충남권(3)	단국대학교의과대학부속병원, 충남대학교병원, 순천향대학교부속 천안병원
전북권(2)	원광대학교병원, 전북대학교병원
전남권(3)	전남대학교병원, 조선대학교병원, 전남대학교화순병원
경북권(5)	경북대학교병원, 계명대학교 동산병원, 대구가톨릭대학교병원, 영남대학교병원, 경북대학교칠곡병원
경남권(6)	인제대학교 부산백병원, 경상대학교병원, 고신대학교 복음병원, 동아대학교병원, 부산대학교병원, 부산대학교 양산병원
전국	총 42기관

제3기 상급종합병원 지정(2018년~2022년)

표 4-2 의료급여기관의 구분

구분	기준
제1차 의료급여기관	「의료법」에 따라 개설신고를 한 의료기관 「지역보건법」에 따라 설치된 보건소 · 보건의료원 및 보건지소 「농어촌 등 보건의료를 위한 특별조치법」에 따라 설치된 보건진료소 「약사법」에 따라 개설등록된 약국 및 한국희귀의약품센터
제2차 의료급여기관	「의료법」에 따라 개설허가를 받은 의료기관
제3차 의료급여기관	제2차 의료급여기관 중에서 보건복지부장관이 지정하는 의료기관(상급종합병원)

(1) 건강보험 및 의료급여 환자의 1단계 진료접수

건강보험 환자의 1단계 진료는 상급종합병원을 제외한 병원 및 의원급 의료기관에서, 의료급여 환자의 1단계 진료는 의원 및 보건의료기관에서의 진료를 받는 것으로 작성한 진료신청서와 건강보험증이나 신분증을 접수창구에 제시하여 진료신청 및 접수한다.

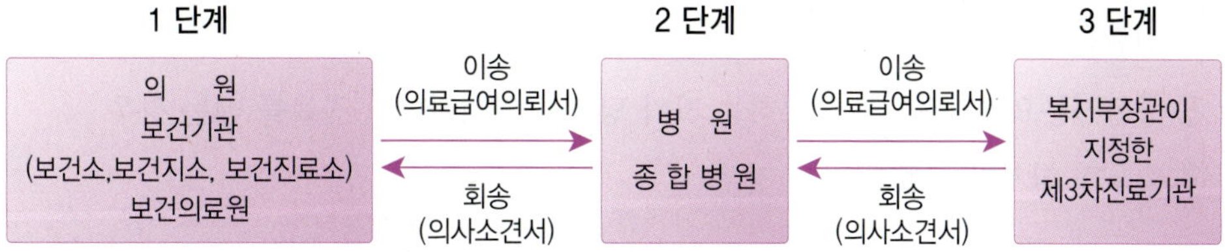

의료급여 절차도

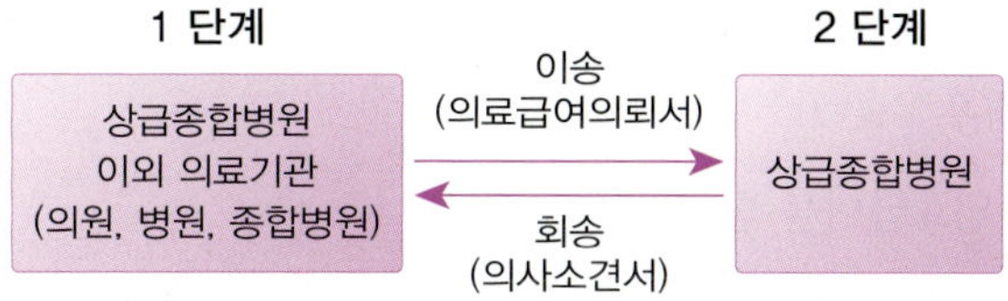

건강보험 절차도

그림 4-2 의료급여 및 건강보험 절차도

(2) 건강보험 및 의료급여 환자의 2단계 진료접수

건강보험 환자의 2단계 진료는 1단계 진료를 받은 의료기관에서 보다 수준 높은 진료를 위하여 상급종합병원으로 진료를 의뢰하였을 때 보건복지부로부터 지정받은 상급종합병원에서의 진료접수를 의미하고, 의료급여 환자의 경우에는 1차 의료급여기관의원, 보건기관에서 1단계 진료를 받은 후, 2차 의료급여기관병원, 종합병원 또는 3차 의료급여기관상급종합병원의 진료가 필요한 경우의 진료접수를 말한다.

건강보험 환자의 상급종합병원에서 접수는 1단계 진료를 받은 의료기관에서 발급한 '진료의뢰서'나 건강검진 후 진료소견이 기재된 '건강검진결과서'와 함께 건강보험증을 지참하여야 건강보험 급여적용이 가능하고, 의료급여 환자의 경우에도 진찰결과 또는 진료 중에 2차 의료급여기관 또는 3차 의료급여기관상급종합병원의 진료가 필요하다는 진료담당의사의 진료의견이 기재된 '의료급여의뢰서'를 지참하여야 의료급여 진료가 가능하다.

(3) 건강보험환자의 진료의뢰서 미제출 시 2단계 보험급여 가능 사유

① 응급의료에 관한 법률에서 정한 기준에 해당하는 응급환자인 경우
② 분만을 하는 경우
③ 치과, 가정의학과에서 진료를 받는 경우
④ 등록장애인 또는 전문적인 재활치료가 필요하다고 인정되는 자가 재활의학과에서 진료를 받는 경우
⑤ 종합전문요양기관에서 근무하는 자가 당해 요양기관에서 진료를 받는 경우
⑥ 혈우병 환자가 진료를 받는 경우

(4) 의료급여환자의 진료의뢰서 미제출 시 2단계 또는 3단계 의료급여 가능 사유

① 응급의료에 관한 법률에서 정한 기준에 해당하는 응급환자인 경우
② 분만을 하는 경우
③ 혈우병환자가 의료급여를 받고자 하는 경우
④ 제2차의료급여기관 또는 제3차의료급여기관에서 근무하는 수급권자가 그 근무하는 의료급여기관에서 의료급여를 받고자 하는 경우
⑤ 장애인복지법 제29조의 규정에 의하여 등록한 장애인이 장애인 보장구를 지급받고자 하는 경우

4. 교통사고환자의 초진 접수업무

자동차의 운행으로 사고를 당한 교통사고환자가 처음 내원하는 경우 진료비를 지급할 보험회사로부터 '진료비지급보증서'를 발급받아야 한다. 그림4-5 진료비지급보증서는 '자동차손해배상보장법'의 규정에 따라 교통사고환자의 진료에 대한 자동차보험진료수가의 지급의사와 지급한도를 진료를 담당하는 의료기관에 알려주기 위한 일종의 증명서이다. 진료비지급보증서에서 제공되는 정보는 진료비지급보증번호, 지급보증대상, 지급보증내용 등으로 구성되어있으며, 통상적으로 의료기관이 보험회사에 전화로 진료비지급보증서 발송을 요청하면 보험회사는 팩스로 해당내용을 전달한다.

의료기관에서는 진료비지급보증서를 통해 교통사고환자의 보험급여여부를 확인하고

있다. 교통사고환자의 진료비 심사 및 조정업무는 2012년부터 각 보험회사로부터 위탁받은 건강보험심사평가원이 담당하고 있다. 교통사고환자에 대한 진료비 청구는 자동차보험 진료비 청구심사 기준에 따라 건강보험심사평가원에 하게 되는데 이때 필요한 정보를 '지급보증정보'라 하고 이 정보는 진료비지급보증서를 통해 확인할 수 있다.

2018년 5월부터 건강보험심사평가원에서는 '지급보증정보 중계시스템'을 운영하고 있다. 요양기관업무포털 http://biz.hira.or.kr 에 접속하여 환자의 인적사항과 교통사고접수번호를 입력하면 보험회사에서 입력한 정보를 바탕으로 지급보증정보를 실시간으로 제공해주고 자동차보험 진료비 심사 및 청구과정에서 지급보증정보를 재입력하는 등의 수작업으로 인한 오류 발생 가능성을 줄이고 서면출력에 따른 자원낭비의 문제를 해결함으로서 자동차보험 진료비 심사 및 청구업무의 효율성을 높이고 있다.

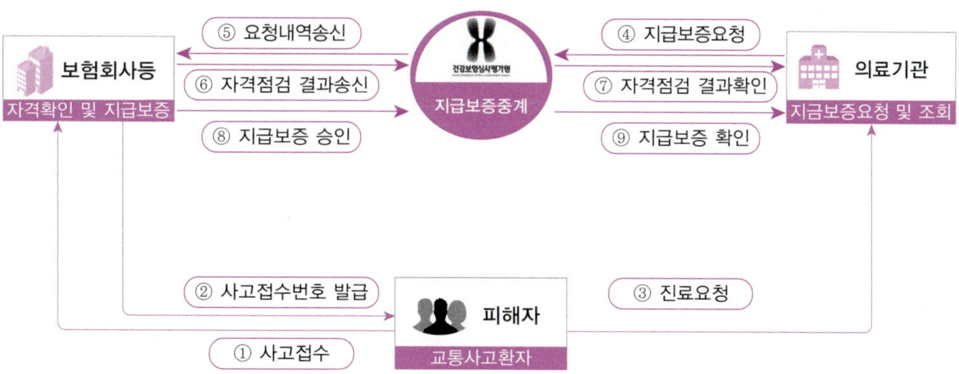

보험회사등
자격확인 및 지급보증
⑤ 요청내역송신
⑥ 자격점검 결과송신
⑧ 지급보증 승인
건강보험심사평가원
지급보증중계
④ 지급보증요청
⑦ 자격점검 결과확인
⑨ 지급보증 확인
의료기관
지급보증요청 및 조회
② 사고접수번호 발급
피해자
교통사고환자
③ 진료요청
① 사고접수

그림 4-3 지급보증정보 중계시스템

■ 자동차 보험진료수가 심사업무처리에 관한 규정 [별지 제9호서식] 〈개정 2014.9.13.〉

지급보증번호 :

교통사고환자에 대한 진료비 지급보증서

수신 : 병(의)원장 귀하
제목 : 교통사고환자에 대한 진료비 지급보증서

1. 귀 의료기관의 발전을 기원합니다.
2. 귀 의료기관에 진료한 다음 교통사고환자는 우리 회사(조합)가 보상책임을 지고 있는 피해자로서 우리 회사(조합)는 자동차손해배상 보장법 제12조제1항에 의거하여 귀 의료기관에 자동차보험진료수가기준에 의해 진료비를 지급할 것을 보증합니다.

－다　　음－

환자성명	(남, 녀)	생년월일	
접수번호		피보험차량번호	
사고일자		담보종목	
상해급수		보상한도	
보상담당자		연락처	
특이사항			

20　　년　　월　　일

○○보험주식회사 ○○센터장 (인)

주소 :

210mm×297mm (일반용지 60g/m²(재활용품))

서식 4-1　교통사고환자에 대한 진료비 지급보증서

5. 산재환자의 초진접수

사업장에 소속된 근로자가 업무를 수행하는 과정에서 발생하는 재해로 인한 부상, 질병, 장애 등을 원인으로 진료를 받는 환자를 산업재해산재환자라고 한다. 산재환자가 초진으로 내원 시 산업재해보상보험 요양 · 보험급여 승인여부를 확인하여야 한다. '산업재해보상보험 요양 · 보험급여 통지서'는 산업재해보상보험법의 규정에 따라 산재환자의 진료에 대한 산재보험 승인여부를 알려주기 위한 일종의 증명서이다.

결정통지서서식 4-2 참조상의 요양결정사항의 의료기관 명칭 및 의료기관 코드, 승인기간 등을 확인하여 산재보험 급여여부를 확인하여야 한다. 요양보험 미승인 환자 또는 최초 요양신청이 필요한 환자의 경우 산재담당자에게 인계하여 산재보험 요양신청을 할 수 있도록 안내하여야 한다.

근로복지공단 서울지역본부장

주소 :

□□□-□□

반송처 :

□□□-□□

■ 우리공단에서는 산업재해로 고통받는 근로자를 위해 재해발생에서부터 요양 · 보상 및 사회복귀까지 환자특성과 요양단계에 따라 『산재보상 맞춤형통합서비스』로 최적의 의료 · 재활 지원서비스를 제공하겠습니다.

희망드림

서식 4-2 희망드림 엽서

산 업 재 해 보 상 보 험

요양 · 보험급여 결정 통지서(산재보험카드)

관리번호		사업개시번호		통지구분	
소속사업장명		공사명			
산재근로자 성명		주민등록번호		재해발생일	
결정사항			승인(지급)여부		

※결정사항란에는 통지구분에 따라 각각 아래 해당사항을 전산 출력하여 기록됨

• 요양결정사항

요양의 구분(최초, 진료계획, 전원, 재요양, 특별진찰, 추가상병 등)

• 보험급여결정사항

보험급여의 종류(요양비, 간병료, 이송료, 휴업급여, 상병보상연금, 장해급여, 간병급여, 유족급여, 진폐보상연금, 진폐유족연금 등)

※통지구분(요양 · 보험급여)에 따라 각각 해당사항을 전산출력하여 기록됨

• 요양결정사항

① 의료기관명(의료기관코드) ② 전원(특진)시 의료기관명 ③ 상병명
④ 결정내용(요양기간 등) ⑤ 불승인 또는 삭감사유 ⑥ 기타

• 보험급여결정사항

① 수령인 ② 재해근로자와의 관계 ③ 지급결정액(삭감액) ④ 누계액
⑤ 지급계좌번호 및 예금주 ⑥ 장해(폐질)등급 ⑦ 결정내용(지급기간, 산출식 포함)
⑧ 부지급(지급제한) 또는 삭감사유 ⑨기타

위와 같이 결정하여 통지합니다.

년 월 일

근로복지공단 서울지역본부장(인)

※이의제기 및 구제절차 안내

• 위 요양 · 보험급여 결정에 이의가 있는 경우에는 결정이 있음을 안 날부터 90일 이내에 결정을 통지한 공단 지역본부 또는 지사를 경유하여 공단 이사장에게 심사청구 또는 행정소송법에 의한 행정소송을 제기할 수 있습니다.

• 심사청구의 제기방법은 서면으로 작성(공단 각 지역본부 등에 배치된『고객권익보호담당관(공인노무사)』의 도움을 무료로 받으실 수 있음)하거나 온라인 심사청구시스템(http://total.kcomwel.or.kr)을 제출할 수 있습니다.

※산업재해 발생 보고

• 사업주는 사망자 또는 3일 이상의 휴업이 필요한 부상을 입거나 질병에 걸린 사람이 발생한 때에는 재해가 발생한 날(재해발생일이 불분명한 경우 공단의 요양승인을 받은 날)부터 1개월 이내에 산업재해조사표를 작성해 관할 고용노동관서에 제출해야 합니다. 위반 시 「산업안전보건법」제72조에 따라 최대 1,000만원의 과태료가 부과될 수 있으며, 산업재해조사표는 고용노동부 홈페이지(www.moel.go.kr) 에서 내려받으시기 바랍니다.

요양(보상) 절차 및 산재보상금 등에 대한 자세한 내용은 뒷면을 참조하세요.

서식 4-2 요양 · 보험급여 결정 통지서(산재보험카드)

3. 진료접수관리

(1) 접수 및 확인

외래환자가 작성한 진료신청서를 건강보험증이나 신분증, 진료의뢰서 등과 함께 제출하면 외래진료 서비스를 제공하는데 필요한 정보를 확보하여 접수업무를 수행한다. 진료신청서에 기재된 개인정보를 전산에 등록하고, 초/재진 여부, 진료과 또는 진료의사의 진료일정에 따른 진료가능 여부를 확인한다.

보험자에 따른 의료보장유형을 확인하고 급여자격 관리 절차를 수행하여야 한다. 또한 건강진단이나 성형목적의 진료, 급여제한 사유 등을 확인함으로서 급여/비급여 진료 여부를 결정하는 것은 중요한 사항 가운데 하나이다.

(2) 등록번호 부여

의료기관을 처음으로 방문한 신환 또는 초진 환자에게 부여되는 등록번호는 OCS 또는 EMR 시스템에 의하여 자동으로 부여된다. 이렇게 부여된 등록번호는 대부분 단일번호제로 관리되고 있으며 모든 진료과, 입원, 외래 등에서 공통으로 사용된다.

이러한 단일번호제도는 환자의 의료 및 진료정보가 진료과나 입원 및 외래 등에 따라 분산되어 작성되는 것을 예방할 뿐만 아니라 환자의 진료정보가 하나의 파일에 보관되게 함으로서 종합적이고 일관성 있는 진료서비스를 제공하고 환자의 개인정보, 보험 및 급여관련 정보를 통합적으로 관리할 수 있는 방안가운데 하나이다.

특히 동일상병으로 동일 의사에게 지속적인 진료를 받는 재진환자나 질병이 다시 발병하여 다시 의료기관을 방문하는 환자의 경우 기존에 발급된 등록번호로 조회하고 변경된 개인정보나 보험급여사항 등의 변경된 내용을 수정하여 등록한다.

(3) 개인정보 등록

환자나 환자의 보호자가 접수창구에 제시하는 진료신청서에 기재된 환자의 성명, 주민등록번호, 주소 및 전화번호를 병원전산시스템에 입력한다. 건강보험 환자의 이름과 주민등록번호는 건강보험증에 기재된 이름과 주민등록번호를 입력하여야 한다. 국민건강보험공단 홈페이지를 이용하여 자격확인 업무수행에 필요한 정보는 환자의 이름과 주민등록번호이며, 건강보험증에는 주민등록번호의 뒷자리가 기재되지 아니하였으므로 환자의 신분증을 제출 받아 확인하여야 한다.

의료기관의 OCS 또는 EMR 시스템에 등록된 환자의 이름이나 주민등록번호가 건강보험증에 기재된 내용과 다른 경우 진료비 청구 및 지급과정에서 지급불능 또는 지급 후 환수대상이 되어 진료비 지급이 지연되고 이에 대한 이의신청에 따른 추가업무를 수행하여야 하는 어려움이 발생하는 경우도 있으므로 환자의 개인정보 등록업무 수행 시 주의해야 한다.

(4) 의료보장 유형 확인과 자격관리

건강보험, 의료급여, 산재보험 등과 같은 사회보험이나 자동차보험, 비보험 일반환자, 외국인 환자 등으로 구분되는 의료보장유형을 확인하고 본인부담면제나 전액본인부담, 본인일부담금산정특례 대상 등과 같은 급여보조유형에 해당여부를 확인하여 등록한다.

건강보험 환자나 의료급여환자의 경우 국민건강보험공단 홈페이지 요양기관정보마당 https://medicare.nhis.or.kr/portal 에 접속하여 자격확인업무를 수행할 수 있으며, 일반적으로 의료기관의 전산시스템과 연동되어 자격확인이 가능하다. 자동차보험의 경우 자동차보험 진료비지급보증서를 해당보험회사에 요청하여 문서로 제출받을 수 있고, 건강보험심사평가원 홈페이지 요양기관업무포털 http://biz.hira.or.kr 에 접속하여 지급보증과 관련된 정보를 확인하여 전산에 등록한다.

산재환자의 경우 산재요양승인을 받은 환자는 요양결정통지서를 제출받아 요양승인과 관련된 정보를 전산에 등록한다. 요양승인을 받지 못한 신환 또는 초진 산재환자의 경우 산재보험 담당자에게 인계하여 산재보험 요양신청을 비롯한 제반 수속절차를 밟도록 안내한다.

급여보조유형은 외래환자 중에 중증질환자나 희귀난치성질환자의 경우 본인부담률이나 부담액이 경감되므로 급여보조유형을 통해 구분하여야 한다.

(5) 진료과 및 담당의사 확인

환자의 질환과 증상에 해당하는 진료과목을 등록한다. 전산에 등록 시 진료과목의 약어를 사용하며, 통상적으로 사용하는 진료과목의 약어는 표 4-3과 같다.

표 4-3 진료과 및 병원시설 약어

진료권역	Name of Clincal Department	약어
내과	Internal Medicine	IM, MED
감염내과	Infectious Diseases	IMI, IF
내분비내과	Endocrinology, Endocrinology & Metabolis	ED, IMN
류머티스내과	Rheumatology, Division of Rheumatology	RH
소화기내과	Gastrointestinal Medicine, Ddivision of Gastroenterology	GI, IMG
신장내과	Nephrology, Division of Nephrology	N, NH
심장내과, 순환기내과	Cardiovascular Medicine, Cardiology	CV, IMC
혈액종양내과	Hemato-oncology, Hemotology-oncology	IMO, HO, ON
호흡기내과	Division of Pulmonology, Pulmonology, Chest Medicine	PM, CM, IMP
알레르기내과	Department of Allergy & Clinical Immunology, Allergy	A
가정의학과	Family Medicine	FM
소아과	Pediatrics	PD or PED
일반외과	General Surgery	GS
흉부외과	Chest Surgery, Thoracic&Cardiovascular Surgery	CS
성형외과	Plastic Surgery	PS
신경외과	Neuro Surgery, Neurosurgery	NS
정형외과	Orthopedic Surgery	OS
비뇨기과	Urology	URO, UR
산부인과	Obstetric Gynecology	OBGY
신경과	Neurology	NU, NR

(계속)

진료권역	Name of Clincal Department	약어
신경정신과	Neuropsychiatry	PSY, NP
정신의학과	Psychology	PSY
안과	Ophthalmology, Eye	OPH, OT, EYE
이비인후과	Ear, Nose, Throat or Otorhinolaryngology	ENT, OR
피부과	Dermatology	DER, DM, DR
치과	dentistry	DT, DENT
재활의학과	Rehabilitation Medicine	RM
응급의학과	Emergency Medicine	EM
마취통증의학과	Anesthesiology, Anesthetics	AN
방사선과	Radiology	RD
영상진단의학과	DignosticRadiology	DR
방사선종양학과	Radiation-oncology	RO
건강검진실	Health Medicine, Check Up	HM
해부병리과	Anatomical Pathology	AP
산업의학과	Medical Science of Industry	OM
산업의학과	Occupational & Environmental Medicine	OM
임상병리과	clinical pathology	CP
진단검사의학과	Clinical Pathology	CP
수술실	Operating Room	OR
회복실	postanasthesia care unit	PACU
분만실	Delivery Room	DR
응급실	Emergency Room, Emergency Medical Center	ER, EMC
중환자실	Intensive Care Unit	ICU
내과계중환자실	Medical Intensive Care Unit	M-ICU
외과계중환자실	Surgical Intensive Care Unit	S-ICU
신생아중환자실	Neonatal Intensive Care Unit	N-ICU
관상동맥질환 집중치료실	Coronary Care Unit	CCU

(6) 의약분업 예외사항 확인

응급환자나 1, 2급 등록된 장애인, 상이등급 1~3급인 국가유공자의 경우 의약분업 예외대상자이므로 이에 대한 사항을 등록하여야 한다. 희귀난치성 질병이나 의약품에 따른 예외사항은 진료접수 시 확인하기 어렵기 때문에 진료를 담당하는 진료의사의 약제처방과 동시에 입력하여야 한다.

(7) 요양급여의뢰서 확인

2단계 또는 3단계 진료를 위해 상급종합병원을 방문하는 건강보험 및 의료급여 환자는 요양급여의뢰서 제출여부, 제출일시 및 의뢰 진료과, 의뢰서의 유효기간을 파악하고 전산에 등록하여야 한다.

Check point

재진접수

재진환자의 진료접수는 다음과 같은 절차로 진행된다.

① 재진환자는 일반적으로 진료예약접수를 원칙으로 하며, 진료를 담당한 의사와 상의 후 예약 일시를 지정받아 전산에 등록한다.

② 진료수납창구 또는 진료예약창구에서 수납을 마친 후 진료예약증을 발급한다.

③ 예약된 진료일자에 내원하여 해당 진료과에 진료예약증을 제시한 후 진료를 받는다..

4. 진료비 수납관리

진료비계산과 수납업무는 외래원무관리 업무에서 큰 비중을 차지하는 업무로서 정확한 근거에 따라 진료비를 계산하여야 한다. 현금을 수수하거나 신용카드를 이용하여 수납업무를 처리하는 과정에서 오류가 발생하는 경우 진료비로 인한 분쟁이 발생하거나 불만에 따른 민원을 제기하는 사례가 있으므로 이러한 문제가 발생하지 않도록 다음과 같은 절차를 통해 업무를 효율적으로 수행하여야 한다.

① OCS 등 전산화 환경에서 등록번호나 진찰권 번호를 입력하거나 환자의 개인정보를 이용한 검색을 통하여 환자의 인적사항과 급여유형을 확인한다.

② 외래 진료를 마친 후 각종 검사나 촬영, 투약 및 처치 등 필요한 처방이 내려지면

환자의 급여유형이나 수가산정 기준에 따라 본인부담금이 산정된다. 처방전을 사용하는 병원인 경우 수납담당자가 처방내역을 전산에 입력하여야 하고 OCS시스템을 사용하는 병원인 경우 의사가 입력한 처방정보를 근거로 진료비의 계산과 수납업무를 수행하면 된다.

③ 다음 진료를 예약하는 경우 진료비 계산과 동시에 예약업무를 수행한다.

Check point

진료비 환불

진료와 진료비 수납을 마친 후 이미 수납한 진료비를 환불해야 하는 사유는 다음과 같다.

① 환자의 진료나 검사의 거부
② 처방의 오류나 처방내용의 변경
③ 병원의 사정에 의해 검사나 처치의 취소
④ 급여유형의 변경이나 요양급여의뢰서 사후 제출

진료비를 환불하는 경우 이미 수납된 진료비 영수증과 환불사유가 발생한 부서의 확인을 받은 후 진료비를 환불하여야 한다. 환불 시에는 환불확인서와 환불영수증을 보관하여 추후 관련사항에 대한 확인이나 내부결재 시 발생되는 문제를 예방하여야 한다. 특히 진료비를 환불받는 사람의 본인여부를 확인하고 신분증을 복사해 두어야 한다.

5. 진료예약관리

(1) 진료예약제도의 필요성

환자들이 의료서비스를 이용하는 과정에서 가장 많이 제기하는 불만요인 가운데 하나가 긴 대기시간이다. 시간은 현대인에게 매우 중요한 자원가운데 하나로서 대기시간의 효율적인 관리는 서비스산업에서 가장 중요한 요인 가운데 하나로 인식되고 있다. 병원이 제공하고 있는 서비스의 수준이 과거에 비해 많이 향상되었지만 여전히 환자들은 긴 대기시간을 이유로 병원 서비스의 질적 수준에 의문을 제기하고 있다. 의료서비스를 이용하는 과정에서 대기시간에 대한 불만이 향후 병원의 재이용에도 큰 영향을 미치고 있다.

긴 대기시간은 의료를 이용하는 환자나 보호자에게 불편을 제공할 뿐만 아니라 병원 관리 측면에서도 많은 어려움을 주고 있다. 환자가 집중적으로 몰리는 시간대에는 병원의 인력이나 시설 장비에 대한 수요 또한 집중되고 있어 병원 자원의 효율적 이용에 부정적 요인으로 작용되고 있다. 대다수의 병원들이 대기시간 단축을 위해 예약제도를 운영하고 있다. 환자들은 자신이 편리한 시간에 진료를 받기를 원하고 병원에서는 방문하는 고객들에게 양질의 의료서비스를 제공하기 위하여 진료능력을 고려하여 특정 시간대에 방문하는 환자수를 조절하는 것이 필요하다.

(2) 진료예약 방법

환자들의 대기시간을 줄이고 병원의 의료자원을 효율적으로 활용하기 위해 방문환자수를 요일별, 시간대별로 조절하기 위하여 다양한 방법의 진료예약방법이 운영되고 있다. 대표적인 진료예약방법은 방문예약, 전화예약, 인터넷예약 등이다.

방문예약은 병원에 내원하여 접수창구나 진료협력센터에서 진료예약을 하는 것을 말한다. 주로 초진환자의 진료예약이 이에 해당한다. 방문예약 시 건강보험증 또는 신분증과 요양급여의뢰서진료의뢰서를 지참하여 예약하여야 한다. 재진예약인 경우 일반적으로 진료를 마친 후 해당 진료과 창구에서 다음 진료일시를 예약한다.

전화예약의 경우 상담원과 전화통화를 하면서 진료예약, 예약변경, 진료예약확인 등과 같은 업무를 수행한다. 최근에는 전화를 통해 컴퓨터의 지시에 따라 숫자를 누르면 자동적으로 예약업무가 수행되는 컴퓨터를 이용한 예약시스템의 도입이 증가하고 있다.

인터넷예약은 환자나 보호자가 병원의 홈페이지에 접속하여 회원가입절차를 마친 후 직접 진료예약을 진행하는 것을 말한다. 인터넷 예약은 의료정보기술의 발달을 기반으로 진료과로 예약을 하거나 의료진이나 질병명으로 예약을 하는 등 다양한 형태의 진료예약이 가능해 지고 있다.

(3) 예약의 종류

진료의 형태에 따라 외래진료예약과 입원예약으로 구분할 수 있다. 외래예약은 병원의 진료능력, 진료시간 등을 고려하여 방문하는 환자를 요일별, 시간대별로 분산함으로써 환자들의 대기시간을 줄이고 병원의 자원을 효율적으로 활용하기 위한 목적으로 운영되고 있다. 입원예약의 경우 병원의 병상수나 수술, 검사일정 등을 고려하여 원활한 병상가동을 위해 입원일자를 사전에 예약하는 방법이다.

검사예약은 방사선 검사나 MRI검사, 뇌파검사 등과 같은 많은 시간이 많이 소요되는 검사나 위나 대장 내시경과 같은 환자의 준비가 필요한 검사를 시행하기 위해 운영되는 예약제도이다. 의사와 환자가 편리한 시간을 선택한 후 수술을 시행하기 위해 운영되는 수술예약도 많이 시행되는 예약제도 가운데 하나이다.

(4) 진료예약제도의 효과

진료예약제도를 통해 사전에 예약된 시간에 신속한 진료나 검사를 시행하고 환자의 대기시간을 단축시켜 줌으로써, 대기시간으로 인한 불만을 줄이고 만족도를 향상시킬 수 있다. 진료를 담당하는 의사나 간호사 또는 병원직원들의 특정한 요일이나 시간대에 집중되는 업무를 사전에 분산시킴으로써 업무의 효율성을 기하고 또한 자신이 수행해야 할 업무의 시간과 내용을 미리 예측할 수 있어 업무능률을 향상시킬 수 있다. 특히 의료진은 환자의 상태나 결과를 미리 확인하고 상황에 맞는 진료계획을 수립할 수 있을 뿐만 아니라 각종 검사결과를 미리 파악하여 준비함으로써 업무를 분산시킬 수 있다.

하나의 창구에서 진료비 계산과 진료예약이 동시에 이루어지게 되므로 업무를 줄이거나 집중되는 시간을 분산시킬 수 있으며 병원시설 이용자의 체류시간을 줄여 각종 시설물의 관리비 감소는 물론 병원 내의 혼잡을 줄이고 조용한 진료 분위기를 유지할 수 있다는 장점과 더불어 환자의 만족도 향상은 병원의 신뢰도를 증가시켜 병원 경영수지 개선으로 이어질 수 있다.

6. 증명서 및 보건의료정보 사본 발급

1. 보건의료정보와 진단서

보건의료정보Healthcare Information Management는 환자의 병력과 수술 및 처치 등과 같은 환자의 질병에 관한 사항과 병원이 치료를 위해 시행한 진료, 각종 검사결과를 기록한 문서로서 환자 개인정보가 포함된 민감한 정보가운데 하나이다. 보건의료정보에 포함된 내용은 환자 개인의 입장에서 타인에게 알려져서는 안 되고 보호받아야 할 최상의 개인정보로서 의료법에서는 의료인의 환자에 대한 개인정보보호를 명시하고 있으며 원칙적으로는 환자 이외의 타인에게 진료기록의 열람 및 사본의 발급을 금지하고 있다.

예외적으로는 환자의 배우자, 직계존비속 및 환자가 지정한 대리인 등이 의료법에서 지정한 구비서류를 지참하고 환자의 사전 동의를 구한 후 사본의 발급을 요청하는 경우 그 사본의 발급이 가능하다.

진단서Medical Certificate는 의사가 환자를 진찰하거나 검사한 결과를 종합하여 사람의 생명이나 건강의 상태를 증명하기 위하여 작성하는 의학적 문서이다. 진단서는 의사가 발행하는 사문서이지만 사회적으로나 법적으로는 공문서와 비슷한 효력을 가진다. 출생증명서와 사망진단서는 사람의 출생과 사망신고를 위한 법적인 근거자료로 이용되고 있으며, 보험금의 청구나 병역수행 가능여부, 운전가능여부 취업 시 건강의 증명 등과 같이 사회활동에 폭넓게 이용되고 있다. 의료법 제17조에서는 환자의 요청이 있는 경우 의사, 치과의사, 한의사는 진단서, 검안서, 증명서 등을 작성하여 교부하여야 한다고 규정하고 있다.

모든 보건의료정보사본이나 진단서를 비롯한 증명서는 정확하게 발급되어야 하고 환자의 동의없는 보건의료정보 사본이나 진단서 등의 부정한 발급이나 개인정보의 유출이 되지 않도록 발급업무 담당자는 철처하게 관리하여야 한다.

2. 보건의료정보 사본 발급

(1) 종류

수술기록, 경과기록, 응급기록, 입퇴원기록 및 요약, 과거 병력 및 신체검사기록, 마취기록, 중환자실기록, 간호기록 및 기타 의사의 지시에 따라 행하여진 치료 관련 기록 등

(2) 사본발급절차

- **입원환자** : 병동간호사실에 신청 후 외래창구에서 수납 후 제증명 창구에서 발급
- **외래환자** : 외래진료신청 – 담당의사와 상담 – 진단서 등 발행 – 외래창구에서 수납 후 제증명 창구에서 발급

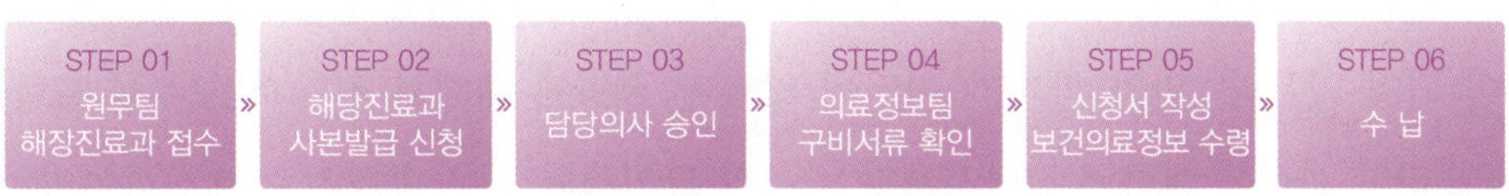

STEP 01
원무팀
해장진료과 접수
STEP 02
해당진료과
사본발급 신청
STEP 03
담당의사 승인
STEP 04
의료정보팀
구비서류 확인
STEP 05
신청서 작성
보건의료정보 수령
STEP 06
수 납

그림 4-4 사본발급절차

(3) 진료기록의 보존 연한(의료법 시행규칙 제 15조)

표 4-4 진료기록의 보존연한

기록의 종류	보존연한
환자의 명부	5년
진료기록부	10년
처방전	2년
수술기록	10년
검사내용 및 검사소견기록	5년
방사선 사진 및 그 소견서	5년
간호기록부	5년
조산기록부	5년
진단서 등의 부본	3년

3. 진단서의 종류

(1) 건강진단서

건강진단서는 취업, 입학, 면허취득, 해외여행 등에 의학적으로 건강하다는 것을 증명하기 위한 목적으로 비교적 간단한 문진과 신체검사와 같은 진찰이나 검사를 통해 건강하다는 것을 증명하는 문서이다.

(2) 진단서

진단서에는 일반진단서, 병무용 진단서, 각종 보험청구용 진단서 등이 있다.

① 일반 진단서

일반적으로 가장 많이 사용되는 진단서로서 환자의 질병상태에 대한 의학적인 판단이 필요한 경우 사용된다. 진단서에 기재하는 질병명 또는 건강 상태는 진단서를 교부하는 당시의 상태여야 한다. 환자가 예전에 앓았지만 이미 치유되었다면 진단서를 교부할 대상이 되지 않는다. 만약 환자가 이전에 앓았던 질병에 대해서 진단서 교부를 요구한다면, 그러한 사실에 대하여 진단서보다는 사실 확인서와 같은 증명서로 대신하여야 한다.

② 병무용 진단서

병역대상자의 건강상태에 대한 의학적 판단에 대한 진단서로서 병무청에서 지정한 병원에서 발급한다. 지정병원이 아니더라도 1개월 이상의 입원치료, 혹은 6개월 이상의 통원치료 중인 환자의 경우에는 모든 병원에서 발급이 가능하다. 병무용진단서에는 증명사진이 첨부되어야 한다.

③ 각종 보험청구용 진단서

환자가 개인적으로 가입한 보험회사에 부상이나 질병에 의한 보험금 청구를 위해 발급되는 진단서이다. 보험회사별로 양식이나 기재되는 내용이 다른 경우가 있어 보험회사 제출용 진단서를 발급요청하는 경우 해당 보험회사에 미리 확인하고 관련서류를 지참하도록 안내하여야 한다.

(3) 상해진단서

상해진단서는 질병의 원인이 사람간의 다툼으로 인한 신체상의 손상인 경우 신체의 상해정도를 판단하기 위한 진단서로서 법률적으로 상해를 증명하는 문서이다. 일반적으로 의사가 발행하는 상해진단서는 피해자의 진술과 더불어 피해자의 상해 사실에 대한 유력한 증거로 채택되므로 발급에 신중을 기하여야 한다. 상해진단서에 추가적으로 기재되는 내용으로 상해의 원인이 있다. 상해의 발생 시기나 상해의 원인을 객관적으로 판단하기 어렵고 대부분 피해자의 진술을 토대로 상해의 원인이 기재되는 상황에서 상해의 원인을 '환자의 진술에 의함'과 같이 피해자의 진술을 토대로 상해의 원인이 기술되었다는 것임을 표시하여야 한다.

(4) 사망진단서 및 시체검안서

사망진단서나 시체검안서는 개인의 사망을 증명하는 법적문서이다. 사망진단서나 시체검안서로 사망신고를 하면 법률적 사망이 인정되어 개인의 법률적 · 사회적인 의무와 권리가 모두 없어진다. 사망신고와 더불어 시신을 매장하거나 화장하려면 사망진단서가 필요하며 상속이나 보험 등의 처리에도 사망 진단이 필요하다. 또한 사망진단서는 사망원인 통계의 기초 자료로 이용된다. 사망원인 통계는 질병의 역학이나 예방, 보건정책 수립, 다른 지역과 건강 정보를 비교할 수 있으며 국민보건이나 건강관리를 위한 보건정책 등을 수립하는 데에 기초자료로 활용된다.

사망진단서는 의사가 진료한 환자의 사망원인을 병사 또는 자연사natural death인 경우 발행한다. 의사가 진료하던 환자가 그 질병으로 사망하였을 때 최종진료 후 48시간 이내 사망자는 다시 검안하지 않고 진단서를 발급할 수 있다. 또한 의료기관 내에서 의사가 사망에 입회하여 사망일시를 정확히 알 수 있을 경우에는 사망진단서를 작성한다. 하지만 의사가 진료한 적이 없거나, 진료하였지만 진료하던 질환이 아닌 사망원인으로 사망하였거나 최종 진료 후 48시간 이후 사망, 질병이 아닌 자살, 타살, 사고사와 같은 외인사unnatural death, 의사 등의 목격과 진단이 없이 병원 도착하기 전 사망자에 대해서는 의사가 검안을 실시한 후 시체검안서를 작성하여 발급한다. 사망진단서나 시체검안서는 개인의 사망을 증명하는 법적인 효력은 동일하다.

(5) 출생증명서

출생증명서birth certificate는 의사, 한의사 또는 조산사가 발급하는 개인의 출생을 증명하는 법적 문서로서 출생신고의 근거로 사용된다. 출생 신고를 마치게 되면 법률적으로 권리와 의무를 가진 법적 인격을 취득하게 된다. 임신기간에 상관없이 수태에 의한 생성물이 그 모체로부터 완전히 만출되거나 적출된 후 태아가 숨을 쉬거나 심장의 고동, 탯줄의 박동 또는 수의근의 운동과 같은 생명의 징표를 나타내는 것을 출생이라 하고 그 출생을 증명하는 진단서이다.

(6) 사산증명서 및 사태증명서

태아의 사망fetal death이나 사산된 태아deadborn fetus는 임신기간에 관계없이 수태에 의한 생성물이 그 모체로부터 완전히 만출 또는 적출되기 전에 사망하는 경우를 말한다. 사산증명서는 의사가 진료 중이던 임부가 임신 4개월 이상 된 태아를 사산하였을 때 발급하는 증명서이며 진료하지 않았거나 사산아를 검안한 경우에는 사태증명서를 작성한다. 사산아는 사산증명서나 사태증명서에 따라 임신 4개월 미만인 경우 감염성 폐기물로 처리하고 4개월 이상인 경우 장례의 절차에 따라 사체로 처리하여야 한다.

(7) 소견서

소견서에는 특별한 서식이나 기준이 없다. 진료를 담당하는 환자에 대한 의사의 소견을 진단서 작성의 기준에 따라 발급한다. 일반적으로 진단의 확인이 되지 않은 상태에서 진단서의 발급이 어려운 경우 질병이나 환자의 상태, 증상, 치료계획, 진료의뢰 등에 관한 소견을 작성한다. 소견서도 법적으로는 진단서나 상해진단서와 같은 효력을 가지며 소견서를 작성할 때에도 진단서를 작성하는 기준에 따라 작성하여야 한다.

(8) 감정서

감정서에는 신체의 후유장애를 평가하는 신체감정서, 연령감정서, 부검감정서, 친자감정서, 정신상태감정서, 성범죄에 관한 감정서, 의료과오에 관한 감정서, 성별감정서 등이 있다. 감정서에는 특별한 서식이 없으며 감정을 한 대상이나 목적에 따라 감정인이 적절한 형식을 만들어 작성한다. 보험회사나 제출기관, 사용목적에 따라 특정한 서식을 사용하는 경우도 있다.

(9) 장애진단서

장애진단서는 신체의 후유장애를 평가하는 신체감정서이다. 교통사고나 산업재해에 따른 후유장애를 평가하는 후유장애 평가나 장해보상청구서상의 진단서, 장애인복지법에 의한 장애판정을 위한 장애진단 등이 해당되고 각 기관에서 만든 서식에 따라 작성한다. 장애진단에서 가장 중요한 내용은 장애의 종류와 정도이다. 교통사고환자를 위한 자동차보험에서 장해평가는 맥브라이드McBride 장해등급표에 의해 평가를 하고 산재보험에서는 산업재해보상법에 의한 신체장해등급표에 의해 평가한다. 장애인 복지법에 의한 장애평가는 장애인의 장애등급표에 의한 장애등급 사정기준에 따라 장애등급을 판정한다.

(10) 향후치료비 추정서

외상이나 사고 후 흉터와 같은 미래에 추가적인 치료가 필요한 환자에게 예상되는 치료비를 나타내는 증명서로서 의사가 추정하는 예상치료내역과 진료수가를 근거로 발급한다.

(11) 치료확인서

입원이나 퇴원, 통원치료 중임을 확인하는 증명서로 입원기간, 통원기간 등을 기재하지만 환자의 상태나 예후 등과 같은 진료의사의 소견은 기록되지 않는다. 통원일자나 입원기간만 기재된 통원확인서나 입원확인서, 상급병실사용 확인서 등은 의사의 진료나 확인없이 제증명창구에서 발급할 수 있지만 병명이나 소견이 필요한 경우 담당의사가 발급하여야 한다.

4. 제증명 발급절차

제증명 발급절차는 병원마다 다를 수 있지만 일반적으로 〈그림 4-5〉와 같이 진행된다. 외래환자인 경우 환자의 병명이나 질병에 대한 소견이 필요한 경우 진료과 외래접수를 하고 담당의사에게 진단서를 요청한 후 원무창구에서 수납 후 진단서를 발급받는다.

진단서 발급요청 시에는 의료법 제17조에 따라 반드시 환자 본인이 직접 방문하여 진료 받은 후 진단서를 발급 받아야 한다. 의식불명자, 사망자의 경우에는 친족이 구비서류를 갖추어 대리인으로 발급 요청이 가능하다. 입원환자인 경우 병동간호사에게 요청하거나 원무창구에서 신청 및 수납한 후 발급받는다.

(1) 진단서 등의 발급절차

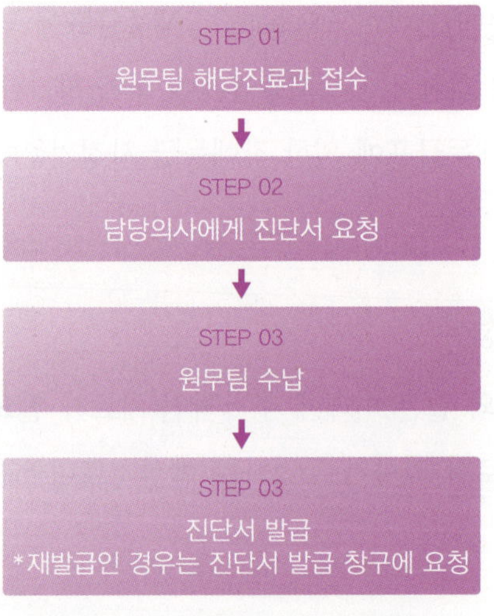

그림 4-5 진단서 등 발급절차

(2) 제증명 신청을 위한 구비서류

표 4-5 신청자별 구비서류

<table>
<tr><th colspan="2">신청자</th><th>구비서류</th><th>비고</th></tr>
<tr><td rowspan="3">환자
본인</td><td>만17세 이상</td><td>본인 신분증(제시)
(만14세 이상 17세 미만 : 학생증)</td><td></td></tr>
<tr><td rowspan="2">만14세 미만</td><td>1. 법정대리인의 신분증</td><td>*만14세 미만은 법정대리인이 작성</td></tr>
<tr><td>2. 가족관계증명서 또는 주민등록표등본 등 법정대리인임을 확인할 수 있는 서류</td><td>*법정대리인임을 확인할 수 있는 서류</td></tr>
<tr><td rowspan="4">친족</td><td rowspan="4">배우자, 직계존속
(부모, 조부모)
직계비속
(자녀, 손자녀)
배우자의 직계존속
(시부모, 장인, 장모)</td><td>1. 신청자의 신분증</td><td></td></tr>
<tr><td>2. 환자의 신분증 사본</td><td>*만14세 미만: 제외
*만14세 이상 17세 미만 : 학생증</td></tr>
<tr><td>3. 환자의 동의서 (자필서명)</td><td>*법정서식</td></tr>
<tr><td>4. 가족관계증명서 또는 주민등록표등본 등</td><td>*친족관계 확인서류</td></tr>
<tr><td rowspan="4">지정
대리인</td><td rowspan="4">환자가 지정하는 방계가족(형제, 자매, 며느리, 사위)
제3자</td><td>1. 신청자의 신분증</td><td></td></tr>
<tr><td>2. 환자의 신분증 사본</td><td>*만14세 미만 : 제외
*만14세 이상 17세 미만 : 학생증</td></tr>
<tr><td>3. 환자의 동의서 (자필서명)</td><td rowspan="2">*법정서식
*만14세 미만은 법정대리인이 작성(가족관계증명서 등 첨부)</td></tr>
<tr><td>4. 환자의 위임장 (자필서명)</td></tr>
</table>

※ 신분증 : 주민등록증, 여권, 운전면허증 그 밖에 공공기관에서 발행한 본인임을 확인할 수 있는 신분증

표 4-6 환자 동의를 받을 수 없는 경우의 구비서류

신청자	구비서류
환자가 사망한 경우	1. 기록열람이나 사본발급을 요청하는 자의 신분증 사본 2. 가족관계증명서, 주민등록 등본 등 친족관계를 확인할 수 있는 서류 3. 가족관계 증명서, 제증등본, 사망진단서 등 사망사실을 확인할 수 있는 서류
환자가 의식불명 또는 의식불명은 아니지만 중증의 질환, 부상으로 자필서명을 할 수 없는 경우	1. 기록열람이나 사본발급을 요청하는 자의 신분증 사본 2. 가족관계증명서, 주민등록 등본 등 친족관계를 확인할 수 있는 서류 3. 환자가 의식불명 또는 중증의 질환, 부상으로 자필서명을 할 수 없음을 확인할 수 있는 진단서
환자가 행방불명인 경우	1. 기록열람이나 사본발급을 요청하는 자의 신분증 사본 2. 가족관계증명서, 주민등록 등본 등 친족관계를 확인할 수 있는 서류 3. 주민등록 등본, 법원의 실종신고 결정문 사본 등 행방불명 사실을 확인할 수 있는 서류
환자가 의사무능력자인 경우	1. 기록열람이나 사본발급을 요청하는 자의 신분증 사본 2. 가족관계증명서, 주민등록 등본 등 친족관계를 확인할 수 있는 서류 3. 법원의 금치산자 선고 결정문 사본 또는 의사무능력자임을 증명하는 정신과 전문의의 진단서

※ 의료법에서 규정한 친족(환자의 배우자, 직계 존속 · 비속 또는 배우자의 직계 존속)이 없는 환자의 경우에 한해, 형제 · 자매가 진료기록 열람 및 사본발급 신청 가능
단, 형제 · 자매 신청시 친족이 신청할 경우의 법정 구비서류 외에 친족이 없음을 증명하는 서류 추가 제출
(의료법 제21조 제3항 제1호 및 제3호 관련한 복지부 유권해석)

5. 제증명 발급 시 유의사항

① **사본의 보관** : 발급한 진단서의 부본은 의료법에 따라 3년간 보관하여야 한다. 진단서의 종류별, 발행연도별, 발급일자별, 발급번호순으로 구분하여 보관하여야 한다. 이미 발급한 진단서를 재발급하거나 진단서 발급사실조회시 회신을 신속하게 할 수 있도록 관리하여야 한다.

② **제증명발급 대장관리** : 병원정보시스템을 이용하여 진단서 등이 발급되는 경우 각종 제 증명의 발급이 전산으로 관리되고 있으며 진단서 등의 발급대장을 작성하는 경우에도 특별히 정해진 양식은 없다. 병원의 규모나 특성에 맞게 작성하고 관리하여야 한다.

③ **본인확인** : 진단서 등을 발급할 때 본인여부를 확인하여야 한다. 채용이나 건강진단서, 병무용진단서를 발급하는 경우 본인임을 확인할 수 있는 사진 등을 첨부하여 본인임을 반드시 확인하여야 한다. 진단서 등을 발급할 때 환자본인이 신청하기 어려운 경우 의료법에서 정한 관련서류를 구비하여 신청하여야 한다.

④ **기재정보의 확인** : 진단서 발급업무를 수행하는 원무관리자는 환자의 이름, 주민등록번호, 주민등록상에 기재된 주소 등을 반드시 확인하여야 한다. 특히 사망진단서나 출생증명서 상에 주민등록번호가 잘못 기재되는 경우 사망신고나 출생신고가 불가능할 수 있다. 또한 진단기간이나 출생일시, 사망일시 등의 오류가 발생하지 않도록 철저하게 확인하여야 한다. 이러한 오류는 진단서 등의 법적 효력을 다투는 경우 큰 문제가 발생될 수 있으므 로 정확하게 작성되어야 한다.

건 강 진 단 서

원부대조필 인

등록번호 : ________

연 번 호 : ________ 주민등록번호 : –

성 명		성별		생년월일	년 월 일생	연령	만 세
주 소	전화 :						

위 사람은 활동성폐결핵, 정신병, 마약류의 중독증 등의 증상이 없으며 농자(聾者), 아자(啞者), 맹자(盲子), 불구폐질자가 아님을 증명함.

위의 판단은 진단일 현재의 이학적 검사와 아래에 표시한 검사의 결과에 근거한 것임

비 고			
용 도		진 단 일	년 월 일
진단을 위해 시행한 검사	□흉부 X–선 검사 □일반뇨검사 □기타 (명시 :)		

발행일 : 년 월 일

의료기관 : 비즈병원

주소 및 명칭 : 부산직할시 ○○구 ○○○동 12–1

전화 및 FAX : 123–1234 ~35 FAX : 123–1243

면허번호 제 호 의사성명 ㉐

D.E.Form No. 3 – D – 48 비즈병원

서식 4–3 건강진단서

진 단 서

원부대조필 인

등록번호 : ________ 주민등록번호 : No.

환자의 성명		성별	남 · 녀	생년월일		연령	세
환자의 주소							
병명 □ 임상적 □ 최 종						한국질병 분류번호	
발병일	20 년 월 일생			진단일	20 년 월 일생		
향 후 치 료 의 견							
비 고			용 도				

위와 같이 진단함

20 년 월 일

○○병원

주 소 :

전 화 : Fax :

면허번호 제 호 의사성명 ㊞

(참고)

1. 본인 확인은 진단의사가 주민등록증과 대조 (미성년자일 때는 기타 본인을 특정할 수 있는 방법으로 대체할 수 있다) 확인하고 날인한다.
2. 병명은 임상적(인푸렛숀)과 최종진단명을 택일 □표에 ×표로 표한다.
   병명은 국제질병 분류번호를 함께 기입한다.

서식 4-4 진단서

사 망 진 단 서

(사체검안서)

1	성명		2	성별	남 · 녀	3	생년월일 및 만연령	년 월 일생 만 년 개월 일
4	직업	가. 본인의 직업				나. 가구주의 직업		
5	본적	번지 호						
6	주소	번지 호						
7	발병연월일	년 월 일						
8	사망연월일 시분	년 월 일 오전/오후 시 분						
9	사망장소	번지 호						
		1. 자가 3. 의원 2. 병원 4. 산원	5. 기타의료기관	(2~5의 명칭)		6. 기타		
10	사망의 종류	1. 병 사 가. 불려의 중독 다. 자살 마. 기타 및 불상 2. 외인사 나. 기타의 재해사 라. 타사 불상				3. 기타 및 불상		
11	사망의 원인	1	(가) 직접사인		발병부터 사망까지의 기간			
			(나) 중간선행 사인					
			(다) 선행사인					
	*(나), (다)에는 (가)와의 직접 의학적인과 관계가 명확한 것만을 기입 한다.	2	1과 관계없는 기타의 신체 상황					
		수술에 주요소견			수 술 년 월 일	년 월 일		
		해부의 주요소견						
12	외인사의 추가사항	상해발생 년월일시분	년 월 일 오전/오후 시 분					
		수단 및 상황						
		상해발상의 장소	시 읍 동 면			1. 종사중 2. 비종사중		
			신체적 상해장소명					

위와 같이 진단(검안)함.

20 년 월 일

주 소 :

명 칭 :

자 격 :

면허번호 제 호 성명 ㊞

서식 4-5 사망진단서

상 해 진 단 서

대조필 인

등록번호 : ________

연 번 호 : ________ 주민등록번호 : – 등반자 :

<table>
<tr><td>환자의 성명</td><td></td><td>성별</td><td></td><td>생년월일</td><td>년 월 일</td><td>연령</td><td>만 세</td></tr>
<tr><td colspan="2">환자의 주소</td><td colspan="6">전화 :</td></tr>
<tr><td rowspan="2">병명</td><td rowspan="2">□ 임상적추정
□ 최종 진단</td><td colspan="4" rowspan="2"></td><td colspan="2">한국질병분류번호</td></tr>
<tr><td colspan="2"></td></tr>
<tr><td colspan="2">상해 년월일</td><td colspan="2">년 월 일(추정)</td><td>진단일</td><td colspan="3">년 월 일</td></tr>
<tr><td colspan="2">상해의 원인</td><td colspan="6"></td></tr>
<tr><td>증상</td><td>상해부위와 경도</td><td colspan="6"></td></tr>
<tr><td rowspan="5">상소에 대한 견해</td><td>진료경과의견</td><td colspan="6"></td></tr>
<tr><td>외과수술여부</td><td colspan="6"></td></tr>
<tr><td>입원여부</td><td colspan="6"></td></tr>
<tr><td>통상활동 기능여부</td><td colspan="6"></td></tr>
<tr><td>식사가능여부</td><td colspan="6"></td></tr>
<tr><td colspan="2">예상치료기간</td><td colspan="6">년 월 일 (수상일 · 진단일)로 부터 일간</td></tr>
<tr><td rowspan="2">향후 치료에 대한 의견</td><td>향후치료의견</td><td colspan="6"></td></tr>
<tr><td>병발증발생 가능성</td><td colspan="6"></td></tr>
<tr><td colspan="2">비 고</td><td colspan="6"></td></tr>
<tr><td colspan="8">위와 같이 진단함.

발행일 : 년 월 일
의료기간 : 비즈병원
주소 및 명칭 : ○○시 ○○구 ○○동 12–3
전화 및 Fax : 123–1234 ~43 Fax : 123–1234
면허번호 제 호 의사성명 ㊞</td></tr>
</table>

서식 4–6 상해진단서

후 유 장 해 진 단 서

<table>
<tr><td>성명</td><td></td><td>성명</td><td>남, 녀</td><td>생년월일</td><td>년 월 일</td><td>등록번호</td><td></td></tr>
<tr><td>주민번호</td><td></td><td>주소</td><td colspan="5"></td></tr>
<tr><td>수상일</td><td>년 월 일</td><td>당병원
입원
기간</td><td colspan="2">년 월 일 입원일수
년 월 일 (일간)</td><td>당병원
통원
기간</td><td colspan="2">년 월 일 실치료일수
년 월 일 (일간)</td></tr>
<tr><td rowspan="2">상
병
명</td><td rowspan="2"></td><td rowspan="2">전
병
력</td><td>기왕증</td><td></td><td>기왕증의 현재장해에
대한 기여율</td><td colspan="2"></td></tr>
<tr><td>기존장해
및 장해율</td><td></td><td>기왕증과 교통사고와
상당인과관계 유 · 무</td><td colspan="2"></td></tr>
<tr><td colspan="8">주요치료내용 및 경과</td></tr>
<tr><td colspan="8">각종 검사 소견(장해내용과 관련있는 소견만 기재)</td></tr>
<tr><td colspan="8">후유장해 내용</td></tr>
<tr><td colspan="8">맥브라이식 장해평가
장해내용 장해부위 장해평가 해당항목 노동능력 상실율(%)</td></tr>
<tr><td colspan="2">위와 같이 진단함.
년 월 일</td><td colspan="6">병 · 의원 소재지 및 명칭 : 부산시 ○○구 ○○동 12-1
비즈병원
의사면허 번호 :
전문의번호 :
전문의과목 : 의사성명 : ㊞</td></tr>
</table>

후유장해진단서 D.E.Form No. 3-C-51 비즈병원

서식 4-7 후유장해진단서

서식기호	G	X	O	1

접수번호		국 민 연 금 **장 애 진 단 서**
병록번호		
연번호		

성명		주민등록번호	–
주소		전화번호	

장애의 원인이 되는 상병명		부상(발병)일	년 월 일
		① 초진일(장애의 원인이 되는 상병에 대하여 처음으로 의사의 진찰을 받은 날)	년 월 일
장애부위		② 완치일(상병이 치유된 날 또는 치료효과를 기대할 수 없게 되고, 상병 및 증상이 고정된 상태에 이르게 된 날)	년 월 일

③ 기존장애(질병포함)	유	무	기존장애상태	
	발생시기	년 월 일		

④ 완치일(상병이 치유된 날 또는 치료효과를 기대할 수 없게 되고, 상병 및 증상이 고정된 상태에 이르게 된 날)	

⑤ 장애상태(년 월 일 현재)
※ 모든 임상증상등 장애상태를 자세히 기재, 필요한 경우 도표, 그림으로 표시

⑥ 향후 장애 상태에 대한 의견	일상생활 활동능력 또는 노동력에 관한 의견		
	예 후		영구 비영구

위와 같이 진단함.

발행일 : 년 월 일

의료기관 명칭 : 의사면허번호 :

소재지 : 전문과목 :

의료기간지정번호 : 의사성명 : ㉤

※관절운동장애, 척추 및 사지마비 장애자는 해당소견서 작성

서식 4-8 장애진단서

■ 의료법 시행규칙 [별지 제9호의3서식]

진료기록 열람 및 사본발급 위임장

<table>
<tr><td rowspan="3">수임인</td><td>성 명</td><td>전화번호</td></tr>
<tr><td>생년월일(외국인등록번호)</td><td>위임인과의 관계</td></tr>
<tr><td colspan="2">주 소</td></tr>
<tr><td rowspan="3">위임인</td><td>성 명</td><td>전화번호</td></tr>
<tr><td colspan="2">생년월일(외국인등록번호)</td></tr>
<tr><td colspan="2">주 소</td></tr>
<tr><td colspan="3">위임인은 「의료법」제21조제2항 및 같은 법 시행규칙 제13조의2에 따라 「진료기록 등 열람 및 사본발급 동의서」에 기재된 사항에 대하여 일체 권한을 상기 수임인에게 위임합니다.

년 월 일

위임인 (자필서명)</td></tr>
<tr><td colspan="3"></td></tr>
</table>

210mm×297mm[백상지 80g/m²(재활용품)]

서식 4-9 진료기록 열람 및 사본발급 위임장

진료기록 열람 및 사본발급을 위한 확인서

<table>
<tr><td rowspan="2">환자의 성명</td><td>성명</td><td>생년월일(외국인등록번호)</td></tr>
<tr><td colspan="2">환자와의 관계</td></tr>
<tr><td>환자의 성명</td><td>성명</td><td>생년월일(외국인등록번호)</td></tr>
<tr><td>환자의 성명</td><td colspan="2">상기 환자의 직계 존속 · 비속 및 현지의 배우자, 배우자의 직계존속의 부존재</td></tr>
<tr><td colspan="3">본인(확인자)은 「의료법」 제21조제3항 및 같은 법 시행규칙 제13조의3의 제1항 및 제3항에 따라 상기환자(   )의 배우자 및 직계 존속 · 비속, 배우자의 직계존속이 모두 없음을 확인합니다.

년 월 일

본인(확인자)   (자필서명)</td></tr>
<tr><td colspan="3">유 의 사 항</td></tr>
<tr><td colspan="3">상기 확인서는 아래의 경우에 환자의 진료기록 열람 및 사본발급 신청자인 환자의 형제 · 자매가 작성합니다.
1. 「의료법 시행규칙」 제13조의3 제1항에 따라 환자의 배우자 및 직계 존속비속, 배우자의 직계존속이 모두 없는 경우
2. 「의료법 시행규칙」 제13조의3 제3항 [별표2의2]에 따라 환자의 배우자 및 직계 존속비속, 배우자의 직계존속이 모두 없는 경우</td></tr>
</table>

210mm × 297mm[백상지 80g/m²(재활용품)]

서식 4-10 진료기록 열람 및 사본발급을 위한 확인서

<table>
<tr><td colspan="5">진 료 확 인 서</td><td>원본대조필</td><td>㉧</td></tr>
<tr><td colspan="2">병특번호</td><td colspan="5"></td></tr>
<tr><td colspan="2">연번호</td><td colspan="5"></td></tr>
<tr><td>성명</td><td></td><td>성별</td><td>남(　　)/
여(　　)</td><td>나이</td><td colspan="2">만 (　　)세</td></tr>
<tr><td>주소</td><td colspan="2">(　　–　　)</td><td>주민등록번호</td><td colspan="3">–</td></tr>
<tr><td colspan="2">상병 부위 및 상병명</td><td colspan="5"></td></tr>
<tr><td colspan="2">진료 기간</td><td colspan="5">년　　월　　일 ~　　년　　월　　일 까지　총 (　　)일 간</td></tr>
<tr><td colspan="2">진료 내용 및
향후 치료 의견</td><td colspan="5"></td></tr>
<tr><td colspan="7">위와 같이 진단합니다.</td></tr>
<tr><td colspan="7">발급일자 :　　　　년　　월　　일
의료기관명 :
의료기관주소 :
전화 및 Fax : (　　)　–　　/ (　　)　–
면허번호　제　　　　호　　　　　　담당의사 :　　　　　㉧</td></tr>
</table>

서식 4–11　진료 확인서

CERTIFICATE OF HEALTH

NAME : Age : Sex : M · F

Date of Birth : ______________

Address : ______________________________________

I. PHYSICAL EXAMINATION :

HEIGHT cm WEIGHT kg

DISTANT VISION :

Uncorrected Rt. corrected Rt.

Lt. Lt.

COLOR VISION :

HEARING Right. Normal ( ) Abnomal ( )

Left. Normal ( ) Abnomal ( )

BLOOD PRESSURE Gyatolic mmhg Diasstolic mmhg

LUNGS AND HEART :

ABCOMEN :

INFECTIOU & DISEASES :

OTHERS :

II. NEUROPSYCHIATRIC EXAMINATION :

NEUROLOGIC Normal ( ) Abnomal ( )

Paychialric Normal ( ) Abnomal ( )

III. X-RAY EXAMINATION :

Film No ( ) Date.

Pasult :

IV. LABORATORY FINDINGS :

LAB. No. ( )

Urimabrsia :

Blood homoglobin : g/dl E&R MM/Iv

Sorology : S.T.S(Cardiolpin)

G.O.T : ( )

G.R.T : ( )

Hbs-Ag : ( )

Anti-HBB : ( )

Skin Test : Tuberculin Postive ( ) Negative ( )

Tobaeculonia test : ( )

Others :

V. SUMMARY OF THE EXAMINING PHYSICIAN :

M.D

date : ______________

○○○ HOSPITAL

○○－Dong ○○－Ku ___________ KOREA

서식 4-12 CERTIFICATE OF HEALTH

제증명발급

진단서 및 증명서, 진료기록부 사본 발급은 규정에 따라 환자 본인의 신분 확인 후 가능합니다. 가족 및 친인척 또는 대리인 내원시 환자의 위임장과 해당 구비서류가 필요합니다.

외래진료 시

01. **원무과** 접수(본인확인 및 구비서류 확인)
02. **원무과** 진료기록사본 발급신청서 작성
03. **해당진료과** 주치의 신청내역 확인 및 필요시 상담
04. **원무과** 수납 및 사본발급 수령

입원진료 시

01. **원무과** 3층 입퇴원계 신청
02. **원무과** 진료기록사본 발급신처서 작성
03. **해당진료과** 신청내역 확인 및 필요시 상담
04. **원무과** 수납 및 사본발급 수령

그림 4-6　제증명발급절차

출 생 증 명 서

<table>
<tr><td rowspan="2">1</td><td rowspan="2">출생아의 부모</td><td>부</td><td>성명</td><td></td><td>연령</td><td colspan="3">년 월 일 만 세</td><td>작업</td><td></td></tr>
<tr><td>모</td><td>성명</td><td></td><td>연령</td><td colspan="3">년 월 일 만 세</td><td>작업</td><td></td></tr>
<tr><td>2</td><td>산모의 주소</td><td colspan="9">번지 호</td></tr>
<tr><td rowspan="2">3</td><td rowspan="2">출생장소</td><td colspan="9">번지 호</td></tr>
<tr><td colspan="9">① 자가 ② 병원 ③ 의원 ④ 모자보건센터 ⑤ 조산소 ⑥ 기타</td></tr>
<tr><td>4</td><td>출생일시</td><td colspan="4">년 월 일 시 분
(24시각제에 한함)</td><td rowspan="2">출생아</td><td>성별</td><td colspan="3">남, 여, 불상</td></tr>
<tr><td>5</td><td>임신기간</td><td colspan="4">주</td><td>성명</td><td colspan="3"></td></tr>
<tr><td rowspan="2">6</td><td rowspan="2">다태</td><td rowspan="2">① 쌍태
② 삼태
③ 태</td><td colspan="2">다태출산중의
본아의 출산순위</td><td colspan="6">① 제1아 ② 제1아 ③ 제3아 ④ 제4아</td></tr>
<tr><td colspan="2">다태출산중의
태아의 상태</td><td colspan="6">출생 인 (남 인, 여 인)
사산 태 (남 태, 여 태, 불상 태)</td></tr>
<tr><td>7</td><td>산모의 산아수</td><td colspan="9">명중 생존자 명, 사망자 명, 사산자 태</td></tr>
<tr><td>8</td><td>출생아의
신체상황</td><td colspan="6"></td><td colspan="2"></td><td></td></tr>
<tr><td>9</td><td>출생아의
건강상황</td><td colspan="9"></td></tr>
<tr><td colspan="11">위와 같이 진단함.
년 월 일
주소 :
의료기관 명칭 :
의사 :
소재지 : 전문과목 :
면허번호 제 호 의사성명 : ㉑
조산자 :
※ 주의 : 출생신고는 1개월내에 주소지 읍, 면, 동사무소 또는 본적지에 신고하여야 합니다.</td></tr>
</table>

1312－00811일 '94. 6. 17 승인 210mm×297mm[신문용지 54g/m²]

서식 4-13 진료기록 열람 및 사본발급 동의서

■ 의료법 시행규칙 [별지 제9호의2서식] 〈개정 2015.5.29.〉

<table>
<tr><td colspan="3">진료기록 열람 및 사본발급 동의서</td></tr>
<tr><td rowspan="3">환자
본인</td><td>성명</td><td>연락처</td></tr>
<tr><td colspan="2">생년월일 (외국인등록번호)</td></tr>
<tr><td colspan="2">주소</td></tr>
<tr><td rowspan="3">신청인</td><td>성명</td><td>환자와의 관계</td></tr>
<tr><td>생년월일 (외국인등록번호)</td><td>연락처</td></tr>
<tr><td colspan="2">주소</td></tr>
<tr><td rowspan="3">열람 및
사본 발급
범위</td><td colspan="2">의료기관 명칭</td></tr>
<tr><td colspan="2">진료기간</td></tr>
<tr><td colspan="2">열람 및 사본을 발급 받으려는 내용 및 사유</td></tr>
<tr><td colspan="3">본인(또는 법정대리인)은 상기 신청인(   )이 「의료법」 제21조제2항 및 같은 법 시행규칙 제13조의2에 따라 본인의 진료기록 등을 열람하거나 사본을 발급받는 것에 대하여 동의합니다.

년   월   일

위임인   (자필서명)</td></tr>
</table>

비고 : 환자 본인이 만 14세 미만의 경우에는 법정대리인이 작성합니다.

210mm×297mm[백상지 80g/m²(재활용품)]

서식 4-14 진료기록 열람 및 사본발급 동의서

■ 의료법 시행규칙 [별지 제9호의3서식] 〈개정 2014.8.6〉

진료기록 열람 및 사본발급 위임장

수임인	성 명	전 화 번 호
	생년월일(외국인등록번호)	위임인과의 관계
	주 소	
위임인	성 명	전 화 번 호
	생년월일(외국인등록번호)	
	주 소	

위임인은 「의료법」제21조제2항 및 같은 법 시행규칙 제13조의2에 따라 「진료기록 등 열람 및 사본발급 동의서」에 기재된 사항에 대하여 일체 권한을 상기 수임인에게 위임합니다.

년　　월　　일

위임인　　　　(자필서명)

210mm×297mm[백상지 80g/m²(재활용품)]

서식 4-15　진료기록 열람 및 사본발급 위임장

성형외과 향후치료비 추정서(일반)

원본확인필 발급자

이 증명서는 전산에 의해 발급되었으며 원본임을 증명합니다.
연 번 호 : ********** 등록번호 : ********

성 명	박○○	주민등록번호	******-*******	주 소	부산 부산진구 부전동

구 분	내 용	기본단가	일수	횟수	금액
입원료	입원료(식대포함)	62,050	10	3	1,861,500
치료비	수술전 검사료 CBC profile(16,310원) : Prot.T.Alb.Bil T.AST.ALT.ALK.Phos.Glucose.chol.T.BUN. Creat inine.Na.K.Cl(64,730원) : BT.CT(4,690원):VDRL(RPR)(6,340원):HBsAg.HBsAb.HIV Ab(72,960원) : UA(4,580원) ABO Rh typing. Cross-matching(11,670원) : chest Pa(22,720원) 심전도 검사(14,070원)	218,070	1	3	654,210
	수술전 검사료(기타)PFT(71,010원): Cardiac echo(180,000원) : Consult 비(11,030원)	262,040	1	3	786,120
	마취료(1시간당)	210,940	2	3	1,265,640
	수액제, 항생제, 소염진통제 및 기타주사제				
	수술전 1. H/s 1L IV 1회 (4,400원) 2. Cefirade 1.0gm IV 1회 (27,000원) 3. Akocin 150mg IM 1회 (15,000원) Pre-medication 1. Robinul 0.2mg IM 1회 (4,000원) 2. Midazolam 2mg IM 1회 (4,000원) 3. A/s 0.5mg IM 1회 (1,210원)	71,830 71,830	1 1	3 3	215,490 215,490
	수기료 마5다 (7,150원). 마1(2회) (5,400원). 마2(3,570원)				
	수술후 1일 1. 5% D/WN마 2호 1L+Mucosten 3v mix IV 2회 2. Cefirade 1.0gm IV (2회) 3. Akocin 300mg+N/S 100cc IV (1회) 4. Gaster 1@ (2회) 5. Nubain 1@+N/S 10cc IV (2회) 6. (PRN)Mecperan 1@+N/S 10cc IV(1회) 7. (PRN) Novalgin 1@ IV (1회)	129,610	1	3	388,830
	경구용 항생제 및 소염제(퇴원약 1일분) Tricef 2T(2,700원)Combizyme 1T(336원) Valoron 1T(1,200원)각각 하루 3번, 조제료 1일(300원)	13,008	7	3	273,168
	수술시 수액제, 검사료 및 기타 재료대 1. Prednisolon 500mg IV(1회) (25,000원) 2. H/S 1L IV (1회) (4,400원), 마5다(7,150원) 3. N/S 20ml (2회) (2,200원) 4. 6% Hes-steril 500ml (1회) (41,000원) 5. Dofram 100mg IV(1회) (10,000원) 6. Angio catherter(2개) (800원) 7. Urine bag (1,800원) 8. 유치 카테터설치 (26,810원) 9. 교차시험(7,600원) 10. ABGA((25,480원)	157,830 157,830	1 1	3 3	473,490 473,490
	수술후 처치료(8,290*1일)	8,290	10	3	248,700
	수술후 검사 Routine DBD. LFT(AST/ALT). Na-K-C1-Bun-Cr. ABGA. chest PA	89,490	1	3	268,470
	외래 통원 치료비(처치료), 접수비. 지정진료비	22,370	7	3	469,770
	재료대Terramycin oint3.5g(1,500원): Sofratule(1,500원): EB4″(800원): EB6″(1,000원):Burn gauze(6,000원):Black silk 7-0(19,300원) 6-0(16,700원) 5-0(2,800원) 4-0(1,500원) Vicry16-0(24,400원) 5-0 (5,500원) 4-0 (5,200원) Prolene 6-0(8,600원) 5-0 (5,100원) 4-0(6,900원)	100,000	1	3	300,000
수술비	흉터반흔제거술 및 Z-성형술	수술단가		CM	
	외상성 반흔, 경부 및 우측 하지	100,000		26	2,600,000
		0		0	0
		0		0	0
	흉터 연고	40,000		3	120,000
합 계					9,925,388

1. 상기 환자가 원하는 경우 반흔성형술 및 재건술을 시도할 수 있으며 호전이 기대되나 완치는 불가능하며 이에 소요되는 경비는 상기 한 바와 같음
2. 상기 비용은 본원 일반수가를 기준으로 한 것으로 실제 수술의시기 및 방법에 따라 다소의 증감이 있을 수 있음.
3. 상기 향후 치료비 추정서는 성형외과 영역에 한함.

위와 같이 앞으로 치료비가 소요될 것으로 추정됩니다.

2010년 월 일

○○ 성형외과 의원

부산광역시 부산진구 부전동 ○○번지

요양취급기관 기호 : ******** 의사면허번호 : ***** 의사명 : ***

서식 4-16 성형외과 향후치료비 추정서

7. 응급의료센터 원무관리

1. 응급의료기관

1) 응급의료기관의 정의

응급의료기관은 응급환자를 24시간 진료할 수 있는 시설, 인력, 장비 등을 갖춘 의료법 제3조의 규정에 따른 의료기관 중에서 응급의료에 관한 법률에 따라 지정된 중앙응급의료센터, 권역응급의료센터, 전문응급의료센터, 지역응급의료센터 및 지역 응급의료기관을 말한다.

2) 응급의료기관의 종류

(1) 중앙응급의료센터

응급의료에 관한 아래의 업무를 수행하기 위하여 종합병원 중에서 보건복지부장관이 지정하는 응급의료기관

- 응급의료기관 등에 대한 평가 및 질을 향상시키는 활동에 대한 지원
- 응급의료종사자에 대한 교육훈련
- 권역응급의료센터 간의 업무조정 및 지원
- 응급의료 관련 연구
- 국내외 재난 등의 발생 시 응급의료 관련 업무의 조정 및 그에 대한 지원
- 응급의료 통신망 및 응급의료 전산망의 관리 · 운영과 그에 따른 업무
- 그 밖에 보건복지부장관이 정하는 응급의료 관련 업무

중앙응급의료센터의 지정기준

① 대형재해 등 발생 시 응급의료지원을 할 수 있는 시설 · 장비 및 인력을 갖출 것

② 전국 응급의료종사자의 교육 및 훈련을 담당할 수 있는 시설 · 장비 및 인력을 갖출 것

③ 응급의료기관 등에 대한 평가를 실시할 수 있는 전문인력 또는 장비를 갖출 것

④ 응급의료기관 등과 응급의료종사자에 대한 지도를 할 수 있는 공공기관

(2) 권역응급의료센터

응급의료에 관한 아래의 업무를 수행하기 위하여 상급종합병원 또는 300병상을 초과하는 종합병원 중에서 보건복지부장관으로부터 지정받은 응급의료기관

- 중증응급환자 중심의 진료
- 재난 대비 및 대응 등을 위한 거점병원으로서 보건복지부령으로 정하는 업무
- 권역圈域 내에 있는 응급의료종사자에 대한 교육 · 훈련
- 권역 내 다른 의료기관에서 이송되는 중증응급환자에 대한 수용
- 그 밖에 보건복지부장관이 정하는 권역 내 응급의료 관련 업무

① **권역응급의료센터 지정현황**2018년 1월

지역	기관명	기관분류
강원	연세대학교 원주세브란스기독병원	상급종합병원
강원	강릉아산병원	종합병원
강원	한림대학교 춘천성심병원	종합병원
경기	분당서울대학교병원	상급종합병원
경기	순천향대학교부속 부천병원	상급종합병원
경기	아주대학교병원	상급종합병원
경기	한림대학교 성심병원	상급종합병원
경기	고려대학교의과대학부속 안산병원	상급종합병원
경기	가톨릭대학교 의정부성모병원	종합병원
경기	의료법인 명지의료재단 명지병원	종합병원
경기	차의과학대학교 분당차병원	종합병원
경남	양산부산대학교병원	상급종합병원
경남	경상대학교병원	상급종합병원
경남	성균관대학교 삼성창원병원	종합병원

(계속)

지역	기관명	기관분류
경북	의료법인 안동병원	종합병원
경북	차의과학대학교부속 구미차병원	종합병원
경북	포항성모병원	종합병원
광주	전남대학교병원	상급종합병원
광주	조선대학교병원	상급종합병원
대구	경북대학교병원	상급종합병원
대구	계명대학교 동산병원	상급종합병원
대구	대구가톨릭대학교병원	상급종합병원
대구	영남대학교병원	상급종합병원
대전	충남대학교병원	상급종합병원
대전	건양대학교병원	종합병원
부산	동아대학교병원	상급종합병원
부산	부산대학교병원	상급종합병원
부산	고신대학교 복음병원	상급종합병원
부산	인제대학교 부산백병원	상급종합병원
서울	고려대학교의과대학부속병원(안암병원)	상급종합병원
서울	고려대학교의과대학부속 구로병원	상급종합병원
서울	이화여자대학교의과대학부속 목동병원	상급종합병원
서울	한양대학교병원	상급종합병원
서울	강북삼성병원	상급종합병원
서울	건국대학교병원	상급종합병원
서울	경희대학교병원	상급종합병원
서울	삼성서울병원	상급종합병원
서울	재단법인 아산사회복지재단 서울아산병원	상급종합병원
서울	중앙대학교병원	상급종합병원
서울	가톨릭학원가톨릭대학교 서울성모병원	상급종합병원
서울	서울대학교병원	종합병원
울산	울산대학교병원	상급종합병원
인천	의료법인 길의료재단 길병원	상급종합병원

(계속)

지역	기관명	기관분류
인천	인하대학교의과대학부속병원	상급종합병원
인천	가톨릭대학교 인천성모병원	상급종합병원
전남	목포한국병원	종합병원
전남	성가롤로병원	종합병원
전북	원광대학교의과대학병원	상급종합병원
전북	전북대학교병원	종합병원
제주	제주한라병원	종합병원
충남	단국대학교의과대학 부속병원	상급종합병원
충남	순천향대학교부속 천안병원	상급종합병원
충북	충북대학교병원	상급종합병원

② **권역응급의료센터의 지정기준** 제13조제2항 관련

1. 시설기준 · 장비기준 · 인력기준

가. 시설기준

1) 응급실 시설은 서로 인접하고 다른 의료시설과 구별되어야 하며, 응급실과 응급전용 중환자실 · 입원실 및 수술실, 검사실 · 중재실 · MRI실 등은 수평 또는 수직으로 바로 연결될 수 있도록 최대한의 근접성을 갖추어 설치 · 운영해야 한다.

2) 감염병 환자를 위한 음압격리병상 및 일반격리병상은 응급실 인근에 다른 구역과 분리하여 설치할 수 있으며, 소아환자를 위한 응급실을 별도 운영하는 경우 소아환자 진료구역도 응급실 다른 구역과 분리하여 설치할 수 있다.

3) 응급실 입구 환자 분류소에서 감염의사환자를 선별하고, 일반 응급환자와 동선을 분리하여 음압격리병상 등에서 격리진료를 받을 수 있도록 시설을 갖추어야 한다.

4) 응급실 전용 시설기준

<table>
<tr><th>시설</th><th>시설기준</th><th>비고</th></tr>
<tr><td>환자 분류소</td><td>• 환자 진입구와 인접하여 설치할 것
• 중증도 분류에 필요한 장비와 비품을 갖출 것
• 충분한 환기가 이루어지도록 할 것</td><td>감염의사환자를 위한 마스크 등 보호장구를 비치할 것</td></tr>
<tr><td>소생실</td><td>• 최소 20m²의 전용면적을 확보하고, 각각의 내변이 3m 이상이 되도록 할 것</td><td rowspan="2">환자 진입구 및 구급차출입구와 인접되게 설치할 것</td></tr>
<tr><td>처치실</td><td>• 최소 20m²의 전용면적을 확보하고, 각각의 내변이 3m 이상이 되도록 할 것
• 감염방지를 위해 손세척이 가능할 것</td></tr>
<tr><td>응급환자
진료구역</td><td>• 각 병상마다 상 · 지 · 하지 전동방식 높이조절 기능 및 시각적 차폐 시설을 갖출 것
• 산소와 음압을 공급하는 설비를 갖출 것
• 10병상 이상을 확보할 것</td><td rowspan="2">병상 간 간격은 1.5m 이상을 확보할 것</td></tr>
<tr><td>중증응급환자
진료구역</td><td>• 출입통제가 가능한 별도의 구역으로 구성하고 무정전 시스템을 갖출 것
• 각 병상마다 상지 · 하지 전동방식 높이조절 기능 및 시각적 차폐 시설을 갖출 것
• 산소, 음압, 고압공기를 공급하는 설비를 갖출 것
• 8병상 이상을 확보할 것</td></tr>
<tr><td>음압격리병상</td><td>• 외부로부터 완전히 밀폐되고 필터링된 급기 · 배기 및 음압제어, 환기가 가능한 시설을 갖출 것
• 각 병상은 1인 격리실로 설치할 것
• 보호구 장비 및 손세척을 할 수 있는 전실을 갖출 것
• 2병상 이상을 확보할 것</td><td rowspan="2">일반격리병상은 중증응급환자 진료구역 병상 수에 포함됨</td></tr>
<tr><td>일반격리병상</td><td>• 외부로부터 완전히 차폐될 수 있을 것
• 각 병상은 1인 격리실로 설치할 것
• 내부 전체를 관찰할 수 있는 창문 또는 폐쇄회로 텔레비전(CCTV) 설비를 갖출 것
• 3병상 이상을 확보할 것</td></tr>
<tr><td>소아응급환자
진료구역</td><td>• 각 병상마다 상지 · 하지 전동방식 높이조절 기능 및 시각적 차폐 시설을 갖출 것
• 산소와 음압을 공급하는 설비를 갖출 것
• 3병상 이상을 확보할 것</td><td>• 소아전문응급센터가 아닌 경우에만 적용
• 병상 간 간격은 1.5m 이상을 확보할 것</td></tr>
</table>

(계속)

시설	시설기준	비고
방사선실 • 일반촬영실 • CT촬영실	• 신체 전 부위 촬영이 가능할 것 • 산소와 음압 공급설비를 설치할 것	중증응급환자 진료구역 인근에 설치할 것
응급전용 입원실	• 30병상 이상을 확보할 것 • 병상당 4.3m² 이상의 공간을 확보할 것	당일 응급의료 책임자가 입원·퇴원을 결정할 것. 다만, 전문진료과 중환자실 병상인 경우 입퇴원시 당일 응급의료 책임자의 동의를 받을 것 • 전문진료과 중환자실 내 병상은 응급전용임을 표기하고 환자 대장을 관리할 것
응급전용 중환자실	• 20병상 이상을 확보할 것. 다만, 20병상 중 10병상은 전문진료과의 중환자실내 응급전용 중환자병상을 지정하여 운영할 수 있다. • 「의료법 시행규칙」 별표 4의 중환자실 규정을 준수할 것	
응급전용 수술실	• 병원 내 수술실 중 하나를 응급환자 전용으로 지정하여 사용할 것 • 응급환자 전용 수술실이 사용 중인 경우, 별도의 수술실 1실을 응급환자 전용으로 지정하여야 함	응급전용 수술실 사용권한을 당일의 응급의료 책임자에 부여할 것
보호자 면담실	• 외부로부터 시청각적으로 차단할 수 있을 것 • 환자의 상태 설명을 위한 시설을 갖출 것	
전용 주차장	• 응급실 입구에 인접하고, 평면으로 연결되어 있어야 할 것 • 응급환자 전용 표기가 되어 있을 것	구급차 2대 이상 주차 공간을 확보할 것
보호자 대기실	• 최소 100㎡의 전용면적을 갖출 것 • 입원환자의 인원수에 따라 면적을 조정할 수 있음	30명 이상이 동시에 대기할 수 있는 공간으로 편의시설 설치가 가능할 것
회의실	20명 이상을 수용하여 교육·회의할 수 있도록 시청각 기자재 등을 갖출 것	• 질 관리를 위한 컨퍼런스 등을 수행할 것 • 응급실과 인접하지 않은 공간에 설치 가능함
재난 및 응급의료 지원실	재난, 교육, 의료지도 등 권역 내 응급의료 업무를 하기에 충분한 공간을 확보할 것	

(3) 전문응급의료센터

소아환자, 화상환자 및 독극물중독환자 등에 대한 응급의료를 위해 중앙응급의료센터, 권역응급의료센터, 지역응급의료센터 중에서 보건복지부장관이 지정하는 응급의료기관

전문응급의료센터의 지정기준 제16조제1항관련

① 화상센터

가. 시설기준

시설		개수	단위 면적(m^2)	총 면적(m^2)	비고
응급진료실	환자분류소	1	30	30	• 환자 진입구와 바로 인접되게 설치할 것
	소생실	2	20	40	• 환자 진입구 및 구급차 출입구와 바로 인접되게 설치할 것 • 소규모 수술이 가능한 장비 및 인력을 갖출 것
	간호사실	1	20	20	• 소생실 전면에 설치할 것
	환부세척실	1	20	20	
	응급환자 진료구역	1	165	165	• 최소 30병상 이상을 확보할 것
	검사실	1			• 장비기준에 의한 장비를 이용하여 검사를 하기에 충분한 공간을 확보할 것 • 24시간 혈액성분 및 화학 검사, 동맥혈가스 분석, 요검사가 가능하도록 장비가 구비되 어 있어야 함
	방사선실 · 일반촬영실	1	30	30	
	수술실 및 처치실	1	40	40	
응급진료실외의 장소	수술실				• 화상환자 전용으로만 이용하고, 중환자실과 인접되게 설치할 것
	중환자실의 병상				• 총면적은 중환자실에 있는 간호사실 · 의사실 및 물품보관소를 제외한 면적임
	입원실의 병상				
	멸균처치실의 병상				• 화상처치용 침상 및 멸균시설
	화상처치실				• 샤워기 및 소용돌이꼭지 Whirlpool tab가 설치되어 있을 것
	회의실 및 도서실				
기타	원무행정실 · 의사당직실 · 보호자대기실 및 주차장을 설치하되 그 기준은 별표 7의 지역응급센터의 기준에 의한다.				

(주)
1. 위의 개수 · 단위면적 및 총면적 기준은 최소기준임
2. 검사실 및 방사선실 중 CT촬영실은 종합병원의 시설을 이용할 수 있는 경우 이를 두지 아니할 수 있다.

나. 인력기준

인력		비고
의사	• 응급의학과 전문의 2인 이상 • 일반외과 전문의 1인 이상 • 성형외과 전문의 2인 이상	• 응급실에 24시간 전문의가 1인 이상이 근무할 것
간호사	• 15인 이상	
응급구조사	• 구급차 1대당 2인 이상	
기타 인력	• 청원경찰 4명 이상 • 운전기사(구급차 1대당 2인 이상)	• 병원실정에 맞게 조정할 수 있음

다 . 장비기준

<table>
<tr><th>장비</th><th>소생실</th><th>응급실</th></tr>
<tr><td>제세동기</td><td>1</td><td>1</td></tr>
<tr><td>인공호흡기</td><td>1</td><td>2</td></tr>
<tr><td>주입기(Infusion Pump)</td><td>1</td><td>3병상당 1</td></tr>
<tr><td>이동 X-선 촬영기</td><td colspan="2">1</td></tr>
<tr><td>CT촬영기</td><td colspan="2">1</td></tr>
<tr><td>산화질소(N_2O) 마취기</td><td colspan="2">1</td></tr>
<tr><td>환자감시장치</td><td>1</td><td>5병상당 1</td></tr>
<tr><td>이동환자감시장치</td><td colspan="2">1</td></tr>
<tr><td>부착형흡인기</td><td>1병상당 1</td><td>1병상당 1</td></tr>
<tr><td>급속혈액가온주입기(Rapid infusion warmer)</td><td colspan="2">1</td></tr>
<tr><td>보온포(가온 · 냉각기능공유)</td><td colspan="2">1</td></tr>
<tr><td colspan="3">• 무선통신설비 및 전산시설 : 응급의료지원센터와 교신할 수 있는 통신설비와 응급의료정보 제공을 위한
• 전산장비 등의 시설을 갖추어야 함
• 구급차 : 특수구급차 1대, 일반구급차 1대. 다만, 법 제44조제2항의 규정에 따라 구급차의 운용을 위탁한 경우 이를 갖추지 아니할 수 있다.</td></tr>
</table>

② 심혈관 센터

가. 시설기준

시설		개수	단위 면적(m^2)	총 면적(m^2)	비고
응급진료실	환자분류소	1	30	30	• 환자 진입구와 바로 인접되게 설치할 것
	소생실	2	20	40	• 환자 진입구 및 구급차 출입구와 바로 인접되게 설치할 것 • 소규모 수술이 가능한 장비 및 인력을 갖출 것
	간호사실	1	20	20	• 소생실 전면에 설치할 것
	응급환자 진료구역	1	165	165	• 최소 30병상 이상을 확보할 것
	검사실	1			• 장비기준에 의한 장비를 이용하여 검사를 하기에 충분한 공간을 확보할 것 • 24시간 혈액성분 및 화학 검사, 동맥혈가스 분석, 요검사가 가능하도록 장비가 구비되 어 있어야 함
	심초음파실	1	20	20	• 소생실 옆에 위치할 것
	방사선실 · 일반촬영실	1	30	30	
	수술실 및 처치실	1	40	40	
응급진료실외의 장소	수술실	1	50	50	• 종합병원의 수술실로 갈음할 수 있음
	중환자실의 병상	10	10	100	• 총면적은 중환자실에 있는 간호사실 · 의사실 및 물품보관소를 제외한 면적임
	입원실의 병상	30	4.3	130	
	혈관촬영실	1	60	60	• 응급실에 설치한 경우에는 별도로 설치하지 아니할 수 있음
	심장검사실	1	60	60	• 심초음파 · 부하검사 및 심전도검사 등을 할 수 있을 것
	회의실 및 도서실				
기타	원무행정실 · 의사당직실 · 보호자대기실 및 주차장을 설치하되 그 기준은 별표 7의 지역응급센터의 기준에 의한다.				

(주)

1. 위의 개수 · 단위면적 및 총면적 기준은 최소기준임
2. 검사실은 종합병원의 시설을 이용할 수 있는 경우 이를 두지 아니할 수 있다.

나. 인력기준

인력		비고
의사	• 응급의학 전문의 2인 이상 • 심장내과 전문의 3인 이상 • 소아과 심장전문의 1인 이상 • 흉부외과 전문의 1인 이상	• 응급실에 24시간 전문의가 1인 이상이 근무할 것
간호사	• 15인 이상	
응급구조사	• 구급차 1대당 2인 이상	
기타 인력	• 청원경찰 • 운전기사(구급차 1대당 2인 이상)	• 병원실정에 맞게 조정할 수 있음

다 . 장비기준

장비	소생실	응급실
제세동기	1	1
인공호흡기	1	2
주입기(Infusion Pump)	1	3병상당 1
이동 X-선 촬영기	1	
CT촬영기	1	
심초음파검사기	1	
환자감시장치	1	5병상당 1
이동환자감시장치	1	
부착형 흡인기	1병상당 1	1병상당 1
급속혈액가온주입기(Rapid infusion warmer)	1	
보온포(가온 · 냉각기능공유)	1	

• 무선통신설비 및 전산시설 : 응급의료지원센터와 교신할 수 있는 통신설비와 응급의료정보 제공을 위한 전산장비 등의 시설을 갖추어야 함
• 구급차 : 특수구급차 1대, 일반구급차 1대. 다만, 법 제44조제2항의 규정에 따라 구급차의 운용을 위탁한 경우 이를 갖추지 아니할 수 있다.

③ 독극물센터

가. 시설기준

시설		개수	단위 면적(m^2)	총 면적(m^2)	비고
응급진료실	환자분류소	1	30	30	• 환자 진입구와 바로 인접되게 설치할 것
	소생실	2	20	40	• 환자 진입구 및 구급차 출입구와 바로 인접되게 설치할 것 • 소규모 수술이 가능한 장비 및 인력을 갖출 것
	간호사실	1	20	20	• 소생실 전면에 설치할 것
	응급환자 진료구역	1	165	165	• 최소 30병상 이상을 확보할 것
	위세척실	1	20	20	• 환자 진입구와 바로 인접되게 설치할 것
	고압산소실	1	50	50	
	검사실	1			• 시설기준에 의한 검사를 시행하기에 충분한 공간을 확보할 것 • 24시간 혈액성분 및 화학 검사, 동맥혈가스분석, 요검사가 가능하도록 장비가 구비되어 있어야 함
	방사선실 • 일반촬영실 • CT촬영실	 1 1	 30 60	 30 60	
	수술실 및 처치실	1	50	50	
응급진료실외의 장소	중환자실의 병상	10	10	100	• 총면적은 중환자실에 있는 간호사실 · 의사실 및 물품보관소를 제외한 면적임
	입원실의 병상	30	4.3	130	• 30병상 이상을 설치할 것
	독극물 정보센터	1	60	60	
	회의실 및 도서실	1	60	60	
기타	원무행정실 · 의사당직실 · 보호자대기실 및 주차장을 설치하되 그 기준은 별표 7의 지역응급센터의 기준에 의한다.				

(주)

1. 위의 개수 · 단위면적 및 총면적 기준은 최소기준임
2. 검사실은 종합병원의 시설을 이용할 수 있는 경우 이를 두지 아니할 수 있다.

나. 인력기준

인력		비고
의사	• 응급의학 전문의 3인 이상 • 중독전담의 2인 이상	• 응급실에 24시간 전문의가 1인 이상이 근무할 것
간호사	• 15인 이상	
응급구조사	• 구급차 1대당 2인 이상	
기타 인력	• 청원경찰 • 운전기사(구급차 1대당 2인 이상)	• 병원실정에 맞게 조정할 수 있음

다 . 장비기준

<table>
<tr><th>장비</th><th>소생실</th><th>응급실</th></tr>
<tr><td>제세동기</td><td>1</td><td>1</td></tr>
<tr><td>인공호흡기</td><td>1</td><td>2</td></tr>
<tr><td>주입기(Infusion Pump)</td><td>1</td><td>3병상당 1</td></tr>
<tr><td>이동 X-선 촬영기</td><td colspan="2">1</td></tr>
<tr><td>CT촬영기</td><td colspan="2">1</td></tr>
<tr><td>초음파검사기(심초음파 검사 기능)</td><td colspan="2">1</td></tr>
<tr><td>산부인과진찰대</td><td colspan="2">1</td></tr>
<tr><td>산화질소(N_2O) 마취기</td><td colspan="2">1</td></tr>
<tr><td>환자감시장치</td><td>1병상당 1</td><td>1병상당 1</td></tr>
<tr><td>이동환자감시장치</td><td colspan="2">1</td></tr>
<tr><td>부착형흡인기</td><td>1</td><td>5병상당 1</td></tr>
<tr><td>급속혈액가온주입기(Rapid infusion warmer)</td><td colspan="2">1</td></tr>
<tr><td>보온포(가온 · 냉각기능공유)</td><td colspan="2">1</td></tr>
<tr><td>고압산소탱크</td><td colspan="2">1</td></tr>
<tr><td colspan="3">• 무선통신설비 및 전산시설 : 응급의료지원센터와 교신할 수 있는 통신설비와 응급의료정보 제공을 위한 전산장비 등의 시설을 갖추어야 함
• 구급차 : 특수구급차 1대, 일반구급차 1대. 다만, 법 제44조제2항의 규정에 따라 구급차의 운용을 위탁한 경우 이를 갖추지 아니할 수 있다.</td></tr>
</table>

④ 소아센터

가. 시설기준

1) 소아 응급실 전용시설 기준

- 소아 응급실은 소아청소년 응급환자를 위한 전용시설로 성인을 위한 응급실과 구분되도록 설치 · 운영되어야 함.
- 감염병 환자를 위한 음압격리병상 및 일반격리병상은 소아 응급실의 다른 구역과 분리하여 설치할 수 있음

시설	시설기준	비고
환자 분류소	• 환자 진입구와 인접하여 설치할 것 • 중증도 분류에 필요한 장비와 비품을 갖출 것 • 충분한 환기가 이루어지도록 할 것	감염의사환자를 위한 마스크 등 보호장구를 비치할 것
처치실	• 최소 20m²의 전용면적을 확보하고, 각각의 내변이 3m 이상이 되도록 할 것 • 감염방지를 위해 손세척이 가능할 것	
응급환자 진료구역	• 각 병상마다 상 · 지 · 하지 전동방식 높이조절 기능 및 시각 적 차폐 시설을 갖출 것 • 산소와 음압을 공급하는 설비를 갖출 것 • 5병상 이상을 확보할 것	병상 간 간격은 1.5m 이상을 확보할 것
중증응급환자 진료구역	• 출입통제가 가능한 별도의 구역으로 구성하고 무정전 시스템을 갖출 것 • 각 병상마다 상지 · 하지 전동방식 높이조절 기능 및 시각적 차폐 시설을 갖출 것 • 산소, 음압, 고압공기를 공급하는 설비를 갖출 것 • 2병상 이상을 확보할 것	
음압격리병상	• 외부로부터 완전히 밀폐되고 필터링된 급기 · 배기 및 음압제어, 환기가 가능한 시설을 갖출 것 • 각 병상은 1인 격리실로 설치할 것 • 보호구 장비 및 손세척을 할 수 있는 전실을 갖출 것 • 1병상 이상을 확보할 것	일반격리병상은 중증응급환자 진료구역 병상 수에 포함됨
일반격리병상	• 외부로부터 완전히 차폐될 수 있을 것 • 각 병상은 1인 격리실로 설치할 것 • 내부 전체를 관찰할 수 있는 창문 또는 폐쇄회로 텔레비전(CCTV) 설비를 갖출 것 • 1병상 이상을 확보할 것	

(계속)

시설	시설기준	비고
소아응급환자 전용 중환자실	• 2병상 이상을 확보할 것 • 「의료법 시행규칙」 별표 4의 중환자실 규정을 준수할 것 ※ 권역응급의료센터인 경우 응급전용중환자실 중 2병상을 소아응급환자전용으로 배정할 수 있음	당일 응급의료 책임자의 동의하에 입원 · 퇴원을 결정할 것
소아응급환자 전용입원실	• 6병상 이상을 확보할 것 • 병상당 4.3m² 이상의 공간을 확보할 것	
보호자대기실	보호자 대기실 내에 별도의 수유실을 구비할 것	

2) 의료기관 시설기준

시설	시설기준	비고
MRI실	• 신체 전 부위의 촬영이 가능할 것 • 산소와 음압을 공급을 설비를 설치할 것	• 24시간 운영할 것 • 응급환자에 우선 사용되도록 할 것
검사실 등	• 소아환자의 초음파 검사가 가능할 것 • 연령별 장비를 구비하여 소아환자의 소화기 내시경 검사가 가능할 것	
혈액은행	ABO 및 Rh Typing, 교차 시험Cross Matching, Coomb's Test 검사가 가능할 것	
주산기 시설	• 신생아실을 갖출 것 • 분만실을 갖출 것	

나. 장비기준

1) 소아 응급실 전용장비

장비	개수(단위 : 개)	
	중증응급환자 진료구역	응급환자 진료구역
제세동기	1	
인공호흡기	1	
이동 환자 감시장치	2	
급속 혈액가온주입기	1	
주입기(infusion pump)	1병상당 1	5병상당 1
환자 감시장치	1병상당 1	5병상당 1
부착형 흡인기	1병상당 1	
초음파검사기	1	
골강내 주사기구	1	
EKG	1	
Capnography	1	
ENT unit	1	
보온포(가온 · 냉각기능)	1	
소아용 네뷸라이저	3	

※ 소아환자를 위한 기구 및 소모품을 연령별로 확보하여야 함

2) 의료기관 내 확보해야 하는 장비

장비	기준
뇌압 감시장비	24시간 사용이 가능해야 하며, 응급환자에 우선적으로 사용될 수 있게 할 것
인공심폐순환기(ECMO)	
지속적 신 대체 요법(CRRT) 장비	
인큐베이터	

다. 인력기준

1) 소아 응급실 전담인력

인력	인력기준	비고
의사	• 전문의 2명 이상을 포함한 소아응급환자 전담의 4명 이상(이 경우 전담의는 3년차 레지던트 이상을 의미한다) • 전년도 응급실 내원 소아청소년환자수가 15,000명을 초과하는 경우 전담 전문의 1명을 추가 확보하고, 매 10,000명마다 소아응급환자 전담 전문의 1명을 추가 확보할 것	소아전문 응급센터에 24시간 소아응급환자 전담 전문의 또는 3년차 이상 레지던트가 1인 이상 상주할 것 ※ 권역응급의료센터가 내원환자 대비 추가 확보해야 하는 응급실 전담 전문 의에 포함됨
간호사	• 소아응급환자 전담간호사 10명 이상 • 전년도 응급실 내원 소아청소년환자수가 15,000명을 초과하는 경우 전담간호사 3명을 추가 확보하고, 매 5000명마다 소아응급환자 전담 간호사 3명을 추가 확보할 것	소아응급환자 전용중환자실 및 입원실 인력과 별도 ※ 권역응급의료센터가 내원환자 대비 추가 확보해야 하는 응급실 전담간호사에 포함됨

2) 의료기관이 확보해야 하는 소아청소년과 전문인력

인력	비고
소아청소년과 전문의 5명 이상	소아전문응급센터 전담인력과 별도

라. 연간 진료실적 기준

구분	실적
응급실 내원 소아청소년 환자 수	연간 12,000명 이상
의료기관의 소아청소년 환자 수술건수	연간 1,000건 이상
의료기관의 중환자실 입원 소아청소년 환자 수	연간 150명 이상

(4) 지역응급의료센터

지역 내 응급환자에 대한 진료와 적절한 응급의료를 제공할 수 없는 응급환자에 대한 신속한 이송에 관한 업무를 수행하기 위하여 종합병원 중에서 시 · 도지사광역자치단체의 장가 지정하는 응급의료기관

지역응급의료센터의 지정기준(제17조제2항 관련)

1. 개별기준

가. 시설기준

시설	개수	단위 면적(m^2)	총 면적(m^2)	비고
환자분류소	1			• 환자 진입구와 바로 인접되게 설치할 것
응급환자 진료구역	1	100	110	• 최소 20병상 이상을 확보할 것
검사실	1			• 장비기준에 의한 장비를 이용하여 검사를 하기에 충분한 공간을 확보할 것 • 24시간 혈액성분 및 화학 검사, 동맥혈가스 분석, 요검사가 가능하도록 장비가 구비되어 있어야 함
방사선실 · 일반촬영실	1			• 외래환자용과 구분되는 별도의 시설일 것
처치실	1	15	15	• 간단한 수술 및 처치를 할 수 있는 처치대 1병상을 설치할 수 있는 면적일 것
원무행정실	1			• 종합병원과 별도로 입퇴원 및 의료보험청구업무를 하는 경우 그에 필요한 면적을 확보할 것
의사당직실	1			• 의사 2인 이상이 숙식할 수 있는 공간일 것
보호자대기실	1			• 20인 이상이 동시에 대기할 수 있는 공간으로서 편의시설의 설치가 가능하여야 함
주차장				• 구급차 2대를 포함한 4대의 차량이 동시에 주차할 수 있는 공간을 확보할 것

(주)

1. 위의 개수 · 단수면적 및 총면적 기준은 최소기준임
2. 검사실은 종합병원의 시설을 이용할 수 있는 경우에는 이를 두지 아니할 수 있다.

나. 인력기준

인력		비고
의사	• 응급실 전담전문의 2인 이상을 포함한 전담의사 4인 이상	• 24시간 전문의 또는 3년차 이상 수련의 1인 이상이 근무할 것
간호사	• 10인 이상	

다. 장비기준

구분	실적
제세동기	1
인공호흡기	1
주입기(Infusion Pump)	5병상당 1
이동 X-선 촬영기	1
초음파검사기	1
산부인과진찰대	1
환자감시장치	5병상당 1
이동환자감시장치	1
부착형흡인기	1병상당 1
부착형산소(Wall O_2 unit)	1병상당 1
급속혈액가온주입기(Rapid infusion warmer)	1
보온포	1
CT촬영기	1
일반 X-선 촬영기	1

• 무선통신설비 및 전산시설 : 응급의료지원센터와 교신할 수 있는 통신설비와 응급의료정보 제공을 위한 전산장비 등의 시설을 갖추어야 함
• 구급차 : 특수구급차 1대. 다만, 법 제44조제2항의 규정에 따라 구급차의 운용을 위탁한 경우 이를 갖추지 아니할 수 있다.

(주) CT촬영기는 병원의 시설을 이용할 수 있는 경우 이를 두지 아니할 수 있다.

(5) 지역응급의료기관

지역 내 응급환자에 대한 진료와 적절한 응급의료를 제공할 수 없는 응급환자에 대한 신속한 이송에 관한 업무를 수행하기 위하여 종합병원 중에서 특별시장 · 광역시장 · 특별자치시장 · 도지사 · 특별자치도지사가 지정한 응급의료기관시 · 군의 경우에는 병원 중에서 지정.

지역응급의료센터의 지정기준(제18조제1항 관련)

1. 시설기준

<table>
<tr><th colspan="2" rowspan="2">장비</th><th colspan="4">기준</th></tr>
<tr><th>개수</th><th>단위
면적(m²)</th><th>총
면적(m²)</th><th>비고</th></tr>
<tr><td rowspan="2">응급환자
진료구역</td><td>전년도 연간 응급실 내원환자 수가 1만명 이상인 경우</td><td>1</td><td>55</td><td>55</td><td>• 최소 10병상 이상을 확보할 것</td></tr>
<tr><td>전년도 연간 응급실 내원환자 수가 1만명 미만인 경우</td><td>1</td><td>27.5</td><td>27.5</td><td>• 최소 5병상 이상을 확보할 것</td></tr>
<tr><td colspan="2">검사실</td><td>1</td><td></td><td></td><td>• 혈액성분 및 화학 검사, 동맥혈가스분석, 요검사가 24시간 가능하도록 장비가 구비되어 있을 것. 다만, 병원 시설을 이용할 수 있는 경우에는 검사실을 두지 않을 수 있음</td></tr>
<tr><td colspan="2">처치실</td><td>1</td><td></td><td></td><td>• 간단한 수술 및 처치를 할 수 있는 구분된 공간일 것</td></tr>
<tr><td colspan="2">원무행정실</td><td>1</td><td></td><td></td><td>• 일반환자용 원무행정실도 사용 가능함</td></tr>
<tr><td colspan="2">의사당직실</td><td>1</td><td></td><td></td><td>• 의사 1명 이상이 숙식할 수 있는 공간일 것</td></tr>
<tr><td colspan="2">보호자대기실</td><td>1</td><td></td><td></td><td>• 10명 이상이 동시에 대기할 수 있는 공간으로서 편의시설의 설치가 가능할 것</td></tr>
<tr><td colspan="2">주차장</td><td></td><td></td><td></td><td>• 구급차 1대를 포함한 2대의 차량이 동시에 주차할 수 있는 공간을 확보할 것</td></tr>
</table>

(주) CT촬영기는 병원의 시설을 이용할 수 있는 경우 이를 두지 아니할 수 있다.

2. 인력기준

<table>
<tr><th colspan="2" rowspan="2">구분</th><th colspan="2">기준</th></tr>
<tr><th>인원수</th><th>비고</th></tr>
<tr><td rowspan="2">의사</td><td>전년도 연간 응급실 내원환자수가 1만명 이상인 경우</td><td>응급실 전담의사 2명 이상</td><td rowspan="2">• 응급실 전담의사 또는 병원 당직의사 중 1명 이상이 24시간 근무할 것</td></tr>
<tr><td>전년도 연간 응급실 내원환자수가 1만명 미만인 경우</td><td>응급실 전담의사 1명 이상</td></tr>
<tr><td rowspan="2">간호사</td><td>전년도 연간 응급실 내원환자수가 1만명 이상인 경우</td><td rowspan="2">5명 이상</td><td>• 응급실 전담간호사 2명 이상이 24시간 근무할 것</td></tr>
<tr><td>전년도 연간 응급실 내원환자수가 1만명 미만인 경우</td><td>• 응급실 전담간호사 1명 이상이 24시간 근무할 것</td></tr>
</table>

3. 장비기준

<table>
<tr><th rowspan="2">구분</th><th colspan="2">기준</th></tr>
<tr><th>장비수</th><th>비고</th></tr>
<tr><td>제세동기</td><td>1대 이상</td><td></td></tr>
<tr><td>인공호흡기</td><td>1대 이상</td><td></td></tr>
<tr><td>주입기(Infusion Pump)</td><td>5병상마다 1대 이상</td><td></td></tr>
<tr><td>환자감시장치</td><td>5병상마다 1대 이상</td><td></td></tr>
<tr><td>부착형흡인기</td><td>1병상마다 1대 이상</td><td></td></tr>
<tr><td>부착형산소(Wall O_2 unit)</td><td>1병상마다 1대 이상</td><td></td></tr>
<tr><td>일반X-선 촬영기</td><td>1대 이상</td><td></td></tr>
<tr><td>특수구급차</td><td>1대 이상</td><td>• 법 제44조제2항에 따라 구급차의 운용을 위탁한 경우에는 구급차를 갖추지 않을 수 있음</td></tr>
<tr><td>무선통신설비 및 전산시설</td><td colspan="2">응급의료지원센터와 교신할 수 있는 통신설비와 응급의료정보제공을 위한 전산장비 등의 시설을 갖춰야 함</td></tr>
</table>

(6) 외상센터

각종 사고나 대규모 재해 등으로 발생한 외상환자에 대한 응급처치, 응급시술 또는 수술에 이르기까지 통합적이고 필수적인 치료를 제공함으로써 중증 외상으로 인한 사망률을 낮추고 효과적인 외상의료체계를 구축하기 위하여 국가 및 지방자치단체의 행정적 · 재정적 지원으로 운영되는 치료시설로서 권역외상센터와 지역외상센터가 있다.

1) 권역외상센터

권역 내에서 발생하는 외상환자에 대한 진료 및 응급의료에 관한 업무를 수행하기 위하여 중앙응급의료센터나 권역응급의료센터, 전문응급의료센터 및 지역응급의료센터 중에서 보건복지부장관이 지정한 응급의료기관으로 사고나 추락 등으로 다발성 골절이나 출혈 등을 동반한 중증외상환자에게 즉각적이고 최적의 치료를 제공할 수 있는 시설과 장비, 인력을 갖춘 외상환자전용 치료센터로서 아래와 같은 업무를 수행한다.

① 외상환자의 진료

② 외상의료에 관한 연구 및 외상의료표준의 개발

③ 외상의료를 제공하는 의료인의 교육훈련

④ 대형 재해 등의 발생 시 응급의료 지원

⑤ 그 밖에 보건복지부장관이 정하는 외상의료 관련 업무

권역외상센터 지정현황

권역 명칭	관할 구역	지정 병원	비고
서울	서울특별시	국립중앙의료원	중앙응급의료센터
경기북부	경기도 한강이북지역	가톨릭대학교 의정부성모병원	경기동북권역응급의료센터
경기남부	경기도 한강이남지역	아주대학교병원	경기서남권역응급의료센터
인천	인천광역시	가천대학교 길병원	인천권역응급의료센터
충남	충청남도	단국대학교병원	충남천안권역응급의료센터
충북	충청북도	충북대학교병원	충북청주권역응급의료센터
대전	대전광역시, 세종특별자치시	을지대학교병원	대전지역응급의료센터
전북	전라북도	원광대학교병원	전북익산권역응급의료센터
전남	전라남도	목포한국병원	전남목포권역응급의료센터
광주	광주광역시	전남대학교병원	광주권역응급의료센터
강원	강원도	연세대학교 원주세브란스기독병원	원주충주권역응급의료센터
경북	경상북도	안동병원	경북안동권역응급의료센터
경남	경상남도	경상대학교병원	경남진주권역응급의료센터
대구	대구광역시	경북대학교병원	대구권역응급의료센터
울산	울산광역시	울산대학교병원	울산권역응급의료센터
부산	부산광역시	부산대학교병원	부산권역응급의료센터
제주	제주특별자치도	제주한라병원	제주권역응급의료센터

(7) 권역외상센터의 지정 및 요건

권역외상센터는 외상환자에 대한 효과적인 응급의료 제공을 위하여 다음 각 호의 요건을 갖추어야 한다.

① 외상환자 전용 중환자 병상 및 일반 병상

② 외상환자 전용 수술실 및 치료실

③ 외상환자 전담 전문의

④ 외상환자 전용 영상진단장비 및 치료장비

⑤ 그 밖에 외상환자 진료에 필요한 인력 · 시설 · 장비

⑥ 그 밖에 권역외상센터 지정의 기준 · 방법 및 절차 등에 관한 구체적인 사항은 보건복지부령으로 정한다.

<u>권역외상센터의 요건과 지정기준</u>(제17조의2제2항 관련)

1. 일반기준

외상환자 진료를 위한 외상 소생실, 방사선실, 중환자실, 수술실은 상호간에 구획되어야 하고, 수평 또는 수직으로 바로 연결될 수 있도록 최대한 근접성을 갖추어야 하며, 기존 시설과는 독립적으로 설치 · 운영되어야 한다.

2. 개별기준

가. 시설기준

<table>
<tr><th colspan="2" rowspan="2">장비</th><th colspan="4">기준</th></tr>
<tr><th>개수</th><th>단위 면적(m^2)</th><th>총 면적(m^2)</th><th>비고</th></tr>
<tr><td rowspan="3">외상소생구역</td><td>외상 소생실
(치료실)</td><td>2</td><td>20</td><td>50</td><td>• 환자 출입구 및 구급차 출입구와 바로 인접하게 설치할 것
• 헬기장, 외상 중환자실의 병상, 외상수술실로 직접 연결되는 전용동선을 확보할 것
• 소규모 수술이 가능한 장비 및 인력을 갖출 것</td></tr>
<tr><td>외상 환자
진료 구역</td><td>1</td><td>40</td><td>40</td><td>• 최소 6병상 이상을 확보할 것
• 의료가스와 음압공급유닛을 확보할 것</td></tr>
<tr><td>외상 통제실</td><td>1</td><td></td><td></td><td>• 119, 구급차, 항공이송대 등과 직접 연결하여 환자 상태를 전달받고 통제 · 지도할 수 있는 유무선 통신설비를 확보할 것
• 입 · 퇴원하는 중증외상환자의 정보를 입력 · 관리할 수 있는 전산장비를 구비할 것
• 기능유지를 위한 인력을 갖출 것</td></tr>
<tr><td colspan="2">외상 수술실</td><td>2</td><td>50</td><td>100</td><td>• 청결구역과 오염구역을 구분할 것
• 기능유지를 위한 인력을 갖출 것</td></tr>
<tr><td colspan="2">외상 중환자실의
병상</td><td>20</td><td>10</td><td>200</td><td>• 총면적은 중환자실에 있는 간호사실, 의사당직실 및 물품보관소 등을 제외한 면적이며, 이들 시설을 포함한 전체 시설면적은 600m^2 이상(병상당 30m^2 이상)일 것</td></tr>
<tr><td colspan="2">외상 입원실의
병상</td><td>40</td><td>4.3</td><td>172</td><td>• 총면적은 입원병상에 있는 간호사실, 의사당직실 및 물품보관실, 청결물실, 오물처리실 등을 제외한 면적이며, 이들 시설을 포함한 전체 시설면적은 900m^2 이상(병상당 22.5m^2 이상)일 것</td></tr>
</table>

<table>
<tr><th colspan="2">장비</th><th>개수</th><th>단위 면적(m^2)</th><th>총 면적(m^2)</th><th>비고</th></tr>
<tr><td colspan="2">회의실 및 의사실</td><td>1</td><td></td><td></td><td>• 회의실에는 시청각 기자재를 완비할 것
• 20명 이상이 동시에 이용할 수 있을 것
• 회의실과 의사실은 공동으로 사용할 수 있음</td></tr>
<tr><td colspan="2">의사 당직실</td><td>1</td><td></td><td></td><td>• 4명 이상이 동시에 휴식 · 대기할 수 있을 것
• 탈의, 세안 등이 가능하고, 필요시 남녀 구분할 것
• 중환자실, 입원실 병상의 전체 시설면적에 포함됨</td></tr>
<tr><td rowspan="2">방사선실</td><td>일반 촬영실</td><td>1</td><td></td><td></td><td>• 외상전용 이동 X-선 촬영기 1대를 보유할 것
• X-선 촬영할 수 있는 시설을 외상소생실 침대 위에 갖춘 경우 일반촬영실을 설치한 것으로 봄</td></tr>
<tr><td>CT 촬영실</td><td>1</td><td></td><td></td><td>• 권역외상센터로 지정된 종합병원(이하 "종합병원"이라 함)의 시설과 공동사용 가능하나, 외상환자 발생 시 외상환자가 우선 사용할 수 있도록 할 것</td></tr>
<tr><td colspan="2">혈관 조영실</td><td></td><td></td><td></td><td>• 외상환자 전용으로 설치할 것</td></tr>
<tr><td colspan="2">MRI실</td><td></td><td></td><td></td><td>• 응급의료센터의 시설과 공동사용 가능하나, 외상환자 발생 시 외상환자가 우선 사용할 수 있도록 할 것</td></tr>
<tr><td colspan="2">검사실</td><td></td><td></td><td></td><td>• 혈액성분 및 화학 검사, 동맥혈가스분석, 요검사가 24시간 가능하도록 장비가 구비되어 있을 것
• 기능유지를 위한 전담 검사인력을 갖출 것
• 종합병원의 시설과 공동사용 가능</td></tr>
<tr><td colspan="2">혈액은행</td><td></td><td></td><td></td><td>• 필요한 혈액제제를 보존하고 24시간 신속하게 혈액제제를 공급할 수 있도록 할 것
• 기능유지를 위한 전담 관리인력을 갖출 것
• 종합병원의 시설과 공동사용 가능</td></tr>
<tr><td colspan="2">헬기장</td><td></td><td></td><td></td><td>• 「항공법」에 따른 헬기장의 설치기준을 준수할 것
• 옥상헬기장의 경우 외상소생구역, 외상수술실, 외상중환자실로의 이동통로가 있도록 할 것</td></tr>
</table>

(주) 위의 개수, 단위면적 및 총면적 기준은 최소기준임

나. 인력기준

<table>
<tr><th colspan="2">인력</th><th>비고</th></tr>
<tr><td>의사</td><td>1) 외과, 흉부외과, 정형외과 및 신경외과의 외상환자 전담 전문의를 각 1명 이상 둘 것
2) 24시간 외상팀과의 연계 · 지원 및 외상환자 치료 등을 위한 응급의학과 전문의를 1명 이상 둘 것
3) 외상환자에게 즉시 수술 또는 혈관조영술을 시행하기 위한 마취통증의학과 전문의 및 영상의학과 전문의를 각 1명 이상 둘 것</td><td rowspan="3">모든 인력은 권역외상센터의 전담 인력이어야 한다. 다만, 의사의 인력기준 중 2)의 응급의학과 전문의와 3)의 마취통증의학과 전문의 및 영상의학과 전문의는 종합병원 내 해당과의 전문의 업무를 수행할 수 있다.</td></tr>
<tr><td>간호사</td><td>1) 외상소생구역 : 상시 2명 이상의 간호사를 둘 것
2) 외상 중환자실의 병상 : 「의료법 시행규칙」 별표 4 제2호아목에 따른 간호사 수를 둘 것
3) 외상 입원실의 병상 : 「의료법 시행규칙」 별표 5에 따른 종합병원 구 분란의 간호사 수를 둘 것</td></tr>
<tr><td colspan="2">그 밖의 인력
• 중증외상환자의 등록 및 통계자료의 작성 등을 위하여 임상경험이 있는 간호사 또는 실무경력이 있는 보건의료정보관리사 등을 2명 이상 둘 것</td></tr>
</table>

다. 장비기준

<table>
<tr><th>장비명</th><th>외상
소생실</th><th>외상환자
진료구역</th><th>외상
중환자실</th><th>외상
수술실</th></tr>
<tr><td>환자감시장치</td><td>1실당 1</td><td>1병상당 1</td><td>1병상당 1</td><td>1실당 1</td></tr>
<tr><td>약물주입기</td><td>1실당 4</td><td>1병상당 2</td><td>1병상당 4</td><td>1실당 4</td></tr>
<tr><td>제세동기</td><td>1실당 1</td><td></td><td>2</td><td>1실당 1</td></tr>
<tr><td>인공호흡기</td><td>1실당 1</td><td></td><td>3병상당 2</td><td></td></tr>
<tr><td>무영등</td><td>1실당 1</td><td></td><td></td><td>1실당 1</td></tr>
<tr><td>수술대</td><td>1실당 1</td><td></td><td></td><td>1실당 1</td></tr>
<tr><td>전기수술기(Electrosurgical unit)</td><td>1</td><td></td><td>1</td><td>1실당 1</td></tr>
<tr><td>체온조절장치</td><td>1</td><td></td><td>3</td><td></td></tr>
<tr><td>이동용 인공호흡기</td><td>1</td><td></td><td>2</td><td></td></tr>
<tr><td>마취기</td><td>1</td><td></td><td></td><td>1실당 1</td></tr>
<tr><td>이동형 외상환자 침대</td><td colspan="2">3</td><td></td><td></td></tr>
<tr><td>급속혈액가온주입기</td><td colspan="2">2</td><td>2</td><td>1실당 1</td></tr>
<tr><td>이동형 환자감시장치</td><td colspan="2">1</td><td>2</td><td></td></tr>
<tr><td>초음파검사기(심초음파 가능한 장비)</td><td colspan="2">1</td><td>1</td><td></td></tr>
<tr><td>비침습적심박출량감시장치</td><td colspan="2">1</td><td>2</td><td></td></tr>
<tr><td>지속적신대체요법(CRRT)</td><td></td><td></td><td>3</td><td></td></tr>
<tr><td>심부저체온유도장치</td><td></td><td></td><td>1</td><td></td></tr>
<tr><td>체외막산소공급기(ECMO)</td><td></td><td></td><td>2</td><td></td></tr>
<tr><td>중환자용 전동침대</td><td></td><td></td><td>1병상당 1</td><td></td></tr>
<tr><td>흉벽진동기</td><td></td><td></td><td>2</td><td></td></tr>
<tr><td>중앙환자감시시스템</td><td></td><td></td><td>1</td><td></td></tr>
<tr><td>체외순환기</td><td></td><td></td><td></td><td></td></tr>
<tr><td>이동형 방사선발생장치(C-arm)</td><td></td><td></td><td></td><td>1</td></tr>
<tr><td>자가수혈기(Cell saver)</td><td></td><td></td><td></td><td>1</td></tr>
<tr><td></td><td></td><td></td><td></td><td>1</td></tr>
</table>

(주) 이동용 인공호흡기 중 1대는 MRI실에서 사용이 가능하여야 함

라. 운영기준

① 24시간 365일 중증외상환자 진료가 가능하도록 외상환자 전담 전문의를 중심으로 3개 이상의 외상팀을 구성하고, 외상팀 단위로 신속 대응체계 및 당직체계를 운영하여야 한다.

② 다발성 외상을 포함한 중증외상환자에 대한 포괄적인 응급대응과 치료가 가능하도록 각 외상팀별로 전문과목 구성과 과목별 인원수를 산정하여 외상환자 전담 전문의를 배치하여야 한다.

③ 권역외상센터의 시설과 장비는 반드시 외상환자 전용으로 사용하되, 의료기관 내 다른 시설과 장비에 대해서도 응급상황인 경우에는 외상환자가 우선적으로 사용할 수 있도록 해야 한다.

④ 외상응급수술을 위해 외상수술실을 항상 사용할 수 있도록 하는 등 그 밖에 권역외상센터 운영에 대한 세부적인 사항은 보건복지부장관이 정한다.

(8) 지역외상센터

지역 주민에게 적정한 외상의료를 제공하기 위하여 시 · 도지사가 지정하는 응급의료기관

2. 응급환자와 중증도 분류

(1) 응급환자

응급환자는 질병, 분만, 각종 사고 및 재해로 인한 부상이나 그 밖의 위급한 상태로 인하여 즉시 필요한 응급처치를 받지 아니하면 생명을 보존할 수 없거나 심신에 중대한 위해危害가 발생할 가능성이 있는 환자 또는 이에 준하는 사람을 말한다. 응급의료에 관한 법률에서는 응급증상 및 이에 준하는 증상과 증상으로 진행될 가능성이 있다고 응급의료종사자가 판단하는 증상이 있는 환자라고 정의하고 있다.

(2) 응급환자에 대한 우선 응급의료

응급의료에 관한 법률에 따라 응급환자에게 다른 환자보다 우선하여 상담, 구조 및 응급처치를 하여야 하고 진료에 최선의 조치를 제공하여야 한다. 응급환자가 2명 이상인 경우 의학적 판단에 따라 더 위급한 환자부터 응급의료를 실시하여야 한다.

(3) 응급증상 등

1) 응급증상

① **신경학적 응급증상** : 급성의식장애, 급성신경학적 이상, 구토 · 의식장애 등의 증상이 있는 두부 손상

② **심혈관계 응급증상** : 심폐소생술이 필요한 증상, 급성호흡곤란, 심장질환으로 인한 급성 흉통, 심계항진, 박동이상 및 쇼크

③ **중독 및 대사장애** : 심한 탈수, 약물 · 알콜 또는 기타 물질의 과다복용이나 중독, 급성대사 장애 간부전 · 신부전 · 당뇨병 등

④ **외과적 응급증상** : 개복술을 요하는 급성복증 급성복막염 · 장폐색증 · 급성췌장염 등 중한 경우에 한함, 광범위한 화상 외부신체 표면적의 18% 이상, 관통상, 개방성 · 다발성 골절 또 는 대퇴부 척추의 골절, 사지를 절단할 우려가 있는 혈관 손상, 전신마취 하에 응급수술을 요하는 중상, 다발성 외상

⑤ **출혈** : 계속되는 각혈, 지혈이 안 되는 출혈, 급성 위장관 출혈

⑥ **안과적 응급증상** : 화학물질에 의한 눈의 손상, 급성 시력 손실

⑦ **알러지** : 얼굴 부종을 동반한 알러지 반응

⑧ **소아과적 응급증상** : 소아경련성 장애

⑨ **정신과적 응급증상** : 자신 또는 다른 사람을 해할 우려가 있는 정신장애

2) 응급증상에 준하는 증상

① **신경학적 응급증상** : 의식장애, 현훈

② **심혈관계 응급증상** : 호흡곤란, 과호흡

③ **외과적 응급증상** : 화상, 급성 복증을 포함한 배의 전반적인 이상증상, 골절 · 외상 또는 탈골, 그 밖에 응급수술을 요하는 증상, 배뇨장애

④ **출혈** : 혈관손상

⑤ **소아과적 응급증상** : 소아 경련, 38℃ 이상인 소아 고열 공휴일 · 야간 등 의료서비스가 제 공되기 어려운 때에 8세 이하의 소아에게 나타나는 증상을 말한다

⑥ **산부인과적 응급증상** : 분만 또는 성폭력으로 인하여 산부인과적 검사 또는 처치가 필요한 증상

⑦ **이물에 의한 응급증상** : 귀 · 눈 · 코 · 항문 등에 이물이 들어가 제거술이 필요한 환자

(4) 응급환자 분류체계

1) 트리아지Triage

응급실을 방문하는 대부분의 환자들은 즉각적인 처치가 필요한 증상이 있는 환자들이다. 이러한 응급한 상황에서 환자의 증상이나 질환의 중증도를 평가함으로써 치료의 우선순위를 정하기 위한 환자 분류체계를 트리아지Triage라고 한다.

Triage는 본래 프랑스어로 선별을 의미하는데, 처음 이를 체계적으로 정리한 사람은 나폴레옹 전쟁 당시 프랑스군의 군의관이었던 도미니크 장 라레Dominique Jean Larrey, 1766~1842이다. 전쟁이나 대형재해 등이 발생하여 환자가 급격하게 발생하게 되면 한정된 의료진이나 장비로는 모든 환자를 다루는데 한계가 있을 수밖에 없다. 환자에 대한 분류를 통해 치료가 시급한 환자와 그렇지 않은 환자를 분류하고 응급한 환자를 우선적으로 치료함으로서 사망이나 영구적인 장애를 줄이는데 많은 기여를 하였다.

응급실에서 환자의 분류체계를 적용하는 것은 응급에 대한 인식의 차이나 의료전달체계 속에서 응급실을 통하는 경우 입원이 용이하다는 이유로 종합병원의 응급실을 이용하는 경우가 있고 응급실에서 비응급환자를 치료하는 도중에 중증 응급환자의 치료가 지연되거나 방해받는 것을 막기 위해서 필요하다.

응급실을 방문하는 모든 환자의 증상이나 질환을 즉각적이고 신속하게 평가함으로서 적절한 의료서비스를 필요로 하는 환자에게 제공하고 응급실에 내원한 환자들의 흐름을 조정해 불필요한 혼잡을 예방하고 응급환자의 치료에 적절한 공간을 제공하기 위해서도 응급환자 분류체계는 매우 유용하다.

응급환자의 중증도 분류Triage는 3가지로 분류되며 좀 더 적절한 치료를 위해 좀 더 자세한 분류법을 쓰기도 한다.

[4가지 분류]

- **긴급환자** : 수분 혹은 빠른 시간이내에 치료하지 않으면 사망하거나 신체에 치명적인 영향 이 초래되는 환자로서 아래와 같은 경우에 해당한다.
  - 상기도 폐쇄, 심한 호흡곤란, 호흡정지, 개방성 흉부열상, 긴장성 기흉, 심장병, 심정지
  - 대량출혈, shock, 혼수상태인 중증 두부손상, 경추손상
  - 2~3도의 화상, 개방성 복부열상, 골반골절을 동반한 복부손상
  - 저체온증, 저혈당증, insulin shock
  - 지속적인 천식, 경련
- **응급환자** : 수시간 이내 치료하지 않으면 사망 혹은 합병증 발생률이 높은 환자들로서 즉각적인 수술이 요구되는 환자로서 아래와 같은 경우에 해당한다.
  - 중증의 출혈, 탈골, 경추이와의 척추골절, 다발성 골절,
  - 중증의 화상, 감전화상
  - 안구 돌출성 외상
- **비응급환자** : 수시간 이후에 치료하여도 생명에는 영향이 적다고 판단되는 경증의 환자들로서 소량의 출혈, 단순골절, 경증 화상, 경증 열상, 타박상, 동상, 정신과적 장애 등의 환 자들이 해당한다.
- **지연환자** : 이미 사망하였거나 생존 가능성이 희박한 환자들로서 30분 이상 심장과 호흡의 정지가 확인된 환자, 두부나 몸체가 절단된 환자 등으로 응급실 도착 전 이미 사망한 환자DOA 등을 말한다.

2) 응급환자 중증도 분류

응급환자에 대한 신속한 진료와 의료자원의 우선 배정을 위하여 응급환자를 중증도에 따라 분류하며, 응급환자 중증도 분류는 응급의료종사자 중 의사, 간호사 또는 1급 응급구조사가 응급환자 중증도 분류기준에 따라 분류하여야 한다.

중증도 분류는 환자의 주요증상, 활력징후호흡, 맥박, 혈압, 체온, 의식장애, 사고기전, 통증 등을 고려하여 수행되어야 하며 그 세부적인 절차와 방법, 중증응급환자의 범위 등은 보건복지부장관이 고시하는 '한국 응급환자 중증도 분류기준'을 따른다.

① 응급환자 중증도 분류 절차

- 환자가 응급실을 방문함과 동시에 응급실 진입 전 환자분류소에서 1차로 시행하고, 환자의 상태가 변경되는 등 필요한 경우에 추가로 시행한다.
- 환자의 연령, 증상의 대분류, 증상의 소분류 및 세부판단기준의 4단계의 판정절차에 따라 시행 한다.
- 중증도 분류의 각 단계에서 발열, 호흡기질환, 여행력 등을 파악하여 감염병의사환자 여부를 구분하여야 한다.
- 응급환자 중증도 분류 결과에 따라 응급진료의 우선순위와 방법, 격리진료 여부, 적정한 병상 및 시설의 배정 등을 결정한다.
- 응급환자가 아닌 환자는 응급실이 아닌 의료시설을 이용하게 하거나 다른 의료기관에 이송할 수 있다.

② 응급실 내원환자의 중증도 등급

- 중증응급환자 : 중증도 분류결과 제1군 및 제2군
- 중증응급의심환자 : 중증도 분류결과 제3군
- 경증응급환자 및 비응급환자 : 중증도 분류결과 제4군 및 제5군

(5) 응급환자 진료체계

응급실에 내원한 환자는 증상과 상태에 의해 분류된 중증도에 따라 진료구역을 나누어 해당구역에서 진료를 시행한다. 진료구역의 설정은 병원의 규모나 특성에 따라 다르지만 일반적으로 환자분류실, 중증환자구역, 경증환자구역, 소아응급환자구역, 격리치료실 등으로 구분하여 응급의료서비스를 제공하고 있다.

① 환자분류실

응급센터로 내원한 환자는 접수와 동시에 응급센터 입구의 환자분류실에서 간단한 병력청취와 활력징후 측정 후 중증도분류에 따라 중증응급환자, 응급환자, 소아환자, 감염환자 등으로 분류하여 진료한다.

② 중증환자구역

중증환자로 분류된 환자의 처치를 시행하는 구역으로 일반적으로 응급의학과의 일차진료를 마친 후 필요에 따라 내과를 비롯한 임상과의 진료를 받는 구역이다.

③ 경증환자구역

준응급환자 또는 경증환자를 진료하는 구역으로 일반적으로 응급의학과에서 일차 진료를 담당하고 필요에 따라 내과를 비롯한 타 임상과의 진료를 시행하는 구역으로 외래 진료와 유사한 개념의 진료구역이다.

④ 소아응급환자구역

18세미만의 소아환자를 진료하는 구역으로 응급의학과 및 소아과의 진료가 시행되는 구역

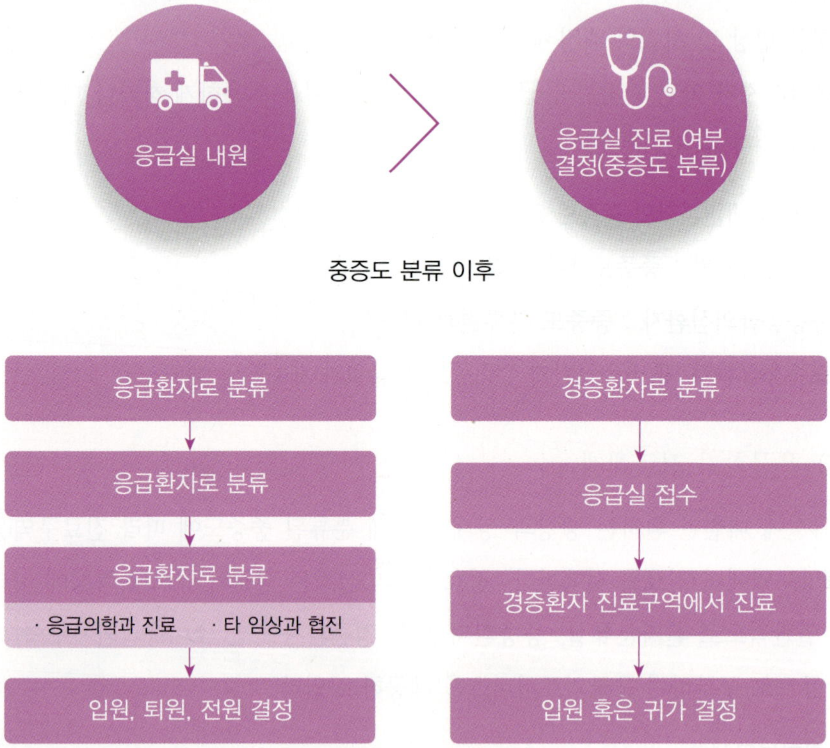

응급실 내원
응급실 진료 여부 결정(중증도 분류)
중증도 분류 이후
응급환자로 분류
응급환자로 분류
응급환자로 분류
· 응급의학과 진료
· 타 임상과 협진
입원, 퇴원, 전원 결정
경증환자로 분류
응급실 접수
경증환자 진료구역에서 진료
입원 혹은 귀가 결정

그림 4-7 응급환자의 분류

(6) 응급환자에 대한 응급의료의 설명 및 동의 의무

1) 개요

응급의료종사자는 응급환자가 의사결정능력이 없는 경우나 설명 및 동의 절차로 인해 응급의료가 지체되면 환자의 생명이 위험해지거나 심신상의 중대한 장애를 가져오는 경우를 제외하고 응급환자에게 응급의료에 관하여 설명하고 동의를 받아야 한다.

응급환자가 의사결정능력이 없는 경우 법정대리인이 동행했을 때에는 그 법정대리인에게 응급의료에 관해 설명하고 동의를 받아야 하며, 법정대리인이 동행하지 않은 경우에는 응급실에 동행한 사람에게 설명하여야 한다. 의사결정능력이 없는 응급환자의 법정대리인으로부터 동의를 얻지 못한 응급환자에게 반드시 응급의료가 필요하다고 판단되는 때에는 의료인 1명 이상의 동의를 얻어 응급의료를 시행할 수 있다.

2) 응급의료에 관해 설명하고 동의를 얻어야 할 내용 및 절차

① 환자에게 발생하거나 발생 가능한 증상의 진단명

② 응급검사의 내용

③ 응급처치의 내용

④ 응급의료를 받지 않는 경우의 예상결과 또는 예후

⑤ 그 밖에 응급환자가 설명을 요구하는 사항

3. 응급의료센터 원무관리

(1) 응급의료센터 원무관리업무의 특성

응급실에 내원하는 환자의 경우 구급차량을 이용하여 무의식 상태 또는 보호자 없이 내원하거나, 보호자가 있는 경우라 하더라도 갑작스러운 응급상황으로 인한 합리적 행동이나 의사결정이 원활하지 못하는 경우도 있다. 또한 응급실에서의 진료에 관한 절차나 행정처리, 치료비와 관련된 준비 또는 협조를 얻기 어려울 수도 있다.

응급실 원무업무는 생사의 기로 앞에서 긴박하고 다양한 형태의 문제가 발생할 가능성이 높은 상황에서 업무를 수행하여야 한다. 업무처리과정에서 직면하게 되는 여러 가지 문제에 대한 해결방안을 강구하고 신속하고 합리적인 대처능력을 갖추는 것이 필요하다.

응급환자가 응급실에 도착하였을 때 사고나 상병의 원인, 환자의 상태를 즉각적으로 파악하고 의학적 판단에 의한 환자의 분류가 선행되어야 한다. 응급의료에 관한 법률 시행규칙에 따라 한국 응급환자 중증도 분류기준KTAS을 적용하여 응급환자를 분류하여야 하며, 환자 분류 결과 비응급환자인 경우 응급의료에 해당하지 않음을 환자나 환자의 보호자에게 설명하여야 한다.

일반적으로 응급실 간호사가 설명을 하지만 접수나 수납과정에서 질의를 하는 경우도 있으므로 응급실 원무관리자도 Triage나 KTAS 응급환자 분류기준을 이해하는 것이 필요하다.

(2) 응급원무 접수

응급환자가 도착하면 의학적 판단에 따라 환자를 분류하고 진료접수여부와 관계없이 진료가 신속하게 진행되도록 하고 보호자로 하여금 진료접수를 하도록 안내한다. 환자의 인적사항을 등록하고 상병발생의 원인이나 내원경위 확인을 통해 적용 가능한 의료보장유형을 구분한다. 건강보험 환자의 경우 건강보험증을 제출 받아 보관하고 입원수속을 하거나 귀가 시 진료비 수납 후 돌려주도록 한다. 의료보장 유형에 따라 구비해야 하는 서류나 절차가 있는 경우에는 보호자에게 안내한다.

1) 상병의 발생원인과 내원경위 파악

환자의 부상이나 질환 발생원인과 가피해자 관계, 질병상태 등을 파악하는 것은 의학적인 측면에서 환자의 진료방향을 결정하는데 참고자료가 될 뿐만 아니라 환자의 급여유형 결정이나 진료비 부담주체 결정에 중요한 정보를 제공해 준다. 환자가 응급실에 도착하였을 때 발병의 원인을 포함한 내원경위를 파악하여 기록하는 것은 매우 중요하다.

2) 무연고 환자관리

응급실에 내원한 환자가 보호자 없이 내원하였거나, 도로나 사고현장에서 후송된 환자는 동행한 사람이나 병원으로 환자를 데려온 사람의 차량번호나 인적사항을 파악하여야 한다. 119구급대나 경찰이 이송한 환자는 "119 구급일지"나 "응급 행려환자 의뢰서"를 수령하여야 한다.

모든 국민과 국내에 체류하고 있는 외국인은 성별, 나이, 민족, 종교, 사회적 신분 또는 경제적 사정 등을 이유로 차별받지 아니하고 응급의료를 받을 권리를 가진다는 응급의료에 관한 법률의 규정에 따라 보호자가 없는 환자가 응급실에 내원한 경우에도 진료비와 관계없이 응급진료를 제공하여야 한다.

환자에 대한 진료가 시작되면 응급원무 관리자는 연고지 파악을 위해 노력하고 최종적으로 연고의 확인이 불가능한 환자로 판단되는 경우 관할 시, 군, 구청에 의료급여 대상자 지정을 요청하여 진료비를 회수하여야 한다. 보호자가 있는 응급환자라 하더라도 갑작스러운 응급한 상황으로 진료비가 미처 확보되지 못한 경우 사후에 수납이 가능하도록 업무처리 하여야 한다.

3) 무연고 무의식 환자의 관리

응급실에 내원한 환자가 보호자도 없을 뿐만 아니라 의식도 불분명한 환자인 경우 환자의 신원이나 연고지를 파악하기 위해 주머니를 뒤지거나 소지품을 조사해야 하는 경우 환자를 이송한 사람이나 구급대원, 경찰관, 간호사나 직원 등과 함께 환자의 소지품을 정리하고 목록을 작성하여 도난이나 분실을 예방하고 추후 환자나 보호자에게 인계할 수 있도록 관리하여야 한다.

(3) 응급원무 수납

교통사고 환자나 작업장에서의 사고, 상해 등으로 응급실을 내원한 환자의 경우 접수를 마치는 대로 보호자를 포함한 보증인으로부터 '진료비지불보증서'를 확보하여야 한다. 응급환자에게 진료비에 대한 부담능력이 없다고 판단되는 경우 건강보험심사평가원에서 시행하는 응급환자 본인부담 진료비 대불제도를 이용할 수 있도록 안내한다. 응급실에서는 일반적으로 진료를 마친 후 진료비를 수납하는 후불제 수납이 원칙이지만 비급여 또는 고가의 검사인 경우 검사시행 전에 검사의 필요성과 수가 등을 설명하고 미리 수납하여야 한다.

중앙응급의료센터, 권역응급의료센터, 분야별 전문응급의료센터 및 지역응급의료센터나 지역응급의료기관으로 지정된 병원에서 응급의료에 관한 법률 제2조 1항에 해당하는 응급증상이나 준응급증상인 환자에게 응급의료관리료를 산정할 수 있다. 응급의료관리료는 방문당일에만 산정이 가능하고 응급증상이나 준응급증상의 환자가 아닌 경우 응급의료관리료는 환자가 전액 부담하여야 한다.

응급의료관리료 산정대상이 되는 응급실 환자에게 건강보험 요양급여기준 및 진료수가기준에 의한 응급의료수가기준액표 "응급처치료"항목을 실시한 경우 주간 및 야간 구분 없이 소정점수의 50%를 가산하여 산정한다.

환자가 응급실에서 6시간 이상 체류하는 경우에는 입원환자 관리료를 산정할 수 있으며 건강보험환자의 본인부담금은 입원환자 본인부담률을 적용하여 계산하여야 한다.

(4) 응급대지급제도

1) 개요

'응급의료에 관한 법률'에 따라 모든 국민은 응급의료를 받을 권리가 있고, 응급의료 종사자는 응급환자에 대한 치료를 하여야 하는 의무가 있다. 응급환자가 진료비를 지불할 능력이 없더라도 병원은 응급환자에 대한 치료를 거부할 수 없다. 응급환자에 대한 치료비를 환자가 부담하지 못하게 되면 병원의 손실로 이어지게 된다. 응급상황에 처한 응급환자가 경제적인 어려움을 이유로 적시에 응급의료서비스를 받지 못하거나 응급진료를 거부하는 문제를 예방하기 위해 응급대지급제도가 도입되었다.

응급환자가 응급의료기관이나 이송기관에서 응급의료나 이송을 제공받고 환자가 환자의 보호자가 부담하여야 하는 본인부담진료에 대한 부담능력이 없는 경우 응급의료 비용을 국가가 응급의료기관이나 이송기관에 대신 지급해 주고, 나중에 환자 본인을 포함한 상환의무자로부터 돌려받는 제도이다.

2) 대지급 대상과 범위

응급의료비용 미수금 대지급제도는 응급실을 이용하였다는 이유만으로 대상이 되지 않는다. 반드시 응급증상으로 진료 받은 경우에만 이용이 가능하다. 건강보험 가입자뿐만 아니라 의료급여 수급자나 외국인도 대상에 포함된다. 응급의료비용 미수금 대지급제도는 응급환자가 당장 돈이 없어 진료를 받지 못하는 일을 예방하기 위해 운영하는 제도이기 때문에 진료비 지불능력이 있는 경우에는 대상에 해당하지 않는다.

3) 대지급 신청

① 「환자 또는 보호자의 응급진료비 미납 확인서」 작성 및 제출

② 환자 본인, 배우자, 1촌 이내의 직계혈족 및 그 배우자 등이 신청가능

4) 상환의무자와 상환방법

① **상환의무자** : 환자 본인, 배우자, 1촌 이내의 직계혈족 및 그 배우자 또는 다른 법령에 의한 진료비부담 의무자

② **상환방법** : 국가가 의료기관 및 이송기관에 지급해준 응급의료비용 미수금 대지급금은 상환의무자가 심사평가원에서 받은 고지서로 은행에 직접납부하거나, 고지서에 안내되어 있는 지정계좌로 납부하여야 한다.

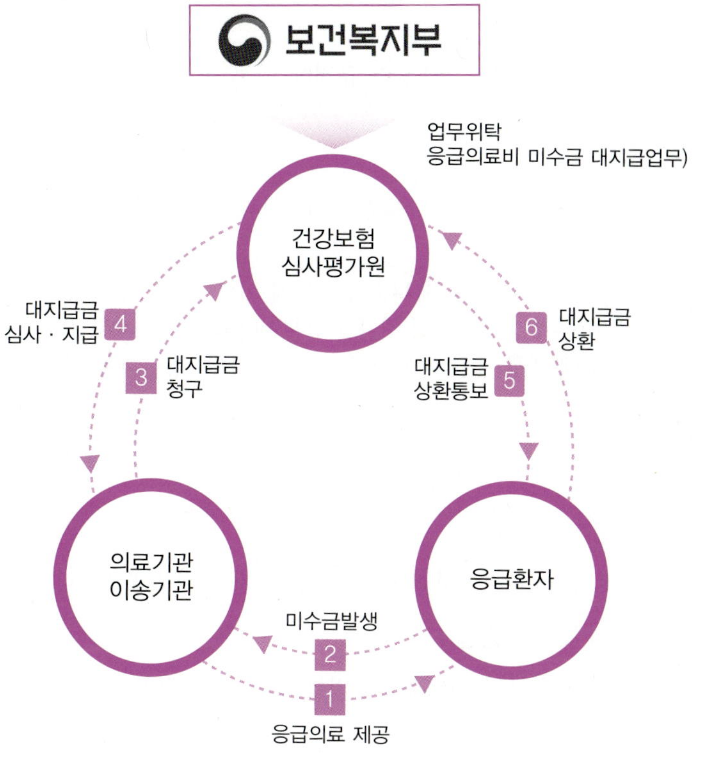

1. 의료기관 · 이송기관 응급환자에게 응급의료 제공
2. 응급환자 미수금 발생
3. 의료기관 · 이송기관 건강보험심사 평가원에게 대지급금청구
4. 건강보험심사평가원에서 대지급금 심사 · 지급
5. 건강보험심사평가원 응급환자에게 대지급금 상환통보
6. 응급환자는 대지급금 상환

그림 4-8 응급대지급 제도

5) 응급대지급 청구기관

응급의료에 관한 법률 제22조 제1항의 규정에 의한 의료기관과 구급차 등을 운용하는 자로서 아래와 같다.

의료기관	상급종합병원, 종합병원, 병원(의과 · 치과 · 한방 · 요양), 의원(의원 · 치과 · 한방), 조산원 등
구급차 등을 운용하는 자	응급의료에 관한 법률 제44조의 규정에 의한 응급환자 이송을 목적사업으로 하여 보건복지부장관의 설립 허가를 받은 비영리법인으로 구급차 등을 운용하는 자 응급의료에 관한 법률 제51조의 규정에 의하여 응급환자 이송업의 허가를 받은 자

6) 응급대지급 청구업무

① 대지급 신청 및 청구는 건강보험심사평가원 평가실 자원관리부에서 담당한다.

② 대불청구서 작성 및 청구방법

- 환자별로 작성하고 응급진료비와 이송비를 구분하여 해당구비서류를 첨부하여야 한다.
- 응급대지급 청구서 및 구비서류는 해당 의료기관 등의 종사자가 직접 작성하여야 하고 대표자의 확인과 서명을 기록하고 날인한다.
- 대지급 청구서 및 구비서류는 각 2부를 작성하여 사본은 보관하고 원본은 청구용으로 건강보험심사평가원에 제출한다.

③ 요양기관 및 이송기관 대지급 청구 구비서류

- 진료기록부 사본 1부
- 응급의료비 산출내역서 1부
- 진료비계산서 사본 1부
- 환자 또는 그 보호자의 응급진료비 미납 확인서

[심사기준 별지 제3호 서식]

<table>
<tr><td colspan="7">환자 또는 보호자의 응급진료비(이송처치료) 미납 확인서</td></tr>
<tr><td>환자명</td><td></td><td>주민등록번호</td><td colspan="2">–</td><td>전화번호</td><td></td></tr>
<tr><td colspan="2">주 소</td><td colspan="5"></td></tr>
<tr><td rowspan="3">미납
확인
내역</td><td>응급의료
(이송)기간</td><td colspan="5">년 월 일 ~ 년 월 일 까지 ( )일</td></tr>
<tr><td rowspan="2">미납금액
(응급의료비)</td><td colspan="2" rowspan="2">원</td><td>응급진료비</td><td colspan="2">원</td></tr>
<tr><td>이송처치료</td><td colspan="2">원</td></tr>
<tr><td colspan="2">상병사고 경위 및
미납사유
(구체적으로 기술)</td><td colspan="5"></td></tr>
<tr><td colspan="7">1. 본인(환자 또는 보호자 등)은 위에 기재한 미납 사유로 인하여 응급의료비를 미납하였으며, 향후 해당 의료기관(또는 구급차를 운용하는 자)이 「응급의료에 관한 법률」 제22조에 따라 본인이 미납한 응급의료비를 건강보험심사평가원에 청구하여 대지급 받게 되면 그 대지급금 전액에 대하여 건강보험심사평가원에 상환하겠습니다.
2. 만약 본인이 기한 내 이를 상환하지 않을 경우「응급의료에 관한 법률」제22조의2에 따른 소득 · 재산 정보 조회에 동의하며, 민법 및 민사소송법에 따라 보전소송(가압류 등) 또는 금전채권에 기초한 강제집행 절차(압류 및 추심명령 등)가 진행될 수 있음을 확인합니다.
3. 응급의료에 관한 법률 시행령 제21조에 따라 응급환자 본인과 그 배우자, 응급환자의 1촌의 직계혈족 및 그 배우자 또는 다른 법령에 의한 진료비부담 의무자 모두가 상환의무가 있음을 확인합니다.</td></tr>
<tr><td rowspan="3">※
확
인
자</td><td>성 명</td><td colspan="2">(서명 또는 인)</td><td>환자와의 관계</td><td colspan="2"></td></tr>
<tr><td>주민등록번호</td><td colspan="2">–</td><td>전화번호</td><td colspan="2"></td></tr>
<tr><td>주 소</td><td colspan="5"></td></tr>
<tr><td colspan="7">20 년 월 일

병(의)원장 귀하</td></tr>
<tr><td colspan="7">※ 확인자란을 제외하고는 의료기관 등에서 작성하며, 확인자란은 환자 또는 보호자(부담의무자)에게 확인을 받아야 합니다.</td></tr>
</table>

서식 4-17 환자 또는 보호자의 응급진료비(이송처치료) 미납 확인서

[심사기준 별지 제4호 서식]

<table>
<tr><td colspan="8">확인서</td></tr>
<tr><td>환자명</td><td></td><td>주민등록번호</td><td colspan="2">–</td><td colspan="2">전화번호</td><td></td></tr>
<tr><td colspan="2">주소</td><td colspan="6"></td></tr>
<tr><td rowspan="3">미납
확인내역</td><td>응급의료
(이송)기간</td><td colspan="6">년 월 일 ~ 년 월 일 까지 ( )일</td></tr>
<tr><td rowspan="2">미납금액
(응급의료비)</td><td colspan="2" rowspan="2">원</td><td colspan="2">응급진료비</td><td colspan="2">원</td></tr>
<tr><td colspan="2">이송처치료</td><td colspan="2">원</td></tr>
<tr><td colspan="2">환자 및 보호자의
미납확인서 미제출 사유</td><td colspan="6">□ 응급진료 중 사망한 자로서 무연고자로 확인된 경우
□ 응급진료 중 이탈하여 복귀하지 않거나 응급진료 종료 후 도주한 자로서 주소지 확인이 불가능함을 객관적으로 입증한 경우
□ 경찰관서 또는 시 · 군 · 구청 등을 통해 조회한 결과 신원이 확인되지 않은 경우</td></tr>
<tr><td colspan="8">「응급의료에 관한 법률 시행규칙」 제10조에서 정한 환자 및 보호자의 응급진료비 미납확인서는 위의 사유로 인해 제출하지 못함에 따라 동 확인서로 갈음하고자 합니다.</td></tr>
<tr><td colspan="8">20 년 월 일

기관명 : (서명 또는 인)</td></tr>
<tr><td colspan="8">건 강 보 험 심 사 평 가 원 장 귀 하</td></tr>
</table>

서식 4–18 확인서

[시행규칙 별지 제4호서식] 〈개정 2012.8.3〉 (앞면)

접수번호	응급환자진료비(이송처치료) 미수금대지급 청구서

청구 기관	요양기관번호 (이송업허가)		기관명		대표자	
			전화번호		주민등록번호	
	주소				우편번호	
응급 환자	성명		주민등록번호		전화번호	
	주소				우편번호	

대지급 청구 내역	대지급청구액 ①+②	응급진료비 ①	이송처치료 ②	건강보험(의료급여)진료비 심사결과 통보내역			
				접수 번호	심사 차수	묶음 번호	명세서 일련번호
	원	원	원				

대지급금 수령계좌	예금주		은행명		계좌번호	
미수금 발생 사유					

「응급의료에 관한 법률 시행규칙」 제10조에 따라 응급환자진료비(이송처치료)의 미수금에 대한 대지급을 위와 같이 청구합니다.

년 월 일

청구기관: [인]

건강보험심사평가원장 귀하

첨부서류	수수료
1. 응급진료비 미수금의 대지급을 청구하는 경우 가. 응급진료에 관한 진료기록부 사본 1부 나. 「국민건강보험법 시행규칙」 제12조제6항에 따른 요양급여비용명세서 또는 「의료급여법 시행규칙」제20조제2항에 따른 의료급여비용명세서의 서식에 따른 응급진료비 산출내역서 1부 다. 환자에게 발행한 진료비계산서 사본 1부 2. 이송처치료 미수금의 대불을 청구하는 경우 가. 별지 제16호서식의 출동 및 처치기록지 1부 나. 별지 제5호서식의 이송처치료영수증 1부 3. 공통서류 환자 또는 보호자의 응급진료비 또는 이송처치료 미납 확인서. 다만, 다음 각 목의 어느 하나에 해당하는 경우에는 해당 의료기관 또는 구급차등을 운용하는 기관의 장이 발급하는 확인서로 미납 확인서를 갈음합니다. 가. 응급진료 중 사망한 자로서 무연고자로 확인된 경우 나. 응급진료 중 이탈하여 복귀하지 않거나 응급진료 종료 후 도주한 사람으로서 주소지 확인이 불가능함이 객관적으로 입증된 경우 다. 경찰관서의 장 또는 시장 · 군수 · 구청장 등을 통하여 조회한 결과 신원이 확인되지 않는 경우	없음

서식 4-19 응급환자진료비(이송처치료) 미수금대지급 청구서

8. 건강검진 원무관리

1. 건강검진의 의의

건강검진은 건강해 보이는 사람에게 신속하게 시행할 수 있는 진찰, 검사, 시술 등을 통해 질병을 발견하기 위해 시행되는 의료서비스의 일종이다. 질병에 걸릴 가능성이 있는 사람을 대상으로 질병의 조기발견을 위해 시행되는 선별검사screening라는 의미로 정의되고 있으며, 이를 통해 질병에 이환된 사람을 조기에 진단하고 적절한 치료를 받을 수 있는 계기를 제공한다는 측면에서 건강을 유지하기 위한 의미 있는 의료서비스라 할 수 있다.

건강검진 기본법에서는 건강검진을 건강상태의 확인과 질병예방 및 조기발견을 목적으로 건강검진기관을 통하여 진찰 및 상담, 이학적 검사, 진단검사, 병리검사, 영상의학검사 등 의학적 검진을 시행하는 것으로 정의하고 있다.

이 법에서는 모든 국민은 국가 건강검진을 통하여 건강을 증진할 권리를 가지며 성별 · 연령 · 종교 · 사회적 신분 또는 경제적 사정 등을 이유로 건강검진에 관한 권리를 침해받지 아니하며, 모든 국민은 자신이 받은 국가 건강검진의 내용과 그 결과에 대하여 설명을 들을 권리를 가질 뿐만 아니라 「공공기관의 정보공개에 관한 법률」로 정하는 바에 따라 국가와 지방자치단체에 대하여 국가 건강검진에 관한 정보의 공개를 청구할 권리를 가진다고 하였다.

또한 모든 국민은 건강검진을 통하여 질병으로부터 자신과 가족의 건강을 보호 · 증진하기 위하여 노력하여야 한다는 규정을 통해 모든 국민들은 건강검진을 받을 권리, 검진의 내용과 결과에 대한 설명을 들을 권리를 가지며 질병으로부터 건강보호와 증진을 위한 노력을 하여야 한다는 의무까지 규정하고 있다.

이 법에서는 국가와 지방자치단체의 역할에 대한 규정도 포함되어 있다. 국가와 지방자치단체는 국민건강의 보호 · 증진을 위하여 국가건강검진을 실시 · 지원함으로써 질병을 조기에 발견 · 진단 · 치료하고 사후관리가 될 수 있도록 적극 노력하여야 하고, 국가는 성 · 연령별 건강위험을 고려하여 국가 건강검진을 계획하여야 한다고 하였다. 또한 국가와 지방자치단체는 국가 건강검진 실시와 관련된 안내 및 건강검진의 결과를 당사자에게 적절한 방식으로 제공함으로써 건강검진의 효과를 높이고 국민의 건강을 증진시켜야 한다고 함으로써 국가 건강검진 사업을 통해 국민들이 질병을 예방하고 건강하게 살아갈 수 있는 의료체계의 일환으로서 건강관리체계의 근거가 되고 있다.

2. 건강검진의 목적

건강검진의 중요한 목적은 질병의 예방에 있다. 의학적인 의미에서 질병예방은 4가지 영역으로 나누어 볼 수 있다. 질병이 발생되기 이전에 환경을 개선하고 병에 대한 저항력을 높이는 등의 노력을 1차 예방이라 한다. 금연, 절주, 규칙적인 운동, 식이관리, 사고예방, 예방접종 등과 같은 건강행동의 실천이 1차 예방이다.

2차 예방은 암이나 관상동맥질환과 같이 질병이 이미 발병한 상태에서 조기에 진단을 하고 적절한 치료를 시행함으로써 질병이 더 악화되는 것을 막는 것을 말한다.

3차 예방은 환자가 증상을 느낄 정도로 질병이 진행된 상태에서 재활치료와 같은 후유증 예방이나 신체기능에 장애가 오지 않도록 하는 노력을 말한다. 마지막으로 환자가 증상을 느끼지만 실제로는 질병이 없는 경우, 환자의 요구에 의해 과잉진료가 발생할 가능성이나 무분별한 건강진단과 이로 인해 불필요한 의학적 처치를 받게 되는 것을 예방하는 것을 말한다.

4가지 예방의 영역가운데 건강검진은 주로 1차 예방과 2차 예방의 영역에 해당한다. 1차 예방의 측면에서 혈압, 혈당, 콜레스테롤 등 현재의 건강상태를 검사를 통해 확인함으로서 건강관리가 잘 되고 있는 지를 점검할 수 있고, 2차 예방의 측면에서는 이미 가지고 있을 수 있는 질병들을 조기에 발견하고 조기에 치료할 수 있게 한다는 점에서 의미가 있다.

3. 건강검진의 종류

1) 국민 건강검진

국가 건강검진은 보건복지부의 건강검진종합계획에 따라 국가와 지방자치단체가 시행하는 건강검진으로 다음과 같다.

① 「모자보건법」에 따른 영유아에 대한 건강검진 영유아 건강검진

② 「영유아보육법」에 따른 영유아에 대한 건강검진 영유아 건강검진

③ 「학교보건법」에 따른 초 · 중 · 고등학교 학생의 건강검사 학생 건강검진

④ 「청소년복지지원법」에 따른 청소년 건강진단

⑤ 「국민건강보험법」에 따른 건강검진

⑥ 「산업안전보건법」에 따른 일반건강진단 일반 건강검진

⑦ 「의료급여법」에 따른 건강검진

⑧ 「암관리법」에 따른 암검진

⑨ 「노인복지법」에 따른 건강진단

⑩ 그 밖에 보건복지부령으로 정하는 건강검진

2) 특수검진

산업체 근로자 중에서 작업환경측정 결과 유해인자로 판명된 환경에서 작업하는 근로자를 대상으로 실시하는 검진을 말한다.

3) 종합검진

종합검진은 질병의 조기발견을 통한 예방과 건강증진을 목적으로 연령, 성별, 가족력, 과거력 등을 고려한 맞춤형 건강진단 프로그램이라 할 수 있다. 기본적이고 필수적인 검진항목과 특화된 선택검진항목으로 구성되어 있으며 첨단 진단장비를 이용한 CT, MRI, MRA, 내시경, 각종 초음파 검사 등 각 검진 항목별 전문인력의 진단과 협력을 통한 체계적인 서비스를 제공하고 다양하고 세분화된 형태로 운영되고 있다.

4) 기타 검진

① **건강진단결과서**보건증 : 식당 · 위생업소 · 유흥업소 종사자를 대상으로 실시하는 검진

② **채용신체검사** : 공무원 채용을 위해 실시하는 검진

③ **자동차운전면허 적성검사** : 운전면허를 발급하기 위해 실시하는 검진

④ **회화지도자자격 채용신체검사** : 외국어 회화지도자를 대상으로 실시하는 검진

⑤ **국제결혼 건강진단** : 국제결혼을 하고자 하는 사람을 대상으로 실시하는 검진

⑥ **총포소지허가신청자 신체검사** : 총포류를 소지하고자 하는 사람을 대상으로 실시하는 검진

⑦ **화약류제조관리 보안책임자 면허신청자 신체검사** : 화약류 관련 업무를 하는 사람을 대 상으로 실시하는 검진

⑧ **선상근무자 건강진단** : 선상船上 근무자를 대상으로 실시하는 검진

4. 건강검진기관의 지정신청과 평가

(1) 건강검진기관의 지정

의료법 제3조에 의한 의료기관, 지역보건법 제7조에 의한 보건소 및 보건의료원이 국가건강검진을 수행하고자 하는 경우 보건복지부장관으로부터 인력 · 시설 및 장비 등을 검진기관 지정기준에 맞게 갖추고 검진기관으로 지정을 받아야 한다.

(2) 건강검진기관의 구분

1) 일반 검진기관

2) 암 검진기관

① 위암 검진기관

② 대장암 검진기관

③ 간암 검진기관

④ 유방암 검진기관

⑤ 자궁경부암 검진기관

3) 영유아 검진기관

4) 구강 검진기관

5) 출장 검진기관

(3) 검진기관의 지정기준별표 1부터 별표 4, 별표 5

1) 일반 건강검진기관 지정기준

① **신청자격** : 종합병원, 병원요양기관 포함, 의원, 보건소 및 보건의료원

② **인력기준**

- 의사 : 연평균 일일 검진인원 25인당 1명단수에 1명을 추가

- 간호사 : 1명 이상간호조무사 포함
- 임상병리사 : 1명 이상
- 방사선사 : 1명 이상

③ **시설기준** : 진찰실, 탈의실, 검진대기실, 임상검사시설, 방사선촬영실

④ **장비기준** : 신장 및 체중계, 혈압계, 시력검사표, 청력계기, 원심분리기, 현미경, 혈액검사기, 혈액화학분석기, 방사선촬영장치

- 일반건강검진 지정기준

인력/장비		예외사항
임상병리	임상병리사	일일평균 검진인원 15인 미만의 내원검진만을 실시하는 의원인 경우 없어도 되나, 검진 의사가 역할을 대신해야 함.
	임상검사시설	내원검진만을 실시하는 의원이 보건복지부장관이 정하는 바에 따라 검체 검사에 관한 업무를 관련 전문기관에 위탁하는 경우 구비하지 않아도 됨. 단, 임상병리사와 원심분리기는 갖추어야 함
	혈액검사장비	
방사선	방사선사	일일평균 검진인원 15인 미만의 내원검진만을 실시하는 의원인 경우 없어도 됨. 단, 촬영을 검진의사가 직접 실시하여야 함. 내원검진만을 실시하는 의원이 의료법 제39조에 따라 장비 공동이용의 경우 없어도 됨 ※ 조영검사와 유방촬영을 실시하는 암 검진기관은 반드시 방사선사가 있어야 함
	방사선촬영실, 탈의실	내원검진만을 실시하는 의원이 의료법 제39조에 따라 장비 공동이용의 경우 갖추지 않아도 됨
	방사선촬영장치	

2) 암 검진기관 지정기준

① **신청자격**

- 일반 검진기관 : 위암 검진기관, 대장암 검진기관, 간암 검진기관
- 일반 검진기관, 종합병원, 병원, 의원, 보건소 : 유방암
- 일반 검진기관 및 산부인과 진료과목이 있는 병원, 산부인과 전문의가 개설한 의원 : 자궁경부암

② 인력기준

• 위암, 대장암, 유방암, 간암 : 의사1명, 간호사1명, 방사선사1명

• 자궁경부암 : 의사1명, 간호사1명

③ 시설기준

• 위암, 대장암, 간암 : 내시경실, 회복실

• 유방암 : 진찰실, 탈의실, 검진대기실, 방사선 촬영실

• 자궁경부암 : 진찰실, 탈의실

④ 장비기준

• 위암 : 위내시경, 위장 조영촬영장치 관전류 500mA 이상

• 대장암 : 대장내시경, 대장 조영촬영장치 관전류 500mA 이상

• 간암 : 초음파영상진단기

• 유방암 : 유방암 촬영장치 Mammography Unit

• 자궁경부암 : 산부인과용 진료대, 질경 Speculum

3) 영·유아 검진기관 지정기준

① 신청자격 : 종합병원, 병원, 의원, 보건소

② 인력기준

• 의사 1명 이상 영유아 검진기관 교육과정 이수

• 간호사 1명

③ 장비기준

• 신장계 및 체중계, 영아용 신장계 및 체중계, 시력검사표 그림 및 숫자, 발달선별검사도구

4) 구강 검진기관 지정기준

① 신청자격 : 치과 병 · 의원, 치과 진료과목이 개설된 종합병원 또는 보건소, 구강검진만을 목적으로 치과의사를 고용한 일반검진기관

② 인력기준

• 치과의사 1명 구강검진기관 교육과정 이수

• 간호사 및 치위생사 1명

5) 출장 검진기관 지정기준

일반 검진기관, 암 검진기관, 구강 검진기관이 의료기관 밖에서 다음의 검진을 실시하기 위하여 동법 시행규칙상의 별표 1, 별표 2, 또는 별표 4의 해당 기준 외에 별표 5의 기준을 갖춘 경우 출장 검진기관으로 지정함

5. 국가 건강검진

질병을 조기에 발견 · 진단 · 치료하고 사후 관리함으로써 국민의 건강을 보호, 증진하기 위하여 국가와 지방자치단체가 실시하는 국가 건강검진은 국민건강보험공단에서 실시하고 있다. 국가 건강검진은 일반 건강검진, 생애전환기 건강진단, 암 검진, 영유아 건강검진으로 구분되고 국가 건강검진은 보건복지부장관으로부터 건강검진기관으로 지정을 받은 의료기관이나 보건소 및 보건의료원에서 시행할 수 있다.

(1) 일반 건강검진

일반 건강검진은 고혈압, 당뇨병 등 심뇌혈관질환을 조기 발견하여 치료 및 관리로 연계함으로써 건강증진을 도모하기 위한 목적으로 시행되는 건강검진이다.

1) 대상자

① **건강보험 지역가입자** : 세대주 및 40세 이상 세대원으로 2년에 1회 실시한다.

② **건강보험 직장가입자** : 비사무직 근로자는 1년에 1회, 사무직 근로자는 2년에 1회 실시 한다.

③ **건강보험 직장피부양자** : 만 40세 이상의 직장가입자의 피부양자는 2년에 1회 실시한다.

④ **의료급여 수급권자** : 만 19~64세 세대주, 만 40~64세 세대원으로 2년에 1회 실시한다.

⑤ 사업기간 중 건강보험 적용자와 의료급여 수급자 간 자격변동이 있더라도 대상자를 선정할 당시의 자격으로 검진을 실시하고, 탈북자 또는 외국인 등이 우리나라 국적을 취득한 경우 당해 연도 대상자에 추가 등록하여 일반 건강검진을 실시한다.

구분	대상('17. 11월말 기준)		시행주체(시행방법)
의료급여 수급권자	• 일반건강검진 – 만 19~64세 세대주 – 만 40~64세 세대원 • 의료급여생애전환기 건강검진 – 만 60세 이상 세대주 및 세대원	583,573명	시 · 군 · 구 보건소 (위탁수행 : 국민건강보험공단)
건강보험 적용자	• 일반건강검진 – 직장가입자 및 세대주인 지역가입자 – 40세 이상 지역가입자 및 피부양자	22,677,728명	국민건강보험공단 (직접수행)

2) 실시기간

① **1차 건강검진** : 매년 1월 1일부터 12월 31일까지 실시한다.

② **2차 건강검진** : 1차 건강검진 결과 고혈압, 당뇨병 질환 의심자 또는 만 70세와 만 74 세 중 인지기능장애 고위험군 판정자를 대상으로 실시하며 익년 1월 31일까지 실시한다.

3) 검사항목

① 일반건강검진

검사항목	대상자
1. 건강검진 상담료 및 행정비용 • 문진과 진찰 및 상담 • 키, 몸무게, 비만도, 허리둘레 • 혈압측정 • 시력, 청력 측정 • 장애인 안전 · 편의관리	일반건강검진 대상자 • 중증장애인 대상자(1~3급)
2. 흉부방사선 촬영	• 일반건강검진 대상자
3. 요검사(요단백)	• 일반건강검진 대상자

(계속)

검사항목	대상자
4. 혈액검사 • 혈색소 • 공복혈당 • 총콜레스테롤 • HDL 콜레스테롤 • 트리글리세라이드 • LDL 콜레스테롤 • AST(SGOT) • ALT(SGPT) • 감마지티피(Y-GTP) • 혈청 크레아티닌 검사 • 신사구제여과율(e-GFR)	• 일반건강검진 대상자 – (단, 콜레스테롤(4종) 검사는 남성 만 24세 이상, 여성 만 40세 이상에 대하여 4년마다)
5. 간염검사 • B형간염표면항원 · 항제	• 일반건강검진 대상자 – 만 40세 – B형간염표면항원 양성자 또는 자동, 피동 면역으로 인행 항체 형성자는 제외
6. 골밀도 검사	• 일반건강검진 대상자 – 만 54, 66세 중 여성
7. 인지기능장애 • KDSQ-C 검사 및 상담	• 일반건강검진 대상자 – 만 66세 이상(2년 마다)
8. 생활습관평가	• 일반건강검진 대상자 – 만 40, 50, 60, 70세
9. 정신건강검사 • PHQ–9 검사 및 상담	• 일반건강검진 대상자 – 만 40, 50, 60, 70세
10. 노인신체기능검사(낙상검사) – 하지기능, 평행성	• 일반건강검진 대상자 – 만 66, 70, 80세
11. 구강검진	• 일반건강검진 대상자 – 만 40세

* '건강검진 실시기준(고시)'의 일반건강검진 검사항목 · 검진비용 · 대상자 검사방법(별표1) 및 검사항목별 판정기준(별표4의 별첨) 참조

② 의료급여생애전환기검진 : 의료급여수급권자 중 만 66세 이상

검사항목	대상자
1. 건강검진 상담료 및 행정비용 • 문진과 진찰 및 상담 • 키, 몸무게, 비만도, 허리둘레 • 시력, 청력 측정 • 장애인 안전, 편의관리	• 의료급여생애전환기검진 대상자 • 중증장애인 대상자(1~3급)
2. 골밀도 검사	• 의료급여생애전환기검진 대상자 – 만 66세 중 이상
3. 인지기능장애 • KDSQ–C 검사 및 상담	• 의료급여생애전환기검진 대상자 – 만 66세 중 이상(2년 마다)
4. 생활습관평가	• 의료급여생애전환기검진 대상자 – 만 70세
5. 정신건강검사 • PHQ–9 검사 및 상담	• 의료급여생애전환기검진 대상자 – 만 70세
6. 노인신체기능검사(낙상검사) – 하지기능 – 평행성	• 의료급여생애전환기검진 대상자 – 만 68, 70, 80세

* 혈압측정, 흉부방사선촬영, 요검사, 혈액검사는 실시하지 않음

* '건강검진 실시기준(고시)'의 의료급여생애전환기검진 검사항목 · 검진비용 · 대상자 검사방법 (별표2) 및 검사항목별 판정기준(별표4의 별첨) 참조

4) 검사비용

검사항목	분류번호(코드)	비용(원)
1. 건강검진 상담료 및 행정비용 • 진찰 및 상담 • 신장 및 체중, 허리둘레, 비만도 • 시력, 청력 • 혈압측정 • 결과통보 및 입력 등	가-1(AA154)×52.1%	7,980
2. 흉부방사선 촬영		
• 비용총액(14″×14″)	1+2	7,660
(14″×17″)	1+3	7,970
(CR or DR)	1+①	6,320
(Full PACS)	1+②	7,150
1 촬영 및 판독료	다-121(G2101)	(6,320)
• 재료대	치료재료 금액표	
2 필름(14″×14″)		(1,340)
3 필름(14″×17″)		(1,650)
• 재료대		
① CR or DR	방사선단순영상진단료	–
② Full PACS	방사선단순영상진단료	(830)
3. 요검사(요단백)	누-225(D2251)	890
4-1. 혈액검사		10,530
• 혈색소	누-000(D0002)	(990)
• 공복혈당	누-302(D3022)	(1,300)
• AST(SGOT)	누-186(D1860)	(1,790)
• ALT(SGPT)	누-185(D1850)	(1,750)
• 감마지티피(Y-GTP)	누-189(D1890)	(3,260)
• 혈청 크레아티닌	누-228(D2280)	(1,440)
• 신사구제여과율(e-GFR)	–	
4-2. 혈액검사(콜레스테롤 4종) (남 : 만24세, 여 : 만 40세 이상 4년마다)		
• 총콜레스테롤	누-261(D2611)	
• HDL 콜레스테롤	누-261(D2613)	
• 트리글리세라이드	누-260(D2263)	
• LDL 콜레스테롤	누-261(D2614)	
5. 구강검진	가-1(AA154)×52.1%	

(계속)

검사항목	분류번호(코드)	비용(원)
6. B형 간염검사(만 40세) • B형간염표면항원 – 일반 – 정밀 : 핵의학적방법을 사용하는 경우 • B형간염표면항체 – 일반 – 정밀 : 핵의학적 방법을 사용하는 경우	 누–700(D7001)×52.1% 누–701(D7015)×52.1% 누–701(D7016)×52.1% 누–700(D7002)×52.1% 누–701(D7018)×52.1% 누–701(D7019)×52.1%	 2,600 11,200 11,960 3,210 12,010 12,750
7. 골밀도 검사(만 54, 66세 여성) • 양방사선 골밀도 검사(DXA) • 양방사선 말단 골밀도(PDEXA) • 정량적전산화단층골밀도검사, 말단골정량적 전산화단층골밀도검사(QCT, PQCT) • 초음파 골밀도 측정(QUS)	 다–334(HC341) 다–334(HC334) 다–334(HC343)×82.12% 다–334(HC346)×82.12% 다–334(HC334)×50%	 35,160 22,170 28,590 28,590 11,090
8. 인지기능장애(KDSQ–C) (만 66세 이상 2년 마다)	나–622(F6211)×20%	3,190
9. 정신건강검사(우울증)(PHQ–9) (만 40, 50, 60, 70세)	너–701(FY711)×30%	2,680
10. 생활습관평가 • 흡연, 음주, 운동, 영양, 비판 (만 40, 50, 60, 70세)	• 생활습관평가 – 1개 항목 – 2개 항목 – 3개 항목 – 4개 항목 – 5개 항목	 6,000(기본) 7,500 9,000 10,500 12,000
11. 노인신체기능검사(만 66, 70, 80세) • 낙상검사(하지기능, 평형성)	가–1(AA154)×52.1%	2,400
12. 구강검진 • 지면세균막 검사(만40세)		3,000

(2) 영유아 건강검진

영유아 건강검진은 영 · 유아의 성장과 발달 상황을 추적 관리하여 보호자에게 알맞은 육아 가이드를 제공하기 위한 것이 주요 목적인 검진이다. 검사는 영 · 유아기에 문제가 되는 질환의 고위험군을 선별하기 위한 진찰과 건강교육, 상담 위주로 구성되어있다.

1) 검진항목

영유아 건강검진은 각 월령에 특화된 문진 및 진찰, 신체계측, 발달평가 및 상담, 건강교육 및 상담, 구강검진의 5가지 검진항목으로 구성되었으며 키, 몸무게, 머리둘레 등의 22개 항목을 문진 및 검진하고 상담하는 것으로 구성되어있다.

2) 검진주기 및 비용

연단위로 실시되는 성인 건강검진과 달리 성장과 발달이 급격하게 진행되는 영유아의 특성을 고려하여 예방접종 시기와 일치하도록 월령에 맞게 검진시기와 검진기간이 설정되었다.

구분	대상('17. 11월말 기준)		시행주체(시행방법)
의료급여 수급권자	• 일반건강검진 – 만 19~64세 세대주 – 만 40~64세 세대원 • 의료급여생애전환기 건강검진 – 만 60세 이상 세대주 및 세대원	583,573명	시 · 군 · 구 보건소 (위탁수행 : 국민건강보험공단)
건강보험 적용자	• 일반건강검진 – 직장가입자 및 세대주인 지역가입자 – 40세 이상 지역가입자 및 피부양자	22,677,728명	국민건강보험공단 (직접수행)

(3) 출장 건강검진

출장검진기관으로 지정받은 일반검진기관, 암검진기관, 구강검진기관이 의료기관 밖에서 일반건강검진, 암 건강검진, 구강건강검진 등을 시행하는 것을 출장건강검진이라 한다.

1) 출장 검진의 범위

① 검진대상자가 속한 사업장 또는 기관이 요청한 일반검진

② 읍 · 면 · 리 지역 및 도서 · 벽지지역의 검진대상자에게 실시하는 일반검진 및 암검진

③ 보건복지부장관이 정하여 고시하는 검사항목에 대한 검진

2) 출장 검진의 제한

① 영유아 검진기관

② 일반 검진기관으로 지정을 받지 않고 유방암이나 자궁경부암 검진기관으로만 지정 받은 검진기관

구분	대상('17. 11월말 기준)		시행주체(시행방법)
의료급여 수급권자	7개월, 9개월, 18개월, 30개월, 42개월, 54개월, 66개월	34,427명	시 · 군 · 구 보건소 (위탁수행 : 국민건강보험공단)
건강보험 적용자		3,041,748명	국민건강보험공단 (직접수행)

구분	검진주기		검진비용(원)
	일반	구강	
1차	생후 4~6개월	-	25,200
2차	생후 9~12개월	-	33,120
3차	생후 18~24개월	생후 18~29개월	45,420(구강 13,560원 포함)
4차	생후 30~36개월	-	31,860
5차	생후 42~48개월	생후 42~53개월	45,420(구강 13,560원 포함)
6차	생후 54~60개월	생후 54~65개월	45,420(구강 13,560원 포함)
7차	생후 66~71개월	-	31,860

③ 영유아 검진항목

검진항목	검진항목	목표질환	1차 검진 (4~6 개월)	2차 검진 (9~12 개월)	3차 검진 (18~24 개월)	4차 검진 (30~36 개월)	5차 검진 (42~48 개월)	6차 검진 (54~60 개월)	7차 검진 (66~71 개월)
문진 및 진찰	손전등 검사	시각이상(사시)	●	●	●	●	●	●	●
	시각 문진		●	●	●	●	●	●	●
	시력 검사	굴절이상(약시)				●	●	●	●
	청각문진	청각이상	●	●	●	●	●		
신체계측	키	성장이상	●	●	●	●	●	●	●
	몸무게		●	●	●	●	●	●	●
	머리둘레		●	●	●	●	●	●	●
	체질량지수	비만				●	●	●	●
발달평가 및 상담		발달이상		●	●	●	●	●	●
건강교육 및 상담	안전사고예방	안전사고예방	●	●	●	●	●	●	●
	영양문진	영양결핍(과잉)	●	●	●	●	●	●	●
	영아돌연사 증후군 예방	영아돌연사 증후군	●						
	구강 문진	치아발육상태		●					
	대소변가리기	대소변가리기			●				
	전자미디어 노출	전자미디어 노출				●			
	정서 및 사회성	사회성 발달					●		
	개인위생	개인위생						●	
	취학 전 준비	취학 전 준비							●
구강검진	진찰 및 상담	치아우식증			●		●	●	
	치아검사								
	기타검사 및 문진		* 1차 검진(18~29개월), 2차 검진(42~53개월), 3차 검진(54~65개월) * 기타 검사 및 문진 : 기타 부위 검사와 구강위생검사						
	구강보건교육(보호자 및 유아)								

6. 국가 암검진

1) 암 검진의 의의와 목적

세계보건기구는 의학적인 관점에서 암 발생인구의 약 1/3은 암을 조기에 발견하여 치료할 경우 완치가 가능한 것으로 보고하고 있으며 미국, 영국, 일본 등 선진 외국의 경우, 암으로 인한 사망을 줄이기 위하여 암 검진사업을 실시하고 있다.

우리나라에서 흔하게 발생하는 위암, 간암, 대장암, 유방암, 자궁경부암은 비교적 간단한 방법으로 암을 조기에 발견할 수 있으며, 조기에 발견하여 치료할 경우 90% 이상 완치가 가능하다. 우리나라 국민의 사망원인 1위인 암을 조기에 발견하여 치료를 유도함으로써 암의 치료율을 높이고 암으로 인한 사망을 줄이는 것을 목적으로 암관리법에 따라 국가 암검진 사업을 시행하고 있다.

2) 검진대상

① 의료급여수급권자

② 건강보험 가입자 및 피부양자 : 당해연도 검진대상자 중 보험료 부과기준으로 하위 50%에 해당하는 자

3) 암종별 대상자 기준

① 위암 : 만 40세 이상 남녀

② 대장암 : 만 50세 이상 남녀

③ 유방암 : 만 40세 이상 여성

④ 자궁경부암 : 만 30세 이상 여성

⑤ 간암 : 만 40세 이상 고위험군(간경변증이나 B현 간염 바이러스 항원 또는 C형 간염 바이러스 항체 양성으로 확인된 자)

국가 암검진 프로그램

암종	검진대상	검진주기	검진방법
위암	만 40세 이상 남녀	2년	기본검사 : 위내시경검사 (단, 위내시경검사를 실시하기 어려운 경우 위장조영검사를 선택적으로 시행)
간암	만 40세 이상 성인 고위험군 (간경변증이나 B형 간염 바이러스 항원 또는 C형 간염바이러스 항체 양성으로 확인된자)	6개월	간초음파검사 + 혈청알파태아단백검사
대장암	만 50세 이상 남녀	1년	분변잠혈반응검사(FOBT) : 이상소견시 대장내시경검사(단, 대장내시경을 실시하기 어려운 경우 대장이중조영검사 선택적 시행)
유방암	만 40세 이상 여성	2년	유방촬영술
자궁 경부암	만 20세 이상 여성	2년	자궁경부세포검사 (Pap sm sar)

7. 건강검진 업무의 수행

(1) 건강검진 절차

1) 건강검진 수검자는 건강검진표와 본인임을 확인할 수 있는 증명서 등을 접수창구에 제출하고, 제시한 건강검진표 및 본인임을 확인할 수 있는 증명서 등으로 본인 및 검사 항목별 대상자 여부 등을 확인한다.

2) 대상자가 건강검진표를 지참하지 아니한 경우에는 본인의 동의에 따라 공단 홈페이지에서 열람 또는 공단에 유선 등의 방법으로 대상자 및 검사항목 등을 확인한 후 건강검진을 실시한다.

3) 수검대상자는 건강검진의 종류에 따라 문진표 등을 작성한 후 건강검진을 실시한다.

① 건강검진 문진표 별지 제1호서식

② 건강검진 추가 문진표 별지 제2호서식

③ 구강검진 문진표 별지 제3호서식

④ 영유아 건강검진 문진표 별지 제4호 부터 제4호의7까지의 서식

⑤ 영유아 구강검진 문진표 별지 제5호 부터 제5호의3까지의 서식

⑥ 한국 영유아 발달선별검사 도구 K-DST

⑦ 인지기능장애 평가도구 별지 제13호서식

⑧ 정신건강검사 우울증 평가도구 별지 제14호서식

⑨ 생활습관 평가도구 및 처방전 별지 제15호부터 제15호의10까지의 서식

(2) 건강검진 결과의 통보

검진기관은 건강검진을 완료한 후 15일 이내에 건강검진 결과를 수검자에게 통보하여야 한다. 영유아 건강검진 및 구강검진을 실시한 경우 수검자에게 결과통보서를 직접 교부하여야 하며, 부득이한 경우에는 우편, 이메일, 모바일 등으로 통보할 수 있다.

① 일반건강검진 결과통보서 별지 제6호 서식

② 의료급여 생애전환기검진 결과통보서 별지 제6호의2 서식

③ 구강검진 결과통보서 별지 제7호 서식

④ 영유아 건강검진 결과통보서 별지 제8호부터 제8호의7까지의 서식

⑤ 영유아 구강검진 결과통보서 별지 제9호부터 제9호의3까지의 서식

⑥ 생활습관 평가에 따른 처방전 별지 제15호의2, 제15호의4, 제15호의6, 제15호의8, 제 15호의10 서식

(3) 검진비용의 청구와 지급

검진기관은 건강검진을 완료한 날로부터 30일 이내 건강보험공단의 전산시스템 건강검진 포털에 검진결과내역을 등록한 후 검진비용을 공단에 청구하여야 한다. 공단은 검진비용 청구서가 접수된 날로부터 15일 이내에 검진기관의 건강보험 요양급여비용 지급계좌로 검진비용을 지급하며, 공휴일에 검진을 실시한 기관에 대하여 건강검진 상담료 및 행정비용의 30%를 가산하여 지급한다.

① 검진비용 청구서 별지 제11호서식 및 제11호의2서식

② 일반건강검진 결과통보서 별지 제6호서식

③ 의료급여 생애전환기검진 결과통보서 별지 제6호의2서식

④ 구강검진 결과통보서 별지 제7호서식

⑤ 영유아 건강검진 결과통보서 별지 제8호부터 제8호의7까지의 서식

⑥ 영유아 구강검진 결과통보서 별지 제9호부터 제9호의3까지의 서식

⑦ 문진표 별지 제1호부터 제5호의3까지의 서식

핵심문제 & 해설 *Ccheck Point Exercises & Explanation*

1. 외래 원무업무의 내용에 해당하지 <u>않는</u> 것은?

① 보험자에 따른 진료신청 및 접수 업무
② 진료를 마친 환자의 처방내역 확인 및 수납업무
③ 외래진료비 미수금 발생시 미수금의 관리 및 청구 업무
④ 의사 지시에 따른 수술환자 수술처치 준비 및 입원실 사전 확인

|해설| 수술환자 수술처치에 관련된 사항은 간호업무 영역에 속한다.

2. 1단계 진료 예외 사항에 해당하지 <u>않는</u> 것은?

① 분만의 경우
② 고혈압 환자의 경우
③ 가정의학과에서 요양급여를 받는 경우
④ 응급의료에 관한 법률 제2조제1호에 해당하는 응급환자인 경우

|해설| 혈우병 환자의 경우는 해당되지만 고혈압 환자는 해당되지 않는다.

3. 2단계 진료에 해당하는 경우가 <u>아닌</u> 것은?

① 담당의사의 진료 소견이 기재된 요양급여 의뢰서(7일내)
② 건강진단결과 이상 소견이 기재된 건강진단서 결과(60일까지 유효)
③ 산재 보험, 자동차 보험 일반 진료의 경우는 1단계 진료 과정 생략함
④ 보험가입자가 군인인 경우 군의관의 진료소견이 기재된 요양급여의뢰서(7일내)

|해설| 산재 보험, 자동차 보험 일반 진료의 경우는 그렇지 아니하다.

4. 수진자 건강보험 자격확인이 불가할 경우 처리하는 방법으로 옳은 것은?

① 건강보험증을 가져 올 수 있도록 가까운 일가친척에게 알린다.
② 진료는 받을 수 있도록 하되 건강보험 수가를 예상하여 처리한다.
③ 진료비 전액을 본인이 부담해야 함을 알리고 본인 승인시 진료를 받도록 한다.
④ 진료비 전액을 본인이 부담하고 7일 이내 건강보험증과 관련 증빙서를 받아 환불 받을 수 있 도록 한다.

|해설| 수진자에게 진료비 전액을 본인이 부담해야 함을 안내하고 7일 이내 건강보험증과 관련 증빙서를 제출하여 환불 받을 수 있도록 조치한다.

5. 진료 예약제도 장점이 <u>아닌</u> 것은?

① 환자가 편리한 시간에 진료를 받을 수 있다.
② 내원환자에게 양질의 의료 서비스를 제공할 수 있다.
③ 예약 환자는 질병별 특성에 따른 특별한 진료를 받을 수 있다.
④ 병원의 진료 능력에 맞게 내원 환자수를 조절하여 대기 시간소모를 줄인다.

|해설| 예약 환자라고 하여 특별한 진료를 받을 수 있는 것은 아니다.

6. 외래환자의 초진율이 높다고 할 때 이에 대한 해석으로 적절치 않은 것은?

① 여러 면에서 병원에 대한 신뢰도가 높다.

② 초진율이 높아지면 병원의 수익성은 낮아질 것이다.

③ 각종 검사 촬영 등이 많아져서 병원 경영에 도움이 된다.

④ 진료서비스 개선을 통하여 재진환자 전환율이 높아져 외래환자수가 증가한다.

|해설| 초진환자의 경우 여러 가지 검사가 행해지기 때문에 평균진료비가 많이 발생하여 오히려 병원의 수익성은 높아진다.

7. 응급증상에 준하는 증상으로 옳지 않은 것은?

① 신경학적 응급증상 – 어지러움증, 저림 현상

② 심혈관계 응급증상 – 호흡곤란, 과호흡 등의 현상

③ 산부인과적 응급증상– 분만 또는 성폭력으로 인하여 산부인과적 검사가 필요한 경우

④ 이물에 의한 응급증상 – 귀, 눈, 코, 항문 등에 이물이 들어가 제거술이 필요한 환자

|해설| 신경학적 응급증상의 경우는 의식장애, 또는 현훈(眩暈) 현상이 발생한 경우이다.

8. 한국형 응급환자 분류체계(KTAS) 중 2단계(긴급)에 해당하는 상황은?

① 중증외상(쇼크)

② 심장질환으로 인한 심정지

③ 호흡부전으로 인한 심정지

④ 복통 (8/10점 이상의 심한 통증)

|해설| ①, ②, ③의 경우는 1등급(소생)에 해당된다. 복통 (8/10점 이상의 심한 통증)은 2단계에 해당된다.

9. 응급실로 내원한 신원 미상 환자의 응급 진료비를 회수하기 위한 방법으로 적절한 것은?

① 대손 처리한다.

② 미수금으로 계상한다.

③ 응급진료비 대불신청을 한다.

④ 의료급여대상자 지정요청을 한다.

|해설| 신원미상자의 경우 관할 경찰서로 신고하여 신원 파악을 의뢰하며 행려환자일 경우 사회복지과에 신청하여 의료급여 추가 책정대상자로 지정 요청을 한다.

10. 다음 중 응급의료에 관한 법률에서 지정한 응급의료기관이 곳이 아닌 곳은?

① 응급실

② 지역응급의료기관

③ 권역응급의료기관

④ 중앙응급 의료센터

|해설| 응급의료기관 지정의 취소, 지정권자

- 보건복지부장관 : 중앙응급의료센터, 권역응급의료센터, 전문응급의료센터
- 시 도지사 : 전문응급의료센터, 지역 응급의료센터
- 시장, 군수, 구청장 : 지역응급의료기관

|정답| 1. ④ 2. ② 3. ③ 4. ④ 5. ③ 6. ② 7. ① 8. ④ 9. ④ 10. ①

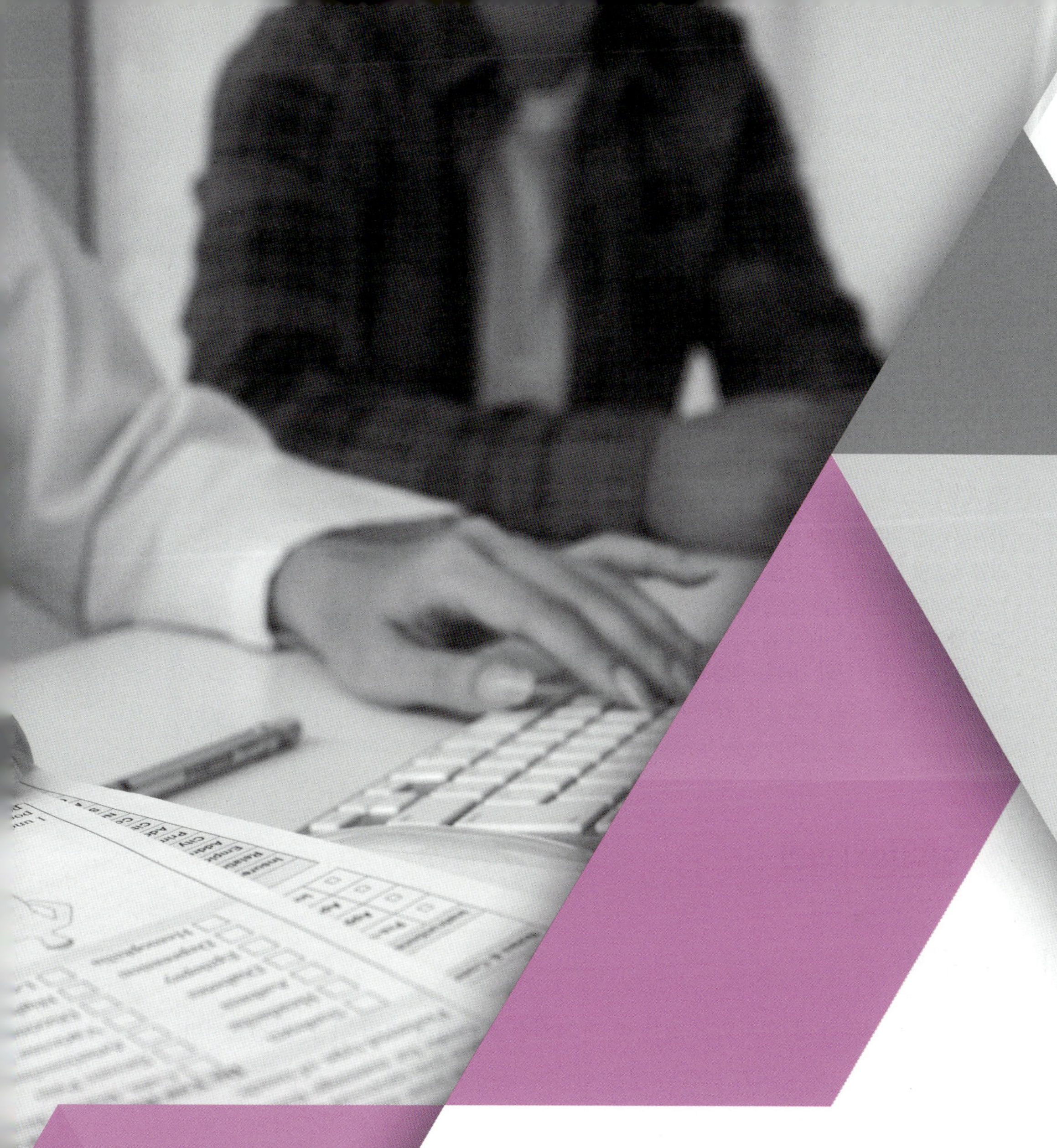

Chapter 5.

입퇴원 원무관리

1. 입원환자관리
2. 병상관리
3. 퇴원환자관리

Ⅱ 핵심문제 & 해설

Chapter
05.

입퇴원 원무관리

학습 목표

- 입원료 산정 기준에 대해서 설명할 수 있다.
- 입원 유형별 입원수속 절차를 순서대로 말할 수 있다.
- 입원 유형별 본인 부담률(산정특례, 중증환자 등)에 대해 산정할 수 있다.
- 입원 환자에 대한 입원예약 접수, 수진 자격확인, 병실관리 배정 등의 업무를 처리할 수 있다.
- 허가병상과 운영병상의 개념을 설명하고 구분할 수 있다.
- 퇴원 절차를 순서대로 설명할 수 있다.

1. 입원환자관리

1. 입원 진료

입원은 환자를 진료한 후 의사의 소견에 따라 24시간 계속해서 병원 시설 및 진료서비스를 받기 위해서 병원에 들어가 머무는 것을 말하며, 응급 및 외래 진료과에서 진료 후 담당의사로부터 입원 결정을 받는다.

(1) 입원의 조건

① 만성질환 중 수술을 요하거나 그 증상이 위중한 경우로 진료상 필요하다고 인정되는 경우에 한하여 입원한다,

② 단순한 피로회복 · 통원불편 등을 이유로 입원지시를 하여서는 안된다.

③ 불필요한 입원진료는 진료비심사과정에서 엄격히 적용하고 있으며, 상급종합병원 지정기준에서 환자의 중증도가 높은 비중을 차지하고 있다.

표 5-1 상급종합병원 지정 평가 중 질병군별 환자의 분류 기준

구분	분류 기준	질병의 종류
전문진료 질병군(A)	희귀성 질병, 합병증 발생의 가능성이 높은 질병, 치사율이 높은 질병, 진단난이도가 높은 질병, 진단을 위한 연구가 필요한 질병	각 질병군에 해당하는 질병의 종류는 보건복지부장관이 정하여 고시한다.
일반진료 질병군(B)	모든 의료기관에서 진료가 가능하거나 진료를 해도 되는 질병	
단순진료 질병군(C)	진료가 간단한 질병, 일반적으로 진료의 결과가 치명적이 아닌 질병, 그 밖에 진료난이도 또는 진단난이도가 낮은 질병	

㈎ 지정 신청일 이전 2년 6개월 동안 다음 표의 전문진료질병군에 속하는 입원환자의 비율이 해당 의료기관이 진료한 전체 입원환자의 100분의 21 이상이고, 단순진료질병군에 속하는 입원환자의 비율은 100분의 16 이하일 것

㈏ 지정 신청일 이전 2년 6개월 동안 보건복지부장관이 정하여 고시하는 질병에 속하는 외래환자의 비율이 해당 의료기관이 진료한 전체 외래환자의 100분의 17 이하일 것

㈐ ㈎의 입원환자 수와 ㈏의 외래환자 수는 ㈎와 ㈏에 따른 질병군에 대한 건강보험 및 의료급여 입원환자와 외래환자의 진료실적에 대하여 건강보험심사평가원에 요양급여비용을 심사 청구한 자료를 기준으로 함.

- 입원하는 경로는 외래 진료 및 응급실을 경유하여 입원하는 경우와 다른 병원에서 후송되어 입원하는 경우로 나누어짐.

(2) 입원환자 업무흐름도

입원환자의 업무흐름도는 병원의 여건에 따라 다소 차이가 있지만 일반적으로 다음과 같다.

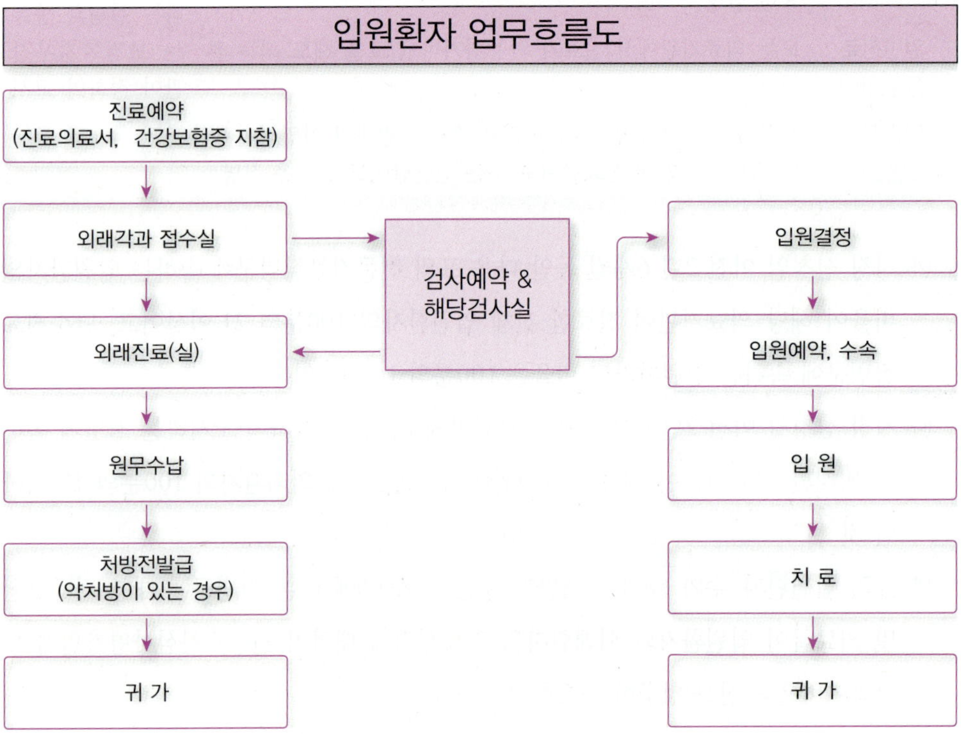

그림 5-1 입원환자 업무흐름도

2. 입원 진료 절차

외래 진료 또는 응급실에서 진료 후에 진료의사의 진단에 의해 입원이 필요하면 "입원결정서"를 발급하며 입원 절차는 다음과 같다.

입원진료 절차

■ 입원절차

STEP1 입원결정

☞ 응급 및 외래진료 후 담당의사로부터 입원결정서를 발급 받아 원무팀 입원 수속창구에 제출하시면 됩니다.

☞ 입원시간은 병실 배정 후 개별 안내 드립니다.

STEP2 입원

〈당일입원〉

☞ 응급 및 외래진료 후 담당의사로부터 입원결정서를 발급 받아 원무팀 입원 수속창구에 제출하시면 됩니다.

☞ 야간 입원 시에는 야간 수납창구에 제출하시면 됩니다.

〈입원예약〉

☞ 수술 일정이나 본인의 사정 또는 병상이 부족할 경우 입원예약을 합니다.

☞ 입원수속창구에서 입원예약 후 귀가하시면 됩니다.

☞ 입원예약을 하셨더라도 기준병실(5인실) 예약이 아니며 당일 기준병실이 없을 때에는 상급병실로 입원할 경우도 있습니다.

STEP3 입원

☞ 병실이 결정되면 입원결정서(입원장)를 해당 병동 간호사에게 제출하시면 입원 생활의 필요사항을 병동 간호사가 안내를 해드립니다.

☞ 현재 간병인을 고용할 경우, 하루에 6인실 공동간병은 2~3만원, 4인실 공동간병은 3만원, 개인간병은 7~8만원을 지불해야 하는 부담이 있으나,

☞ 간호 · 간병 통합서비스는 새로운 입원서비스 제도로서, 환자는 현행 입원료 대신 '간호 · 간병 통합서비스 병동 입원료'를 지불함에 따라 현행 입원료의 본인 부담보다 하루에 (　　　　) ※원 정도의 비용을 추가 부담하게 됩니다.

※ (　　　)는 요양기관별 현행 입원료와 간호 · 간병통합서비스 병동 입원료와 환자 본인부담금 차액금 기재

서식 5-1　입원진료 절차

(1) 입원 결정

진료 및 검사결과에 따라 담당의사가 입원 진료가 필요하다고 판단되면 "입원 결정서"를 발급하거나, OCS 처방전달시스템 를 통하여 입원이 결정된다.

Check point

OCS Order Communication System, 처방전달시스템

의료진의 의료행위나 검사가 진료기록부는 별도로 처방전을 발행하지 않고 해당병동이나 부서에서 전산에 즉시 입력하는 시스템이다.

입원결정서에는 등록번호, 성명, 추정 진단명, 진료과, 담당의사, 방문 경위, 격리여부와 부수적으로 수가 유형, 질병상태, 입원일시, 병실번호, DRG 여부, 응급 및 수술예정, 전과/전실사항 등이 포함되어 있다.

입 원 결 정 서

□ 환자등록번호 :

<table>
<tr><td>환자명</td><td colspan="3"></td><td colspan="2">성별 : 남 여</td><td>나이</td><td>만 세</td></tr>
<tr><td>병명</td><td colspan="7"></td></tr>
<tr><td>입원지시일</td><td colspan="3">20 년 월 일</td><td>경유</td><td colspan="3">외래, 재입원, 응급, 기타</td></tr>
<tr><td>진료과</td><td colspan="3"></td><td rowspan="2">입원</td><td colspan="3" rowspan="2">최초입원, 재입원, 일반실,
중환자실, 격리실</td></tr>
<tr><td>담당의사</td><td colspan="3"></td></tr>
<tr><td>입원일</td><td colspan="4">20 년 월 일</td><td colspan="3">병동 호실</td></tr>
<tr><td rowspan="2">입원수속</td><td>주치의</td><td>원무</td><td>수간호사</td><td rowspan="2">참고사항</td><td colspan="2">DRG 여부</td><td></td></tr>
<tr><td></td><td></td><td></td><td colspan="3">응급 : A, B, C
수술 : A, B, C</td></tr>
<tr><td colspan="8">퇴원예정일</td></tr>
<tr><td>퇴원예정일자</td><td colspan="3">20 년 월 일</td><td></td><td colspan="3"></td></tr>
</table>

□ 참고사항 :

○○병원

서식 5-2 입원결정서 (예시)

(2) 입원신청 접수

"입원결정서"를 받은 환자 및 보호자는 입원수속창구에서 입원신청을 한다. 입원 담당자는 환자별로 입원정보에 대해서 조회한다. 당일 입원인 경우 입원수속 절차에 따라 진행하며 환자 및 병원 사정, 수술일정 등으로 당일 입원이 되지 않은 환자는 입원 예약을 하고 일단 귀가한 후 정해진 입원일에 대해서 안내한다.

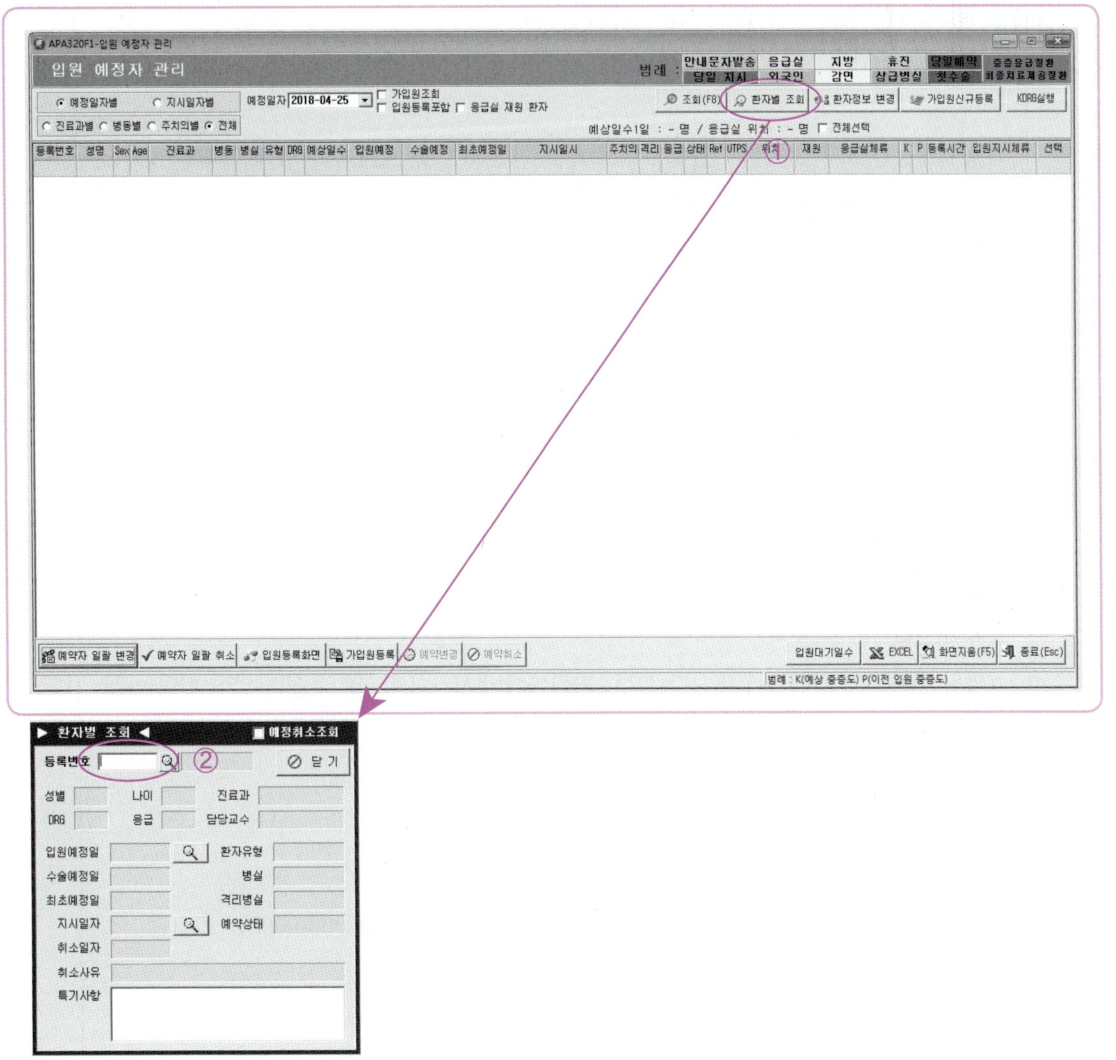

그림 5-2 입원 예정자 현황 조회

입원예약 환자에 대해서 입원수속 시 입실시간, 병실 배정상급병실 배정, 입원약정서 관련 보호자 동행, 복용약에 대한 정보 등에 대해서 설명하고 입원예약환자 안내문을 배부한다. 입원예약 환자 안내문의 예는 다음과 같다.

(　　) 환자분의 입원예정일은　　년　월　일입니다

1. 입원수속 안내

- ㅁ입원 수속 안내는 입원예정일 오전 중 환자(보호자)에게 유선 또는 문자로 연락드립니다.
- ㅁ입원예정일 오후 3시부터 입원등록 수속을 진행하오니, 보호자와 함께 입퇴원 창구로 내원하여 주시기 바랍니다. 미리 오신 경우 기다릴 수 있습니다.
- ㅁ입원예약 시 일반병실을 신청하였더라도 입원예정일 병실사정에 따라 일반병실이 아닌 상급병실로 배정 받을 수 있습니다. 이 경우 전실(상급병실 → 일반병실)은 전실 우선순위, 환자상태 등을 참고하여 순차적으로 실시하고 있습니다.
- ㅁ입원약정서는 병원에서 제시한 제반규칙 등에 대한 약정입니다. 가족 또는 보호자가 해당란을 작성하고 서명 · 날인하시면 됩니다. 신분 확인할 수 있는 증명서(주민등록증, 운전면허증 등)를 제시해 주십시오.
- ㅁ입원 예정일에 입원 못할 사유가 발생한 경우는 진료과와 다시 협의를 하신 후 입원예정일을 원무팀 입원 창구로 통보해 주시기 바랍니다.

2. 주차 안내

- ㅁ병원 주차료는 입원 당일(8시간/1회), 퇴원 당일(8시간/1회) 및 수술 당일에 한하여 무료이며, 입원기간 중 주차시는 주차료를 납부하셔야 합니다. 장기 주차가 필요한 경우에는 정기권을 구매하시기 바랍니다. [문의 주차관리실 ☎ 000-0000]

3. 입원 문의전화

- ㅁ입원수속 안내 [원무팀 입원 창구 ☎ 000-0000]
- ㅁ병실배정 및 병실예약 변경 안내 [원무팀 입원 코디네이터실 ☎ 000-0000]

4. 기타 안내

- ㅁ다른 병원에서 처방받아 복용중인 약이 있으시면 안전한 투약처방을 위해 약 처방전을 지참하시어 입원하시는 병동 간호사에게 제출하여 주시기 바랍니다.

서식 5-3　입원예약 환자 안내문 (예시)

(3) 입원수속

1) 입원결정서 확인

"입원결정서"를 받은 환자 및 보호자는 입원담당자에게 건강보험증, 진료카드, 입원 결정서를 제출하고 입원수속을 진행한다.

Check point

입 · 퇴원수속 시 환자안전을 위해서 환자확인 필수

개방형 질문으로 환자 확인을 "등록번호, 환자성명, 주민등록번호 등"의 두가지 이상의 지표를 사용하여 확인한다.
예) 성함이 어떻게 되십니까? 주민번호 또는 등록번호가 어떻게 되십니까?

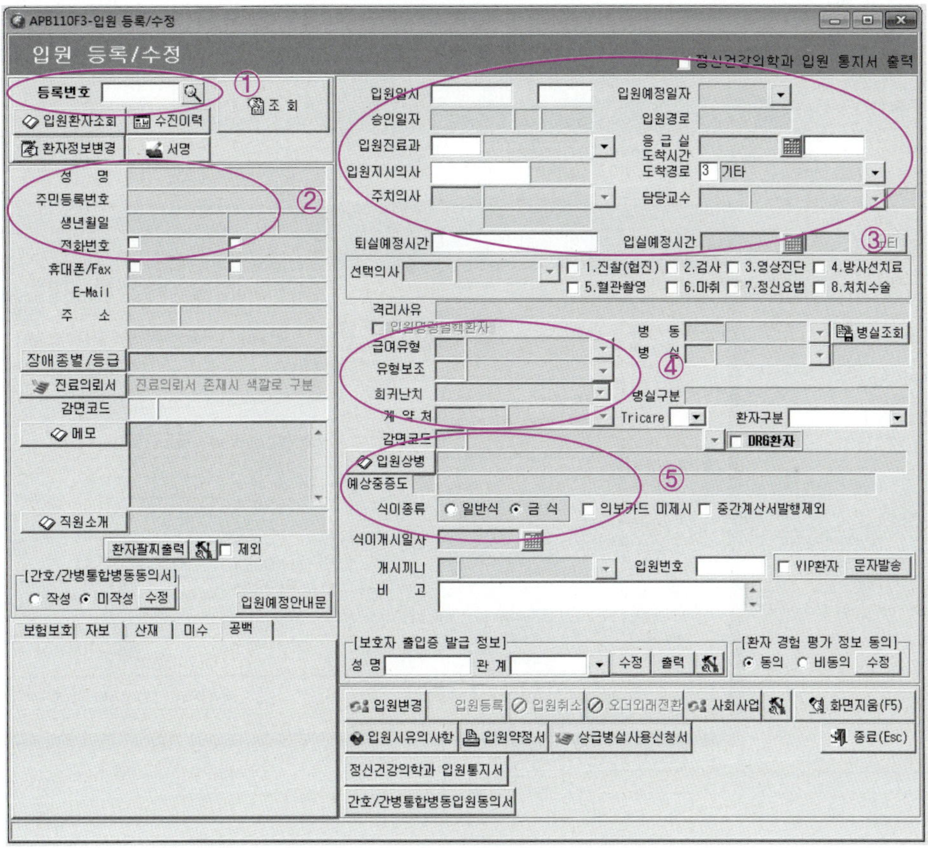

그림 5-3 입원 등록 / 수정 화면

① **원무 입원 전산프로그램** : 입원등록화면에서 환자의 등록번호를 입력한다.

② 환자의 기본 인적 사항의 변경이 있는지 확인하고 수정사항을 입력한다.

③ 입원 진료과와 담당 의사를 입원 결정서에서 확인한다.

④ 환자유형 건강보험, 의료급여, 자동차보험, 산업재해보험, 일반 을 구분하여 입력한다.

⑤ 감면 규정에 따른 진료비감면대상자 직원가족 등 를 확인한다.

2) 수진자 자격 확인

입원 담당자는 입원 등록 전에 환자의 의료보장 유형 및 유형보조를 확인한다. 건강보험 및 의료급여 자격은 국민건강보험공단 전산망에서 확인하며, 자동차보험 환자는 해당 보험회사로부터 진료비 지불 보증서를 발급할 수 있도록 환자에게 안내하고, 산업재해 환자의 경우는 근로복지공단으로부터 산업재해 승인서를 제출하도록 안내한다.

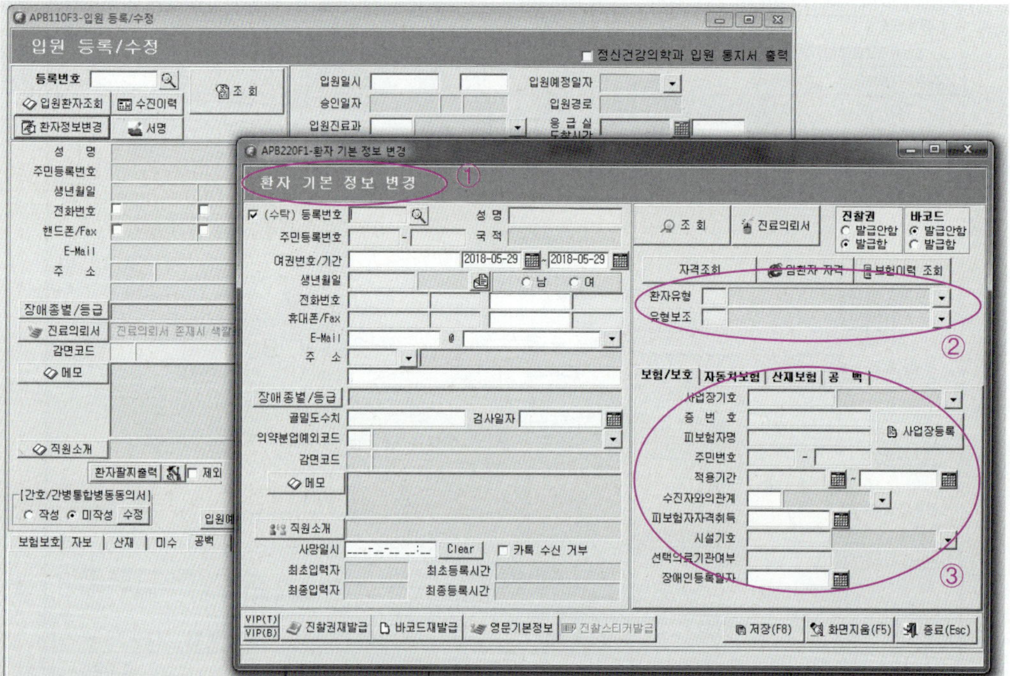

그림 5-4 환자 기본정보 변경 화면

① 환자 정보변경을 선택한다.

② 환자 기본정보 변경에서 환자의 의료보장 유형과 유형보조를 확인하고 수정한다.

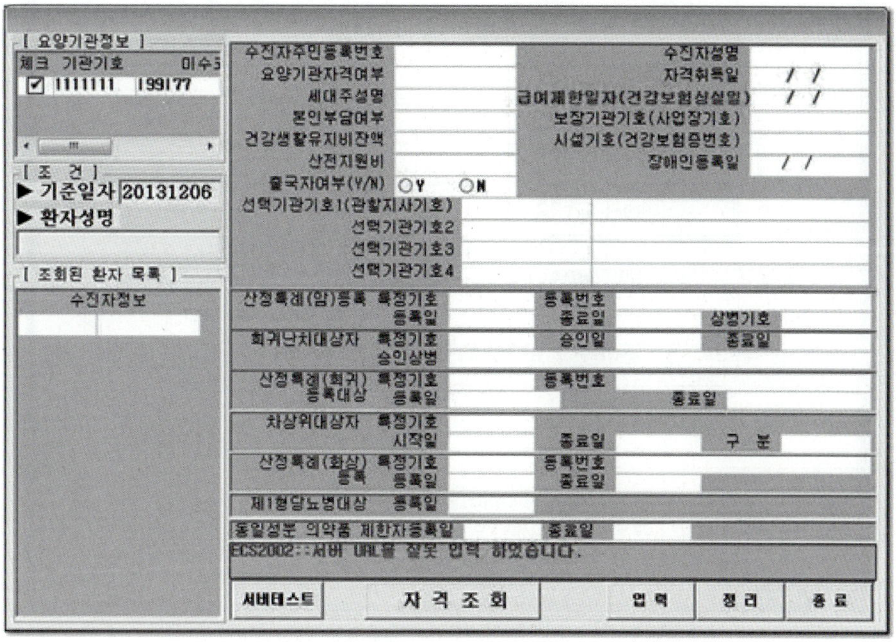

그림 5-5 국민건강보험공단 수진 자격 확인 화면

3) 입원약정서 작성

입원약정서 작성은 병원의 제규정을 준수하고 이행할 것을 약속하는 쌍방이 계약하는 묵시적 계약 과정이다. 입원약정서에는 환자의 인적사항, 수가 유형, 제규정 및 지시 사항 준수, 진료비 납부 엄수, 연대 지불 보증 사항 및 채무 부담 한도액 명시, 상급병실 사용 신청 등이 포함되어 있다.

입원약정서 접수 시 담당자는 환자 및 보증인의 인적사항을 신분증주민등록증, 운전면허증 등과 대조, 보증인의 진료비 변제 능력을 확인한다. 또한 입원약정 기재사항의 누락 여부 확인과 응급환자인 경우 약정서 미비 사항에 대해서, 연대 보증인 설정은 추후에 보완하도록 한다.

환자 및 보호자는 입원 수속 창구에서 입원약정서를 작성하는데 공정거래위원회에서 제시하는 표준약관과 병원 입원약정서에 대한 예는 다음과 같다.

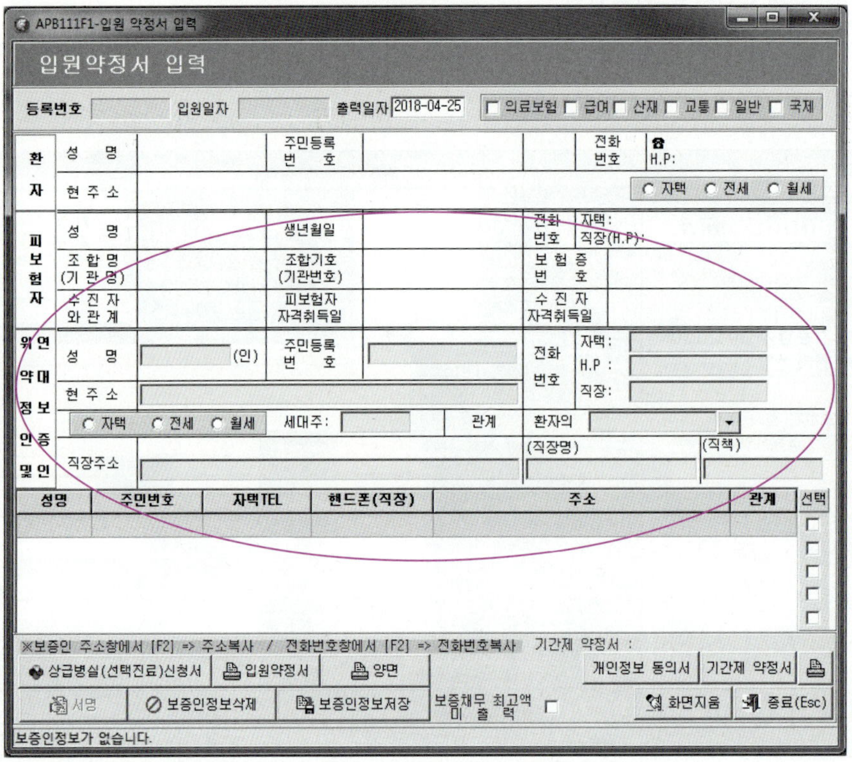

그림 5-6 입원약정서 입력 화면

① 환자 및 연대보증인에게 입원약정서 작성에 대해 자세히 설명을 하고 인적사항을 확인하여 입원약정서를 입원등록화면에서 출력하여 환자 및 연대보증인의 서명란에 날인 또는 서명 확인을 받는다.

② 상급병실 사용 시 그에 관한 사항을 자세히 설명하고 이에 동의하면 규정된 양식의 서명란에 날인 또는 서명 확인을 받는다.

③ 입원 수속 시 부득이 연대보증인이 없는 경우에는 추후 보완하며, 환자유형 및 상병명에 따라 추가 연대보증인을 받는다.

입 원 약 정 서

공정거래위원회

표준약관 제10004호

환자 성명 : (남, 여)

주민등록상의 생년월일 : 집전화 :

주소 : 핸드폰 :

1. 귀 의료기관에서 제시한 제반 규칙을 준수함은 물론, 치료와 퇴원 등 의사 및 간호사(또는 직원)의 정당한 지시에 따르겠습니다.
2. 환자가 의료기관의 정당한 진료지침이나 교육에 반하는 무단 외출 · 외박으로 인하여 발생하는 환자의 손해에 대한 책임은 원칙적으로 환자에게 있습니다.
3. 입원료 기타 입원기간 동안 발생하는 진료비는 귀 의료기관에서 정하는 납부기한 내에 납부(연대보증인이 있는 경우에는 환자와 연대보증인이 연대하여 납부)하겠으며, 정당한 이유 없이 체납될 때에는 채권확보를 위한 법적조치에 이의가 없으며, 만일 본건 의료분쟁 등으로 인하여 소송을 제기할 경우 관할법원은 민사소송법에 따릅니다.
4. 입원기간 중에 환자 및 보호자가 귀 의료기관의 비품 또는 기물을 고의 또는 과실로 망실, 훼손한 때에는 이를 변상합니다.
5. 입원기간 중 환자 또는 보호자 등이 소지 중인 현금 기타 귀중품은 귀 의료기관이 지정한 보관 장소가 있는 경우에는 보관 장소에 보관하고, 보관 장소가 따로 없는 경우에는 귀 의료기관이 지정한 직원에게 보관을 의뢰합니다. 이를 이행치 아니하여 현금 기타 귀중품 등이 분실 및 훼손되어 발생한 손해에 대하여는 의료기관은 책임이 없습니다.
6. 입원기간 중 이루어진 진단, 검사, 치료 등 의료행위와 관련하여 분쟁이 생겼을 때에는 「의료사고 피해구제 및 의료분쟁 조정 등에 관한 법률」에 따라 한국의료분쟁조정중재원에 조정 · 중재를 신청하거나 「소비자기본법」에 따라 한국소비자원에 피해구제 등을 신청할 수 있습니다.

20 년 월 일

(계속)

서식 5-4 입원약정서 양식(공정거래위원회 표준약관)

등록번호	
성　　명	

위 약정인 :　　　　　　　　　　(서명 또는 기명날인)

대리인(환자의　　　) :　　　　　　(서명 또는 기명날인)
주민등록상의 생년월일 :　　　　　집전화 :
주소 :　　　　　　　　　　　　　핸드폰 :

연대보증인(환자의　　　) :　　　　(서명 또는 기명날인)
주민등록상의 생년월일 :　　　　　집전화 :
주소 :　　　　　　　　　　　　　핸드폰 :
보증채무 최고액 :　　　원　　　　보증기간 :　　　년

※ 환자, 대리인, 연대보증인(연대보증인이 있는 경우에 한한다)이 각자 제출(첨부)하여야 할 서류(다음 중 하나에 의함)

1. 주민등록증 사본
2. 운전면허증 사본
3. 여권 사본
4. 외국인등록증 사본
5. 환자와 가족관계에 있는 경우, 가족관계증명서 등 가족관계에 있음을 증명할 수 있는 서류(원본 또는 사본)
6. 기타 대리인이 본인임을 증명할 수 있는 증서 또는 문서(원본 또는 사본)

※ (유의사항) 환자 등은 위 서류를 첨부함에 있어 주민등록번호 중 뒷자리 숫자 7개가 인식될 수 없도록 제출하여야 함(주민등록번호 전체가 표시되어서는 안 됨). 만약, 제출되는 서류에 주민등록번호 전체가 표시되어 있는 경우, 병원은 뒷자리 숫자 7개가 인식될 수 없도록 조치하여야 함.

○○ 병원(의원)장 귀하

입 · 퇴원약정서

□ 건강보험 □ 의료급여 □ 일반 및 기타

— 굵은 선 내에만 기재하시오. 일련번호 :

입원환자 인적사항		국민건강보험사항	
성명		성명	
주민등록번호		주민등록번호	
주소	□□□-□□□	발행지사·사업장명	
		조합기호	
전화		보험증번호	
E-MAIL	(의학정보를 e-mail로 받기 원하는 분은 메일 주소를 적어 주십시오.)		

연대지불보증인

성명	ⓘ	주민등록번호	–	관계	환자의
근무처(직업)		자택		직장전화	( ) –
현주소				자택전화	( ) –

입원실		희망병실			담당자 확인
과 등급	보증금	등급	신청인 날인	병실료 차액은 본인이 부담함	ⓘ
병동 호실					

입원실	등록번호
□ 외래 □ 응급실 . . . 진료사실 통보	

(계속)

서식 5-5 입원약정서 양식(○○병원)

약정내용

1. 귀 병원에서 제시한 제반규칙을 준수함은 물론, 의사 및 간호사(또는 직원)의 정당한 지시에 순응하겠으며, 담당의사의 의학적 판단에 따라 퇴원결정이 있을 때에는 그 결정에 따르겠습니다.
2. 입원료 등 진료비는 귀 병원에서 정하는 납부기한내에 환자와 연대지불 보증인이 연대하여 납부하겠으며 정당한 이유없이 체납될 때에는 입원보증금으로 대체하거나 채권확보를 위한 귀 병원의 법적 조치에 이의가 없음을 확인하며, 이와 관련된 소송이 제기될 경우 귀원의 관할 법원을 재판적으로 하는데 동의합니다.
3. 비품이나 기물을 고의 또는 과실로 망실, 훼손한 때에는 이의없이 변상하겠습니다.
4. 진료상 발생하는 모든 문제와 수술 또는 수술 후에 일어나는 모든 문제에 대하여 병원측의 진료과실이 있는 경우를 제외하고는 병원측에 민 · 형사상 책임을 묻지 않겠습니다. (만일 분쟁이 생겼을 때에는 의료법 제54조 2 및 3의 규정에 의한 의료심사조정위원회에 그 조정을 신청할 수 있음)
5. 입원기간 중 환자, 가족, 보호자 및 방문객이 소지한 현금, 유가증권 기타 귀중품 등은 귀 병원에 보관을 의뢰하며, 이를 이행치 않아 분실, 훼손되었을 때에는 귀 병원에 그 배상 책임이 없음을 확인합니다.
6. 선택진료의사를 선택하였을 경우 해당 선택진료의사의 선택진료료와 타과로 의뢰한 선택진료의사의 직접적인 의료행위의 선택진료로는 별도로 본인이 부담하겠습니다.

20　　년　　월　　일

위약정인 환　자 :　　　　　　　㊞

보증인 :　　　　　　　㊞

병원장 귀하

4) 병실 배정 및 상급병실 사용 신청서 작성

입원담당자는 환자의 병실요청사항과 환자의 진료과 등을 감안하여 입원실을 배정한다. 병실을 배정할 때 공정성이 중요하며 먼저 내원한 환자부터 입원시키는 것이 원칙이나 환자의 상태중증도, 성별, 진료과, 전염성 질환유무, 상급병실 사용 유무 등과 응급 수술 및 중환자를 우선하여 병실을 배정한다.

상급병실을 사용하는 경우 병실료 차액을 명기하고 환자 및 보호자에게 주지시켜 추후에 민원의 소지가 없도록 한다.

Check point

상급병실료 차액

- 상급병실료 차액은 건강보험에서 정한 보험외에 환자가 추가로 비용을 부담해야 하는 금액을 뜻한다.
  - 상급종합병원의 1인실(특실 포함) 병실은 전액 비급여대상으로 입원료 전액을 본인이 부담하며, 상급종합병원을 제외한 병원은 1인실을 사용 시 보험자 부담금을 제외한 상급병실 차액을 본인이 부담한다.

상급병실 사용신청서의 양식은 다음과 같다.

상급병실 사용신청서

환자성명 :

병　　실 :　　　　인실 (차액 :　　　　원/일)

위와 같이 상급병실을 사용할 것을 신청하며, 입원료 차액은 본인 전액 부담하겠습니다. 또한, 입원일 00~06시 입원, 퇴원일 18~24시 당일 병실차액 50% 추가 부담됨을 확인하였습니다.

20　　년　　월　　일

신청인 :　　　　　　　　서명 및 인　　　　(환자와의 관계 :　　　　)

○○병원(의원)장 귀하

서식 5-6　상급병실 사용 신청서 (예시)

5) 지불 수단의 확보

환자가 직접 진료비를 지불하지 못하는 것을 대비해 입원 시에 진료비 지불수단을 확보하는 것이 미수금이 발생하지 않도록 하는 방법이다.

가장 많이 사용하는 방법이 입원 약정서에 연대 보증인을 받는 방법이다. 혼자 내원하는 경증 환자인 경우 보증인 없이 입원 가능하지만 고액 진료비가 예상되는 환자는 반드시 보증인이 필요하다. 보증인은 환자 보호자가족, 친지 등가 보증인이 되며, 연대보증인 관련보호자 부재, 보호자 자격 미충족 등의 사유으로 환자의 치료가 지체되어서는 안된다.

제3자의 행위에 따른 부상의 경우 급여제한여부 조회의 결과가 급여불가로 나오면 고액의 진료비가 예상되므로 보증인에 대해서 정확하게 작성되었는지 확인한다.

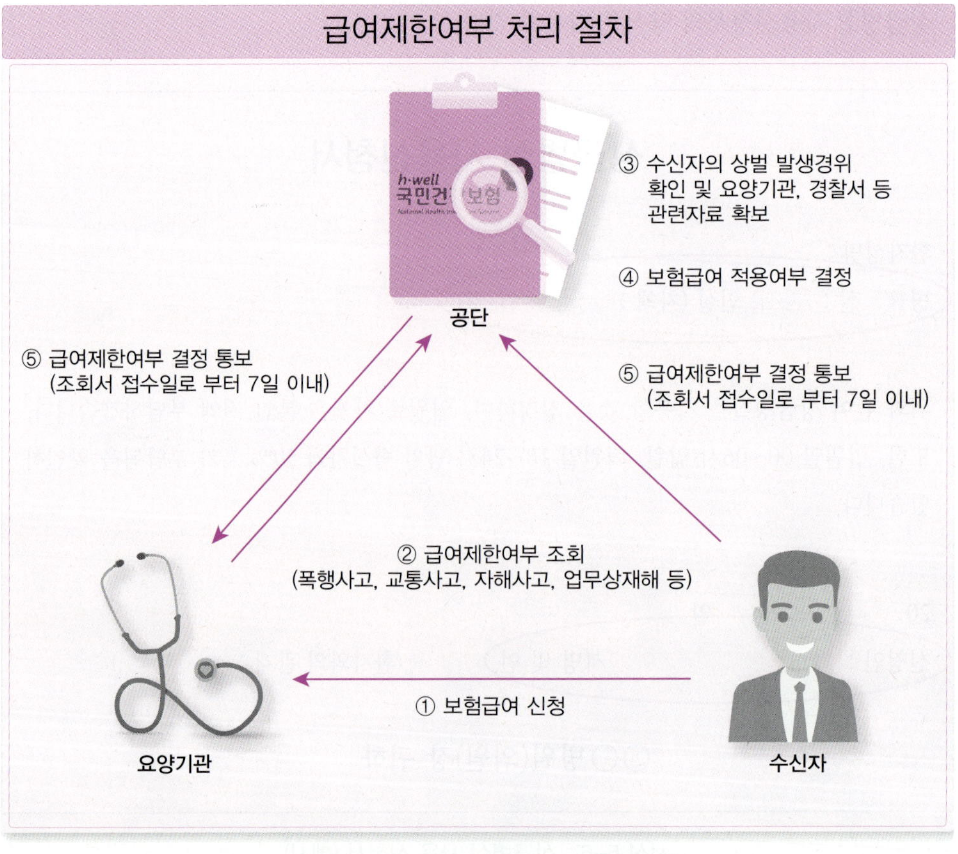

그림 5-7 급여제한여부 처리 절차

6) 입원등록

입원등록 내용은 등록번호, 입원일자, 입원시간, 입원진료과 의사, 수가 유형, 보조코드 진료비 계산에 필요한 보조코드, 감면코드 진료비 감면 대상, 병실조회, 병실번호, 병실등급, 도착경로, 입원경로 등이 포함한다.

입원수속 후 입원안내문 입원시 유의사항, 보호자 출입증을 배부하고 해당병동으로 안내하고 해당병동으로 환자의 인적사항과 병명을 통보하여 입원 준비를 할 수 있게 한다. OCS를 가동하고 있는 병원에서는 전산으로 전달한다.

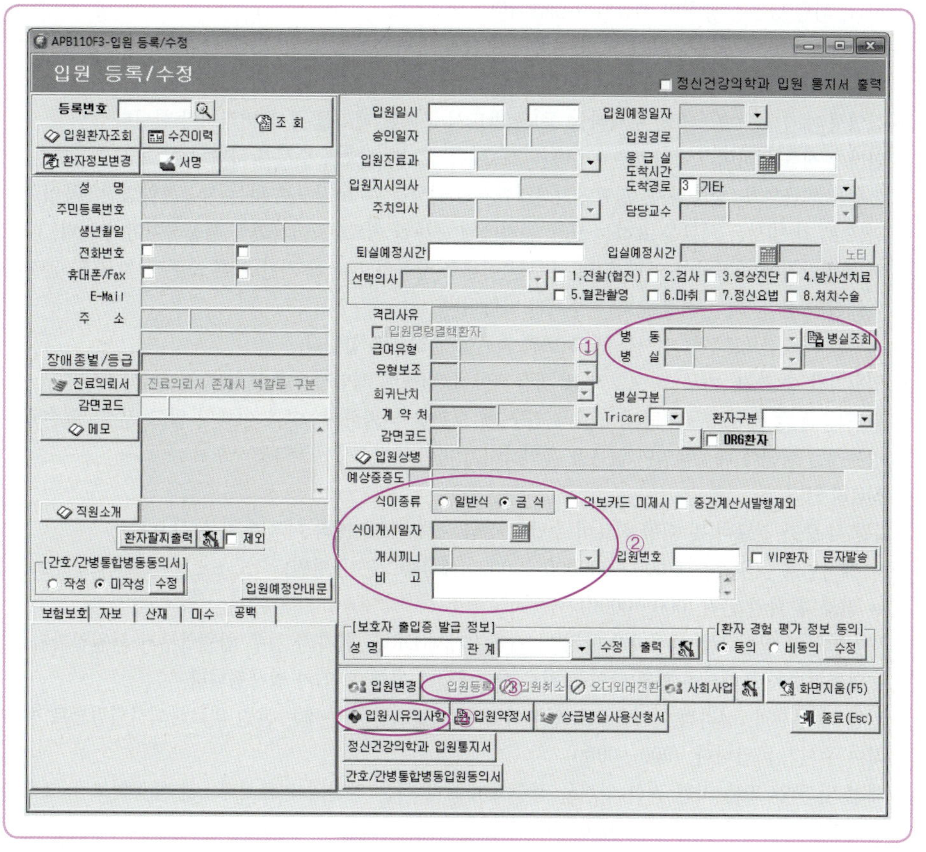

그림 5-8 입원 등록 / 수정 화면

① 병동 및 병실을 입력한다.

② 식이 종류와 개시 끼니를 시간에 맞춰 입력한다.

- 일반식, 금식 구분 : 식이개시일자 및 개시끼니 조식, 중식, 석식 선택

③ 입원등록화면에 등록을 클릭하여 완료한다.

④ 입원수속이 완료되면, 환자 및 보호자에게 입원 시 유의사항 및 보호자출입증을 배부한 후 해당 병실로 입실할 수 있도록 안내한다.

(앞면)

⊙ 입원 기간 중 모든 사항은 의사 및 간호사의 지시에 따라 행동해 주시고 입원 후의 모든 수속 절차는 간호사에게 문의하시기 바랍니다.

⊙ 입원 중 지정된 산책로 외 병원건물 밖으로 무단이탈하는 경우 환자에게 위험을 초래할 수 있으므로 의료진의 허가 없이 병원을 벗어나는 일은 삼가하여 주시기 바랍니다.

⊙ 입원하실 때에는 세면도구, 물통, 컵 등 개인용품을 준비하셔야 합니다.

⊙ 식사는 환자의 질환에 따라 지급하는 병원 급식을 하셔야 하며, 외부에서 음식물을 반입할 수 없습니다. 퇴원 당일은 중식이 제공되지 않습니다.

⊙ 보호자는 병실에서 항상 조용히 하여 주시고 술과 담배는 금합니다. 또한 날카로운 과도, 칼 및 인화성 물질(라이터, 부탄가스) 등은 반입할 수 없습니다.

⊙ 감염성 폐기물(약솜, 거즈, 주사바늘 등)은 반드시 구분된 폐기물 통에 버리셔야 합니다.

⊙ 환자 안정을 위하여 TV 시청은 07:30 ~ 21:30까지로 제한하여 주시기 바랍니다.

⊙ 본원은 위급환자, 중증환자, 희귀난치성질환자의 치료를 주 목적으로 하는 상급종합병원(3차의료기관)으로 각 병상은 치료를 요하는 모든 환자에게 균등한 치료(수술)기회를 제공하여야 합니다. 따라서 병원방침에 의거하여 입원기간은 1개월 이내로 제한하오니 이 기간 이후 보존적 치료 및 관찰은 의료진의 전원, 퇴원 결정에 따라 주시기 바랍니다.

⊙ 퇴원은 의료진으로부터 지시를 받고 오전 퇴원을 원칙으로 합니다.

⊙ 입원기간 중 환자, 가족 그 보호자 및 방문객이 소지(병실 개인사물함 포함)중인 현금, 유가증권, 기타 귀중품 등은 응급원무팀(응급센터 입구)에 보관을 의뢰하며, 이를 이행치 않고 분실, 훼손됐을 경우에는 병원에 배상책임이 없음을 유의하시기 바랍니다. (상법 153조)

⊙ 진료비 안내

- 입원 시 중간 진료비 및 퇴원 진료비 수납은 현금, 신용카드, 계좌 이체가 가능합니다.
- ☞ 계좌번호 : ○○은행 000 – 000000 – 00000(예금주 : ○○병원)
- ☞ 입금 후 확인 연락 (000 – 0000)
- 퇴원 당일의 입원료는 산정되지 않지만, 포괄수가제(DRG) 환자의 경우 입원일부터 퇴원일까지 모두 입원일수에 포함하여 퇴원 당일 입원료(상급병실료 차액 포함)가 발생됩니다.

⊙ 입원 시 경제적, 심리적 어려움으로 인하여 도움이 필요한 경우에는 본원 의료사회사업팀으로 방문하여 주시기 바랍니다. (000 – 0000)

⊙ 개선 및 제안 또는 직원 관련 의견을 접수하여 보다 나은 양질의 의료서비스를 제공하고자 고객서비스팀을 운영하고 있습니다. (000 – 0000)

위의 사항에 적극적인 협조를 바라오며, 환자 여러분의 조속한 쾌유를 빕니다.

○○병원장

〈입원사항〉

진 료 과		보험사항	
등록번호		연령	
환 자 명		성별	
진료의사		입원일시	
입 원 실		입원번호	

서식 5–7 입원 시 유의사항 안내문(예시)

(뒷면)

[제증명 발급 안내]

⊙ 진단서, 초진차트, 영상 등 :
① 간호사실 요청 ➡ ② 입퇴원수속창구 또는 외래수납창구에서 발급

⊙ 입퇴원확인서 : 퇴원수속 시 입퇴원수속창구에 발급 요청

⊙ 진료비세부내역서 : 퇴원수속 시 입퇴원수속창구에 발급 요청

[주차장 이용 안내]

구분	무료주차	확인방법
입원당일	8시간(1회)	출차 시 '입원 시 유의사항' 제시
퇴원당일	8시간(1회)	출차 시 '퇴원영수증' 제시
입원환자 정기권		본관1층 주차 안내, 주차관리사무실에서 구입

[입원환자 병문안 관련 안내]

⊙ 입원환자 1인에 보호자 한 분만 상주를 원칙으로 하고, 출입증을 소지한 보호자만 상주 가능합니다.(출입증 재발급이 안되오니 보관에 유의하시기 바랍니다)

⊙ 환자와 면회객 모두를 위해서 병문안은 자제해 주시기 바랍니다.

⊙ 일반 병동 병문안 허용 시간 ※ 격리 환자의 경우는 병문안 금지
☞ 평일 오후 6시~8시
☞ 주말 및 공휴일 오전 10시~12시, 오후 6시~8시

⊙ 중환자실 병문안 허용 시간
☞ 오후 12시~12시 30분, 오후 6시 30분~7시

[병문안 자제 필요]

⊙ 감기, 인플루엔자 등 호흡기 환자

⊙ 급성 장 관계 감염이 있는 사람(설사, 복통, 구토 등)

⊙ 피부병변이 있는 사람

⊙ 감염성 질환자와 접촉한 경력이 있는 사람

⊙ 임산부, 노약자, 아동 등 면역력이 저하되어 보호가 필요한 사람

⊙ 종교단체, 친지, 동문회 등 단체 방문 자제

[병원 감염 예방을 위한 방문객 유의 사항]

⊙ 병원 내에서는 절대 금연입니다.

⊙ 환자 접촉 전 · 후에는 반드시 손을 씻고 기침 예절을 지켜주시기 바랍니다.

⊙ 환자 침대에 앉거나 누워서는 안됩니다.

⊙ 환자 침대에 어떤 소지품도 놓아서는 안됩니다.

⊙ 꽃, 화분, 애완동물은 미생물 및 질병전파의 우려가 있으므로 반입할 수 없습니다.

⊙ 외부에서 음식을 가져오지 않아야 하며 환자나 보호자, 다른 환자와 음식물을 함께 먹어서는 안됩니다.

⊙ 환자에게 사용하는 의료기구나, 환자 분비물 등을 만지거나 접촉해서는 안됩니다.

⊙ 병실 내 화장실은 환자 외에는 사용하지 마십시오.

⊙ 만 12세 미만 어린이는 방문을 제한해야 합니다.

7) 기타

정신건강의학과 환자에 있어서 병원 입원 종류에 따른 입퇴원 절차는 다음과 같다.

정신건강의학과

1. **자의입원** (정신보건법 제23조)
   ① **입원 요건** : 환자 본인의 입원 신청 + 정신건강의학과 전문의 진단 후 결정
   ② **퇴원 절차** : 환자 본인의 퇴원 신청 (신청서 작성 및 구두 신청)

2. **보호의무자에 의한 입원** (정신보건법 제24조)
   ① **입원 요건** : 보호의무자 2인 동의 + 정신건강의학과 전문의 진단 후 결정 (입원 후 6개월마다 계속입원여부 심사)
   ② **퇴원 절차** : 환자 또는 입원신청서를 제출한 보호의무자의 신청 (신청서 작성 및 구두 신청)

보호의무자의 범위(민법974조)

- 직계혈족 및 그 배우자
- 생계를 같이하는 친족

3. **시장 · 군수 · 구청장에 의한 입원** (정신보건법 제25조)
   ① **입원 요건** : 자신 또는 타인을 해할 위험이 있는 자를 발견한 정신건강의학과 전문의 또는 정신보건전문요원이 시장 · 군수 · 구청장에게 진단 또는 보호신청+정신건강의학과 전문의 진단 2주이내에 정신건강의학과 전문의 2인이 입원진단을 내린 경우 3개월까지 국 · 공립병원, 종합병원에 입원 조치 (입원 3개월 후 계속입원 심사)
   ② **퇴원 절차** : 정신건강의학과 전문의 퇴원 결정

4. **응급입원** (정신보건법 제26조)
   ① **입원 요건** : 자 · 타해의 위험이 큰 자로 상황이 급박한 경우 이를 발견한 자 + 경찰관 동의 (정신건강의학과 전문의가 아닌 일반의사의 진단으로도 입원 가능) (입원 기간은 72시간까지 가능 이후에는 필요 시 다른 입원 종류로 전환 가능)
   ② **퇴원 절차** : 정신건강의학과 전문의의 퇴원 결정

서식 5-8 정신건강의학과 병원 입 · 퇴원 절차

⦿ 건강보험 환자

유형	유형보조	내용
11	00	건강보험 가입자
12	00	차상위 1종 (자격에서 차상위 대상자 확인가능)
13	00	차상위 2종
14	00	차상위 보호장애인

1. 1 · 2차 요양기관 (병 · 의원)에서 발급한 요양급여(진료)의뢰서 또는 진단서를 지참하여야 보험혜택이 가능하다 (단, 가정의학과, 치과, 응급의학과 진료를 원하시는 분은 진료의뢰서가 없어도 보험혜택 가능함)
2. 보험진료비 중 본인부담률 및 부담액에 따라서 환자 본인이 부담한다.
3. 차상위 1, 2종은 의료비에 있어서 의료급여 1, 2종과 동일한 혜택을 받는다.

⦿ 의료급여 환자

유형	유형보조	내용
21	00	의료급여 1종
22	00	의료급여 2종
23	00	보호장애인 (의료급여 2종이면서 장애인복지카드 소지자)

1. 급여환자는 반드시 진료의뢰서를 지참해야 보험 적용이 가능하다 (추후 환불 안됨)

① 예외 : 의뢰서 없이 진료가능한 경우(의료급여1, 2종)

- 타과 컨설트 존재할 때, 장애인복지카드소지자
- 1차 선택병원일 때 (보험급여 가능)

⦿ 산업재해 환자

유형	유형보조	내용
31	00	산업재해 승인정상 (근로복지공단 승인내역확인 요함)
31	01	산업재해 승인 前 (작업장사고, 공상 등)

(계속)

서식 5-9 환자의 보험 유형

1. 근로복지공단의 사전 승인 후 산업재해보험 적용이 가능하며 산업재해보험에 규정된 급여항목 외 비급여 부분은 전액 본인이 부담한다. (31-00 or 31-01)

⊙ 교통사고 환자

유형	유형보조	내용
41	01	교통사고 환자로 지불보증이 되어 있지 않거나, 가해자와 합의한 경우, 본인이 100% 비용 부담
41	17	교통사고 환자 중 지불보증이 확인된 경우
43	(자손)	종합보험이 아니라 자손일 경우 진료비 지불금액이 한도가 있으므로 처리 전 확인 필요

1. 교통사고로 인한 진료비는 보험회사에서 발급한 지불보증(서류제출)을 한 경우에 지불보증 부분에 대하여 병원에서 보험사에 청구하며, 지불보증 외 비급여 항목은 환자본인이 부담 후 보험사와 조정한다.
2. 급여 항목에 한하여 지불보증 가능하다.
3. 자손 및 책임보험의 경우 치료비 한도 지불보증까지만 혜택을 받을 수 있으며, 본원에서는 전액 환자 본인 부담 후 보험사에 환자가 직접 청구한다. (41-01, 43-01)

⊙ 일반 (51)

유형	유형보조	내용
51	00	• 건강보험이 없는 내국인, 외국인 • 보험이 적용되지 않는 보철, 교정, 미용 등의 목적으로 진료 시 • 장애진단서 발급을 목적으로 내원한 경우, 병사용진단서 발급 목적시 • 건강검진을 위한 진료
51	25	신체감정을 하는 환자

1. 상해로 인한 진료 시 합의가 되지 않은 경우 일반유형으로 접수해야 하나, 환자가 건강보험처리를 원할 경우, 추후 건강보험공단에서 환수조치가 될 수 있음을 안내하고 건강보험으로 처리한다.

(계속)

2. 한국인이나 출국자로 등록된 경우 51-00 수납하며, 병원 내에 대기하는 경우는 출입국 관리소에 입국했다고 연락 후 출국자가 풀리면 11-00 으로 수납한다.

⊙ 산정특례 환자

1. 대상 질환 (138개 희귀난치성질 환자) : 만성신부전증, 장기이식, 강직성 척수염 등 (암 환자는 "중증환자"혜택 부여)
2. 수납방법 : 산정특례 등록번호 및 유효기간 확인
3. 유형보조 확인 및 수납

※ 산정특례 중 결핵 환자는 2011년 4월 1일부터 5% 부담함 (단, 비급여는 전액부담)

※ "산정특례" 란 본인 일부 부담금 산정특례의 줄인 말로 특수한 질병이거나 장기간의 치료를 요하는 건강보험환자의 본인부담을 경감시키고자 2004년1월1일부터 시행한 제도

※ 건강보험 환자의 외래진료 시 요양급여 비용총액(급여)의 10/100에 해당하는 금액을 본인이 부담

⊙ 중증(암)환자 수납 – 유형보조 11/D3

1. 건강보험환자의 경우 조직검사 결과를 보고 진료과에서 중증신청서를 등록하며 수납화면 중증번호란에 [신청중]이라는 메시지로 안내된다. 신청되는 순간부터 중증 혜택을 받을 수 있으며, 조직검사 이전에 한 검사비는 중증혜택을 받을 수 없다.
2. 중증번호가 없는데 암상병이 입력된 경우나, 중증혜택을 받던 분인데 암상병과 관련이 없는 병명이 입력된 경우는 진료과에 전화로 문의한 후에 처리한다.
3. 의료급여환자의 경우에는 진료과에서 중증등록신청서를 받아서 관할구청이나 동사무소 사회복지과에 서류를 제출하고 중증번호를 부여받아야 한다. [신청중]이라는 메시지가 있을 시는 중증번호를 부여받기 전이므로 중증혜택이 불가하다.
4. 암 진단을 통해 중증번호를 부여 받은 환자의 경우, 보험이 되는 급여항목에 한해서 본인 5%만 부담한다. (비급여는 전액 본인 부담함)

⊙ 타병원 입원환자 – 유형보조 11/AT

※ 환자의 건강보험 자격확인과 유형 및 유형보조 입력은 보험청구에 있어 매우 중요하다.

국민건강보험법 시행령 제19조에 의해 입원 시 입원보증금은 청구하지 못하도록 되어 있다.

Check point

비용의 본인부담

제19조(비용의 본인부담)

1. 법 제44조제1항에 따른 본인일부부담금의 부담률 및 부담액은 별표 2와 같다.
2. 본인일부부담금은 요양기관의 청구에 따라 요양급여를 받는 사람이 요양기관에 납부한다. 이 경우 요양기관은 법 제41조 제3항 및 제4항에 따라 **보건복지부령으로 정하는 요양급여사항 또는 비급여사항 외에 입원보증금 등 다른 명목으로 비용을 청구해서는 아니 된다.**
3. 법 제44조제2항에 따른 본인일부부담금의 총액은 요양급여를 받는 사람이 연간 부담하는 본인일부부담금을 모두 더한 금액으로 한다. 다만, 다음 각 호의 어느 하나에 해당하는 본인일부부담금은 더하지 아니한다

(4) 병동 입원

환자와 보호자는 진료 받은 외래나 응급실로 가서 입원 수속이 완료되었음을 간호직원에게 알린다. 입원시간 및 입원준비물 등에 대해 담당간호사의 안내를 받아 입원병동으로 안내를 받아 입원한다.

3. 입원료 산정

(1) 입원료 구성

① 입원료 등의 산정은 요양기관 종별에 따라 산정한다.

② 집중치료실입원료, 무균치료실입원료, 낮병동입원료, 신생아입원료, 중환자실입원료, 격리실입원료, 납차폐특수치료실입원료 등 특수병실 입원료를 산정한다.

표 5-2 입원료 산정 구성

구분	구성비	주요내용
의학관리료	40%	의사의 회진, 질병 치료 및 상담, 의료기록과 진료계획 작성 등의 비용
간호관리료	25%	간호사의 간호와 상담, 간호기록 및 환자 치료를 보조하는 행위 등의 비용
병원관리료	35%	환자복과 침구 등의 세탁비용과 비품 및 시설관리 등에 대한 비용

(2) 입원료 산정방법

① 입원료는 1일당으로 산정하며, 단입법으로 계산한다.
단, 포괄수가제DRG는 양입법 산정으로 퇴원입원료상급병실료 차액 포함가 발생한다.

② 1일이라 함은 12시정오부터 다음 날 12시정오까지를 의미한다.

③ 0~6시 사이에 입원하거나, 18~24시 사이에 퇴원한 경우에는 50%를 별도 산정한다.

④ 입원과 퇴원이 24시간 이내 이루어지는 경우 입원시간이 6시간 이상인 경우로 1일의 입원료를 산정한다.

⑤ 입원료 산정 기산점은 진료기록부 기록 내역 및 환자가 입원실을 실제로 점유한 시점 등을 고려하여 입원실 입실시간을 산정한다.

⑥ 24시간 외박하는 경우 의학관리료, 간호관리료는 산정하나 병원관리료는 산정할 수 없다.

⑦ 입원료는 입원 기간에 따라서 산정기준이 다음과 같다.

보험유형	입원일수 및 입원료 산정		
건강보험/의료급여	1~15일	16~30일	31일 이후
	100%	90%	85%
산재보험/자동차보험	1~50일	51~150일	151일 이후
	100%	95%	90%
요양병원	1~180일	181~360일	361일 이후
	100%	95%	90%

(3) 입원환자 본인부담률 및 부담액

① 요양급여비용 중 본인이 부담할 비용은 본인일부부담, 전액본인부담으로 구성되어 있다.

표 5-3 의료행위 급여와 비급여 개념

구분			내용
의료행위	급여	본인일부부담 (급여)	건강보험 적용되어 국민건강보험공단에서 일부 비용을 지원하는 항목
		전액본인부담 (100/100처방)	환자 상태는 급여지만 보험재정의 관계로 환자가 100% 부담 (예) 보험료 체납, 군 현역병, 학생간의 폭력, 보험 재정에 상당한 부담을 준다고 인정되는 경우, 그 외 보건복지부에서 정하는 사항 등
	비급여	인정비급여 (=법정비급여)	건강보험심사평가원에서 정한 비급여 항목 (예) 단순피로, 미용성형, 건강검진, 예방주사, 친자 확인검사 등
		임의비급여	병원에서 자체적으로 정한 비급여 항목 (예) 상급병실차액, 입증되지 않은 최신 의료기술, 승인되지 않은 약제 등

② 입원진료 시 본인부담률 및 부담액은 다음과 같다.

표 5-4 입원 환자 본인부담률 및 부담액

구분	본인부담액			끝수계산
	요양급여 비용총액	고가특수의료장비총액 (CT, MRI, PET)	식대총액	
일반환자	20%	외래 본인부담율	50%	10원미만 절사
15세이하(신생아 제외)	5%		50%	
신생아(28일 이내)	면제		50%	
자연분만	면제		50%	
고위험 임신부	10%		50%	

※ 요양급여비용총액 : 고가특수의료장비 총액, 식대총액, 장애인 치과진료에 대한 가산금액 제외 및 토요일 오전 9시부터 오후 1시까지의 의원 · 치과의원 · 한의원 · 보건의료원의 외래 진찰 및 약국 · 한국희귀의약품센터의 조제에 대한 가산금액은 다음 표의 구분에 따라 한시적으로 제외

※ 상급종합병원에서 법 제43조에 따라 신고한 입원병실 중 일반입원실 및 정신과폐쇄병실의 4인실을 이용한 경우에는 그 입원료에 한정하여 100분의 30

※ 보건복지부장관이 정하여 고시하는 격리입원에 대해서는 그 입원료에 한정하여 100분의 10

표 5-5 요양급여비용 총액에서 제외하는 토요일(09~13시) 가산금액

기관 종류	의원, 치과의원, 한의원, 보건의료원	2013년 10월 1일 ~2014년 9월 30일	기본진찰료 가산금액의 100분의 100
		2014년 10월 1일 ~2015년 9월 30일	기본진찰료 가산금액의 100분의 50
	약국, 한국희귀의약품센터	2013년 10월 1일 ~2014년 9월 30일	조제 기본료, 복약 지도료 및 조제료에 대한 가산금액의 100분의 100
		2014년 10월 1일 ~2015년 9월 30일	조제 기본료, 복약 지도료 및 조제료에 대한 가산금액의 100분의 50

(4) 간호등급차등제 간호관리료 차등제

① **간호등급차등제**란 확보된 병상 수 대비 간호사 수에 따라 등급을 분류하여 그 등급에 따라 입원료에 대해 가산율을 적용하여 입원료를 차등지급하는 제도이다. 입원 진료 시 간호서비스의 질이 저하되는 현상을 해소하고 의료기관의 간호서비스의 질 향상을 유도하고 있다.

② **산정시점**은 해당병동의 직전 분기 평균 병상 수 대비 병동에서 간호업무에 종사하는 평균 간호사 수병상 수 대 간호사수의 비에 따라 분류한다.

③ **종류** : 일반병동, 일반중환자실, 신생아중환자실, 소아중환자실

④ **일반병동** : 요양기관 전체병상에서 응급실, 신생아실, 분만실, 회복실, 중환자실, 격리실, 무균치료실, 인공신장실, 납차폐특수치료실, 낮병동 등을 제외한 일반병동의 병상을 말한다. 이때 별도의 병동으로 구분 운영하지 않는 격리실, 무균치료실, 납차폐특수치료실 등은 일반병동의 병상으로 본다.

표 5-6 입원환자 간호관리료 차등제 등급 현황

구분	일반병동	일반중환자실	신생아중환자실	소아중환자실
병원	1~7등급	1~9등급	1~4등급	1~4등급
종합병원	1~7등급	1~9등급	1~5등급	1~4등급
상급종합병원	1~6등급	1~5등급	1~5등급	1~4등급

표 5-7 일반병동 간호등급 기준

간호등급(일반병동) : 간호사 1명이 돌보는 병상수에 따라 산정한 등급임

등급	간호사 1명이 돌보는 병상수	
	상급종합병원	종합병원 · 병원 · 의원
1등급	2.0개 미만	2.5개 미만
2등급	2.0개 이상~2.5개 미만	2.5개 이상~3.0개 미만
3등급	2.5개 이상~3.0개 미만	3.0개 이상~3.5개 미만
4등급	3.0개 이상~3.5개 미만	3.5개 이상~4.0개 미만
5등급	3.5개 이상~4.0개 미만	4.0개 이상~4.5개 미만
6등급	4.0개 이상	4.5개 이상~6.0개 미만
7등급	–	6.0개 이상

(5) 간호 · 간병통합서비스

① 입원환자가 개인 고용 간병인이 필요 없도록 간호인력에 의해 전문적인 간호서비스를 24시간 제공하여 입원서비스의 질을 향상시키고 환자 및 가족의 간병 부담을 경감시킬 수 있도록 간호사와 간호보조인력이 전인 간호서비스를 제공하는 제도이다.

② 간호인력을 늘리고, 병실환경을 개선하여 간호 · 간병통합서비스 병동의 입원환자에게 충실한 케어가 가능하도록 포괄적 간호를 제공한다.

③ 국민건강보험공단 및 건강보험심사평가원 홈페이지에서 간호 · 간병통합서비스 참여 병원을 확인할 수 있다.

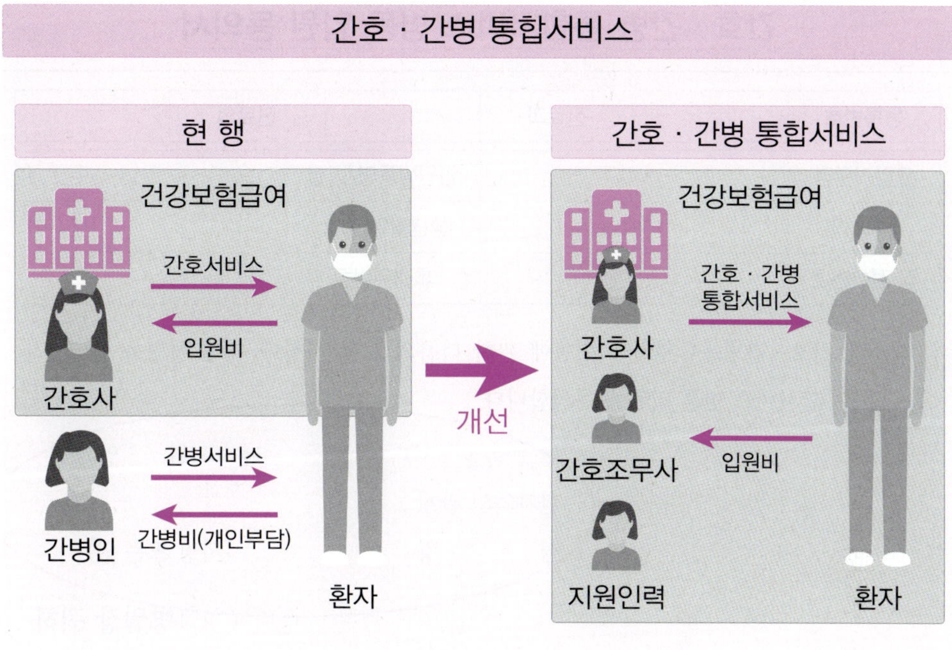

그림 5-9 간호간병통합서비스 안내문

④ 기대효과

- 간호인력에 의한 간호 · 간병통합서비스 제공으로 입원 서비스의 질이 향상된다.
- 환자의 자가 간호능력 향상으로 조기 회복을 촉진한다.
- 환자의 개인간병으로 인한 사회적 · 경제적 부담이 경감된다.
- 보호자 또는 간병인이 상주하지 않으므로 쾌적한 병동환경을 유지할 수 있다.

간호 · 간병 통합서비스 병동 입원 동의서

등록번호		진료과		진료의	

요양기관명		입원병동명/병실	
환자성명		생년월일(성별)	(남/여)
집 전화번호		휴대폰번호	

본인은 간호 · 간병통합서비스 병동에 관한 다음의 모든 사항에 대해 설명을 듣고, 간호 · 간병통합서비스 병동 입원에 동의합니다.

년 월 일

환자와의 관계 :

성 명 : (서명 또는 인)

○○○○병원장 귀하

[간호 · 간병통합서비스 병동 안내]

- 보건복지부와 국민건강보험공단은 국민의 간병부담을 해소하고, 입원서비스의 질을 향상시키기 위해 간호 · 간병통합서비스 제도에 건강보험을 적용하는 사업을 실시합니다.
- '간호 · 간병통합서비스 병동'은 보호자나 간병인이 환자 곁에 머물지 않아도 환자의 입원서비스를 전문 간호인력이 제공합니다.
- '간호 · 간병통합서비스 병동'은 간호인력을 현재의 두 배 수준을 충원하여, 간호사와 간호조무사로 구성된 전문 간호인력이 기본 간호부터 환자의 정서적인 지지와 의학적 지식 요구도가 높은 전문 영역의 간호까지 수준 높은 간호 서비스를 제공합니다.
- '간호 · 간병통합서비스 병동'은 간호인력이 입원서비스를 제공하므로 환자의 간병비 부담에 해소됩니다.
- 현재 간병인을 고용할 경우, 하루에 6인실 공동간병은 2~3만원, 4인실 공동간병은 3만원, 개인간병은 7~8만원을 지불해야 하는 부담이 있으나,
- 간호 · 간병 통합서비스는 새로운 입원서비스 제도로서, 환자는 현행 입원료 대신 '간호 · 간병통합서비스 병동 입원료'를 지불함에 따라 현행 입원료의 본인부담보다 하루에 (   )※원 정도의 비용을 추가 부담하게 됩니다.

※ (   )는 요양기관별 현행 입원료와 간호 · 간병통합서비스 병동 입원료와 환자 본인부담금 차액금 기재

서식 5–10 간호 · 간병 통합서비스 병동 입원 동의서

4. 수행내용 / 입원 수속

(1) 재료 · 자료

병원 내부 규정입원 환자 관리 규정, 입원 결정서, 입원 약정서, 상급 병실 사용 신청서

(2) 기기장비 · 공구

원무 입원 전산 프로그램, 컴퓨터, 프린터, 서버 장치

(3) 안전 · 유의사항

자격 관리 및 진료비 연대보증인을 확보한다.

(4) 수행 순서

1) 입원 결정서 접수

① 진료 의사가 발행한 입원 결정서를 입원 담당자가 접수한다.

② 입원 결정서에 병명과 내원하게 된 경위를 파악한 후 연대보증인을 확보한다.

③ 입원 결정서에는 등록 번호, 성명, 추정 진단명, 진료과, 담당 의사, 방문 경위, 격리 여부와 부수적으로 수가 유형, 질병 상태, 입원 일시, 병실 번호, DRG 여부, 응급 및 수술 예정 여부, 전과/전실 사항 등을 기록한다.

2) 입원 서약서 작성 요구

① **환자에게 입원 약정서 내용을 설명**한다.

- 제 규정 및 지시사항을 준수한다.
- 진료비 납부 기한을 엄수한다.
- 상급병실 사용 여부 및 상급병실료 본인 부담액을 설명한다.
- 연대 보증인 설정과 채무 부담 한도액을 명시한다.
- 내원하게 된 경위가 사고인 경우는 채무 변제능력이 있는 자로 보증인을 요구한다.

② **입원 약정서 접수 시 담당자의 확인 사항**은 다음과 같다.

- 환자 및 보증인의 인적 사항을 신분증과 대조한다.
- 보증인의 진료비 변제능력을 확인한다.
- 건강 보험, 의료 급여 자격 유효 기간 및 보험료 체납 여부를 확인한다.

- 입원 약정 기재 사항의 누락 여부를 확인한다.
- 응급 환자인 경우 약정서 미비 사항과 연대 보증인 설정은 추후에 추가 · 보완하여 설정할 수 있다.

3) 수진자 자격 확인

① 입원 등록 전에 환자의 자격을 확인하며, 건강보험 환자와 의료 급여 환자의 자격 조회는 국민건강보험공단에 접속하여 확인하며, 자동차보험 환자의 경우는 보험사로부터 지불 보증서를 발급할 수 있도록 환자에게 안내하고, 산업 재해 환자의 경우는 근로복지공단으로부터 산업 재해 승인서를 제출하도록 안내한다.

② 제3자의 행위에 따른 부상으로 요양 급여를 받고자 할 때는 가해자와 합의하였거나 피해자의 건강 보험 급여 요구 등을 파악하여 국민건강보험공단에 급여제한여부조회서를 송부할 수 있도록 한다.

③ 건강 보험 지역 가입자가 3개월 이상 보험료를 체납할 시에는 보험 급여가 제한됨을 안내한다.

④ 의료 급여 대상자는 매년도 연말 대상자를 책정함으로써 연초에 내원한 환자에 대해서는 각별히 자격 확인이 반드시 필요하다.

⑤ 응급 환자 중 질병이나 수급권자가 명확하지 않은 자 중 건강 보험 자격이 없는 경우 자격을 취득할 수 있도록 안내하고, 노숙자 등 행려 환자는 의료 급여 자격을 취득하도록 안내한다.

4) 입원 등록

① 원무 입원 전산 프로그램에서 환자의 등록 번호를 입력한다.

② 환자의 기본 인적 사항의 변경이 있는지 확인하고, 수정 사항을 입력한다.

③ 입원 진료과와 담당 의사를 입원 결정서에서 확인한다.

④ 보험 정보를 입력할 때 자격 조회 버튼을 클릭하면 국민건강보험공단 자격 조회 화면 접속되어 자격을 확인한 후 환자 유형을 입력하고 보험 기호와 보험 번호 피보험자 성명, 주민등록번호, 관계 등을 입력한다.

⑤ 감면 사항을 병원 진료비 감면 내규에 의거하여 입력한다.

⑥ 병실 배정 시 환자의 상태, 진료과, 성별, 전염성 질환 여부, 희망 병실 여부와 병

원의 사정을 고려하여 병동 간호사와 협의하여 병실을 배정하고, 상급 병실을 사용하고자 희망하는 경우는 1일 병실 차액을 설명한 후 서명 날인을 받아둔다.

⑦ 내원 구분과 입원 경로 외래, 응급실, 타병원 후송를 입력한다.

⑧ 감면 사항은 병원의 감면 내부 규정에 의거하여 해당 사항을 입력한다.

⑨ 장애인 여부를 등록 화면에 체크하여 의료급여 2종 환자 의료급여 1종 환자와 동일하게 거주지 시 · 군 · 구청에 의료 급여 비용의 전액을 청구할 수 있도록 한다.

⑩ 입원 수속 담당자는 환자의 병실 배정 뿐만 아니라 급여, 비급여, 선택 진료비, 자격 등과 관련된 충분한 설명이 필요하다.

2. 병상관리

학습 목표

- 병상의 설치기준에 대하여 설명할 수 있다.
- 환자의 상태, 성별, 연령 등을 확인하고 병실을 배정할 수 있다.
- 허가병상과 운영병상의 차이를 비교 설명할 수 있다.
- 입퇴원 지침 중 입원순서 우선 배정의 경우를 설명할 수 있다.

1. 병상 관리

(1) 병상의 구분

① 국가 및 지방자치단체로부터 인가를 받은 병상수를 허가병상이라고 하며, 병원에서 실제로 환자를 입원 · 진료하기 위해서 사용하는 병상을 가동병상이라고 한다.

Check point

허가병상

- 가동병상수가 허가병상수보다 많아서는 안 된다.
- 병상에 1인을 수용하는 경우 6.3 m^2 이상이어야 한다.
- 의원, 병원의 기준병상수는 전체 운영병상수의 50% 이상이어야 한다.
- 종합병원, 상급종합병원의 기준병상수는 전체 운영병상수의 70% 이상이어야 한다.

② 병상의 사용대상자에 따라 성인용 병상, 소아용 병상, 영아를 위한 배지넷 등이 있다.

Check point

사용 대상자에 따른 병상

- 성인용 병상 : 크기와 모양이 표준화되어 있는 병상이다.
- 소아용 병상 : 안전을 위해서 보호장치가 되어 있는 병상이다.
- 베지넷Bassinets : 영아를 위한 시설로 신생아 베지넷*과 구분된다.

  *신생아 베지넷 : 병원신생아 입원환자를 위하여 음식, 세탁, 병원유지관리 같은 보조 서비스가 제공되는 시설로 신생아 병상N.B. Nursery에는 베지넷, 보육기, 격리병상이 포함된다.

③ 수용 환자의 상병특성에 따라 일반병상, 중환자병상, 정신병상, 결핵병상, 재활병상, 나병상, 인큐베이터 등이 있다.

④ 종합병원의 경우에는 허가병상수의 100분의 1이상을 응급환자를 위한 예비병상으로 확보해야 한다. 단, 병 · 의원의 경우에는 1병상 이상 예비병상을 확보해야 한다

표 5-8 의료기관의 시설 등에 관한 규정(의료법 36조)

구분	병상운영 기준으로 판단	비고
허가병상	일반적으로 운영하고 있는 병상으로 입원치료를 목적으로 한다.	입원실, 중환자실, 응급입원실, 무균치료실, 격리병실, 신생아실
운영병상	일시적인 수술, 처치 등을 위하여 이용하는 병상으로 허가병상에서 제외	응급실, 수술실, 분만실, 주사실, 회복실, 인공신장실, 물리치료실, Daycare center

(2) 병상관리 방식

병상관리란 입원환자의 병실 배정 및 관리를 효율적으로 수행하기 위한 것으로 중앙

관리 방식과 분산관리 방식이 있다. 대부분의 병원에서 병상관리의 효율성이 높은 중앙관리 방식을 채택하고 있다.

1) 중앙관리 방식통합운영 방식

중앙관리 방식은 병원 전체의 병상을 1곳에서 병실 배정 부서에서 통합하여 관리하는 방식으로 다음과 같은 장점이 있다.

① 병상 점유율을 향상시켜 수익성 향상에 기여한다.

② 전체 병상을 1개 부서에서 관리하므로 빈 병상을 효율적으로 운영할 수 있다.

③ 병상관리 행정인력이 적게 소요된다.

④ 환자의 자격관리, 문제 환자 파악 등 업무의 전문화를 가져 올 수 있다.

2) 분산관리 방식 진료과별 분리운영 방식

분산관리 방식은 병실을 진료과 또는 진료계열별내과계, 외과계, 진료지원계 등로 병동을 구분하여 관리하는 방식이다.

분산관리 방식에 따른 문제점으로는 다음과 같다.

① 의사의 병상 사유화 가능성이 높다.

② 학생 방학, 계절적인 환자 증감에 신속하게 대처하지 못한다.

③ 특정 진료과별로 입원 불가 및 여유병상이 있을 수 있다.

④ 업무가 계열별로 분산되어 인력낭비가 많고 업무전문화에 어려움이 있다.

2. 병실 배정

(1) 병실현황 – 빈 병상 조회

① 병동별 병실 및 입원한 환자의 기본 정보를 파악한다.

② 입원환자의 상태, 진료과, 전염성 질환 등을 고려하여 현재 빈 병실을 조회한다.

③ 해당 병동과 협조하여 빈 병실, 환자 입원, 입원 가능 여부를 확인한다.

④ 빈 병실이 없는 경우 타 병동의 협조하에 입원 가능 병실 유무 여부를 파악한다.

⑤ 격리중인 환자를 조회할 수 있으며 비고에 격리사유를 작성하여 저장하면 추후에 병실관리하기가 용이하다.

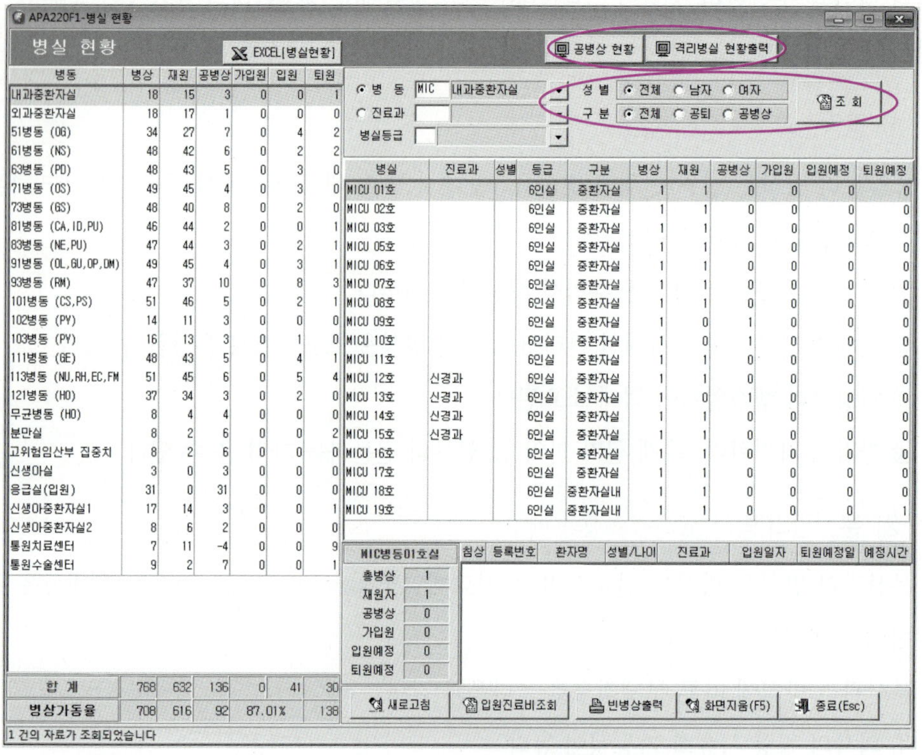

그림 5-10 ○○병원 병실현황조회 화면

(2) 병실 배정

① 환자의 상태, 진료과, 성별, 성인 · 소아, 전염성 질환, 희망 병실상급병실 등 등을 고려하여 현재 병원의 빈 병실을 조회한다.

② 빈 병상이 있는 경우 병상 배정 순위에 의해 병실을 배정한다.

③ 상급병실을 희망하는 경우는 상급병실 사용 신청서를 작성하도록 하고, 병실 차액을 설명한다.

④ 퇴원 환자 병실로 입원하는 경우는 재원하고 있는 경우 퇴원 후 입실이 가능함을 안내하고, 진료과와 협조하여 입원 대기 시 검사가 시행될 수 있도록 한다.

⑤ 병실이 부족하여 병상을 배정받지 못한 경우 입원 예약 후 귀가 조치하고 입원 예정일과 수시로 연락이 가능하도록 안내한다.

⑥ 환자 상태가 위독한 경우는 응급실에서 대기할 수 있도록 안내한다.

Check point

입퇴원 관리지침 중 입원순서 배정(예시)

① 응급환자를 최우선적으로 입원시킨다.
② 응급수술을 요하거나, 타병원에서 응급으로 전원하여 수술이 필요한 경우
③ 입원 대기환자 중 예약 접수일자가 빠른 순서대로 입원시킨다.
④ 소아청소년과의 경우 열로 인한 치료가 지연될 경우, 폐렴 등 합병증이 쉽게 발생될 수 있으므로 우선적으로 입원시킨다.
⑤ 항암치료 환자의 경우 병실이 부족한 경우를 제외하고는 입원 예정일에 배정한다.
⑥ 지방에서 올라온 환자가 병실부족으로 숙박업소에서 대기하는 경우 우선한다.

(3) 입원 담당자 병실 배정 시 준수사항

의료법 시행규칙 제33조개설자 또는 관리자 준수 사항 법 제36조에 따라 의료기관을 개설·운영하는 개설자나 관리자는 다음 각 호의 사항을 지켜야 한다.

① 입원실의 정원을 초과하여 입원시키지 않도록 한다.
② 입원실 배정은 남·여 성별소아는 예외로 구분하여 배정한다.
③ 입원실이 아닌 장소에 환자, 임부 또는 해산부를 입원시키지 않는다.
④ 정신질환자는 정신병 입원실 외에는 입원시키지 않는다.
⑤ 전염의 우려가 있는 환자와 다른 환자를 동일한 병실에 입원시키지 않는다.
⑥ 전염의 우려가 있는 환자가 입원하였던 입원실 및 그 옷·침구·식기 등은 완전히 소독하기 전에 사용하지 아니한다.
⑦ 변질·오염·손상되었거나 유효사용기한이 지난 의약품은 진열하거나 사용하지 않는다.
⑧ 환자의 치료 목적상 격리를 필요로 하여 상급병실로 입원한 경우에는 병실 차액을 산정하지 않는다.

격리의 정의와 종류

격리Isolation의 정의

환자의 감염균이 다른 사람에게 옮겨지는 것을 방지하거나 다른 사람이 환자에게 감염시키는 것을 방지하기 위한 전염병 대책의 하나이다.

격리의 종류

1. VRE Vancomycin-Resistant Enterococci - 반코마이신 내성 장알균 감염 격리

① 사물 표면이나 피부 상에서 균의 내구성이 높고 접촉을 통해 감염(접촉주의 필요)

② 해제기준은 일주일 간격으로 연속 3회 실시한 검사 결과가 음성이면 격리 해제

2. 역격리ANC 격리

① 환자의 면역력이 매우 낮아져 오히려 다른 환자들이나 외부요인들로부터 감염되기 쉬워진 상태라 격리를 통해 보호 받아야 하는 상황

② ANC 절대호중구수 수치가 낮다는 것은 백혈구의 수치 또한 낮다는 것으로 면역력이 크게 낮아진 상태로 ANC의 수치가 500이하로 떨어졌을 때 격리를 할 수 있는 수치로 인정

③ ANC 수치가 500이상으로 증가한 날을 포함하여 3일 이후 격리 해제 (격리 병실료는 3일까지 인정)

3. 결핵격리TB, Tuberculosis

① 결핵균의 감염으로 발병, 주로 폐결핵 환자로부터 나온 미세한 침방울 혹은 비말핵droplet nuclei, 기침이나 재채기를 하면 결핵균이 들어 있는 입자가 공기 중에 나와 수분이 적어지면서 날아다니기 쉬운 형태로 된 것에 의해 직접 감염되지만 감염된다고 하여 모두 결핵에 걸리는 것은 아니며 대개 접촉자의 30% 정도가 감염되고 감염된 사람의 10% 정도가 결핵 환자가 되며 나머지 90%의 감염자는 평생 건강하게 생활. 발병하는 사람들의 50%는 감염 후 1~2년 안에 발병하고 나머지 50%는 그 후 일생 중 특정 시기에, 즉 면역력이 감소하는 때 발병.

② 임상적으로 증세가 좋아지고 객담도말검사 결과 3회 이상 음성일 경우에는 의사의 소견에 따라 격리 해제 가능

4. 음압격리

① 병실 내부 기압을 인위적으로 떨어뜨린 격리 병상으로 병실 내부의 병균, 바이러스가 병실 밖으로 퍼져나가는 것을 방지, 기압 차를 이용해 병실 내부의 공기가 외부로 빠져나가지 못하게 해 병원균과 바이러스를 차단하는 기능을 하는 병실.

5. 기타 격리

① 성홍열Scarlet fever, 풍진Rubella, 볼거리Mumps, 옴Scabies, 수두Chicken pox, HIV수술 등으로 인해 체외로 체액이 배출되어 감염 위험이 있을 경우 또는 의료진 소견상 격리가 필요 할 때 만 인정, ROTA 바이러스 등

② 의사 소견이 있을 경우, 해당 검사의 진행기간인 약 2~3일간 격리로 인정 가능.

3. 입원환자관리의 효율적 운영방안

(1) 입원예약제도

입원예약제도는 입원 일자를 예약하여 입원하는 제도로 다음과 같은 기대효과가 있다.

① 환자수 분산, 사전진료준비, 수술일정 등 계획적인 적정진료로 의료서비스 향상

② 병원의사과 환자간의 신뢰감 조성

③ 환자수용능력 적정 활용으로 업무능률 향상

④ 혼잡 완화와 안정적인 분위기 유지

⑤ 병상의 효율적 배분 등

(2) 일시 퇴원 재입원 제도

병원에 입원한 후 타과 진료 및 특수검사 등을 위해서 수일 이상 무진료 대기가 필요한 경우 일시적으로 퇴원한 후 다시 입원하는 병상관리제도이다.

(3) 당일 수술센터Day Surgery Center, DSC 운영

입원 · 수술 · 퇴원이 하루에 이루어지는 것으로 수일 동안의 입원으로 인한 환자의 병원내 감염, 정서적 불안을 줄이고 시간과 비용이 절감되며 가족과의 격리 없이 수술 후 조기에 일상으로 복귀할 수 있는 장점이 있다.

(4) 낮병동Day Care Room 운영

당일 입원하여 6시간 이상 진료나 관찰 후 퇴원하는 제도이다. 낮병동 산정대상은 분만 후 당일 귀가, 응급실이나 수술실 등을 받고 6시간 이상 관찰 후 당일 귀가, 정신건강의학과 낮병동에서 6시간 이상 진료 받고 당일 귀가하는 경우에 산정할 수 있다.

(5) 환자의뢰시스템Refer Back System

환자의뢰 즉 진료의뢰는 진료의사의 진료상 필요한 경우에 의료전달체계 절차에 따라서 의뢰하게 되며, 병원간 정보교류 및 유대강화에 도움이 된다. 의뢰시 연계병원의 특성이나 진료능력 등을 고려해야 한다.

(6) 진료표준 계획에 의한 진료

담당의사는 질환별로 표준 진료계획서를 작성하여 입원결정하고 입원후에는 표준계획에 의하여 진료한다.

4. 병상관리의 평가

병상과 관련된 주요 평가지표로는 환자진료실적지표Utilization indicator 범주에 속하며 다음과 같다.

(1) 100병상당 일평균 재원환자 수(명)

$$\text{100병상당 일평균 재원환자수} = \frac{\text{일정기간의 재원환자 연 인원 수} \div \text{일정기간의 총일수}}{\text{평균가동병상수} \div \text{100병상}}$$

규모가 다른 병원간 일평균 입원환자의 진료실적을 비교하기 위한 지표이다. 가동병상수란 입원환자의 진료를 위하여 병실에 실제 투입된 병원이 보유한 병상수를 의미하며, 응급실, 분만실, 회복실, 주사실, 인공신장투석실, 신생아용 베지넷 등은 제외된다.

(2) 평균재원일수(일)

$$\text{평균 재원환자수} = \frac{\text{총 재원일 수}}{(\text{입원실인원} + \text{퇴원실인원}) \div 2}$$

환자가 입원하여 퇴원할 때까지의 평균입원기간을 의미한다. 한 환자당 재원일수가 길어지면 1일당 평균 진료비가 낮아지고 1인당 총진료비는 높아진다. 입원대기 환자가 많은 병원에서 평균재원일수가 짧으면 병원수익이 늘어난다.

(3) 병상회전율

$$\text{병상회전율} = \frac{\text{실퇴원환자 수}}{\text{평균가동병상수}}$$

일정기간에 1병상당 평균 몇 명의 입원환자를 수용하였는가를 보여주는 병원 시설이용도를 나타내는 대표적인 지표이다. 병상이 효율적으로 운영된다는 것은 입원환자 수가 많아 시설이용도가 높아 수익성이 좋아지며, 국가차원에서도 의료자원이 효율적으로 운영된다는 것을 의미한다. 병상회전율은 병상이용률이 높을 때 이 비율이 높을수록 병원의 수익성이 좋다고 할 수 있다.

(4) 100병상당 일평균 조정환자 수(명)

$$\text{100병상 일평균 조정환자수} = \frac{\text{연입원환자 수} + \text{연외래환자 수} \times \dfrac{\text{외래환자당 일평균진료비}}{\text{입원환자당 일평균진료비}}}{\text{평균가동병상수} \div \text{100병상}}$$

규모가 다른 병원간 일평균 외래 및 입원환자를 동시에 평가하는 지표라고 할 수 있다. 조정환자 수는 일정기간 중 연입원환자 수에 환자 1인당 평균진료비를 반영하여 연외래환자 수를 입원환자 수로 환산하여 더한 것을 의미한다.

(5) 외래환자 입원율(%)

$$\text{외래환자 입원율} = \frac{\text{실 입원환자 수}}{\text{연외래환자 수}} \times 100$$

외래환자 중 해당병원에 입원하는 환자의 비율을 의미하며, 병원에 내원하는 환자의 중증도를 나타낸다.

(6) 응급환자 입원율(%)

$$\text{응급환자 입원율} = \frac{\text{응급환자 중 입원한 환자 수}}{\text{총 응급환자 수}} \times 100$$

응급실에 내원하여 진료한 환자 중 몇 명이 입원하였는지 비율로 산출하는 지표로 응급실의 효율적인 관리운영 상황을 볼 수 있는 지표이다. 응급실에 내원한 환자의 상당수가 다른 병원으로 후송된다면 병원은 지역사회로부터 신뢰를 잃게 될 뿐만 아니라 의료수익도 감소할 것이다.

5. 병상 신증설 사전협의제

(1) 협의대상 : 상급종합병원이 입원실허가병상을 신증설*하고자 하는 경우

- 신증설* : 상급종합병원 지정 신청일 전월 말과 비교하여 입원실 허가병상 수 또는 일반 입원실 병상 수가 증가한 경우 증설에 해당된다. 병상 감소시에는 해당사항 없음
- 병상이 감소하거나, 병원 · 종합병원 이하는 해당사항 없다. 상급종합병원만 해당

(2) 협의절차

신청서 제출	→	심사	→	심사결과 검토 및 협의결과 통보	→	사후관리
(상급종합병원)		(심평원)		(보건복지부)		(심평원)

* 신속 협의 대상에 한해 협의절차 일부 생략 가능

(3) 신증축 가능으로 협의된 후 이행사항

협의결과를 통보받은 후 1년 내에 신증설 계획을 이행하여야 한다. 미이행 시 그 사유를 보건복지부 및 건강보험심사평가원에 제출해야 하며, 미이행 사유가 합당하지 않을 경우 협의결과 결정사항을 취소될 수 있다.

(4) 사전협의 위반 시 조치사항

사전협의 미요청 증설 또는 협의결과 결정사항과 달리 증설한 병상이 있는 경우에는 차기 상급종합병원 지정 평가 시 「상급종합병원의 지정 및 평가에 관한 규칙」에서 정한 기준에 따라 불이익을 받을 수 있다.

표 5-9 2018년도 상급종합병원 지정 시 병상증설 관련 평가감점기준

의료전달 체계	환자의뢰 회송 체계	상급-비상급의원, 종합병원 등 간 환자 의료 회송 체계전담조직, 업무매뉴얼 등 구축
	병상증설 시 복지부와 사전협의 의무	사전협의없이 병상 증설 시, 제재조항 신설(감점 5점)

6. 수행내용 / 병실 배정

(1) 재료 · 자료

병원 병실 관리 규정, 입원 환자 관리 규정

(2) 기기장비 · 공구

원무 입원 전산 프로그램, 컴퓨터, 프린터, 서버 장치

(3) 수행 순서

1) 빈 병상 조회

① 환자의 상태, 진료과, 성별, 전염성 질환 등을 고려하여 현재 병원의 빈 병실을 조회한다.

② 해당 병동과 협조하여 빈 병실, 환자 입원, 입원 가능 여부를 확인한다.

③ 빈 병실이 없는 경우 타과 병동 간호사의 협조하에 입원 가능 병실 유무 여부를 파악한다.

2) 병상 배정 순위

① 입원 우선순위는 응급 수술이 필요한 환자

② 수술 예약 환자

③ 응급실에 대기 중인 환자

④ 외래 환자 중 중환자

⑤ 접수 순서에 의한 환자 순 등으로 병실을 배정한다.

3) 병상 배정

① 빈 병상이 있는 경우 병상 배정 순위에 의해 병실을 배정한다.

② 상급 병실 사용을 희망하는 경우 상급 병실 사용 신청서에 신청자 성명과 서명 · 날인할 수 있도록 하고 병실 차액을 설명한다.

③ 상급 병실 사용 신청서는 입원 서약서와 함께 보관하여 퇴원 시 병실 차액의 민원에 대비해야 한다.

④ 퇴원 환자 병실에 입원하는 경우는 현재 입원 중에 있는 경우 퇴원 후 입실이

가능함을 안내하고, 진료과와 협조하여 입원 대기 시 검사가 시행될 수 있도록 한다.

⑤ 병실이 부족하여 병상을 배정받지 못한 경우 입원 예약 후 귀가 조치하고 입원 예정일과 수시로 연락이 가능하도록 안내한다.

⑥ 환자 상태가 위독한 경우는 응급실에서 대기할 수 있도록 안내한다.

⑦ 기준 병실이 없어 상급 병실에 입원하는 경우 기준 병실 예약 절차를 설명한다.

4) 입원 담당자 병실 배정 시 준수 사항

① 입원실의 정원을 초과하여 입원시키지 않도록 한다.

② 입원실 배정은 남/여를 구분하여 배정한다.

③ 입원실이 아닌 장소에 환자, 임부 또는 해산부를 입원시키지 않는다.

④ 정신질환자는 정신병실 이외에는 입원시키지 않는다.

⑤ 전염의 우려가 있는 환자와 다른 환자를 동일한 병실에 입원시키지 않는다.

⑥ 환자의 치료 목적상 격리를 필요로 하여 상급 병실로 입원한 경우에는 병실 차액을 산정하지 않는다.

5) 해당 병동 통보

① 병실 배정이 완료되고 입실이 가능하면 환자의 인적 정보와 증상을 병동에 통보하여 병실을 준비할 수 있도록 한다.

② 환자에게 병동 위치를 안내한다.

3. 퇴원환자관리

학습 목표

- 퇴원환자 수속 절차를 이해하고 진료비를 수납할 수 있다.
- 정산된 퇴원 진료비에 대해서 설명할 수 있다.
- 퇴원환자의 요청에 따라 입퇴원확인서, 진료비세부내역서 등을 발급할 수 있다.

1. 퇴원 결정

퇴원 결정은 진료를 전적으로 담당했던 의사의 의학적인 판단에 따른다. 환자가 완치되었거나, 외래 진료로 전환하려는 환자 측의 요구, 타의료기관 이송, 생존 가능성이 없는 퇴원, 사망 등의 사유로 입원 진료를 종결할 필요가 있을 때 담당의사는 퇴원기록지를 작성하고 퇴원 결정서를 발급한다.

Check point

의학적 충고에 반하는 퇴원

의학적 충고에 반한 퇴원Discharge Against Medical Advice : DAMA의 경우 다음 4가지 요건을 모두 충족된다면 가능하다.

1. 환자의 회복가능성과 생존 가능성이 아주 낮다.
2. 환자 상태가 점점 악화되는 추세에 있다.
3. 계속적인 치료를 희망하는 의사표시가 없다.
4. 환자보호자의 적극적인 퇴원요구 및 서면 동의가 있다.

2. 퇴원수속 및 진료비 수납

퇴원 절차

STEP 1 퇴원결정

☞ 담당의사가 퇴원을 결정하면 퇴원을 할 수 있다.
☞ 통상적으로 담당의사가 퇴원 1일 전에 퇴원예고를 한다.

STEP 2 퇴원진료비 납부

☞ 퇴원수속창구에서 퇴원진료비를 납부한다.

STEP 3 퇴원 수속

☞ 퇴원 당일 간호사의 안내에 따라 퇴원 수속창구에서 퇴원진료비를 납부한다.
☞ 퇴원수속 후 퇴원증을 받아 병동 간호사에게 제출한다.
☞ 일과시간(17:00)이후 및 토요일 오후, 일요일(공휴일)에는 야간수납창구에서 퇴원 예상금액을 예치한 후 가퇴원 영수증을 받고 퇴원한 다음 2~3일 후 가퇴원 영수증을 가지고 퇴원창구에서 정산한다.

STEP 4 퇴원

☞ 퇴원증을 병동에 제출 후 병동에서 퇴원약을 받아 귀가한다.

(1) 퇴원 예고

정규 퇴원은 환자의 병세가 호전되어 통원 치료 가능하다고 판단되는 경우 담당의사에 의해 결정된다. 환자 및 보호자가 퇴원 또는 전원을 원하면 담당의사와 면담 후 담당의사가 퇴원 또는 전원을 결정한다. 통상적으로 퇴원 전일 또는 퇴원당일에 이루어지는데 병상가동율을 높이기 위하여 전일에 퇴원 예고하는 것을 **전일 퇴원예고제**라 한다.

전일 퇴원예고제를 실시하는 경우에는 퇴원 전일에 다음의 절차가 이루어지고 퇴원당일 최종 확인 후 오전 중 퇴원이 가능하게 된다.

Check point

퇴원 예고에 따른 관계자들의 조치

- 담당의사 : 퇴원 결정 전일 퇴원 예고제 및 퇴원지시, 퇴원투약 및 처방을 작성하고 진료기록부를 진료비 계산부서로 이송한다.
- 원무 부서 : 자격 유형 및 유형 보조 관리
- 보험심사 : 입원진료비 1차 계산
- 의무기록 : 입원진료비 관련 자료수집 입원진료비 1차 계산

(2) 퇴원 결정

담당의사는 퇴원 전일 또는 퇴원 당일 퇴원 예고하며, 퇴원결정서 발행, 퇴원 처방, 입 · 퇴원기록지 Discharge Summary Sheet를 작성한다.

(3) 퇴원심사

퇴원심사는 입원 중 처방된 진료비가 정확하게 산정되었는지 진료기록부 및 수가산정 확인, 상병명 확인, 약재 및 치료재료 누락 여부, 보완 자료 등을 확인하는 과정이다.

전일 퇴원예고제인 경우 퇴원전일에 1차 보험심사를 하고, 퇴원당일 퇴원 최종 심사를 한다.

당일 퇴원이 결정된 경우 당일에 퇴원진료비 계산 및 보험심사를 한다. 종이 의무기록인 경우 당일에 관련 의무기록을 취합하여 진료비 계산 및 심사가 이루어져야 하므로 시간이 많이 소요됨에 따라 전일 퇴원예고제가 바람직하다.

Check point

진료비 퇴원심사 시 유의사항

1. 진료비 계산
   ① 진료비 계산이 늦어지면 퇴원이 늦어진다.
   ② 처방전은 매일 입력하여 퇴원 통보와 동시에 진료비 계산이 가능하도록 하여야 한다.
   ③ 퇴원심사 완료 이전에 환자가 부득이 퇴원하는 경우 가퇴원제도를 활용한다.
2. 퇴원전 심사
   ① 처방전의 내용이 진료비 산정에 정확히 반영되었는지 확인한다.
   ② 진료기록부의 상병명, 보험 유형을 확인한다.
   ③ 수술, 마취, 치료 재료, 약재 등 고가의 진료 수가를 우선 점검한다.
3. 퇴원심사 필수 확인 사항
   ① 보험 유형, 주민등록번호를 확인한다.
   ② 중증 환자 등 산정 대상 환자를 확인하다.
   ③ 고가 진료 누락 여부 : 수술, 마취, 고가 치료 재료 등을 확인한다.
   ④ 고가 약재, MRI, PET-CT 등 인정 기준에 따른 급여 여부를 확인한다.
   ⑤ 청구 시 필요한 첨부 자료, 소견서를 준비한다.
   ⑥ 상해외인 및 특정기호를 부여한다.
   ⑦ 상병명과 검사, 약품 사용 일치 여부를 조사한다.
   ⑧ 야간 수술, 마취 등 시행 여부를 확인한다.
   ⑨ 약제 및 치료재료의 Order 및 실사용 여부를 확인한다.

(4) 퇴원 결정 안내

환자에게 퇴원이 결정되었음을 설명하고 퇴원 절차 등을 알려준다. 퇴원 처방을 확인하고, 미실시 처방 확인 후 재계산, 간호수행 미실시 처방 확인, 퇴원간호 계획지 작성, 식이 종료, 퇴원 간호기록을 하고 재진 예약을 한다.

(5) 환자 퇴원 준비

퇴원예고 당일 환자 및 보호자는 퇴원 시 필요 서류진단서, 초진차트, 영상 등를 병동 간호사에게 요청하고 담당의사가 정리한다. 퇴원 당일 조식 후 환자는 본인의 물품 정리하면서 퇴원수속 통보를 기다린다.

(6) 퇴원수속

퇴원 절차에서 원무 부서의 업무는 자격 유형 및 유형보조 변동사항 최종확인 관리와 진료비 계산, 진료비 수납, 예약 접수 및 수납 업무이다.

퇴원 전일 또는 당일 원무부서에서는 환자의 자격 유형 및 유형 보조에 변동사항이 있는지를 최종 확인한다. 최종 퇴원심사가 완료되고 총 진료비 및 본인일부부담금 계산이 결정되면 환자 및 보호자에게 병실로 수납 통보를 한다.

환자 및 환자 보호자가 수납을 완료하고 재진 예약이 있는 경우 예약일정 확인 및 예약진찰료를 수납외래 당일 수납 가능한다. 절차가 완료되면 OCS 상에 퇴원/가퇴원 환자로 등록된다.

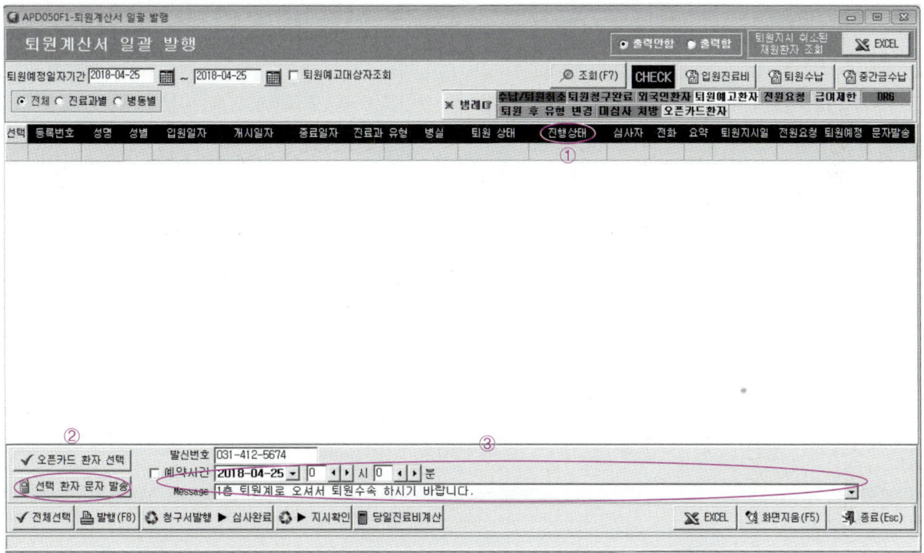

그림 5-11 퇴원환자 퇴원계산서 일괄 발행 화면

1) 퇴원예정자 조회 화면

① 퇴원환자의 퇴원 **"진행상태"**를 볼 수 있다.

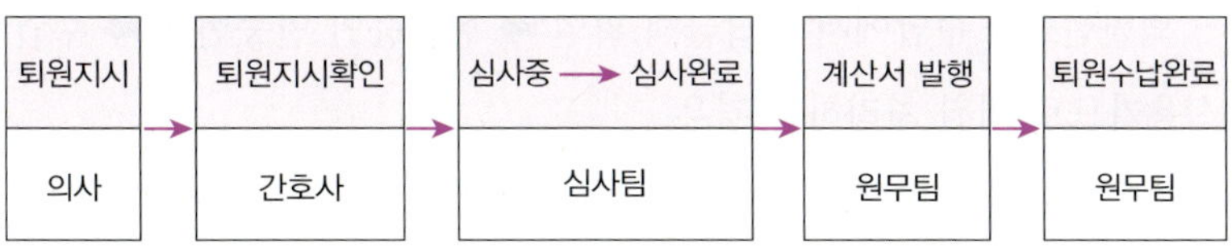

* 병원마다 상이할 수 있다.

② 심사완료된 퇴원예정자는 선택 후 **"선택 환자 문자발송"**을 클릭해서 환자 및 보호자에게 퇴원수속 안내 문자를 발송한다.

2) 퇴원진료비 수납

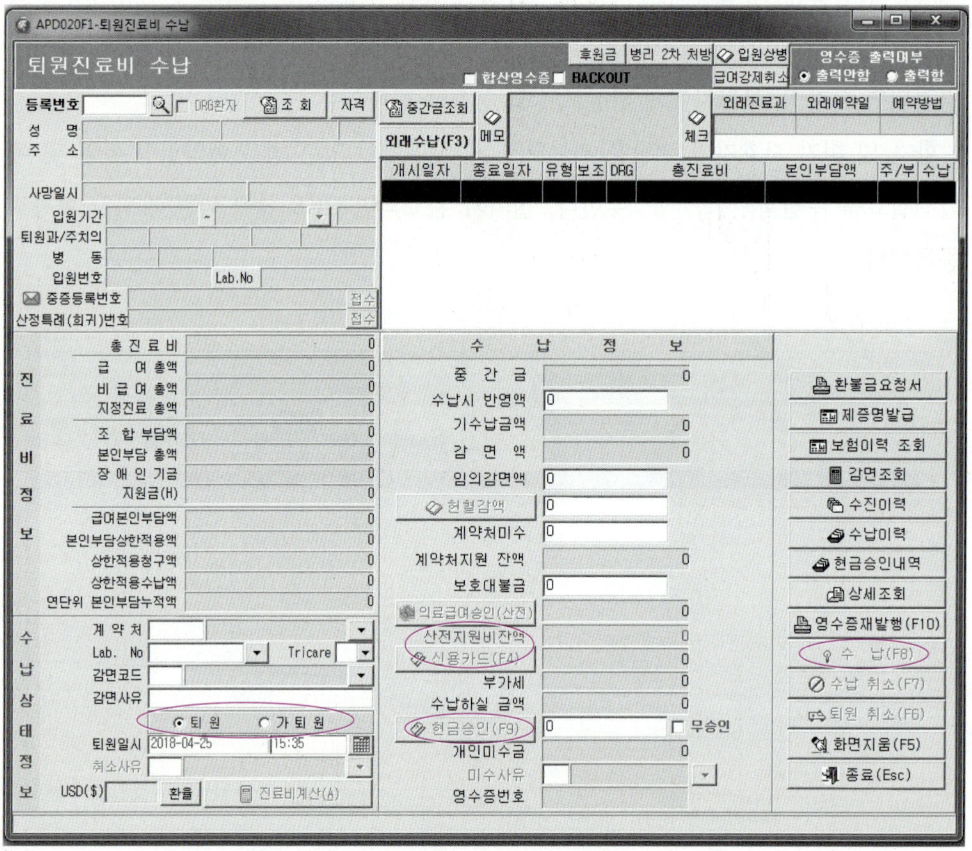

그림 5-12 퇴원환자 퇴원진료비 수납 화면

3) 퇴원진료비 수납 화면

① 정퇴원인 경우

• 현금 수납으로 퇴원 처리하는 경우

– 퇴원진료비 수납에서 수납금액 확인 ➡ 현금승인 인증번호 ➡ 수납

• 신용카드로 퇴원 처리하는 경우

– 퇴원진료비 수납에서 신용카드 선택 ➡ 카드 승인 완료 ➡ 수납

② 가퇴원인 경우

휴일 및 야간에 퇴원할 경우 진료비 심사가 되지 않아 정확한 진료비를 계산할 수 없는 경우 “수납상태정보”에서 가퇴원을 Check한 후 “금액” 항목에 입금 받을 금액을

입력 후 수납 처리한다.

(7) 가퇴원

근무시간 내에 심사 미완료, 전산 에러, 조기퇴원 사망 등 급히 퇴원해야 할 경우 가퇴원 처리한다. 가계산 퇴원 시 환자 및 보호자에게 추후 보험심사가 필요하고 이 경우 향후 정규 근무시간에 진료비를 다시 내원해서 정산해야 하며 진료비 증감이 있음을 충분히 설명한다.

미수금 발생을 예방하기 위하여 평소 처방내역 등은 전산입력이 충분히 이루어져 있어야 한다. 가계산 수납 시 수술료 산정 여부 및 기타 중요도를 감안하여 계산된 금액에 일정액을 추가 보통 10-30% 하여 향후 추징금보다 환불금이 발생하도록 하는 것이 악성 미수금 발생을 예방하는 방법이다.

가퇴원 후 심사완료된 퇴원환자에게 문자를 전송해서 가퇴원 정산를 안내한다.

(8) 각종 증명 사본 발급

① 보건의료정보

보건의료정보, 진단서 등은 담당의사에게 사전에 이야기하고 퇴원 시 보건의료정보 창구에서 발급하고 비용을 수납한다.

② 타기관 보험회사 등**에 제출용 진료비 세부명세서**

원무부서 출력 창구에서 타기관에 제출할 진료비 세부명세서를 발급한다.

③ 기타 각종 증명서 발행

입원확인서 등 기타 증명은 원무 창구에서 발행한다.

(9) 환자 퇴원 안내 병동 담당 간호사

퇴원진료비 수납 영수증 또는 EMR상에서 퇴원수납완료를 확인하고 담당 간호사는 퇴원 간호 계획지를 출력하여 준비된 퇴원약의 복용 방법과 종류, 퇴원 후 주의할 사항, 진료 예약일시 등 퇴원 설명 후 퇴원한다.

① 퇴원 또는 전원

상기 전 절차를 완료되면 퇴원수속이 완료되어 귀가 또는 전원을 하게 된다.

② 회송소견서 국민건강보험 요양급여의 기준에 관한 규칙 제6조

요양기관은 적절한 요양급여를 행하기 위하여 다른 요양기관에게 요양급여를 의뢰

할 수 있다. 의뢰받은 요양기관은 가입자 등의 상태가 호전되었을 때에는 요양급여를 의뢰한 요양기관이나 1단계 요양급여를 담당하는 요양기관으로 가입자 등을 회송할 수 있다. 가입자 등을 회송하는 경우에는 요양급여회송서를 발급해야 하며, 의뢰 또는 회송받은 요양기관의 요청이 있는 때에는 진료기록의 사본 등 요양급여에 관한 자료를 제공하여야 한다.

③ **요양급여 회송서** 국민건강보험 요양급여의 기준에 관한 규칙 제6조

[별지 제5호서식] (앞면)

<table>
<tr><td colspan="5">요양급여회송서</td></tr>
<tr><td colspan="3">건강보험증번호(사업장기호)</td><td colspan="2"></td></tr>
<tr><td>가입자 또는 세대주</td><td>성명</td><td></td><td>주민등록(관리)번호</td><td></td></tr>
<tr><td>환자</td><td>성명</td><td></td><td>주민등록(관리)번호</td><td></td></tr>
<tr><td colspan="5">주소</td></tr>
<tr><td colspan="2">진료구분
[ ] 입원 [ ] 외래</td><td colspan="3">진료게시일</td></tr>
<tr><td colspan="5">상병명</td></tr>
<tr><td colspan="5">국민건강보험요양급여의 기준에 관한 규칙 제6조제3항의 규정에 의하여 위와 같이 가입자 등을 회송합니다.

20 년 월 일

요양기관 기호 :
소재지 :
대표자 : ㊞
담당의사 성명 : (서명 또는 인)

요양기관 대표자 귀하</td></tr>
<tr><td colspan="5">주) 1. 이 요양급여회송서는 요양급여의뢰를 받은 요양기관이 환자의 상태가 호전되어 요양급여를 의뢰한 요양기관이나 1단계 요양급여를 담당할 수 있는 요양기관으로 회송할 때 담당의사가 작성하며, 무상으로 교부됩니다.
2. 환자상태 및 진료소견란에는 현증상, 경과기록(수술 및 처치등), 검사실시 내역 및 질병치료 후의 상태 등을 구체적으로 기재하기 바라며, 해당란이 부족한 때에는 뒷면을 활용하기 바랍니다.</td></tr>
</table>

210mm×297mm (일반용지 60g/m²(재활용품))

(뒷면)

환자상태 및 진료소견

서식 5-11 요양급여 회송서

3. 퇴원환자 제증명서 발급

① 재원 환자와 퇴원 환자에 한해서 재원 및 입 · 퇴원 증명서를 발급한다.

② 퇴원수납화면에서 제증명 버튼을 누르면 아래와 같이 제증명서 발급화면이 나타난다.

③ 입원내역을 조회하여 해당 입원 내역을 선택하여 '입력'에서 해당 증명서를 선택 후 저장 하여 '입 · 퇴원확인서상병정보無'버튼을 눌러 출력한다.

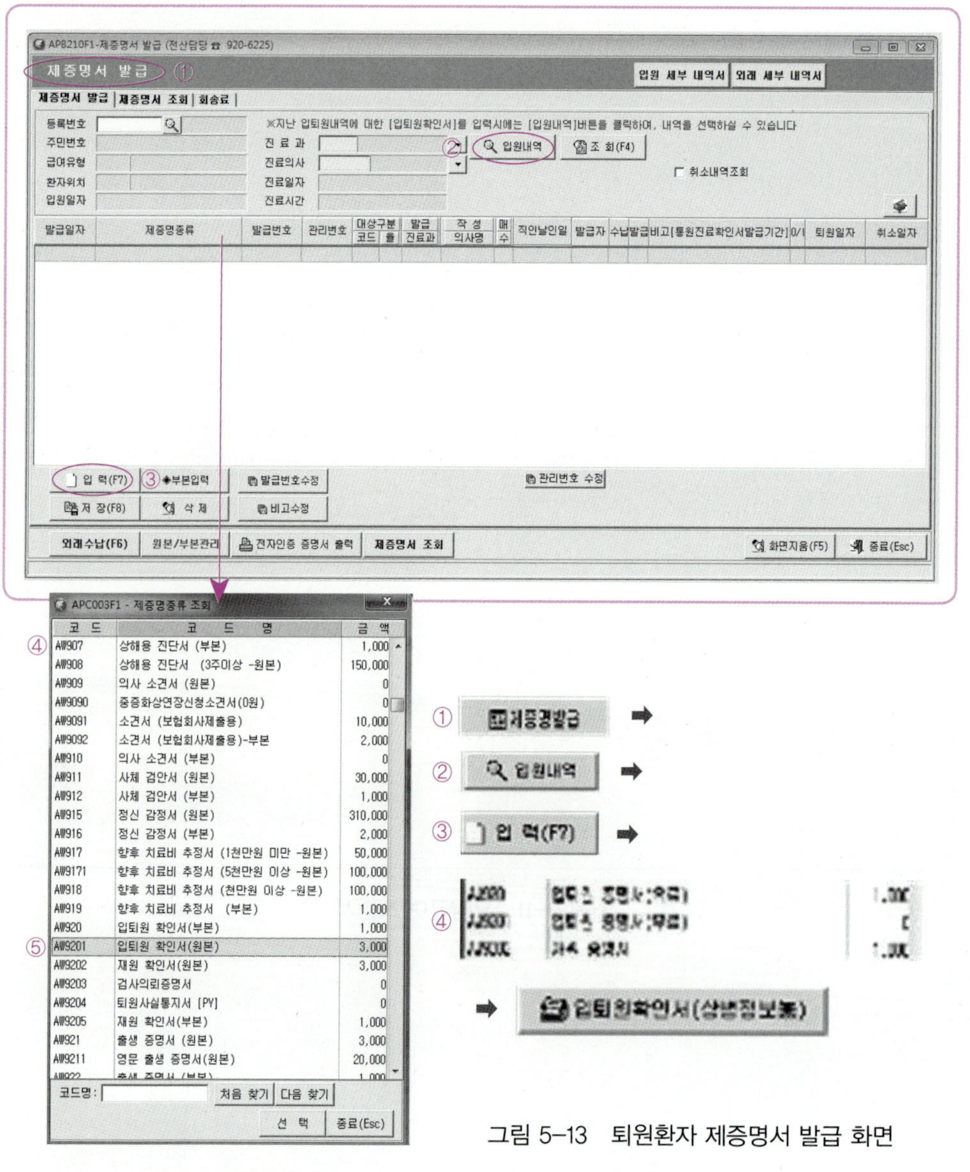

그림 5-13 퇴원환자 제증명서 발급 화면

입퇴원 확인서

발급번호			
환자명		등록번호	
주민등록번호			
주소			
입원내용			
진료과	입원기간		

위와 같이 입 · 퇴원을 확인함.

20 년 월 일

○○시 ○○구 ○○동 ○○~○○

○○○ 병원장

서식 5-12 입퇴원 확인서

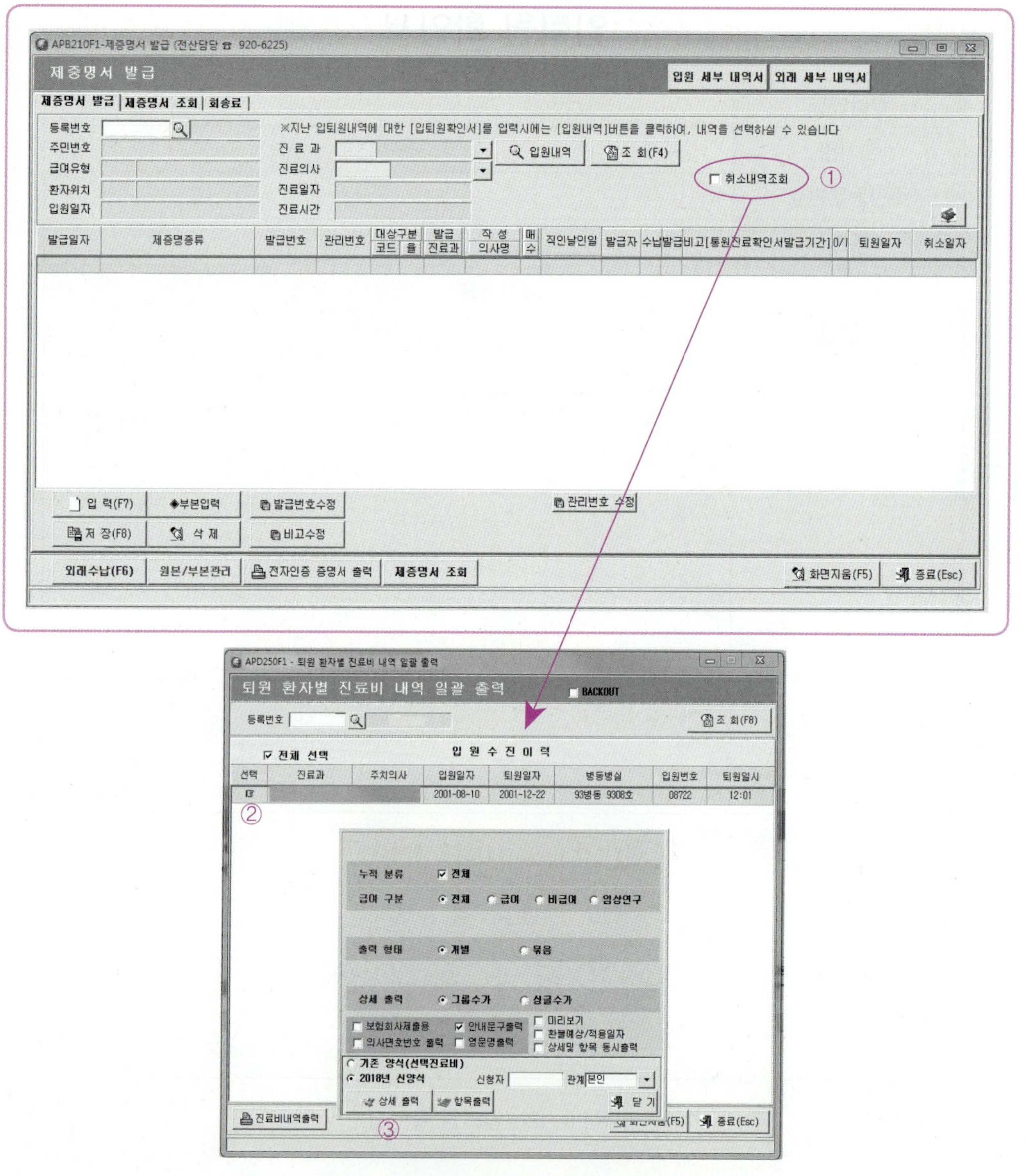

그림 5-14 진료비 세부산정내역서 출력 화면

■ [별지 제1호 서식] 〈제2조 제1항 관련〉 (앞면)

진료비 세부산정내역

환자등록번호	환자성명	진료기간	병실	환자구분	비고

<table>
<tr><th rowspan="3">항목</th><th rowspan="3">일자</th><th rowspan="3">코드</th><th rowspan="3">명칭</th><th rowspan="3">금액</th><th rowspan="3">횟수</th><th rowspan="3">일수</th><th rowspan="3">총액</th><th colspan="3">급여</th><th rowspan="3">비급여</th></tr>
<tr><th colspan="2">일부본인부담</th><th rowspan="2">전액
본인
부담</th></tr>
<tr><th>본인
부담금</th><th>공단
부담금</th></tr>
<tr><td></td><td></td><td></td><td></td><td></td><td></td><td></td><td></td><td></td><td></td><td></td><td></td></tr>
<tr><td></td><td></td><td></td><td></td><td></td><td></td><td></td><td></td><td></td><td></td><td></td><td></td></tr>
<tr><td></td><td></td><td></td><td></td><td></td><td></td><td></td><td></td><td></td><td></td><td></td><td></td></tr>
<tr><td></td><td></td><td></td><td></td><td></td><td></td><td></td><td></td><td></td><td></td><td></td><td></td></tr>
<tr><td colspan="2">계</td><td></td><td></td><td></td><td></td><td></td><td></td><td></td><td></td><td></td><td></td></tr>
<tr><td colspan="2">끝수처리 조정금액</td><td></td><td></td><td></td><td></td><td></td><td></td><td></td><td></td><td></td><td></td></tr>
<tr><td colspan="2">합계</td><td></td><td></td><td></td><td></td><td></td><td></td><td></td><td></td><td></td><td></td></tr>
</table>

신청인 (환자와의 관계 :) 의 요청에 따라

진료비 계산서 · 영수증 세부 산정내역을 발급합니다.

년 월 일

1. 진료비 계산서, 영수증의 세부내역서는 환자의 구체적인 처방 내역 등이 확인되므로 원칙적으로 환자 본인 외에 발급을 금합니다. 다만, 본 세부내역서 발급에 대해 별도로 환자 본인으로부터 위임을 받은 것이 확인된 자 또는 법정대리인에겐 발급이 가능합니다.
2. 비고란은 세부산정내역을 발부하는 영수증번호 등 요양기관이 필요한 추가 기재하는 공간으로 활용할 수 있습니다.
3. 동 서식에 명시된 항목은 [국민건강보험 요양급여의 기준에 관한 규칙] 제7조 제3항에 따라 필수 기재되어야 합니다.

서식 5-13 진료비 세부산정내역

4. 퇴원 지연의 원인

• 퇴원이 지연되는 사유는 다음과 같다

① 퇴원 전일 회진 시 검사 결과 지연으로 당일 검사 결과 확인 후 퇴원을 결정한 경우이다.

② 퇴원 당일 검사, 촬영 등의 실시로 인하여 진료비 산정 지연이 원인이 된다.

③ 퇴원 당일 퇴원 약 처방에 의한 조제 시간 집중이 지연의 원인이 된다.

④ 퇴원 작업 지체로 점심시간과 겹쳐서 환자가 점심 식사 후 퇴원을 희망한 경우이다.

⑤ 환자 측 문제진료비 준비, 보호자 내원 지연, 퇴원후 간병인 부재 등의 경우이다.

5. 퇴원예고제

(1) 퇴원예고제란 퇴원할 환자의 퇴원시점을 환자, 병동, 원무 등 사전에 안내하는 제도이다.

(2) 퇴원예고제 시행에 따른 개선효과는 다음과 같다.

① 입 · 퇴원 환자들의 대기 시간의 단축으로 서비스를 개선할 수 있다.

② 계획된 입원 진료가 가능하다.

③ 평균 재원일수 단축과 수익 증대 효과가 있다.

④ 인력의 효율적 관리가 이루어진다.

6. 수행 내용 / 퇴원 수속 및 진료비 수납

(1) 재료 · 자료

병원 퇴원 관련 규정, 퇴원 결정서, 퇴원 예고자 명단, 퇴원 진료비 계산서

(2) 기기장비 · 공구

원무 입원 전산 프로그램, 컴퓨터, 프린터, 서버 장치

(3) 안전 · 유의 사항

퇴원 환자의 퇴원 당일 자격을 확인한다.

(4) 수행 순서

1) 퇴원 결정서 접수

① 자격 담당자는 퇴원 환자의 자격을 다시 한 번 확인한다.

② 건강보험 환자, 의료급여 환자는 국민건강보험공단에 접속하여 자격을 확인한다.

③ 최종 진단명에 대한 보험 급여 적용 여부를 확인한다.

④ 자동차보험 환자의 경우 지불 보증서와 자손, 책임보험 환자 한도액 관리를 확인한다.

⑤ 산업재해보상보험 환자는 근로복지공단의 산업 재해승인서를 확인한다.

⑥ 급여 제한 여부 결정서 송부를 확인한다.

2) 퇴원 진료비 계산

① 환자 자격에 맞는 퇴원 환자 진료비를 심사한다.

② 퇴원 진료비 확정 후 퇴원 계산서를 출력한다.

3) 퇴원 진료비 수납

① 원무과에 퇴원 진료비 출력 후 해당 병동에 통보한다.

② 의료급여 2종 환자 대여 제도 및 긴급 지원 사업 중 의료 지원 제도를 안내한다.

③ 해당 병동 간호사는 퇴원 환자에게 퇴원 진료비 계산을 통보한다.

④ 원무과에서 퇴원 진료비 수납 후 퇴원증을 환자에게 발부한다.

4) 퇴원 등록

① 퇴원 진료비가 계산되면 전산에 퇴원 등록을 한다.

② 다음 내원일 예약을 접수한다.

- 응급 상황으로 퇴원 시는 가퇴원 제도를 활용한다.
- 18시~24시 사이에 퇴원하는 경우에는 퇴원 당일 입원료 50%를 가산한다.

5) 가퇴원 절차

① 정상적인 절차에 의하지 않는 응급 퇴원 시에 적용한다.

② 공휴일이나 야간에 진료 의사 퇴원 결정서를 접수한다.

③ 급여 제한 여부 결정서 미회신 시 선급여 실시 후 보험자 사후 관리를 설명한다.

6) 가퇴원 진료비 산정

① 최근 시점까지 발생한 진료비를 확인하고 누락된 처방이나 급여 부분이 비급여로 적용 가능성에 대비해서 대략적인 퇴원 진료비를 추정한다.

② 보호자에게 진료비 정산의 필요성 및 확정된 진료비의 차이를 상세히 설명한다.

③ 추정 금액보다 상회하는 금액을 예치시키고, 정산 과정에서 퇴원 진료비의 증감 부분을 다시 한 번 설명한 후 영수증을 발행하고 퇴원 등록한다.

④ 진료비 정산으로 내원 시 발행된 영수증을 지참하고 정산을 설명한다.

⑤ 병동 간호사에게 퇴원증을 발급한다.

핵심문제 & 해설 *Ccheck Point Exercises & Explanation*

1. 다음 중 입원료 산정기준에 대해서 바르지 않은 것은?

① 입원료는 1일당으로 산정하며, 포괄수가제를 포함하여 모두 단입법으로 계산한다.

② 1일이라 함은 12시(정오)부터 다음 날 12시(정오)까지를 의미한다.

③ 0~6시 사이에 입원하거나, 18~24시 사이에 퇴원한 경우에는 50%를 별도 산정한다.

④ 입원과 퇴원이 24시간 이내 이루어지는 경우 입원시간이 6시간 이상인 경우로 1일의 입원료를 산정한다.

|해설| 입원료 산정방법에 있어서 입원료는 1일당으로 산정하며, 단입법으로 계산한다. 단, 포괄수가제는 양입법 산정으로 퇴원입원료가 발생한다.

2. 다음 병원에 있어서 간호등급은?

> ○○병원(상급종합병원) 일반병동입니다. 1~3월 평균 병상수는 50병상, 일평균재원환자수 40명, 평균 간호업무 종사자수 23명

① 1등급 ② 2등급
③ 3등급 ④ 4등급

|해설| 일반병동 간호등급 기준은 일반병동에 있어서 간호사 1명이 돌보는 병상 수에 따라 산정된다. 즉, 평균 병상 수 대비 병동에서 간호업무에 종사하는 평균 간호사수 − 50병상 / 23명 = 2.17 → 상급종합병원 1등급(2.0개미만) 2등급(2~2.5개미만)

3. 다음 산모의 경우 입원료 산정일 수는?

> 1월 1일 14:00에 산부인과로 입원하여 자연분만 후, 1월 3일 11:00 퇴원하였음.

① 2일 ② 2.5일
③ 3일 ④ 4일

|해설| 자연분만은 포괄수가제이므로 양입법(1/1일, 1/2일, 1/3일)으로 산정한다.

4. 다음 중 간호 · 간병통합서비스의 설명으로 적절하지 않은 것은?

① 간호인력에 대한 입원서비스의 질적 향상된다.

② 환자의 개인간병으로 인한 사회적 및 경제적 부담이 경감된다.

③ 병동 이용에 동의한 환자로서 주치의가 신체적 · 정신적 · 사회적 측면의 제반사항을 판단하여 병동 입실여부를 결정한다.

④ 모든 종합병원은 의무적으로 시행한다.

|해설| 간호 · 간병통합서비스는 개인 고용 간병인이 필요 없도록 간호인력에 의해 전문적인 간호서비스를 24시간 제공하여 입원서비스의 질을 향상시키고 환자 및 가족의 간병 부담을 경감시킬 수 있도록 하는 전인 간호서비스를 제공한 병동환경을 유지할 수 있다. 병원들이 자율적으로 참여하고 있으므로 참여병원과 병상은 지속적으로 확대되고 있으나, 병원의 서비스 제공여부 확인이 필요하다.

5. 입원결정서에 포함되어야 할 항목이 <u>아닌</u> 것은?

① 주치의 ② 최종병명
③ 환자구분 ④ 입원경로

|해설| 입원결정서에는 입원수속 및 진료에 대한 참고할 수 있는 기본사항이 포함되어 있다. 등록번호, 성명, 추정병명, 진료과, 담당의사명, 환자상태, 환자의 유형, 입원일시, 병실번호 등이 포함되어 있다. 최종병명은 환자 퇴원시 입퇴원기록 서식에 작성한다. 병원 가동한 병상수는 1월 100병상당, 2월(28일) 110병상, 3월 120병상을 운영하였다.

6. 다음 병원에 있어서 일평균 가동 병상 수는?

> 병원 가동한 병상수는 1월 100병상당, 2월(28일) 110병상, 3월 120병상을 운영하였다.

① 100병상 ② 110병상
③ 115병상 ④ 120병상

|해설| 총 가동병상수 계산 : (100병상×31일) + (110병상×28일) + (120병상×31일) = 9,900병상
- 총 가동병상 일수 : 31일 + 28일 + 31일 = 90일
- 일평균 가동병상 수 = 총 가동병상 수 ÷ 총 가동병상 일 수 = 9,900병상 ÷ 90일 = 110병상

7. 다음 환자에 있어서 업무처리로 적절하지 <u>않은</u> 사항은?

> 외래에서 진료를 본 환자가 의사가 작성한 입원결정서(격리 필요 표시)를 갖고 당일 입원을 하기 위해 입원창구에 내원하였다.

① 병동별 병실 및 입원한 환자의 기본정보를 파악한다.
② 환자의 상태, 진료과, 전염성 질환 등을 고려하여 현재 빈 병실을 조회한다.
③ 해당 격리 병상이 없는 경우, 타 병동의 일반 병상에 일단 입원시킨다.
④ 격리중인 환자를 조회할 수 있으며 비고에 격리사유를 작성하여 저장하면 추후에 병실관리하기 용이하다

|해설| 격리는 환자의 감염균이 다른 사람에게 옮겨지는 것을 방지하거나 다른 사람이 환자에게 감염시키는 것을 방지하기 위한 전염병 대책의 하나이다. 격리병상은 반드시 격리병상에 입원시켜야 한다.

8. 병상 신증설 사전협의제 설명 중 적절하지 <u>않은</u> 것은?

① 종합병원은 입원실 증설시 사전협의 대상이다.
② 병상수가 감소할 경우에는 병상 신증설 사전협의제 대상이 아니다.
③ 협의결과를 통보받은 후 1년 내에 신증설 계획을 이행해야 한다.
④ 미이행 사유가 합당하지 않을 경우 협의결정사항이 취소될 수 있다.

|해설| 병상 신증설 사전협의제 대상은 상급종합병원만 해당된다. 즉, 병상이 감소하거나 병원 · 종합병원 이하는 해당사항이 없다.

9. 퇴원예고제 효과에 해당되지 않는 것은?

① 입 · 퇴원 환자들의 대기 시간을 단축으로 서비스를 개선할 수 있다.
② 평균재원일수가 길어진다.
③ 입원 대기시간을 단축할 수 있다.
④ 인력의 효율적 관리가 이루어진다.

|해설| **퇴원예고제**란 퇴원환자의 퇴원시간을 조정하여 퇴원대기시간을 단축시킴으로서 평균재월일수를 단축하고 소요인력의 증원을 억제하는 방법이다. 개선효과로는 입퇴원 환자들의 대기시간 단축으로 서비스 개선, 진 료계획의 원활한 수행, 평균재원일수 단축과 수익증대, 인력의 효율적 관리들이 있다.

10. 가퇴원 제도에서 발생되는 문제점에 대한 설명으로 적절하지 않은 것은?

① 사망 직전의 환자 등 부득이한 사유로 비정규 퇴원하는 절차이다.
② 추정진료비의 가산으로 진료비 부담이 가중되고 병원의 신뢰도 하락한다.
③ 악성 미수금 발생으로 병원이 손실 및 미수금회수 등의 업무량 증가한다.
④ 가퇴원 진료비의 재정산 절차 등의 불편함이 있다.

|해설| ①번은 가퇴원 제도의 문제점이 아니라 가퇴원 제도의 의의에 해당된다. 가퇴원 제도의 문제점으로는, 추후 보험심사가 필요하고, 추후에 다시 내원하며 진료비를 정산해야 하며, 진료비 증감이 있고, 악성 미수료 발생의 예방이 필요하다.

|정답| 1. ① 2. ② 3. ③ 4. ④ 5. ② 6. ② 7. ③ 8. ① 9. ② 10. ①

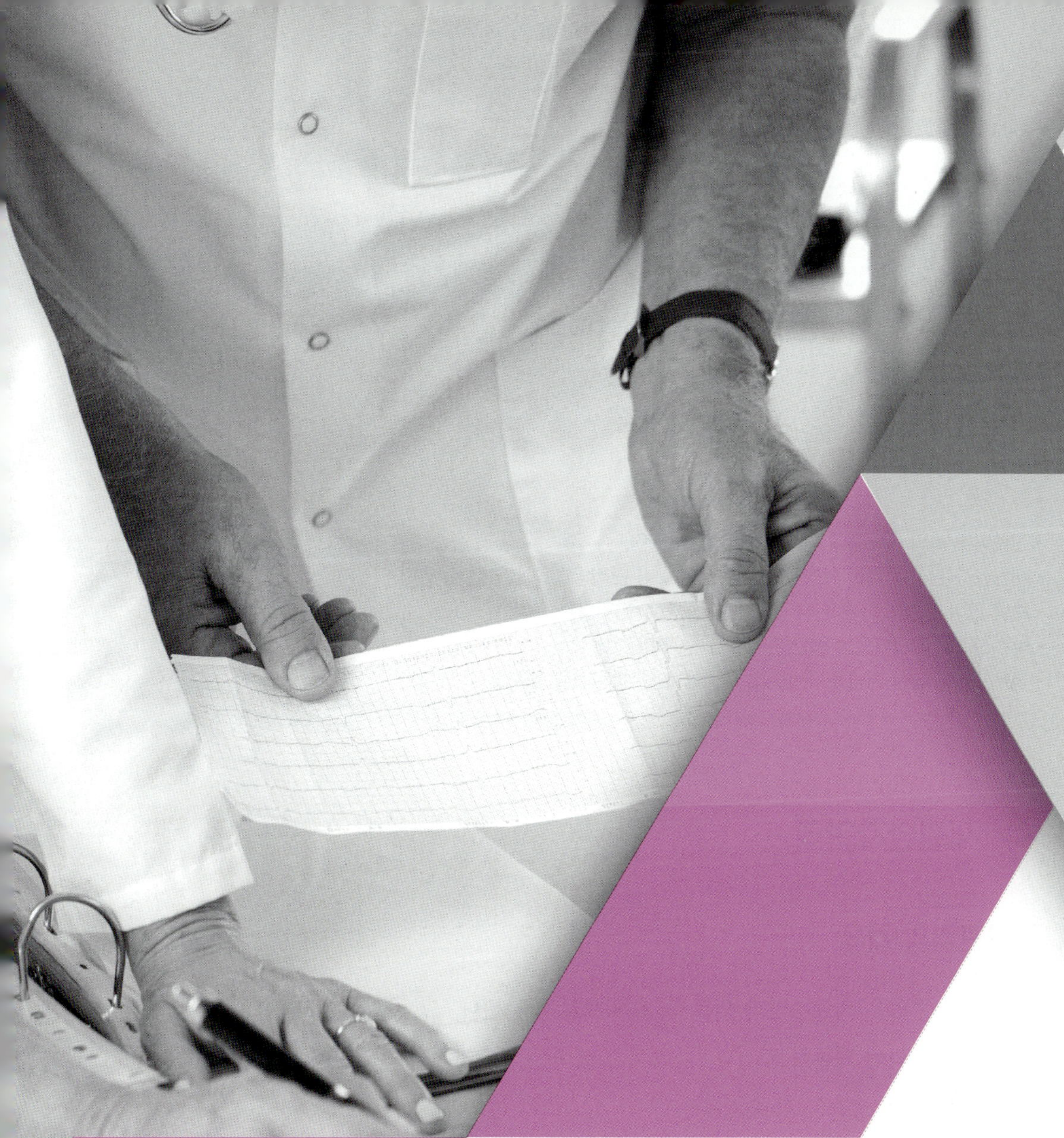

Chapter 6.

진료비관리

1. 재원환자관리
2. 진료비 정산관리
3. 미수진료비관리
4. 의료분쟁관리

Ⅱ 핵심문제 & 해설

Chapter 06.

진료비관리

학습 목표

- 진료비 관리의 중요성에 대하여 설명할 수 있다.
- 재원환자 관리를 통한 보험급여 유형별 진료비 관리방법을 설명할 수 있다.
- 보험 급여 유형에 따른 환자 진료비를 정산할 수 있다.
- 미수진료비 관리와 회수방안을 검토할 수 있다.
- 의료분쟁에 대한 개념을 이해하고 예방을 위한 방향성을 제시할 수 있다.

1. 재원환자관리

1. 환자관리의 개요

의료기관의 수익은 의료수익과 의료 외 수익으로 구분된다. 그 중 대부분이 진료비로 이루어진 의료수익에 의존하고 있다. 따라서 진료비는 의료기관을 운영하고 유지 · 발전에 필요한 필수적인 요소라 할 수 있다.

진료비 지불은 보험자에 의한 지불과 환자에 의한 지불 크게 두 가지 형태로 나누어지며 우리나라는 1989년에 전국민건강보험 실시 이후 건강보험을 비롯해 자동차보험과 산재보험에 이르기까지 보험자에 의한 지불형태가 가장 높은 비중을 차지하게 되었다.

환자관리는 보험자 및 개인의 진료비 지불 관계뿐만 아니라 환자에게 원활한 의료서비스 제공을 위해 필요한 전문 상담가로서의 충실한 역할을 수행하여 환자의 건강상태와 사회 · 경제적인 여건 등을 신속 · 정확하게 파악하고 대처하는 것을 목적으로 한다.

전문 상담가로서의 역할은 진료 중 문제발생 가능성이 있는 관심환자에게 신속하고 적절한 대처를 통해 악성 진료비 미수금이 발생되지 않도록 사전에 조치함으로써 안정적인 병원수익의 확보를 가능하게 한다. 진료 중 해결이 어려운 문제가 발생될 경우 모든 환자가 관심환자로 분류될 수 있겠으나 통상적으로 의료취약계층, 행려환자, 신원미상환자, 건강보험 무자격자, 진료비 장기 체납자, 장기재원 및 탈원환자 군 등 진료비 미수 발생 가능성이 높은 대상에서 가장 많은 편이다.

관심환자가 발생했을 경우에는 이 사실을 신속히 파악하여 병원의 손실을 최소화하는 것은 물론, 환자의 안정적인 진료까지 보장할 수 있도록 환자 및 보호자와 적극적인 면담으로 상호 신뢰 관계를 유지하는 것이 무엇보다 중요하다. 또한 진료비에 대한 전문적인 상담 컨설턴트로서 의료 관련 법규, 심리학, 공공 및 민간 보험제도, 보건의료제도 · 정책 변화 등에 이르기까지 관련 지식을 습득하여 점차 높아지는 고객의 욕구를 충족시킬 수 있어야 한다.

입원-재원-퇴원 환자들의 진료비적 측면 뿐만 아니라 병원 이용에 대한 환자관련 흐름을 파악하고 축적된 데이터를 활용 · 분석하여 병원 경영정책 수립에 방향을 제시할 수 있는 의사결정의 도구로도 사용할 수 있어야 한다.

2. 재원환자 자격관리

(1) 건강보험 급여제한 여부 등 사실 의뢰

건강보험 가입자가 폭행, 음독자해, 교통, 작업장 사고 등으로 부상을 입고 요양기관에서 진료를 받는 경우 반드시 요양기관은 건강보험공단에 수진자의 건강보험 적용여부를 조회해야 한다. 조회 즉시 건강보험공단에서는 수진자의 상병 발생 원인이 급여 제한 사유에 해당되는지 조사하여 건강보험 적용 여부를 요양기관에 통보하게 된다.

1) 보험 급여의 제한 국민건강보험법 제53조

① 고의 또는 중대 과실이 있는 경우

- 범죄행위에 그 원인이 있거나 고의에 의한 사고
- 공단이나 요양기관의 요양에 관한 지시 불이행
- 문서와 그 밖의 물건 제출을 거부하거나 질문 또는 진단을 기피한 경우
- 업무 또는 공무로 생긴 질병 · 부상 · 재해로 다른 법령에 따른 보험급여나 보상報償 또는 보상補償을 받게 되는 경우 등

② 타법에서 급여를 받은 경우

다른 법령에 따라 국가지방자치단체 포함로부터 보험급여에 상당하는 급여 또는 비용을 지급받게 되는 경우에는 그 한도에서 보험급여를 제한한다. 단, 한도를 초과할 경우 요양기관은 7일 이내에 건강보험공단에 알려야 한다.

– 국민건강보험 요양급여의 기준에 관한 규칙 제4조

③ **보험료를 체납한 경우**국민건강보험법 시행령 제26조 · 제28조

- 1개월 이상 보험료를 체납한 경우 체납보험료 완납 시까지 보험급여를 실시하지 않는다.
- 단, 총 체납 횟수가 6회 미만이거나 건강보험공단으로부터 분할납부 승인을 받고 보험료를 1회 이상 낸 경우에는 보험급여를 실시할 수 있다.

2) 보험 급여 제한 여부 조회 절차

① 요양기관은 가입자 등이 급여제한여부 조회에 해당하는 요건을 확인하여 건강보험법 제53조급여의 제한 및 건강보험요양급여기준에 관한 규칙 제4조급여의 제한여부의 조회 등에 따라 「급여제한여부 조회서」별지 제2호서식를 건강보험공단에 발송한다.

- 내원 경위가 폭행, 음독자해, 교통, 작업장 사고로 확인되는 경우 반드시 환자 측과 면담하여 사고경위를 정확하게 파악한다.
- 필요에 따라 사건사고사실확인원교통사고사실확인원 등 객관적인 사고경위의 근거를 조사할 수 있다.

② 조회를 받은 건강보험공단은 7일 이내에 급여의 제한여부를 결정하여 당해 요양기관에 「급여제한여부결정통보서」별지 제2호의2서식로 회신해야 하며 요양기관은 건강보험공단의 결정사항에 따라 요양급여 여부를 적용한다.

- 회신이 있기 전에 요양급여가 종료되거나 회신 없이 7일이 경과된 때에는 건강보험공단이 요양급여를 인정한 것으로 본다. 다만, 7일 경과 후 급여제한을 결정하여 회신되었을 경우 요양기관은 회신을 받은 날부터 건강보험공단의 결정에 따라야 한다.

Check point

관련 법규

국민건강보험법 제58조(구상권)

① 공단은 제3자의 행위로 보험급여 사유가 생겨 가입자 또는 피부양자에게 보험급여를 한 경우에는 그 급여에 들어갈 비용 한도에서 그 제3자에게 손해배상을 청구할 권리를 얻는다.

② 제1항에 따라 보험급여를 받은 사람이 제3자로부터 이미 손해배상을 받은 경우에는 공단은 그 배상액 한도에서 보험급여를 하지 아니한다.

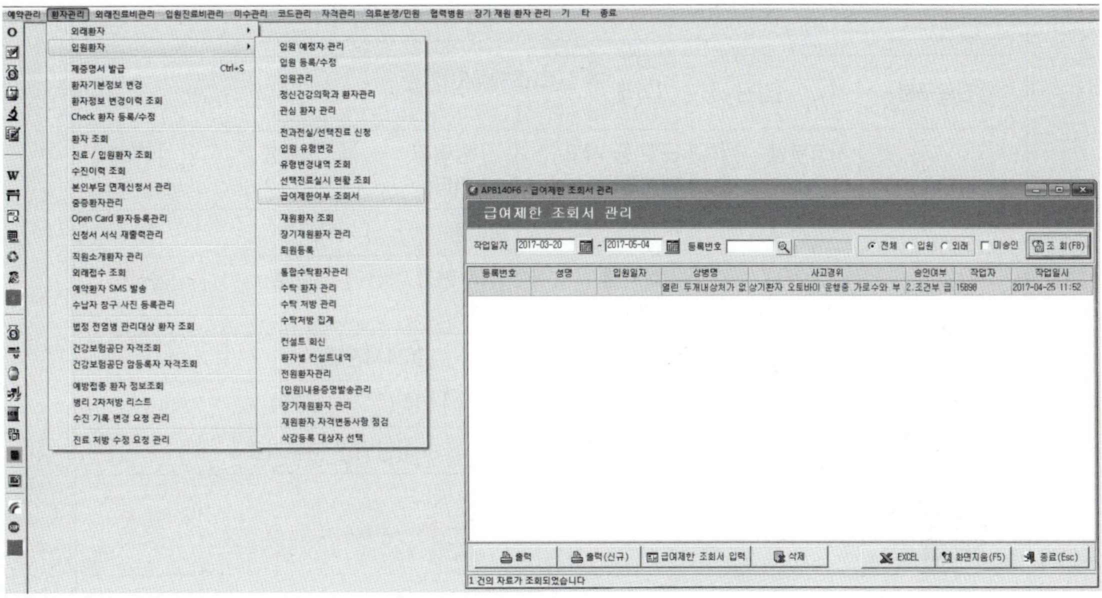

그림 6-1　OCS 급여제한 조회서 관리 화면

- 건강보험공단은 요양급여가 제한되어야 함에도 불구하고 요양급여를 받은 가입자 등에 대하여 국민건강보험법 제58조에 따라 부당이득에 해당되는 금액을 징수할 수 있다.

Check point

진료비 채권 확보

급여 제한 결정 시 고액의 본인부담금이 발생할 수 있게 되므로 요양기관은 환자측과 사전에 면담을 통하여 지불능력을 확인하고 진료비 채권을 확보할 수 있도록 조치해야 한다.

급여제한 여부 조회서 (사고부상, 교통사고 등)

※ [ ]에는 해당되는 곳에 √표를 합니다. (앞쪽)

접수번호	접수일	처리기간

수신기관명(관할지사)		건강보험증번호
가입자 또는 세대주	성명	주민등록번호
환자	성명	주민등록번호
	주소 (전화 :)	

진료구분	[ ]입원 [ ]외래	진료(조제투약)기간 . . . – . . .
발생원인	사고부상 [ ] 근무 중 사고 [ ] 넘어짐 [ ] 폭행 [ ] 자해 [ ] 레저활동 [ ] 기타( )	
	교통사고 [ ] 운전중 [ ] 보행중 [ ] 기타( )	
발생장소	[ ] 가정 [ ]회사내 [ ]공사현장 [ ]학교 [ ]음식점 [ ] 도로 [ ]기타( )	
내원일시	년 월 일 시 분(24시간제)	
내원방법	[ ] 119 [ ] 사설응급차량 [ ] 기타( )	
상 병 명		상병분류기호 | 상병외인 분류기호
조회사유(난이 부족한 경우 뒷면 활용)		

「국민건강보험 요양급여의 기준에 관한 규칙」 제4조제1항에 따라 위 환자에 대한 요양급여제한 여부를 조회하오니 회신하여 주시기 바랍니다.

20 년 월 일

요양기관 명칭(기호) :

소재지 :

대표자 : ㊞

국민건강보험공단 이사장 귀하

1. 이 조회서는 요양기관이 2부를 작성하여 1부는 보관하고, 1부를 공단에 송부하면, 공단은 급여제한 여부를 결정하여 요양기관에 통보합니다.
2. 요양기관은 우선 요양급여를 하고 이 조회서를 지체 없이 공단에 조회하여야 하며, 공단은 7일(공휴일 제외) 이내에 이를 회신하여야 합니다.

■ 국민건강보험 요양급여의 기준에 관한 규칙 [별지 제2호서식]

210mm×297mm[백상지 80g/m²(재활용품)]

서식 6–1 급여제한 여부 조회서

<table>
<tr><td colspan="6">

급여제한 여부 결정통보서

문서번호 :
수　　신 :　　　　　　　　　　　　　　원장
주　　소 :
</td></tr>
<tr><td colspan="2">요양기관명</td><td colspan="2">건강보험증번호</td><td colspan="2"></td></tr>
<tr><td colspan="2">가입자(세대 주)</td><td colspan="2">수진자(한자)</td><td colspan="2">생년월일(수진자)</td></tr>
<tr><td colspan="6">주소</td></tr>
<tr><td colspan="3">진료구분
[ ] 입원　　[ ] 외래</td><td colspan="3">진료개시일</td></tr>
<tr><td colspan="6">상병명</td></tr>
<tr><td colspan="6">아래와 같이 결정통보하오니 조치하여 주시기 바랍니다.
20　　년　　월　　일

국민건강보험공단이사장　직인</td></tr>
<tr><td rowspan="2">결정사항</td><td>결정내용</td><td colspan="4"></td></tr>
<tr><td colspan="5">※ (결정구분) 1. 보험급여적용　2. 선보험급여 후 사후관리　3. 급여제한</td></tr>
<tr><td>제한근거</td><td colspan="5">국민건강보험법 제53조 제1항 · 제2항, 제58조 제2항</td></tr>
<tr><td>보험급여
(또는 급여제한)
개시일 또는 기간</td><td colspan="5">년　　월　　일 부터 (　　　년　　월　　일까지)</td></tr>
<tr><td colspan="6">주) 1. 결정사항 중 “2”는 공단이 7일(공휴일 제외) 이내에 급여제한 여부를 확정할 수 없는 경우에 해당되며, 만일 요양급여 후 급여제한 사유가 확정되는 때에는 사후관리로 정산하게 됩니다.
2. 결정사항에 이의가 있는 경우 90일 이내에 공단에 이의신청을 할 수 있습니다.</td></tr>
</table>

■ 국민건강보험 요양급여의 기준에 관한 규칙 [별지 제2호서식]

서식 6-2　급여제한 여부 결정통보서

(2) 진료비 지불보증

1) 입원약정서 관리

① 입원환자의 입원약정서를 사전에 검토하여 중증도, 예상 진료비 및 예상 입원기간의 확인을 통해 환자의 여건을 확인할 수 있는 입원약정서의 미비사항을 보완할 수 있으며 진료비 지불 능력까지 평가하게 된다.

② 진료비 지불능력 미흡으로 평가될 경우 환자 측과 상담 후 진료비 지불보증인의 추가와 의료사회사업팀을 통한 복지단체 등 진료비 외부지원방안의 연계 등을 검토할 수 있다.

③ 그 밖에 관심환자상해, 응급A, 의료분쟁, 민원 등로 분류되는 경우 그에 따른 별도의 관리대책을 마련해야 한다.

④ 검토를 마친 입원약정서는 각각 부서장 결재를 득한 후 반드시 입원 종료 시까지 보관한다.

2) 자동차보험 진료비 지불보증 관리

① 진료비 지불보증서

- 교통사고 환자가 병원 내원 시 보험사로부터 환자 진료비에 대해 지불보증을 확인하는 서류로서 보험사와 진료비 지불 관련 문제 발생의 경우 기본서류가 된다.
- 진료비 지불보증서는 피해자와 그 보호자가 보험회사에 요청하는 것을 원칙으로 한다. 자동차손해배상보장법 제12조 및 동법 시행령 제11조
- 진료비 지불보증서는 진료비 미납에 대한 분쟁이 발생되지 않도록 변동이나 누락에 대해 정기적주단위 또는 월단위 등인 관리가 이루어져야 한다.

② 진료비 지불보증서는 요양기관이 환자의 진료비를 자동차 보험회사에 청구할 수 있는 근거가 된다.

- 진료비 지불보증서가 접수되면 우선적으로 지불보증 금액을 확인한다.
- 진료비 지불보증서가 없는 경우 환자와 상의하여 일반 또는 건강보험또는 의료급여 환자로 처리할 수 있다.

- 일반 환자로 처리하는 경우 진료비는 자동차 보험수가로 계산하고 환자 본인에게 전액을 청구한다. 환자는 추후 명세서 등을 첨부하여 자동차 보험회사에 지불 청구할 수 있다.
- 자손 환자가 외래로 내원하는 경우 건강보험 또는 의료급여으로 처리하도록 요구하는 경우가 있으나 이 경우 추후 건강보험공단 또는 지자체에서 구상권을 청구할 수 있음을 주지시켜야 한다.

• 환자가 동일 사고로 재 내원한 경우 이미 진료비 지불 보증서를 받은 경우라면 지불보증서의 접수를 생략할 수 있다.

Check point

관련 법규 (자동차손해배상보장법 및 시행령)

자동차손해배상법 제12조(자동차보험진료수가의 청구 및 지급) ① 보험회사 등은 보험가입자 등 또는 제10조 제1항 후단에 따른 피해자가 청구하거나 그 밖의 원인으로 교통사고환자가 발생한 것을 안 경우에는 지체없이 그 교통사고환자를 진료하는 의료기관에 해당 진료에 따른 자동차보험진료수가의 지급 의사 유무와 지급 한도를 알려야 한다.

자동차손해배상보장법 시행령 제11조(자동차보험 진료수가의 지급 의사 등의 통지) ① 법 제12조 제1항에 따라 보험회사 등이 의료기관에 하는 통지는 서류, 팩스, 전산파일, 그 밖의 문서로 한다.

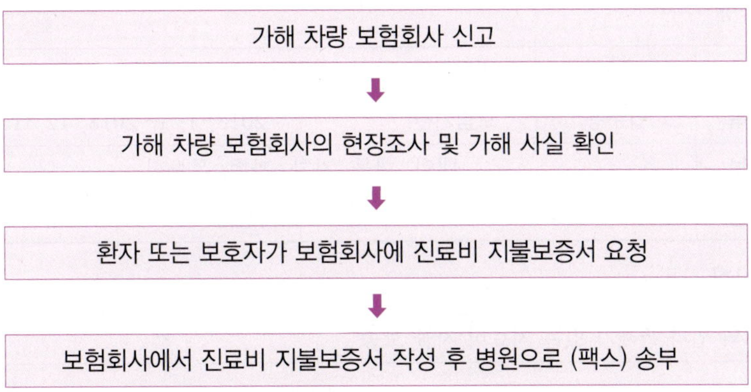

그림 6-2 보험회사 진료비 지불보증서 요청 절차

진료비 지불보증서 (병원 송부용)

수신 : ○○○ 병원

귀원의 무궁한 발전을 기원합니다.

우리 회사는 자동차 손해배상보장법 제12조 1항에 따라 건설교통부 장관이 고시한 "자동차보험진료수가기준" 및 당해 보험약관상 보상한 보상급액 한도 내에서 아래 환자의 진료비를 귀원에 지급할 것을 확인합니다. 단, "자동차보험진료수가에 관한 기준" 제6조2항에 의하여 교통사고와 인과관계가 없는 치료비 및 기왕증의 진료비는 제외합니다.

■ 사고사항

사고번호	12-12345678	사고일자	2018. 03. 10. 17:59
사고장소	전북 고창군 무장면 ***리 ***삼거리		
담당자	** ** 홍길동	연락처	010-000-0000

■ 피해자 사항

성명	이○○	주민번호	420315-2******
성별	여	연령	
담보	대인	상해급수	02-02
한도구분	무한	한도액	

■ 계약사항

차량번호	88응8888	피보험자	이몽룡	운전자	성춘향
보험품목	업무용	보험기간	2018. 1. 1~2018. 12.31		
가입담보	대인, 대물, 자차, 자손, 무보험				
특약사항	만 30세 이상				

■ 기계 사항

교통사고와 인과 관계가 있는 치료비 지불 보증

발급자 홍길동　　연락처 010-0000-0000　　발급일자 : 2018. 03. 10

○○보험(주)

***** 서울시 ○○구 ○○동 ○○○-○○번지

서식 6-3　진료비 지불보증서

자동차 보험 환자 안내문

■ 환자등록번호 : ■ 환자명 :

■ 보험회사 :

■ 급여 유형 : 종합, 책임, 자손, 기타 ( )

■ 지불보증 한도액 : ( )원

1. 보험회사 보상 담당자에게 지불 보증서를 Fax : ○○○-○○○○로 보내도록 하십시오.
2. 다음 각 호의 경우 진료비가 건강보험 또는 의료급여로 처리가 되며 본인 일부 부담금이 발생합니다.
   (자동차보험진료수가에 관한 기준, 국토해양부고시 제2012-197호, 2012. 4. 19)
   1) 당해 사고와 인과 관계가 없는 상병에 대한 진료비. 다만, 진료 중에 발생한 "합병증"은 포함.
   2) 사고 전에 있던 증상("기왕증")에 대한 진료비. 다만, 자동차사고로 인하여 악화된 경우에 악화로 인하여 추가된 진료비는 포함.
   3) 환자의 요구에 의한 상급병실(2, 1인실)을 사용한 경우에 일반병실료와의 차액. 다만, 의사 소견 상 치료 목적인 경우 및 병실 부족 등으로 부득이 상급병실을 사용한 경우 통상 7주일 이내 상급병실 사용은 자동차 보험에 포함됩니다.
   4) 환자가 의료기관 퇴원 또는 전원(轉院) 지시에 불응하는 경우 그 다음날부터 발생되는 진료비
   5) 책임보험, 책임공제 또는 자손 환자의 경우 지불보증 한도를 초과한 경우(이 경우 건강보험공단에 급여 제한 여부를 조회하고 그 결과에 따라 처리합니다.)
3. 제증명료 및 소견서 비용은 본인이 부담하셔야 합니다.

20 년 월 일

성명 : (인)

(환자와의 관계)

○○○병원

서식 6-4 자동차 보험 환자 안내문

3) 자동차보험 자격관리

① OCS ordering communication system, 처방정보전달시스템 자보자격관리에서 보험사명, 사고번호, 사고일시, 지불보증번호, 환자유형(종합보험, 책임보험, 자기신체사고/자동차상해, 무보험차 상해), 유형보조, 담당자 등록 등 필수사항을 입력한다.

② 지불보증서를 수령한 후 날짜별, 보험사별로 정리하여 필요 시 지체없이 확인할 수 있어야 한다.

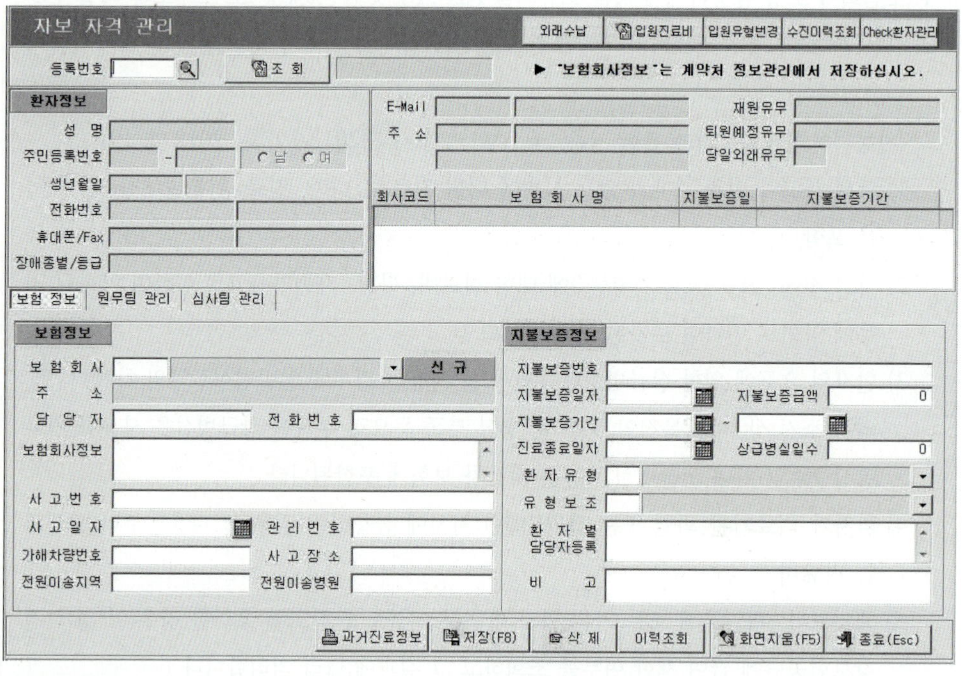

그림 6-3 OCS 자보 자격관리 화면

4) 진료비 관리

① 처방관리

임상과 처방 중 MRI, CT 등 고가의 검사가 이루어지는 경우 급여소견이 필요하다. 단, 자동차 사고와 인과 관계가 없는 질병이나 기왕증 등 사유로 급여소견서 작성 불가시 비급여로 환자가 부담해야 한다.

② 상급병실 급여적용

교통사고환자가 요양기관의 병실 사정 입원예약 여부 불문으로 인하여 부득이 상급병실에 입원초진, 재진, 재입원 포함한 경우에는 자동차보험약관상 보험금 지급기준에 따라 그 적정성 여부를 판단하여 7일의 범위 내에서 상급병실입원료를 인정할 수 있다.

Check point

자동차보험약관상 상급병실입원료 지급기준

병실의 사정으로 부득이 상급병실에 입원하였을 때에는 7일의 범위 내에서는 그 병실의 입원료를 지급함. 다만, 입원일수가 7일을 넘을 때에는 그 넘는 기간에 대하여는 기준병실의 입원료와 상급병실의 입원료와의 차액은 지급하지 아니한다.

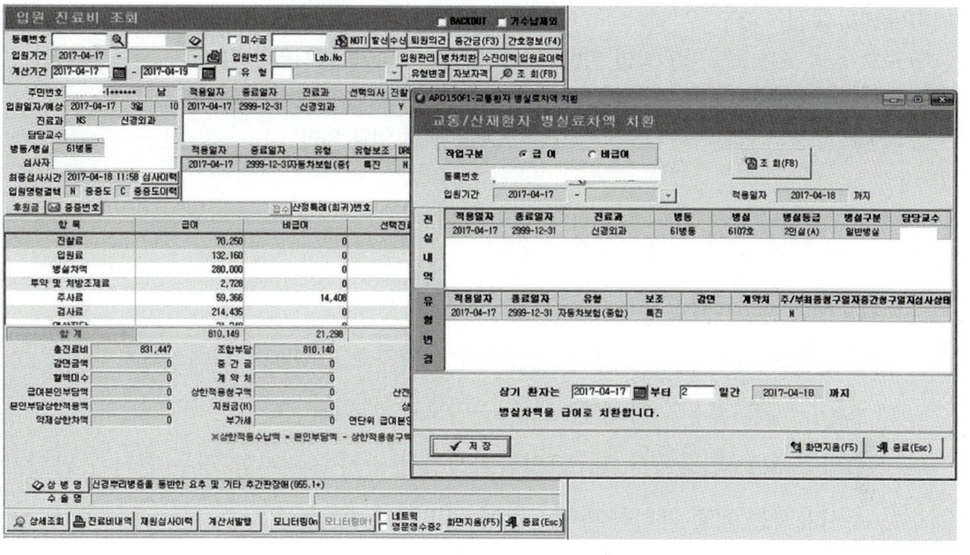

그림 6-4 OCS 병실료차액 보험청구 치환 화면

5) 자동차보험환자의 급여제한여부조회

① **책임보험 및 자손사고의 경우** 상해등급에 따라 보험사 지불보증한도가 존재하게 된다. 재원치료 중 지불 보증한도 초과진료비가 발생하는 경우 일반수가로 적용되어야 하나 환자 및 보호자가 건강보험또는 의료급여 처리를 요청하는 경우 건강보험공단에 급여제한여부조회서를 발송해야 한다.

② **환자가 가해자인 경우** 대부분 급여 또는 조건부 급여로 결정회신이 오지만 교통사고 12대 중과실 등 기타 과실이 있는 경우 제한으로 결정이 될 수 있으므로 진료비 채권 확보가 중요하다.

- **입원진료비조회** : 간호정보조사지 1부
- **입원관리** : 급여제한여부조회서 1부
- 초진기록지를 첨부하여 건강보험공단 발송/회신 후 결과 확인

Check point

교통사고 처리 특례법 12대 중과실

① 신호지시 위반
② 중앙선 침범 (고속도로, 자동차전용도로 횡단 유턴 후진금지의 위반 포함)
③ 제한 속도위반
④ 앞지르기 방법 또는 끼어들기 금지 위반
⑤ 철길 건널목 통과방법 위반
⑥ 횡단보도에서의 보행자 보호의무 위반
⑦ 무면허 운전
⑧ 음주, 약물중독 운전
⑨ 보도 침범 또는 보도 횡단방법 위반
⑩ 승객의 추락 방지의무 위반
⑪ 어린이 보호구역 안전운전의무 위반
⑫ 자동차 화물이 떨어지지 않도록 필요한 조치를 취할 의무 위반

6) 산업재해보상보험 요양신청 승인 관리

① 산업재해 최초요양신청

- 산업재해 최초 신청 서류를 작성하여 관련자료초진소견서, 초진기록지, 방사선촬영 CD, 판독지, 수술기록지 등와 함께 근로복지공단으로 접수해야 한다.
- 만약 사고 사업장에서 최초요양급여신청서 작성을 거부할 경우 환자가 날인거부사유서를 직접 작성하여 접수할 수 있다.
- 산재 승인이 이루어지더라도 환자 입원 시에는 반드시 비급여로 인한 본인부담금이 발생될 수 있음을 사전에 고지하여 추후 민원 및 미수진료비가 발생되지 않도록 주의해야 한다.

② 산업재해 승인 후 진료연장

- 산재 환자가 기존의 요양승인기간이 만료되어 연장이 필요하게 될 경우 산업재해 진료계획서를 근로복지공단으로 제출하여 승인을 받아야 한다.
- 산업재해 진료계획서는 해당진료과 담당의사에게 소견을 받아 요양승인기간 만료 7일 전까지 요청해야 한다.

(3) 재원환자 유형변경

건강보험 급여제한여부 조회 후 회신 결정사항에 따라 환자유형변경사유서를 작성하여 부서장에게 결재를 득한 후 보험 자격 유형을 변경할 수 있다.

■ **사례** 1.

등록번호	001	환자명	환자A	사례	개명으로 인해 건강보험자격조회 불가
입원기간	3일		상병명	C50.90 상세 불명의 유방의 악성 신생물, 오른쪽	
상황요약	1. 상기 환자 입원 당일(1/2) 개명하여 이전 이름과 주민등록번호로 건강보험 자격조회 불가능하여 건강보험-수가100%로 유형 적용되어 있음. 2. 보험심사팀에서 건강보험 유형 확인 요청받아 건강보험공단으로 확인결과, 주민등록번호로 건강보험자격 조회되며 개명한 상태 확인함. 3. 개명된 이름과 주민등록번호로 자격조회 해 본 결과 건강보험 자격 확인하였으며, 이를 근거로 건강보험 유형 변경 처리함. (환자가 개명한 후 신분증 미발급 상태일 경우, 건강보험-수가100%로 가퇴원 처리 후 신분증과 주민등록초본, 정보변경요청서를 제출받아 정산 환급할 수 있음.) 4. 관련서류와 함께 부서장 결재를 득한 후 의료정보팀에 전달하여 환자개인정보 변경 시행함.					

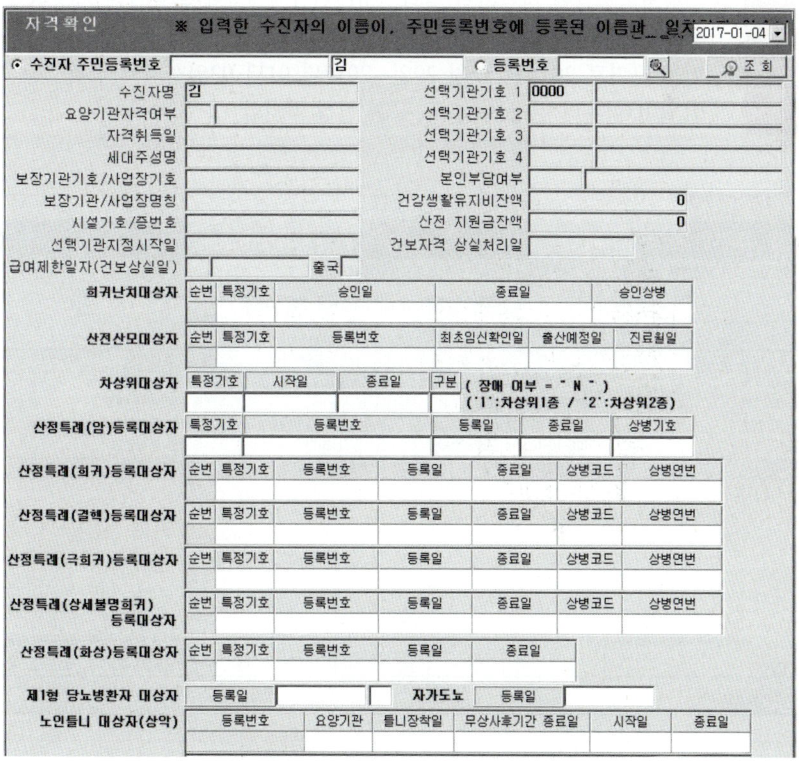

그림 6-5 OCS 자격 확인 화면

■ **사례** 2.

등록번호	002	환자명	환자B	사례	퇴원 후 건강보험자격 취득
입원기간	18일		상병명	I61.9 상세불명의 뇌내출혈	
상황요약	1. 상기 환자는 건강보험 자격이 없는 상태로 입원 입원함. 2. 공단자격조회 확인결과, 현재 건강보험 자격 없는 상황이며 지역보험으로 가입 가능한 대상자로 확인함. 환자 본인이 외국인 등록증 지참 후 건강보험공단 방문하여 입국 후 4개월분의 건강보험료를 미리 납부하게 되면 건강보험자격 취득이 가능하다는 점을 보호자에게 전달함. 3. 상환 급성기 진료 종결되고 타병원으로 전원 연계함. 4. 퇴원 시 건강보험-수가 100%로 일괄 납부하고, 퇴원 당일 환자 본인이 공단 방문하여 자격 취득한 후 1주일 이내 영수증 지참 병원 재방문하여 차액 환급 처리함.					

■ **사례** 3.

등록번호	003	환자명	환자C	사례	입원기간 중 건강보험 자격변동
입원기간	13일		상병명	C06.50 열린 두개내 상처가 없는 외상성 경막하출혈	
상황요약	1. 2016년 12월 29일 의료급여 차상위 2종으로 입원 수속하였으나, 2017년 1월 4일 자격 조회 결과 건강보험 직장가입자로 확인됨. 2. 건강보험공단에 자격확인 결과, 2017년 1월 3일에 의료급여 차상위 2종 자격 종료됨을 확인함. 3. 이를 근거로 2016년 12월 29일~2017년 01년 02일까지 차상위 2종, 2017년 01월 03일부터 건강보험으로 유형 변경 처리함.					

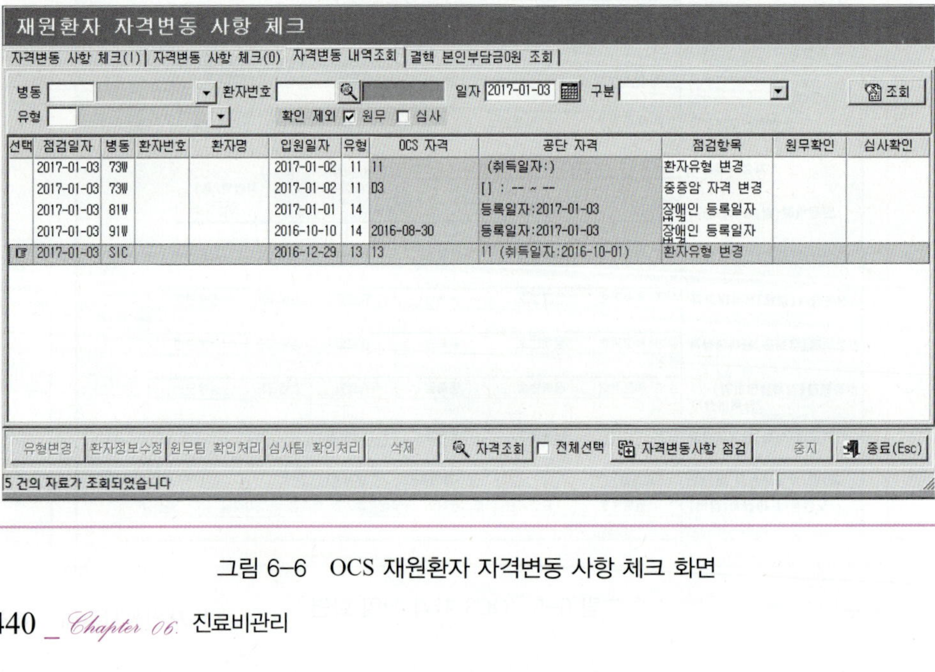

그림 6-6 OCS 재원환자 자격변동 사항 체크 화면

<table>
<tr><td colspan="6">환자유형 변경사유서</td></tr>
<tr><td colspan="6">환 자 정 보</td></tr>
<tr><td>등록번호</td><td></td><td>환자명</td><td></td><td>주민번호</td><td></td></tr>
<tr><td>주소</td><td colspan="3"></td><td>전화번호</td><td></td></tr>
<tr><td colspan="6">입 원 정 보</td></tr>
<tr><td>입원일자</td><td>2016-12-29</td><td>진료과</td><td>신경외과</td><td>병동병실</td><td>SIC</td></tr>
<tr><td>변경내역</td><td colspan="3">건강보험 정상 ▶ 차상위 2종 정상</td><td>전환일자</td><td>2017-01-04</td></tr>
<tr><td>담당교수</td><td></td><td>상병명</td><td colspan="3">열린 두개내 상처가 없는 외상성 경막하출혈</td></tr>
<tr><td colspan="6">보 험 사 항</td></tr>
<tr><td>피보험자</td><td colspan="2"></td><td>환자와의 관계</td><td colspan="2"></td></tr>
<tr><td>자격취득일</td><td colspan="2"></td><td>발행일자</td><td colspan="2"></td></tr>
<tr><td>기호</td><td colspan="2"></td><td>피보험자증번호</td><td colspan="2"></td></tr>
<tr><td>카드제시일</td><td colspan="2"></td><td>적용일</td><td colspan="2">2016-12-29~2016-12-31</td></tr>
<tr><td colspan="6">전 환 사 유
공단에 건강보험 자격조회(412-2020) 결과, 2018년 10월 01일부터 2017년 01월 02일까지 차상위 2종으로 자격이 확인되어 유형변경함.

20 년 월 일
○○ 병원장

국민건강보험공단 이사장 귀하</td></tr>
</table>

서식 6-5 환자유형 변경사유서

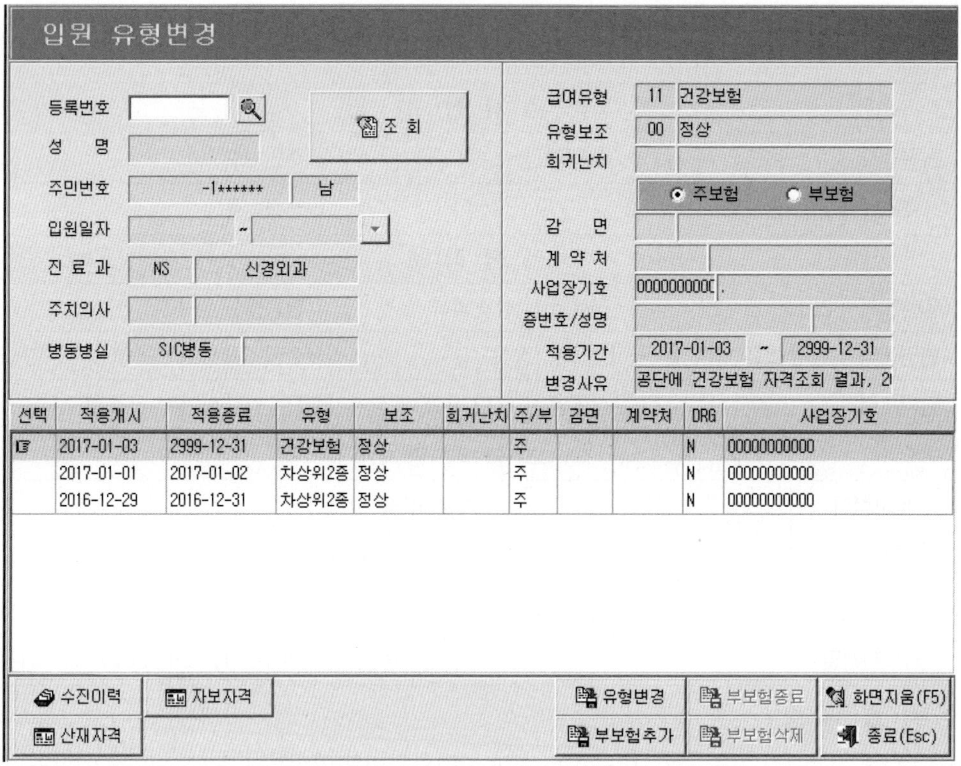

그림 6-7 OCS 입원 유형변경 화면

3. 환자 상담

(1) 상담일지관리

① 환자 및 보호자와 면담 시행 후 그 내용을 상담일지에 상세히 기록해야 한다.

② 환자 측의 경제적인 상황이나 면담 후 중요한 정보 등을 기록하여 차기 면담 시 또는 환자의 재원미수금 관리에 적극 활용할 수 있다.

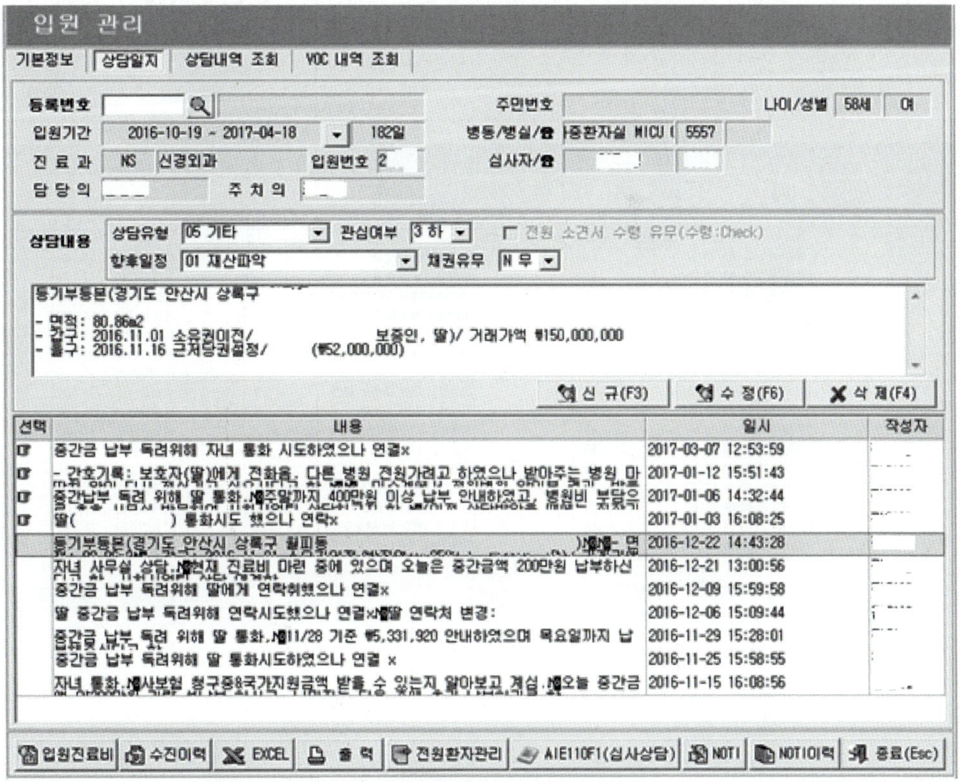

그림 6-8 OCS 입원환자 상담일지 화면

(2) 관심환자 상담관리

1) 관심환자 조기 선별

① 응급실 환자 Screening

- 응급실은 지역 내에 발생한 중증 응급환자의 수용에 중추적인 역할을 해야 하므로 응급실 내 예비병상 확보가 매우 중요하다.
- 수시로 '응급실 환자검색'을 통하여 응급실 내에 장시간 체류자, 퇴원전원 대상자, 관심환자취약계층, 난동, 미수발생 가능성 등를 선별하고 상황에 맞게 사전에 적절한 조치를 취하는 것이 중요하다.

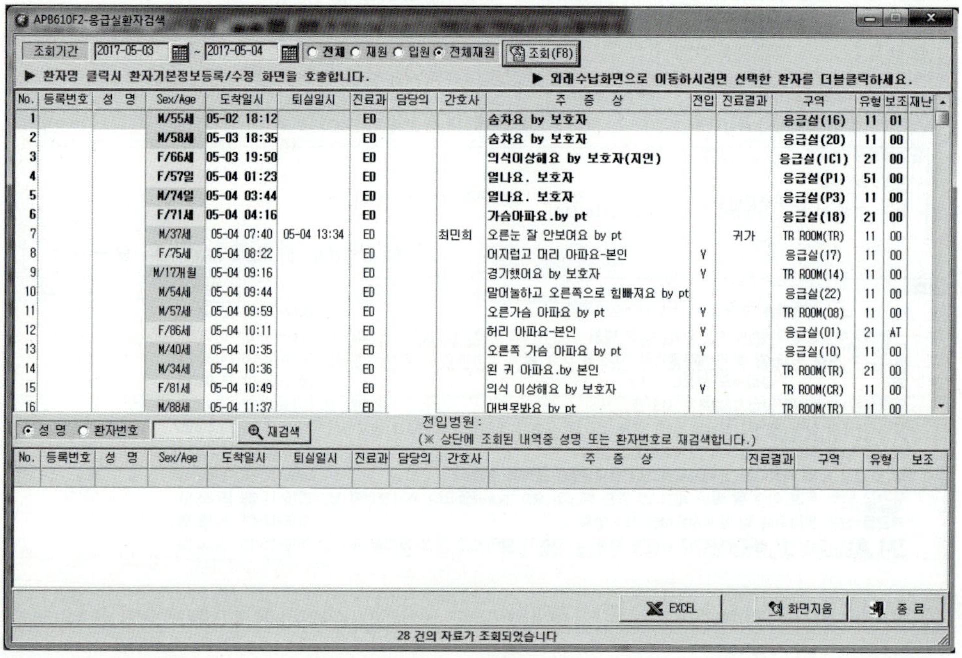

그림 6-9 OCS 응급실 환자검색 화면

② 응급입원

- 응급Admission : 환자의 증상이 '응급증상 및 이에 준하는 증상'에 해당되어 응급치료가 필요하고, 통상적인 입원입원약정서 작성 등의 절차를 거칠 수 없는 불가피한 상황인 경우 의료진의 요청에 따라 응급으로 입원 처리해야 한다.

• '응급A'제도의 가장 중요한 취지는 인간의 존엄성을 존중하며, 환자의 응급증상에 대하여 적시에 적절한 치료를 제공함으로써 병원의 기본적인 역할을 수행해야 한다는 데 있다.

• 입원약정서에 응급A 임을 표기하고 담당 주치의의 날인을 받아 입원등록을 한 후 응급A 보고서를 작성 대책 포함 하여 결재를 득해야 한다. 이 후 보호자가 확인되면 통상적인 입원약정서를 받은 후 응급A를 해제할 수 있다.

• 환자의 보호자가 파악되지 않거나 무연고자로 추정되는 경우에는 발생지 관할 시, 군, 구청 행려환자 담당을 통해 행려환자 발생 신고를 하고 조사에 필요한 서류 제출을 협조해야 한다.

• 관할 시, 군, 구청 행려환자 담당자를 통하여 연고자를 찾을 수 있게 되거나 연고자가 없는 경우 행려환자로 선정 의료급여1종 되어 관리할 수 있다.

Check point

행려환자 선정 기준 4가지 요건 모두 충족

① 일정한 거소가 없는 자
② 행정관서(경찰서, 소방서 등)에 의하여 병원에 이송된 자
③ 「응급의료에 관한 법률」 제2조 제1호 내지 제3호의 규정[1]에 의한 응급의료를 받은 응급환자임이 의사진단서상 확인되는 자
④ 부양의무자가 없거나 또는 있어도 부양능력이 없거나 부양을 기피하는 자

③ 중환자실 모니터링

• 진료비관리 담당자는 관심환자 발생에 대한 사전 예측 및 선별이 필요하고 이러한 환자를 조기 발견해야 적절한 선대응이 가능하다.

---

1) 제2조(정의) 이 법에서 사용하는 용어의 뜻은 다음과 같다.
1. "응급환자"란 질병, 분만, 각종 사고 및 재해로 인한 부상이나 그 밖의 위급한 상태로 인하여 즉시 필요한 응급처치를 받지 아니하면 생명을 보존할 수 없거나 심신에 중대한 위해(危害)가 발생할 가능성이 있는 환자 또는 이에 준하는 사람으로서 보건복지부령으로 정하는 사람을 말한다.
2. "응급의료"란 응급환자가 발생한 때부터 생명의 위험에서 회복되거나 심신상의 중대한 위해가 제거되기까지의 과정에서 응급환자를 위하여 하는 상담 · 구조(救助) · 이송 · 응급처치 및 진료 등의 조치를 말한다.
3. "응급처치"란 응급의료행위의 하나로서 응급환자의 기도를 확보하고 심장박동의 회복, 그 밖에 생명의 위험이나 증상의 현저한 악화를 방지하기 위하여 긴급히 필요로 하는 처치를 말한다.

• 중환자실은 급성기 중증 질환에 대한 치료 구역이므로 환자 상태 악화로 인한 분쟁과 고액 진료비 발생에 따른 보호자 측의 불만사항이 빈번하게 발생될 수 있다.
• 환자가 타병원에서 전입하거나 응급실을 통할 때, 수술 후 긴급 가료 등의 사유로 중환자실에 입실하게 되는 상황을 실시간으로 예측하기는 매우 어려우므로 지속적인 관리가 필요하다.
• 일반병동 대비 급변하는 환자의 상태에 대하여 진료비관리 담당자와 중환자실 의료진 주치의, 간호사 등 간의 긴밀한 상황 공유가 필요하다.

Check point

모니터링 실행 항목

① 유선 제보 수시 : 환자 상태 변화, 불만사항, 면회객 부재(무연고자) 등
② 중환자실 방문 주1회 : 관심환자 사전 선별 및 주치의와 간호사의 애로사항 청취
③ 빠른 전실 : 중환자실에서 일반병실로 전실 시 중환자실에서 발생된 진료비를 중간진료비 정산을 통해 확보해야 하나 중환자병상 확보가 우선할 경우 중간진료비 납부를 생략하고 전실 처리할 수 있다. 단, 진료비관리 담당자의 미수금 회수 방법에 대한 평가가 필요

2) 취약계층 환자 관리 저소득층, 외국인 환자 등

① 환자 및 보호자 면담 결과 경제적인 어려움으로 진료비 지원이 필요한 환자를 조기에 선별한다.
② 진료비의 마련이 불가할 것으로 판단되는 환자는 의료사회사업팀을 통해 진료비 지원 연계 가능여부에 대한 검토를 의뢰하고 지원신청에 필요한 관련서류의 발급에 협조해야 한다.
③ 퇴원 전에 진료비 지원 결정 사항을 확인하고 지원한도금액 초과분과 제외 항목이 있을 경우 환자 본인이 직접 부담할 수 있도록 안내한다.

표 6-1 주요 사회복지 지원기관 현황

No.	기관명 (시행주체)	사업명	지원대상 질환	지원액 및 지원내용
1	보건복지부 (시/군/구청)	긴급의료지원사업	급성질환(1회지원) 타질환 최대2회 심사	300만원 한도
2	보건복지부 (국민건강보험 관리공단)	재난적 의료비지원	암,심뇌혈관 (비수술포함), 희귀난치성 질환, 중증화상	200~500만원(50%) 500~1,000만원(60%) 1,000만원~(70%)
3	보건복지부 (보건소)	미숙아/ 선천성 이상아 지원사업	미숙아, 선천성 이상아	0~1.49Kg: 1,000만원↓ 1.5~1.99Kg:700만원↓ 2.0~2.49Kg:500만원↓
4	보건복지부 (보건소)	암환자지원사업 (성인암) 소아암환자 의료비지원사업	5대암, 기타암, 폐암	통상 급여120만원/ 비급여100만원 한도
5	사회복지 공동모금회	1. 지금은 라디오시대 2. 의료비 지원	희귀난치, 화상, 안면기형, 백혈병 등	3,000만원 한도
6	생명나눔 실천본부	희귀난치질환, 백혈병환자 의료비지 원사업	희귀, 난치성 질환	1,000만원 한도
7	한국실명 예방재단	백내장 개안수술 지원사업	백내장, 녹내장, 망막증	본인부담금전액 (안과사전검사 1회포함)
8	한국심장재단	심장병환자 의료비지원사업	선천성(단순) 심장병	최대 800만원 한도
9	한국유방 건강재단	여성암 의료비지원사업	유방암	300만원 한도 내
10	한국혈액암 협회	백혈병환자 의료비지원사업 (희망나눔기금)	혈액암	최대 200만원 한도

■ 사례 4.

등록번호	004	환자명	환자D	사례	응급A 입원 후 사회복지 지원
입원기간	2017-01-01~ 2017-01-11	상병명	S06.50 열린 두개 내 상처가 없는 외상성 경막하 출혈		
상황요약	1. 환자 내원 2일전 마지막으로 술 마셨으며, 최근 현기증과 어지러움증 호소함. ☞ 내원 당일 12시경 어지러워 넘어졌으며, 오른쪽 눈 윗부분 부딪혀 응급실 통해 내원 후 수술 후 외과중환자실로 입원함.(응급A) 2. 응급실 내원 당시 관할 경찰서에 확인했으나 가족관계 파악이 어려워 환자 소재지(경북 안동) 면사무소 사회복지 담당자와 통화함. 환자는 사실상 이혼관계로 배우자와 자녀에게 연락 취하기 어려우며 오래 전에 연락 두절된 모친 있다고 확인됨. 3. 모친 상담 ☞ 10년 만에 연락이 닿았지만 환자가 중환자실에 치료 중이며 위중하다는 소식에 상심이 큰 상태였음. 모친은 현재 기초생활수급자로 파지를 주우며 ○○시 △△동 반지하 원룸에서 월세로 거주하고 있고 국가에서 나오는 수급비 20만원으로 근근이 생활하고 있음. 환자 퇴원 가능할 시 연락주면 퇴원 처리하겠다는 의사를 전달받았으나, 경제적인 사정이 여유롭지 않은 것으로 파악되어 의료사회사업팀 진료비 지원 연계 의뢰함. 4. 입원 기간 중 안동시 긴급복지지원 결정됨. 5. 환자 수술 이후 건강상태 호전되었으며 모친과 상담 결과 A병원으로 전원하기로 결정함. 전원 시 필요한 자료는 영상 CD복사 및 최근 검사결과지임을 해당 병동에 전달하고 2017.01.11. 보호자 동반하여 A병원으로 전원함.					

응급A 입원보고

■ 일　　시 : 2017년 01월 01일

■ 환 자 명 : 환자D (N.004 M/51)

■ 진 단 명 : 열린 두개 내 상처가 없는 외상성 경막하출혈

■ 입원병실 : 외과중환자실

■ 응급A서명의 : 신경외과 전문의

■ 내 용 :

– 01/01 14:18분경 환자 어지러움을 호소하며 응급실 내원함.

– 응급증상이라는 응급의학과 주치의 소견에 따라 응급소견서 작성 후 진료 진행함.

– 보호자 파악을 위해서 경찰서에 신고함.

– 환자 본인 세대원으로 되어있으며 파악 가능한 보호자 없는 것으로 확인됨.

– 보호자 파악되지 않은 상황에서 환자 중환자실 입원 치료 필요하다는 신경외과 전문의 요청에 따라 응급A입원 결정됨.

– 01/01 16:38분경 응급A로 외과중환자실 입원등록 처리함.

2017년 01월 01일

보고자 ○○○

서식 6-6　응급A 입원보고

구급활동일지

재난번호 :

안산소방소 사동119안전센터		차량 번호		구분	□특수 □일반 □M-ICU □SA	□열기
전화	409-4119					

구급 활동	활동인적사항	성명		나이 51 세	성별 □남 □여	주민등록번호
		주소	(TEL.)			
		직업	□영아 □유아 □학생 □주부 □상업 □회사원 □서비스직 □무직 □공무원 □농업 □공업 □수산업 □축산업 □광업 □기타			□외국인(국적:)
	현장 도착 (환자 접촉)	2017.01.01 13:59	보호자 등	성명	관계	연락처
	병원 도착	2017.01.01 14:14	환자발생장소(택일)	□가정 □주택가 □숙박시설 □사무실 □공장 □공사장 □학교 □일반도로 □고속도로 □병원 □산 □공공장소 □강/바다 □지하철 □기타( )		
	환자 증상 (복수 선택 가능)	■불면증(□두통 □흉통 □복통 □요통 □분만 · 진통 □그밖의 통증) □의식장애 □기도이물 □호흡곤란 □호흡정지 □심계항진 □심정지 □경련 □발작 □실신 □오심/구토 □설사/변비 □비뇨장애 □객혈 □토혈 □비출혈 □질출혈 □그밖의 출혈 □고열 □저체온증 □현기증 □마비 □전신쇠약				
환자 발생 유형	□?	병력	□고혈압 □당뇨 □뇌혈관질환 □심장질환 □결핵 □간염 □알레르기 □암(종류:) □기타(파악불가)			
	□?	□교통사고	사상자	□운전자 □동승자 □보행자 □자전거 □오토바이 □그밖의 탈것( )		
		□사고부상	원인 (택일)	□낙상 □추락 □중독 □화상 □화염 □고온체 □전기 □열상 □그밖의 둔상 □관통상 □해저활동 □익수 □성폭행 □질식 □화학물질 □동물/곤충 □자연재해 □기계 □농기계 □기타( )		
		□기타( )				

환자 평가															사고부위(특수선택 가능)
의식상태	□반응 □무반응 □측정불가														
동공반응	좌	□정상(0 min) □축동(0 min) □산동(0 min)								□반응 □무반응 □측정불가					
	우	□정상(0 min) □축동(0 min) □산동(0 min)								□반응 □무반응 □측정불가					
활력징후 □? □거부	시각	혈압		맥박		호흡		체온		Sp02		혈당체크			
	14:12	180/100	mm/mg	100	회/min	15	회/min	36.6	℃	99	%	156	mg/dl		
				0	회/min	10	회/min	0	℃	0	%	0	mg/dl		
환자분류	□A ■V(Drowsy Obtunded) ■P(□ AStupor □ASemicoma) ■U(□ AComa)														
구급대원 평가소견	• 주 효소 : 낙상추정, 안면부 • 발생시간(□ 추정) 51세 남 병리추정 : 지나가는 신고자 말에 의하면 넘어진거 같다. 진술 현장 경황도착 도착한 바 급ㄹ자 우측 안마수부종 관할 출혈흔적 보임 간질환 및 당뇨있다 진술 vs상bp 160상관할 근거리 산채 진료불고 고대병원 상태관할하여 이송														

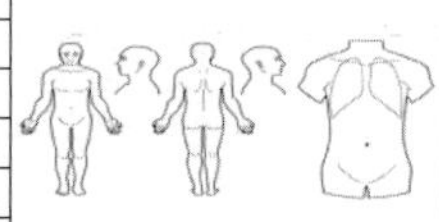

응급 처치 (수술선택 가능)
■기도확보(□도수조작 □기도유지기 □후두마스크 □기도삽관 □흡인기 □기도폐쇄처치 □인공호흡 □과호흡처치)
■산소투여: 0/min (□비관 □안면마스크 □포켓마스크 □BVM □산소소생기 □네블라이저 □기타( )
■CPR(□실시 □거부 □DNR □ECG)
■순환보조(정맥로 확보 수액공급 0 CC) 확보 □MAST □약물투여 □NTG투여
■고정(□경추 □척추 □부목 □머리)
■상처처치(□지혈 □상처드레싱 □분만 □보은 □은 □냉)
■AED(□Shock □Monitoring □기타 □단위)

의료 지도						
의료 지도	■요청(□연결 □미연결) ■미요청(□환자/보호자거부 □불필요 □기타( )		요청 시간		요청 방법	□일반전화 □휴대전화 □무전기 □원격화상장비 □기타( )
의료지도 기관	□소방 □병원 □기타( )	의료 지도 내용	응급처리 : □airway □Intubation □LMA □EOG □AED □CPR □IV □BVM □산소투여 약물투여 : □N/S □D/W □NTG □기관지확장제 □lidocain □atopine □기타( )			
의료치료의사	성명		□병원선정 □환자평가 □기타( )			

환자 이송	이송기관명		도착 시간	의료기관 등 선정자	재이송 사유	환자 인수자	
1차	고려대학교 의과대학부속 안산병원	□관할 □타 · 시도	14:14	□구급대	■병상부족(□응급실 □수술실 □입원실 □중환자실)	□의사	주수형
				□119상황실	□전문의부재 □의료장비 고장 □기타	□간호사	
			(4 km)	□환자/보호자	□진료과 없음 □환자/보호자의 변심()	□응급구조사	
				□기타( )	□주취자 등 □1차 응급처치	□기타	
2차		□관할 □타 · 시도		□구급대	■병상부족(□응급실 □수술실 □입원실 □중환자실)	□의사	
				□119상황실	□전문의부재 □의료장비 고장 □기타	□간호사	
			(0 km)	□환자/보호자	□진료과 없음 □환자/보호자의 변심	□응급구조사	
				□기타( )	□주취자 등 □1차 응급처치	□기타	

※ 본 구급대는 환자의 추가 손상 및 약화(사망 등) 방지를 위해 응급처치에 적합하고 최단시간 이내에 이송이 가능한 ( ) 병원으로 이송을 권유하였으나 ( )씨의 원하는 대로 ( ) 병원으로 이송함에 따라 발생하는 민사 · 형사상 책임을 지지 않습니다.

서식 6-7 응급환자 이송 구급활동 일지

응급진료 소견서

1. **환자명** : (   ) **등록번호** : (   )
2. 관련근거 : 응급의료에 관한 법률 제2조 제1호 및 동법 시행규칙 제2조
3. '**응급증상 및 이에 준하는 증상**'에 해당되는 환자 및 상기 증상으로 진행될 가능성이 있다고 응급의료진료종사자가 판단하는 증상

1. 응급증상

☐ 가. 신경학적 응급증상 : 급성의식장애, 급성신경학적 이상, 구토의식장애 등의 증상이 있는 두부 손상

☐ 나. 심혈관계 응급증상 : 심폐소생술이 필요한 증상, 급성호흡곤란, 심장질환으로 인한 급성 흉통, 심계탕진, 박동이상 및 쇼크

☐ 다. 중독 및 대사장애 : 심한 탈수, 약물.알콜 또는 기타 물질의 과다복용이나 중독, 급성대사장애(간부전.신부전.당뇨병 등)

☐ 라. 외과적 응급증상 : 개복술을 요하는 급성복증(급성복막염.장폐색증.급성췌장염 등 중한 경우에 한함.), 광범위한 외상(외부신체 표면적의 18% 이상), 관통상, 개방성.다발성 골절 또는 대퇴부 척추의 골절, 사지를 절단할 우려가 있는 손상, 전신마취하여 응급수술을 요하는 증상, 다발성 외상

☐ 마. 출혈 : 계속되는 각혈, 지혈이 안되는 출혈, 급성 위장관 출혈

☐ 바. 안과적 응급증상 : 화학적 물질에 의한 눈의 손상, 급성 시력 손실

☐ 사. 알러지 : 얼굴 부종을 동반한 알러지 반응

☐ 아. 소아과적 응급증상 : 소아경련성 장애

☐ 자. 정신과적 응급증상 : 자신 또는 다른 사람을 해할 우려가 있는 정신장애

2. 응급증상에 준하는 증상

☐ 가. 신경학적 응급증상 : 의식장애, 현훈

☐ 나. 심혈관계 응급증상 : 호흡곤란, 과호흡

☐ 다. 외과적 응급증상 : 화상, 급성복증을 포함한 때의 전반적인 이상증상, 분절.외상 또는 탈골, 그 밖의 응급수술을 요하는 증상, 배뇨장애

☐ 라. 출혈 : 혈관손상

☐ 마. 소아과적 응급증상 : 소아 경련, 38C 이상인 소아 고열(공휴일.야간 등 의료서비스가 제공되기 어려운 때에 8세 이하의 소아에게 나타나는 증상을 말한다.)

☐ 바. 산부인과적 응급증상 : 분만 또는 성폭력으로 인한 산부인과적 검사 또는 처치가 필요한 증상

☐ 사. 이물에 의한 응급증상 : 귀, 눈, 코, 항문 등에 이물이 들어가 제거술이 필요한 환자.

환자가 상기 증상 중 해당하는 항목에 √ 표기하여 주시고 그에 따른 근거 및 구체적인 소견을 작성바랍니다.

담당의사 :   (인)

서식 6-8 응급진료 소견서

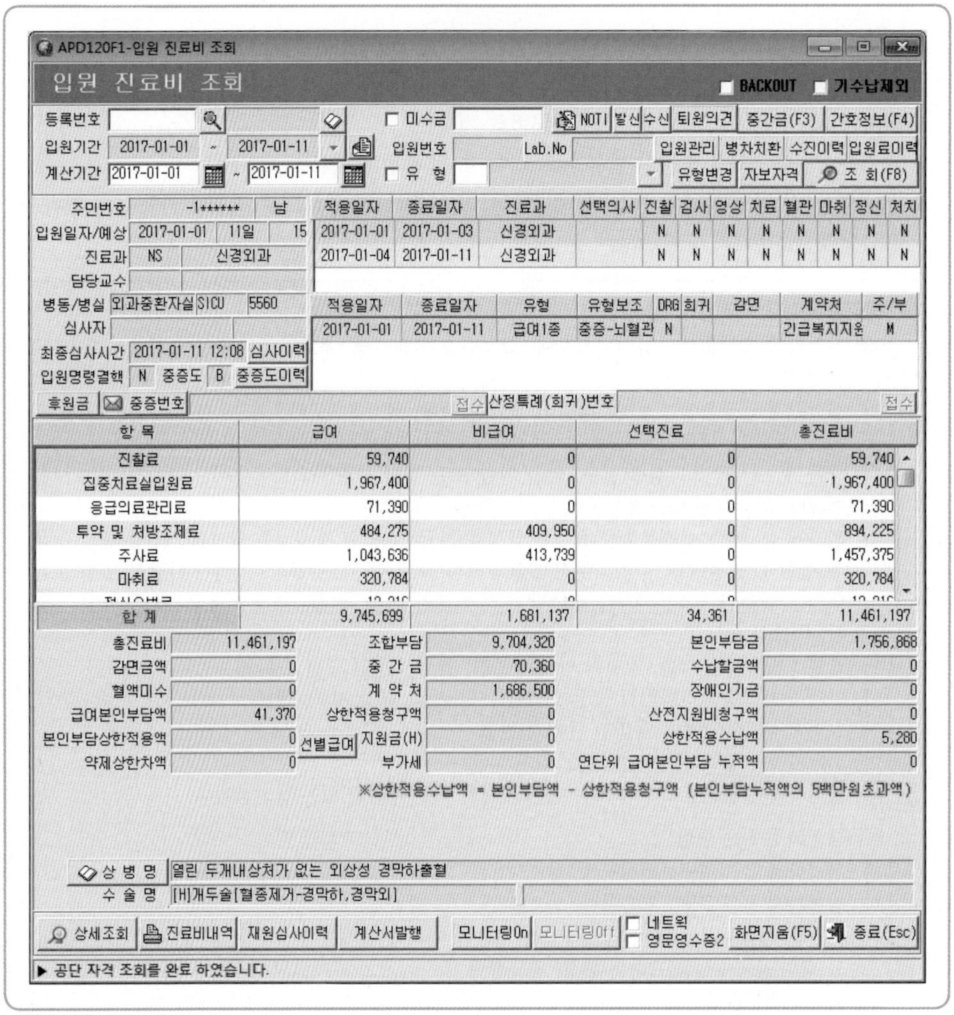

그림 6-10 OCS 입원 진료비 조회 화면_긴급복지지원

■ **사례** 5.

<table>
<tr><td>등록번호</td><td>005</td><td>환자명</td><td>환자E</td><td>사례</td><td>직계가족이 없는 중증 외상 환자</td></tr>
<tr><td>입원기간</td><td colspan="2">2016-12-03~
2017-02-03</td><td>상병명</td><td colspan="2">S22.060 T9 및 T10 부위의 골절, 폐쇄성</td></tr>
<tr><td>상황요약</td><td colspan="5">1. 환자 음주상태로 내원 당일 오전 7:30분경 자택 베란다(빌라 4층)에서 추락 후 내원한 환자로 주차되어 있던 차 위로 등/허리 쪽으로 떨어져 Rt.2~9th/Lt.3-7 multiple rib fracture, Rt. hemopneumothorax, Lt. hemothorax 있어 응급실 통해 외과중환자실로 입원함.
2. 직계가족이 없고, 지인이 보호자로 입원 수속함.(사고 경위에 대한 진술이 불명확하였음.)
3. 중환자실 방문하여 환자 면담한 결과 만취상태로 베란다에서 이불을 털던 중 추락한 것으로 확인함.
4. 친척들이 있으나 왕래가 없는 것으로 파악되었고 연락하기를 원치 않아 일반병실로 전실할 때 이모에게만 연락함.
5. 보증인과는 연인관계로 보험과 부동산 관련 권한을 위임한 상태임을 확인하였고 환자의 지갑, 핸드폰, 통장 등 소지품은 모두 보증인이 소지하고 있는 상태임.
6. 진료비 지원 연계를 위해 의료사회사업팀에서 보증인과 상담하였으나 재정상태 기준 초과(부동산 및 사보험 등)로 지원 불가함.
7. 일반병실로 전실 시 보증인 면담
☞ 중간진료비 정산이 어려운 상황(체크카드 50만원, 신용카드 거래정지)임을 확인함. 보증인 최근 주류업 개업(지인 투자)하여 직접 운영 중이나 매출액 투자자에게 상환 중으로 확인함. 12/19 보험금 청구하여 입금되면 중간진료비 정산 예정이며 지인에게 금전 차입을 요청한 상태로 진료비 마련을 위해 노력하는 의지를 보임.
8. 환자 장애등급 판정을 위한 장애진단서 발급함.
9. 원무팀에서는 입원 초기부터 환자 및 보증인과의 신뢰관계를 형성하여 미수금 발생 가능성을 사전에 방지한 사례로 환자 상태 호전 시 전원하는 것에 대하여 동의하여 전원 연계함.</td></tr>
</table>

재원환자관리 카드	담당	차장	부장

등록번호		
입원일자		
진료과		
상병명		
연락처		
일자	상담내역	확인
2017-01-26 2017-01-20	통화연결 X 통화 -1/19통까지 ₩9,260,000안내하였고 다음주경 사무실 방문예정	
2017-01-19	통화 시도 했으나 연결 안됨.	
2017-01-04 2016-12-27 2016-12-27	교수님 통화 - 보호자가 장애진단서 작성 요청하여 그 이유가 무엇인지 또 그것을 빠른 시일 내에 해야하는지 여쭤보셔서, 환자 측에서는 장애등급을 받아 진단금을 받을 계획인 것같아 병원비 회수를 위해서는 장애등급 판정이 필요할 것으로 판단되며 의료진의 결정이 가장 중요하니 선생님의 소견상 앞으로 나아질 가능성이 없다고 판단이 된다면 작성 부탁드린다고 함. 환자가 퇴원예정이 아직 계획되어 있지않고 교수님이 다음 주 1주일간 해외 학회 일정이 있어 다녀와서 경과보고 작성해 주신다고 함. 원무팀에서도 1월 한 달 정도는 재원하실 것으로 예상하고 있겠다고 말씀드림. 보증인 통화 - 당일 보험회사 직원과 면담있으시고, 병원비 마련 준비중에 있음. 말일(최대 늦어도 1/2)까지 1000만 원 준비하여 납부할 예정이라고 함. 12/26까지 11,062,660 안내함. W 통화 - 환자 현재 anti 중단. 욕창 생겨 처치중이고 환자가 숨이 차다고 하여 산소투여중. 다른 특이사항 없음. 주치의와 통화연결 안 되어 혹시 주치의 병동 방문시 전원소견시 미리 발급해 원무팀 전달 요청함.(병동 nur)	
2016-12-19 2016-12-13 2016-12-09	보증인 면담 - 금일 전실로 중간정산 최대한 결재(당장은 50만원) 1. 환자 카드 3종 결재시도 결과-거래정지카드 2. 김무상(신불자로 신용카드 못쓰고 체크카드로 최대 잔액 결재 -50만원) - 사고 전날 인덕원 소재 업장 개업(지인의 투자함)하여 운영 중 연말 기준 일 매출 약 200만원 가량으로 매출액 현재는 투자자에게 상환중임. - 금일 보험금 청구하여 금주내로 입금되면 중간수납 예정 지인에게 1천만원 빌려달라 부탁을 하였고 금월 말에 대여해주기로 하여 차질이 없는 한 금월 말이면 중간금 수납이 가능할 것으로 추정. - 상태 호전시 전원하는 것에 대하여 사전 동의함. 통화 12/12 기준 중간금액 안내하였고 보험 청구중에 있어 이번 주 중으로 결과가 나올거라고 하셔서 청구결과가 나올 때까지 기다릴 수 없으니 보호자가 선납부 해주셔야 한다고 이번 주 목요일까지 납부 설명함. 통화 보험 2개 중 하나는 소멸시효. 나머지 하나는 아직 확인 중에 있고, 사회사업팀에서 요청한 서류는 아직 준비 안하고 있는 상태.	
2016-12-08	중환자실 방문하여 환자 면담.	

서식 6-9 재원환자관리 카드

3) 외출외박 승인관리

① 환자가 외출 · 외박을 원할 경우 반드시 의료진의 승인이 이루어진 후 가능하다.

② 외출 · 외박이 결정된 환자들은 병원 이탈로 인한 미수금 발생의 위험성을 고려하여 반드시 중간진료비 납부를 독려한 후 승인처리 할 수 있다.

③ 환자들의 개인사정에 따라 장기 외박이 필요한 경우에는 퇴원수속 후 재입원할 수 있도록 권고해야 한다.

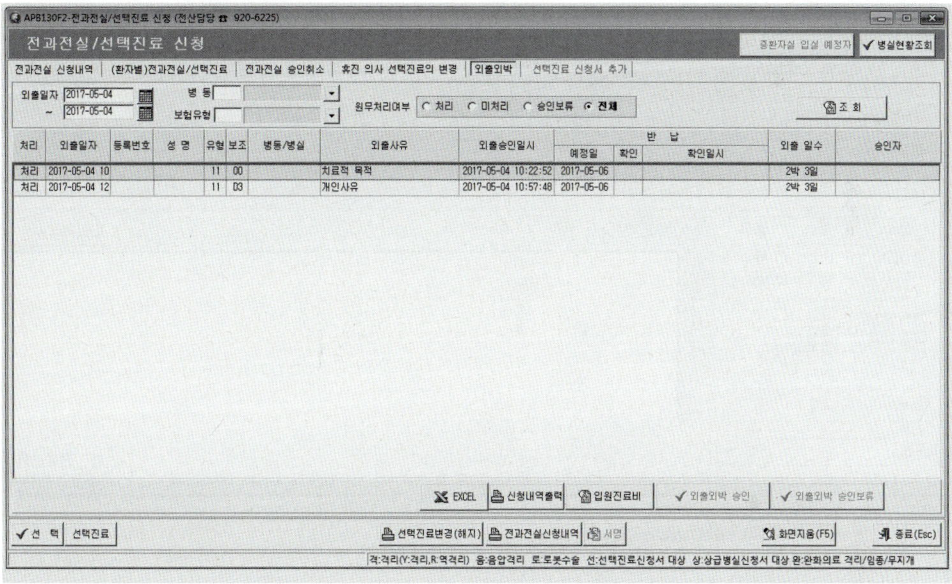

그림 6-11 OCS 외출 · 외박 등록 화면

4) 환자관리 Check

① OCS 환자관리 체크 메모를 통해 관심환자 주요사항을 등록하면 의료진, 간호사 및 원무팀 간에 실시간으로 정보공유가 가능하고 등록된 관심환자 병원 방문 시 적절한 대응이 가능하게 된다.

② 관심환자의 강도에 따라 관심녹색, 주의주황, 경계빨강로 등급을 분류, 등록함으로써 적절한 대응이 이루어질 수 있다.

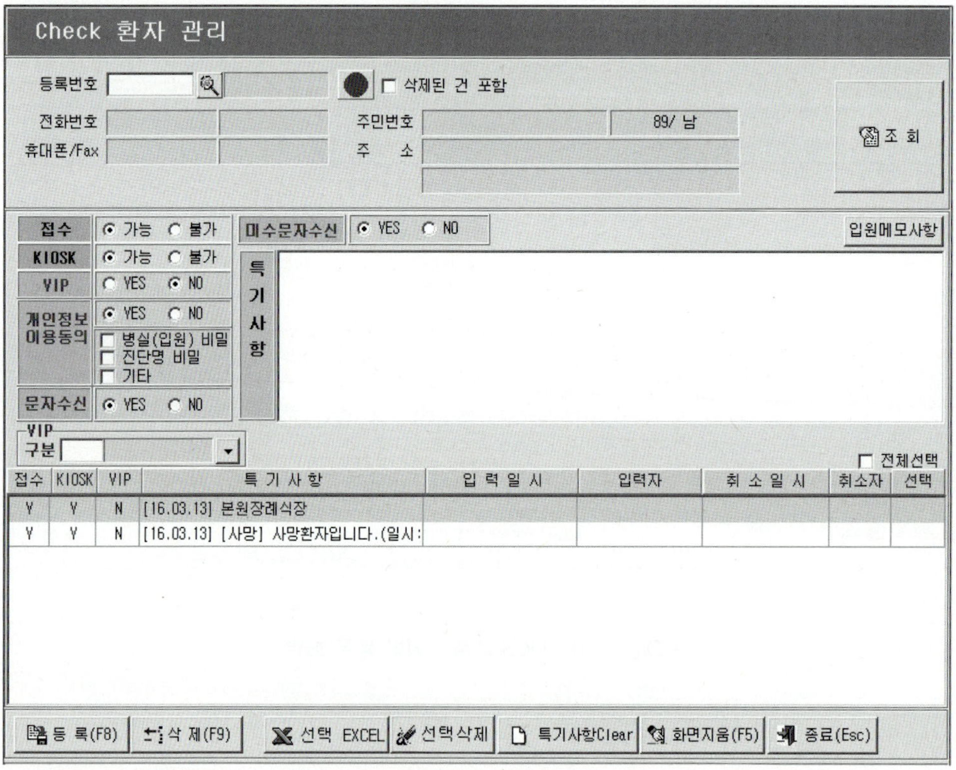

그림 6-12 OCS 환자관리 등록 화면

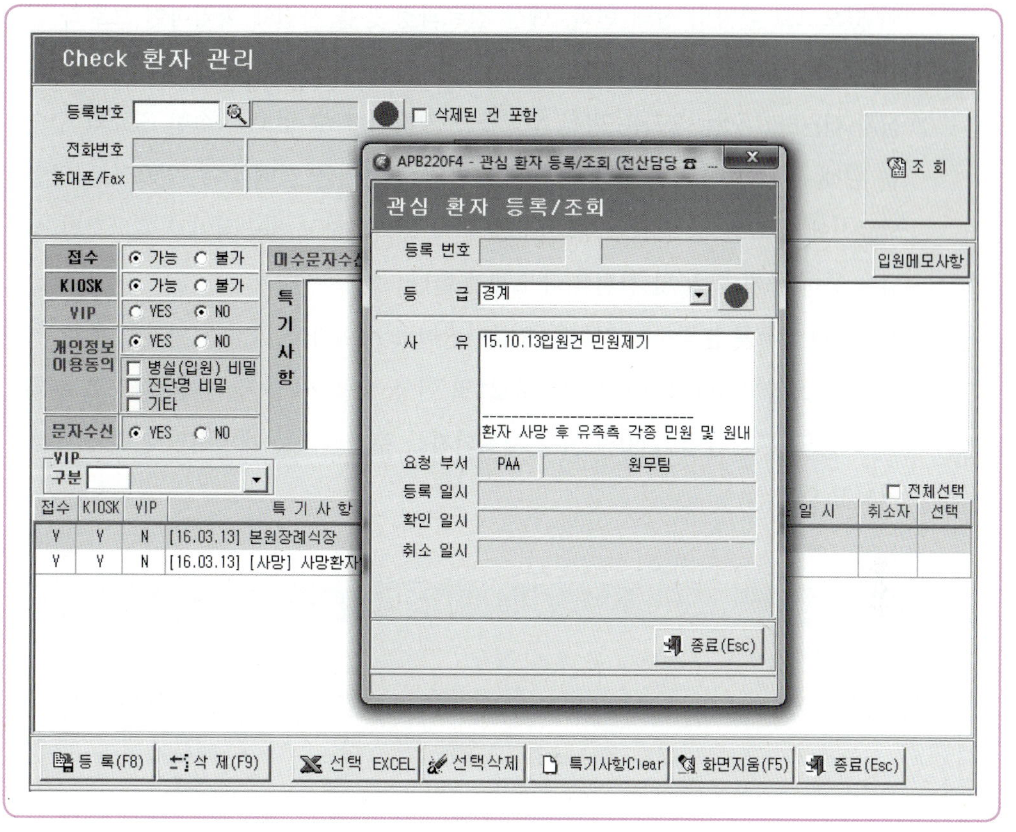

그림 6-13 OCS 환자 관리 등록 화면–등급별 등록

5) 관심환자 중간보고

① 관심환자 및 미수금 고액 체납 환자가 발생할 경우에는 관련 보고서를 작성하여 병원장에게 보고하고 대책법적 조치 포함을 세워야 한다.

② 다양한 사회복지지원 대책진료비 지원, 응급대지급 등을 세웠음에도 불구하고 진료비 지불능력이 없어 진료비 미수가 예상되는 환자에 대해서는 주치의의 소견에 따라 지불각서 및 추가보증 서약을 받고 퇴원미수금으로 전환하여 병원장 결재를 득한 후 선퇴원 및 전원 조치할 수 있다. 이후 소송 등 법적 조치를 통해 퇴원미수금을 확보해야 한다.

(3) 장기재원환자관리

1) 장기재원환자관리

① 장기 재원환자는 대부분 중증환자로 치료비가 고액으로 발생되고 체납될 가능성

이 있으므로 환자의 상태 변화, 예상 진료과정 등을 사전에 파악하여 보호자 면담 시 참고할 수 있다.

② **장기 재원하고 있는 환자**는 병원 수익률을 저하시킬 수 있고 신속한 진료와 수술을 위해 입원을 필요로 하는 다른 환자들의 진료권을 침해할 수 있으므로 담당 의료진에게 퇴원 및 전원 가능 여부를 수시로 확인하고 지속적이고 적극적인 상담을 통해 조기 퇴원 및 전원을 유도해야 한다.

③ **장기재원 유무를 분류하는 기준**은 요양기관별로 상이하나 급성기 환자를 주로 치료 중인 요양기관에서는 통상적으로 21일 이상 재원환자를 장기재원환자로 분류하고 있으며, 기간별로 60일 이상 재원환자는 추가적으로 개별적인 관리가 이루어지고 있다.[2]

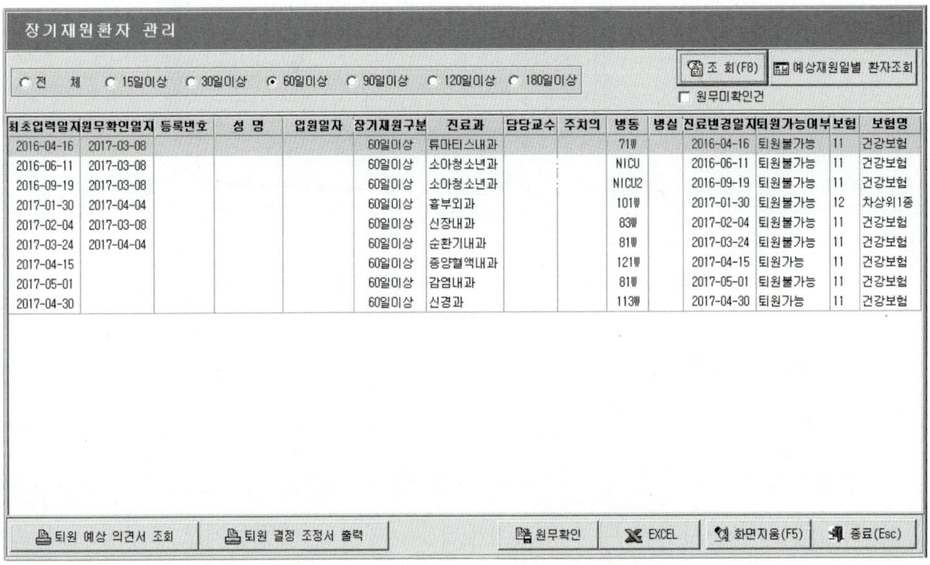

그림 6-14 OCS 장기재원환자관리 화면

2) 장기재원환자 전원 의뢰

① 전원관리시스템

- 재원 중인 환자의 상태가 전원(퇴원)이 가능하면 주치의는 퇴원예상의견서(또는 전원소견서)를 작성하여 전원이 가능하다는 소견을 제시하게 된다.

---

2) 건강보험요양급여기준에 따라 입원료는 입원 16일째부터 30일째까지는 해당 점수의 90%를 31일째부터는 해당 점수의 85%를 산정하게 된다.

[AB201708049397409/18819/14:05]

재원환자 퇴원예상 의견서

환자명 : 등록번호 : 성별/나이 : M/60세
입원일 : 재원일수 : 444 초과일수 : 444
입력일 : 2016-04-16 확인일 : 2017-03-08 보험구분 : 건강보험
진료과 : 류마티스 내과 담당교수 : 주치의 :
병풍/병실 : 71% 진단명 :
〈s/p infected TKRA, Knee, Lt.〉 synovitis and tenosynovitis, unspecified

1. 퇴원가능 여부
□ 가. 퇴원가능 □ 나. 퇴원 불가능 □ 다. 전원 가능

2. 응급증상에 준하는 증상
□ 가. 1주일 이내 □ 나. 2주일 이내 □ 다. 3주일 이내
□ 라. 기타 □ ① 퇴원을 권유하거나 환자 또는 보호자 거부로 퇴원지연
□ ② 퇴원 후 가정에서 환자를 돌볼 준비가 되지 않아 퇴원지연
□ ③ 진료비 납부 부족으로 퇴원지연(사회복지사 연결대상)
□ ④ 자동차 보험 또는 산재 처리와 관련하여 퇴원지연
□ ⑤ 의료분쟁 또는 민원제기로 퇴원지연

3. 퇴원불가능(장기입원사유)
추가 재원예상 일수 : 30
□ 가. 질병의 진행
□ 나. 합병증(재수술/수술부위 감염/기타)
□ 다. 특수재활치료(타 의료기관 전원불가)
□ 라. 기타

4. 전원기능
□ 가. 1주일 이내 □ 나. 2주일 이내 □ 다. 3주일 이내 □ 라. 즉시
□ 마. 기타 □ ① 전원을 권유하거나 환자 또는 보호자 거부로 전원지연
□ ② 2차 진료기관에서 치료가 가능하나 전원병원 미 확보로 전원지연
□ ③ 진료비 납부 부족으로 전원지연(사회복지사 연결대상)
□ ④ 자동차 보험 또는 산재 처리와 관련하여 전원지연
□ ⑤ 의료분쟁 또는 민원제기로 전원지연
선택된 전원가능병원 :

서식 6-10 재원환자 퇴원예상 의견서

② 의료기관 종별, 병상규모, 진료과, 처치항목 및 시설 등을 고려하여 협력병원 정보를 조회하여 환자가 적절하게 치료받을 수 있도록 병원을 선택하여 환자 및 보호자에게 안내할 수 있다.

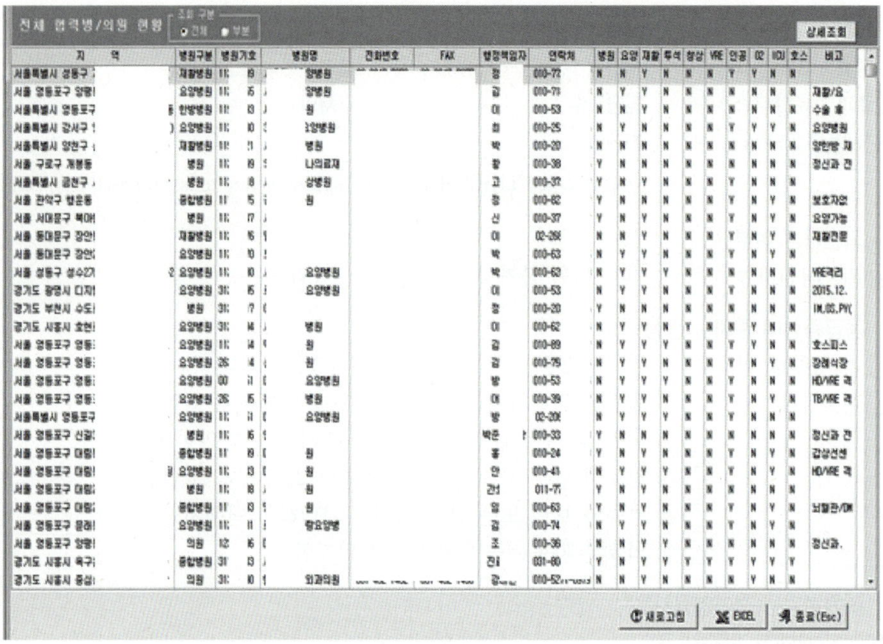

그림 6-15　OCS 협력병원 현황 화면

③ **진료비관리 담당자**는 전원퇴원이 가능한 것으로 확인된 환자에 대해서는 퇴원예정일자를 확인하고, 전원퇴원이 지체되는 경우에는 그 사유를 파악하여 빠른 시일 내에 퇴원이 가능하도록 관리해야 한다. 단, 환자의 갑작스런 상태악화로 퇴원 불가한 경우는 제외

3) 퇴원예상의견서

① 재원기간이 15일, 30일, 60일, 90일, 120일, 180일이 도래하게 되면 OCS 진료화면 팝업창을 통해 환자의 장기재원 사실을 의료진과 공유하여야 한다. 담당 주치의는 환자의 상태를 확인하여 퇴원불가/퇴원가능/전원가능에 대한 소견을 작성하고 진료비관리담당자에게 전달하여 후속 조치가 이루어질 수 있도록 협조할 수 있다.

② 퇴원가능/전원가능 의견서가 작성된 환자는 원무확인을 하여야 하며, 작성 기간이 경과할 경우에는 담당 주치의가 작성할 수 있도록 독려해야 한다.

(4) 탈원환자 관리

① 입원하여 치료 중인 환자가 아무런 의사전달 없이 병원을 탈원했을 때 우선적으로 가장 중요하게 고려해야 할 것은 환자의 안전 여부를 확인하는 것이다.

② 일정기간이 지난 후에도 환자와 연락되지 않고 귀원하지 않는다면 환자의 안전 확인과 함께 진료비 회수 방안을 강구하기 위해 답사를 시행할 수 있다.

③ 해당 병동으로부터 탈원환자 보고서를 접수한 후 입원약정서 또는 면담을 통해 기 확보된 환자 및 보호자의 주소지와 직장 등으로 답사를 시행한 후 탈원환자 답사보고서를 작성하여 결재를 득해야 한다.

④ 퇴원 진료비 미수금으로 전환하여 법률적 조치를 취할 수 있다.

(5) 진료비 상담 컨설턴트

진료비관리담당자는 진료비관리라는 한정적인 업무뿐만 아니라 환자에게 청구되는 진료비에 대해 전문적인 상담업무를 수행하는 컨설턴트로서의 역할까지 요구되고 있다. 퇴원미수금 발생을 방지하는 단편적인 기능보다는 전체적으로 병원의 진료비 발생 및 수익 증대에 영향을 줄 수 있는 진료비관리 담당자로서의 확장된 업무 스케일을 지향해야 한다.

1) 입원비 진료비 내역 판독 및 설명

진료비 세부내역서의 판독 능력과 함께 중증질환별 본인부담률, 선별급여, 재원기간에 따른 차등수가 적용, DRG포괄수가제, 급여 본인부담금 상한제, 급여/비급여 항목 등 기본적인 사항을 숙지한 상태에서 전문적인 상담을 통해 진료서비스를 제공받는 소비자의 알권리를 충족시킬 수 있어야 한다.

2) 예상 진료비 안내

① 질환별수술, 상병코드, 수술코드 예상 진료비 조회 및 유사 치료사례를 선별하고 이에 대한 평균 예상 진료비를 추출하여 객관적인 근거를 가지고 고객에게 제시할 수 있어야 한다.

② 진료과별 다빈도 상병별로 시행한 검사, 시술, 수술 등에 대한 평균 예상 진료비와 입원기간을 산출하여 입원환자 동향을 파악하고 고객의 해당 항목에 대한 문의 시 접점에서 신속하게 응대하여 만족도 증가에 기여할 수 있다.

표 6-2 외과계 질환별 예상 진료비 조회 사례

진료과	상병명	평균 재원일	총 진료비 (건강보험 100%)	본인부담금 (건강보험 기준)	비고
HPS	간이식	96	190,993,580	44,709,840	
	신장이식	31	31,676,930	12,600,470	
	췌장암	21	25,247,950	7,302,060	
	간세포암종	15	11,594,170	3,456,930	
	담낭의 결석	6	5,295,820	2,324,550	
CRS	결장의 악성신생물	14	10,955,800	4,358,340	
	급성복막염	14	6,811,854	2,210,144	
	충수염	7	3,585,180	1,231,870	
	항문주위농양	3	1,421,720	463,766	
BES	유방의 악성신생물	13	9,740,310	3,051,950	
	갑상선의 악성신생물	6	5,043,090	2,219,390	
	갑상선의 악성신생물	5	3,925,350	1,844,420	
	비독성 단순 갑상선 결절	7	4,575,880	2,677,970	로봇 수술인 경우 900만원 가량 추가
GES	위의 악성신생물	11	6,757,920	1,703,730	
	탈장	5	2,580,180	883,370	
	십이지장협착	14	8,521,440	3,420,880	

3) 유형별 가상 진료비 조회

입원진료비에 대하여 현재 설정된 유형에서 다른 유형 건강보험 100%, 일반, 의료급여, 자보, 산재, 국제 등으로 전환이 필요한 경우 전환 시 추가 발생될 진료비를 OCS 내 유형별 가상 진료비조회 시스템을 통해 우선적으로 확인할 수 있다. 이를 통해 환자의 보험자격 변경, 상해 및 공상 처리 시 유용하게 활용하여 진료비 안내를 할 수 있다.

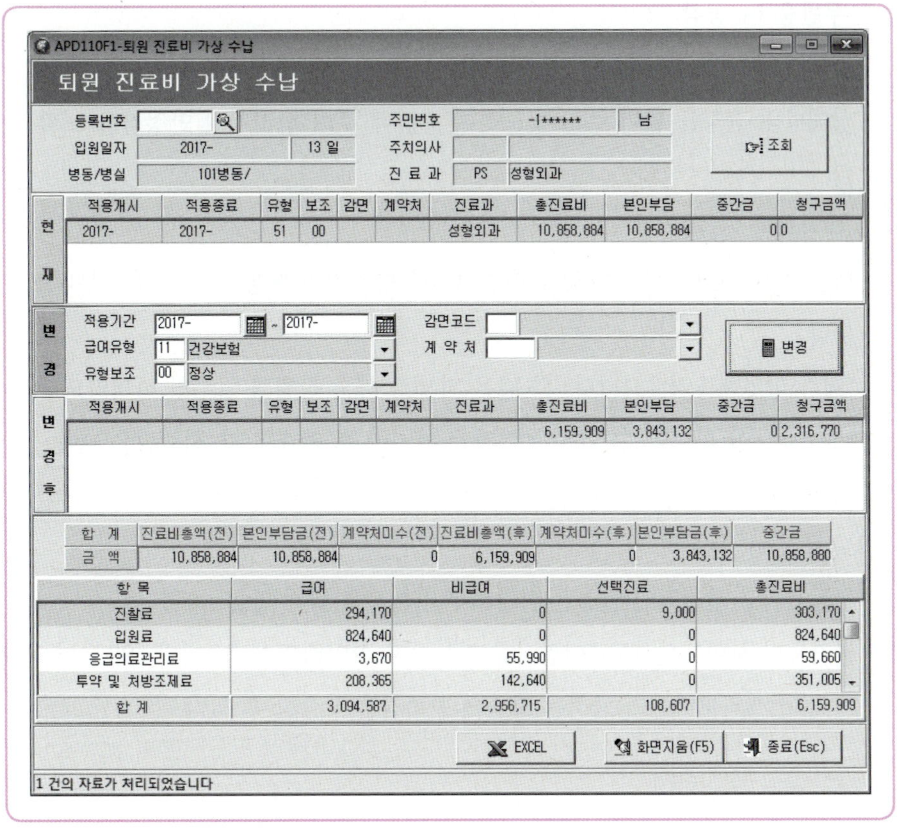

그림 6-16 OCS 퇴원 진료비 가상 수납 화면

(6) 상담 스킬

병원에 입원한 환자와 보호자는 심신이 지쳐 있으므로 상담을 진행할 때는 각별한 배려와 적절한 상담 스킬이 요구된다. 특히, 진료비관리 담당자에게 찾아오는 민원인의 특성은 대체적으로 불편하고 불만족스러운 상황에 대한 외적인 표현으로 나타나게 되는 불안Complain을 호소하는 경우가 많으므로 그에 대한 적절한 응대가 중요하다.

1) 불만고객에 대한 응대 방법

① 반말 vs. 존댓말

- 반말은 권위적이고 고압적인 태도로 인식되며 고의로 반말하는 것이 아닌 것을 알면서도 불쾌하게 느껴질 수 있다.
- 존댓말은 나에 대한 인격과 품격이 올라가는 말이며 나이가 어린 환자에게도 존대해줄 때 만족도가 상승할 수 있다.

② **무반응** vs. **공감**

- 성의없는 단답형의 대답은 불쾌한 말투나 표정을 표출하게 된다.
- 상대방의 감정을 읽어 주고 반응하여 공감해 주면 심리적인 안정감을 느낄 수 있다.

③ **책임회피** vs. **책임감**

- 다른 직원이나 부서로 책임을 떠넘기거나 방어적인 행동은 신뢰감을 무너뜨릴 수 있다.
- "제가 확인해드리겠습니다."와 같은 자세로 다른 직원의 업무라 하더라도 그 자리에서 최대한 확인할 수 있는 부분까지 확인한 후 안내할 때 신뢰감은 더욱 상승하게 된다.

④ **수동적** vs. **능동적**

- 수동적이고 부정적인 반응은 환자로부터 불신을 쌓게 만들 수 있다.
- 불가능한 사항이더라도 "어렵지만 가능한지 확인해드리겠습니다."와 같이 응대하게 되면 결과보다는 노력하는 모습에 만족감은 상승할 수 있다.

2) 불만고객 응대 순서

① **사과**

우선 사과를 하게 되면 흥분했던 마음이 한층 누그러지는 효과를 얻을 수 있어 불만을 철회하게 된다.

② **경청**

- 언어적인 방법과 신체적인 방법을 사용할 수 있다.
- '끄덕끄덕'하며 몸으로 듣는 방법, '눈을 맞추며' 눈으로 듣는 방법, '메모'하며 손으로 듣는 방법, '맞장구와 질문'을 하며 입으로 듣는 방법이 있다.

③ **공감**

"예, 저도 그렇게 생각합니다." 또는 "그 마음 충분히 이해가 됩니다." 등의 언어를 사용하며 공감해 줄 때 상담하는 직원이 내 편이라는 느낌을 줄 수 있게 된다.

④ **상황설명**

- Who : 누가 고객을 응대할 것인가?
- When : 언제 해결할 것인가?

- Where : 어디서 응대할 것인가?
- 민원인의 불만사항에 대하여 다시 한 번 정확하게 정리한 후 3가지 주된 요소에 대해 구체적으로 제시해야 한다.

⑤ 대안제시 및 문제해결

구체적인 해결방안 모색 후 해결 기한을 정하여 고객에게 제시하고 동의를 구한 후 문제를 해결할 때 불만고객은 충성고객이 될 수 있다.

⑥ 불만고객 잊기

회복 탄력성 : 불만고객과의 면담과정에서 닥치게 되는 역경과 어려움을 오히려 도약의 발판으로 삼아 고객을 응대하고 해결함으로써 정신적 · 육체적 손실을 회복해야 한다.

Check point

불만고객과의 면담 요령

① '욱'하는 감정이 생기게 되면 심호흡을 한다.
② 화가 날 때는 10초를 센다.
③ '나는 소중한 존재'라고 나 자신에게 직접 이야기를 한다.
④ 주변의 직원들 간에는 칭찬과 격려를 아끼지 않는다.
⑤ 마음의 안정을 찾을 수 있도록 초콜릿과 사탕을 먹는다.
⑥ 운동이나 취미를 통해 화를 분출해 볼 수 있다.
⑦ 좋아하는 노래를 조용히 불러 본다.
⑧ 긍정적으로 생각한다.

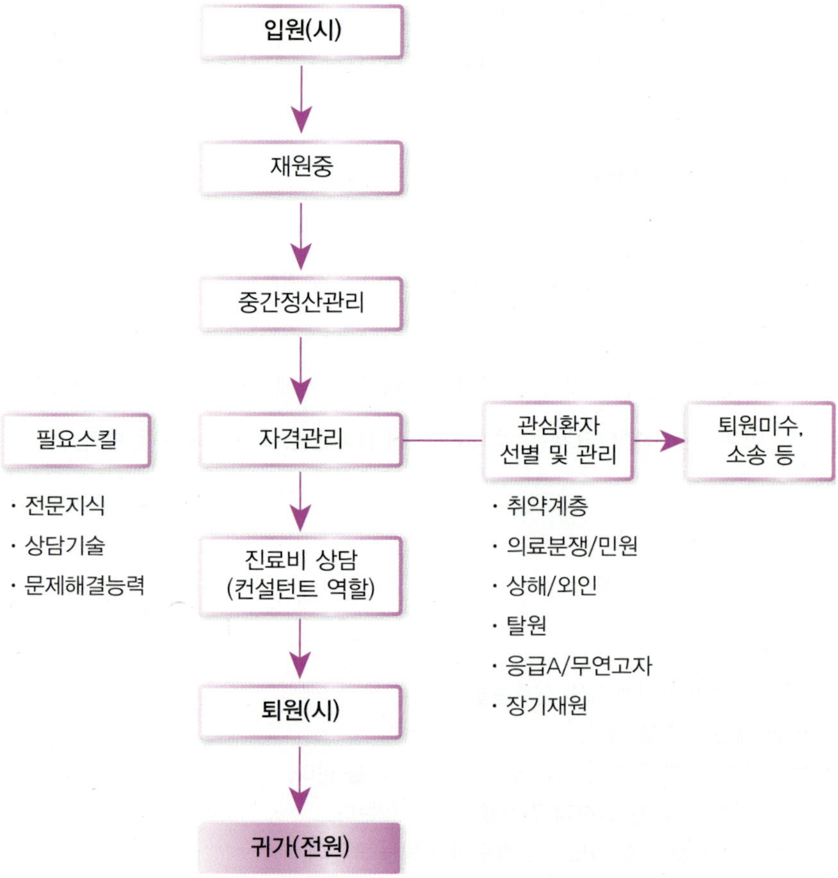

그림 6-17 진료비관리 업무 흐름도

Check point

핵심정리

① 보험자격 유형은 건강보험과 의료급여, 자동차보험, 산업재해보상보험, 공상, 일반유형으로 구분된다.

② 재원환자가 건강보험 제한 사유에 해당되는 경우 국민건강보험공단으로 급여제한 여부를 조회하여 자격을 확인해야 한다.

③ 문제 환자는 사전에 자격관리와 상담 등을 통해 진료비를 안내하고 정서적 · 경제적으로 발생된 다양한 문제를 해결할 수 있도록 지원해야 한다.

2. 진료비 정산관리

1. 진료비 정산관리 업무의 이해

(1) 의료기관의 수익

수익이란 사전적인 의미로 생산적 활동에 의한 가치의 형성 또는 증식을 뜻하며 생산적 급부재화 또는 용역의 제공에 의하여 기업이 받는 대가매출액로 측정된다.

의료기관 수익은 크게 두 가지 의미로 나누어 설명할 수 있는데 협의의 개념으로는 진료 행위를 통해 얻어지는 수익인 진료비를 말한다. 현재 의료기관 수익의 대부분은 진료비가 차지하고 있는데 진료비 수익은 환자 본인 일부부담금, 보험자건강보험공단, 자동차보험사, 근로복지공단 등 부담금 등으로 구성되어져 있다. 광의의 수익은 적립금에 대한 이자수입과 각종 부동산 임대료 및 부대사업 수입식당, 매점을 통한 수익 등을 포함하고 있다.

(2) 진료비 청구

1) 진료비 산정 및 청구과정

입원환자에 대한 진료비 산정 및 청구 과정은 우선 재원환자에 대해 각종 수술, 처치, 검사 등 각종 의료서비스 제공에 대해서 정해진 수가에 따라 진료비를 계산하게 된다. 총 진료비 중 규정에 의거 본인 일부부담금을 계산하게 되며 환자 재원 중에는 필요 시 중간 계산서를 발행하여 수납을 받게 되고 퇴원 시 총 본인 일부부담금 중 중간 계산된 비용을 제외한 나머지 잔액을 퇴원계산서 발행과 함께 최종 수납하게 된다.

총 진료비 중 본인 일부부담금을 제외한 금액은 보험자 청구분으로 명세서를 첨부하여 월단위 또는 주단위에 따라 주기적으로 보험자건강보험공단, 자동차보험사, 근로복지공단 등에게 청구하게 된다.

2) 수가산정기준

의료보장 유형별 진료비 산정기준이 되는 수가기준은 다음 표의 근거에 따라 계산하게 된다.

표 6-3 의료보장 유형별 수가 산정기준

건강보험	의료급여	산재보험	자동차보험	공무상요양
건강보험 요양급여 기준	건강보험 요양급여 기준과 동일	건강 보험 요양 급여 기준 + 노동부장관 고시 산재요양 급여기준	건강 보험 요양 급여 기준 + 국토교통부 장관 고시 "진료수가 기준"	산재요양급여 기준과 동일

3) 수가 산정체계

현재 국내에서 적용하고 있는 수가 산정체계는 행위별 수가제, 포괄 수가제, 일당 수가제 및 정액 수가제 등이 있다.

행위별 수가제는 우리나라 수가체계의 기본적인 기준이며 대부분의 진료비 계산에 적용되고 있는 방식으로 각각의 진료 행위에 대해 행위 점수를 정하고 각각의 점수에 단가를 곱하여 금액을 산정한다.

포괄 수가제는 현재 7가지 질병에 대하여 적용하는 방식으로 병원의 종류와 질병 특성에 따른 기본 점수를 부여하고 여기에 입원일 수의 증감에 따른 고려만 적용되고 있다.

일당 수가제는 요양병원에 적용하고, 정액 수가제는 의료급여에서 정신병 및 신장 투석에 적용되고 있다.

4) 수가 산정방법

진료 수가는 진료 행위료와 약제 및 치료 재료비로 구분된다.

① 진료 행위료

진료 행위는 각종 검사, 촬영, 판독료, 수술료, 마취료, 이학요법료 등 의료진이 진료한 대가를 점수화하여 산정한다. 여기에 요양기관의 종별 가산율을 적용하여 최종 산정하게 된다.

② 약제 및 치료 재료대

진료 행위를 제외한 약제 및 치료 재료대 등은 실구입가로 산정한다. 실구입가는 상한가 고시에 따른 범위 이내에서 산정하게 되며 진찰료 및 입원료와 함께 약제 및 치료 재료는 요양기관의 종별 가산율을 적용하지 않는다.

5) 응급대지급 청구

① 환자의 증상이 응급진료에 관한 법률 상 '응급증상 및 이에 준하는 증상'에 해당하는 기간 동안의 진료비는 응급대지급 청구가 가능하다.

② 환자가 중환자실로 입원할 경우에만 한정적으로 응급대지급 청구 대상으로 분류하지 않는다. 환자 증상이 응급에 해당하느냐가 중요 사안이므로 급성 복통으로 응급 개복술 시행 후 일반병실로 입원하게 되더라도 그 증상이 관련 법령에서 제시된 응급증상에 해당된다면 응급대지급 청구가 가능하게 된다.(단, 응급증상에 대한 평가는 담당 주치의 소견이 우선하게 되며 청구 및 환자관리의 주무부서인 보험심사팀과 원무팀의 판단이 필수적이다.)

③ 응급대지급 청구 대상은 주로 지불능력이 없는 환자가 되므로 응급증상이 해소되면 전원조치를 통해 응급대지급 청구 후 구분산정응급증상에 대한 기간 등으로 발생 가능한 진료비 삭감을 예방하여 병원의 손실을 줄일 수 있어야 한다.

(3) 중간진료비 안내 및 정산

1) 중간진료비 정산 목적

① **입원환자**는 진료의 공급과 동시에 발생된 비용을 회수할 수 없어 미수금이 발생됨에 따라 현금의 흐름을 방해하는 요소로 작용된다. 따라서 병원의 운영자금을 조기 회수하기 위해 중간 정산이 필요하다.

② **중간진료비 정산**을 요청하고 체불자가 발생될 경우 상담을 통해 문제 환자를 사전에 조기 발견할 수 있다.

③ **중간진료비 체불자**에 대해서는 면담을 통해 납부 독려하고 진료비 채권이 확보될 수 있도록 보증인을 요구할 수 있다.

④ **장기입원 고액 체불자**의 경우 채권팀으로 이관하여 별도 관리할 수 있다.

2) 절차

매주 보험심사팀에서 재원환자 진료비 심사가 완료되면 재원미수금이 일정금액 이상예. 100만 원, 150만 원, 200만 원 누적 발생된 환자를 대상으로 중간 진료비 청구서를 발행하여 중간정산을 안내하게 된다.

① 중간정산 안내 후 추가적으로 누적된 재원미수금의 규모에 따라 직접 전화통화 또는 서면 독촉 등을 시행할 수 있다.

② 재원환자 미수금 조회

- OCS 원무통계–재원미수금 환자 조회를 통해 보험구분/진료과/미수금액/입원 일수 등을 설정하여 리스트 집계 후 조건에 맞는 재원환자 명단을 확인할 수 있다.

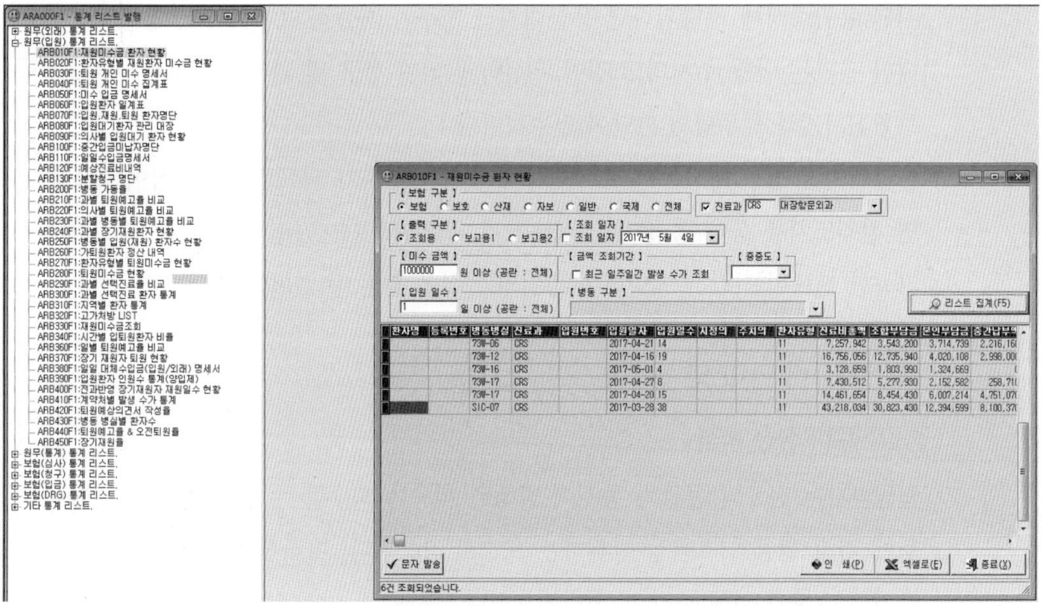

그림 6–18 OCS 통계 원무통계–재원미수금 환자 현황 화면

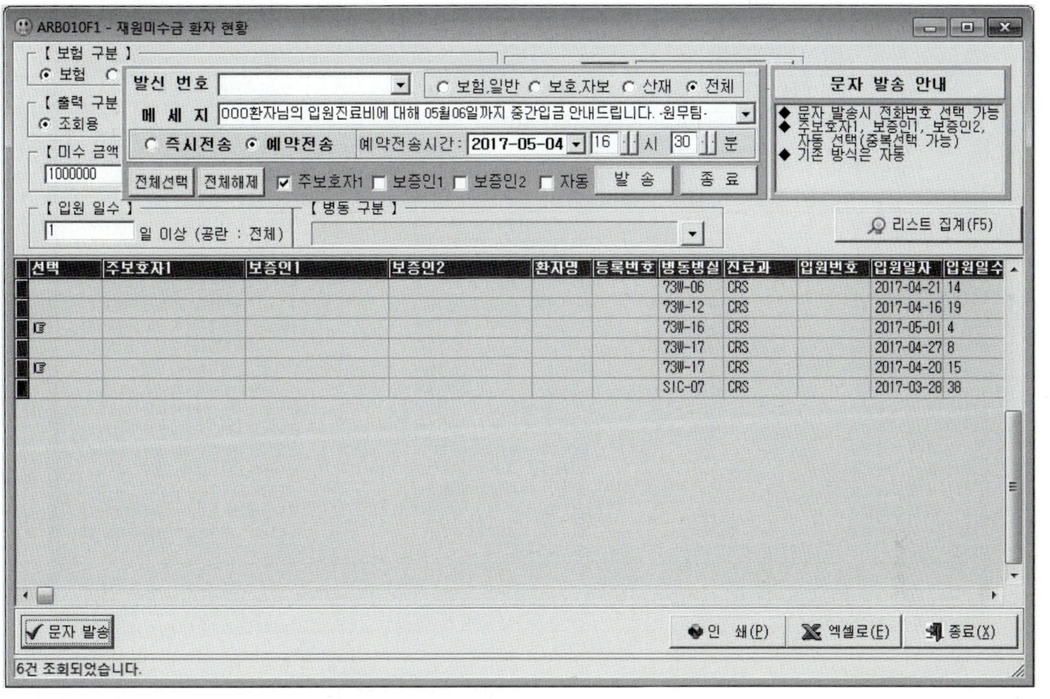

그림 6-19 OCS 중간 진료비 납부 대상 문자발송 화면

Check point

문자 발송 시 유의사항

- 상황에 따라 주보호자1, 보증인1, 보증인2 를 대상으로 동시에 문자발송을 진행할 수 있다.
- 재원환자 명단에는 있지만, 문자발송 명단에 없는 경우 퇴원수속을 하였는지, 문자를 발송하기 전 중간납부를 먼저 진행했는지를 확인하거나 대상자 조회 시 조건 선택의 오류는 없었는지 다시 확인한 후 조회해야 한다.

- 문자발송 결과는 OCS 별도의 화면[환자관리-예약환자 SMS발송]에서 확인할 수 있다.

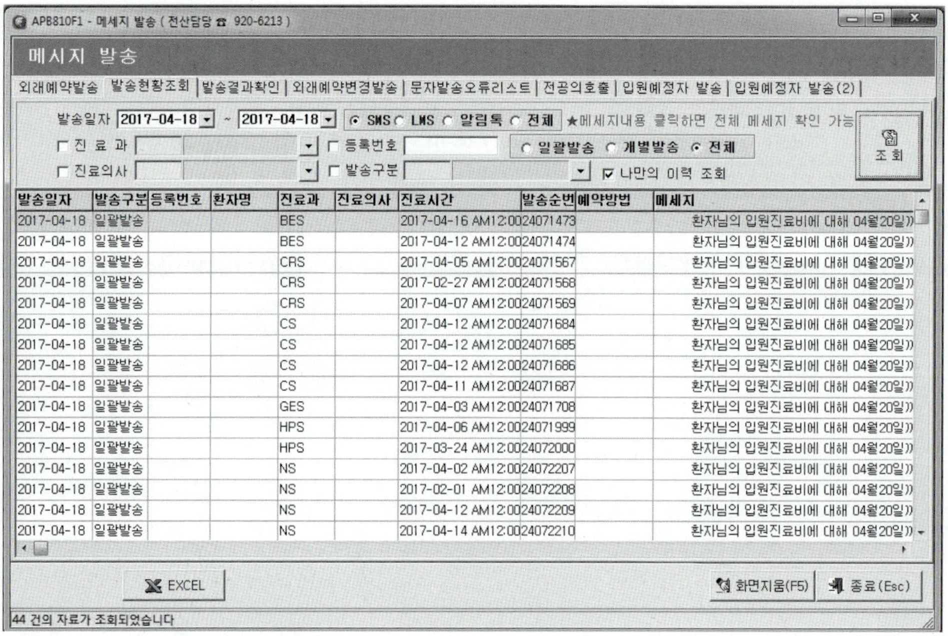

그림 6-20 OCS 문자 발송 현황 조회 화면

2. 진료비 계산

(1) 보험급여 유형별 진료비 구분 및 계산[3)]

급여유형은 건강보험, 의료급여1종, 2종, 자동차보험, 산업재해보험, 공무상 요양, 일반으로 나누어진다.

1) 건강보험

① 지급기관 : 국민건강보험공단

② 심사기관 : 건강보험심사평가원

③ 근거법령 : 국민건강보험법

3) 한국산업인력공단, "NCS 학습모듈_병원행정_원무관리" pp.57~59

④ 보험자 부담률

구분	기관	보험자 부담률[4]	비고
외래	의원, 보건기관	70%	
	병원	60%	읍 · 면 지역 65%
	종합병원	50%	읍 · 면 지역 55%
	상급종합병원	40%(진찰료 제외)	
입원	전 기관	80%	

⑤ 처리절차 : 환자 요양기관 내원 시 보험자 부담률은 국민건강보험공단에 청구하며 그 외에는 환자에게 청구하여 정산한다.

2) 의료급여

① 보장기관 : 수급권자의 거주지를 관할하는 특별시장 · 광역시장 · 도지사와 시장 · 군수 · 구청장

② 지급기관 : 국민건강보험공단

③ 심사기관 : 건강보험심사평가원

④ 근거법령 : 의료급여법

⑤ 의료급여기금 부담률

<table>
<tr><th colspan="2" rowspan="2">구분</th><th colspan="4">기금 부담률[5]</th></tr>
<tr><th colspan="2">1종</th><th colspan="2">2종</th></tr>
<tr><td rowspan="4">외래</td><td>보건기관</td><td colspan="2">100%</td><td colspan="2">100%</td></tr>
<tr><td>1차</td><td rowspan="3">100%</td><td>1,000원 제외
(약 조제시 1,500원)</td><td>100%</td><td>1,000원 제외
(약 조제시 1,500원)</td></tr>
<tr><td>2차</td><td>1,500원 제외
(약 조제시 2,000원)</td><td>85%</td><td>보건복지부장관 고시 만성질환의 경우 1,000원 제외
(약 조제시 1,500원)</td></tr>
<tr><td>3차</td><td>2,000원 제외
(약 조제시 2,500원)</td><td colspan="2">85%</td></tr>
<tr><td rowspan="2">입원</td><td>보건기관</td><td colspan="2" rowspan="2">100%</td><td colspan="2">100%</td></tr>
<tr><td>1, 2, 3차</td><td colspan="2">90%</td></tr>
</table>

4) 국민건강보험법 시행령 [별표2] 요양급여비용 중 본인이 부담할 비용의 부담률 및 부담액

5) 의료급여법 시행령 [별표1] 의료급여기금에서 부담하는 급여비용의 범위

⑥ 처리절차

- 의료급여 대상 환자가 요양기관의 진료를 원할 경우 반드시 수급 절차1차 → 2차 → 3차에 따라 하급 진료 병원의 진료의뢰서를 제출해야 급여 혜택을 받을 수 있다.

  예. 3차 진료 시 2차 의료기관의 진료의뢰서

- 요양기관 내원 시 기금 부담률은 국민건강보험공단으로 청구하고 나머지 본인 부담금은 환자에게 청구하여 정산한다.

3) 자동차보험

① 지급기관 : 손해보험사

② 심사기관 : 건강보험심사평가원2013년 7월 1일부터 시행

③ 근거법령 : 자동차손해배상보장법

④ 대상 및 보험자 부담률

구분	보험 적용 대상	보험자 부담률
외래	교통사고로 인해 응급, 외래, 입원 진료를 받은 환자	전 기관 100%
입원		

Check point

자동차 보험 진료 수가의 청구[6)]

① 의료기관은 진료기록부 등의 기록내용에 근거하여 청구서를 작성하며 청구서에는 그 내용 · 근거 및 진료비용에 관하여 객관적으로 알 수 있도록 소명해야 한다. 만약 소명이 없거나, 소명된 내용 · 근거 및 진료비용이 객관적으로 인정될 수 없는 진료비는 교통사고환자 진료비의 인정범위에서 제외된다.

② 자동차보험진료수가의 청구에 따라 보험회사는 30일 이내에 그 청구액을 지급해야 한다. 다만, 관련법령에 따른 전문심사기관인 건강보험심사평가원에서 위탁 심사한 경우 심사결과를 통지한 날부터 14일 이내에 자동차보험진료수가를 지급해야 한다.

③ 보험회사가 지급기한을 넘겨 청구액을 지급하는 경우 연 20%의 이자율을 적용하여 지급한다.[7)]

---

6) 자동차손해배상 보장법 제 12조 및 시행령 제11조의2 자동차보험진료수가에 관한 기준 제9조

7) 자동차손해배상 보장법 시행령 제 16조

⑤ 처리절차

• 교통사고로 인해 발생한 진료비는 해당 손해보험사로부터 **지불 보증서**[8]를 받고 진료비를 청구한다.

⑥ 자동차보험 진료수가 분쟁 심의회(심의회)를 통한 심사 청구[9]

• **심사청구**

지급 청구를 받은 보험회사 등은 지급 청구일부터 60일 이내에 심의회에 그 심사를 청구할 수 있고 60일 이내에 심사 청구하지 않을 경우 지급 청구한 내용에 합의한 것으로 본다.

• **미리 지급하는 금액 및 이자 지급**[10]

– 보험회사는 청구 금액의 100분의 80을 미리 지급한다.

– 30일 이후 지급 시 심의회 금리에 따른 이자를 더한 금액을 지급해야 한다.

– 나머지 금액은 심의회의 심사 결과에 따라 이자를 더하여 지급한다.

– 미리 지급한 금액이 심사 결과에 따른 자동차보험진료수가를 초과하면 이를 받은 의료기관은 그 초과한 금액에 이자를 더하여 반환해야 한다.

• **이자의 반환**

– 보통 금리 : 5~10% 범위에서 심의회가 정하는 금리,

– 연체금리 : 연 15~20% 범위에서 심의회가 정하는 금리

⑦ 심의회 결과 통보와 진료수가 정산

• **심의회 심사 결정 또는 합의 권고**

심사 청구가 있으면 자동차보험진료수가기준에 따라 이를 심사 · 결정하여야 한다. 다만, 그 심사 청구 사건이 자동차보험진료수가기준에 따라 심사 · 결정할 수 없는 경우에는 당사자에게 합의를 권고하게 된다.

8) 보험회사는 의료기관에 해당 진료에 따른 자동차보험진료수가의 지급 의사 유무와 지급 한도를 통지(진료비 지불 보증서)한다. 통지 및 철회는 서류, 팩스, 전산파일, 그 밖의 문서로 한다.(자동차손해배상 보장법 제12조, 시행령 제11조)

9) 자동차손해배상 보장법 제19조

10) 자동차손해배상 보장법 시행령 제16조

• **심의 결과 통보**[11]

심의회는 심사청구 결정에 대해 지체없이 당사자에게 알려야 하며 통지를 받은 당사자가 심의회의 결정 내용을 받아들인 경우에는 그 수락 의사를 표시한 날에, 통지를 받은 날부터 30일 이내에 소訴를 제기하지 아니한 경우에는 그 30일이 지난날 다음 날에 당사자 간에 결정내용과 같은 내용의 합의가 성립된 것으로 본다.

• **심사결과에 따라 진료수가를 정산**

보험회사와 의료기관은 심의회의 심사 · 결정 후 그 때까지 지급되지 아니한 금액을 지급하거나 초과된 지급액을 반환해야 한다.

• 교통사고와 무관한 질병으로 인해 발생되는 치료 및 법정 비급여 비용은 환자에게 청구하여 정산한다.

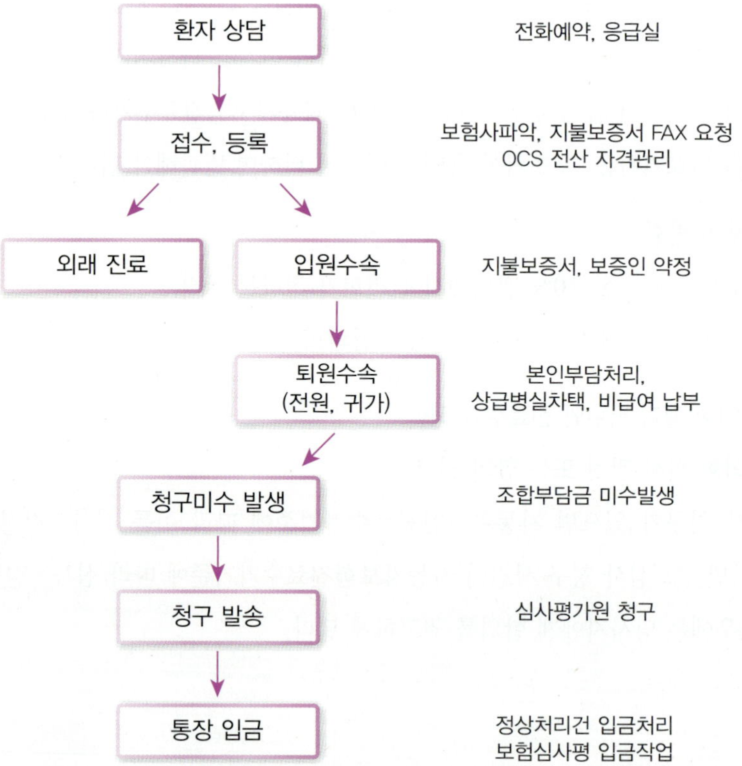

그림 6-21 자동차보험 업무 흐름도

11) 자동차손해배상 보장법 제21조

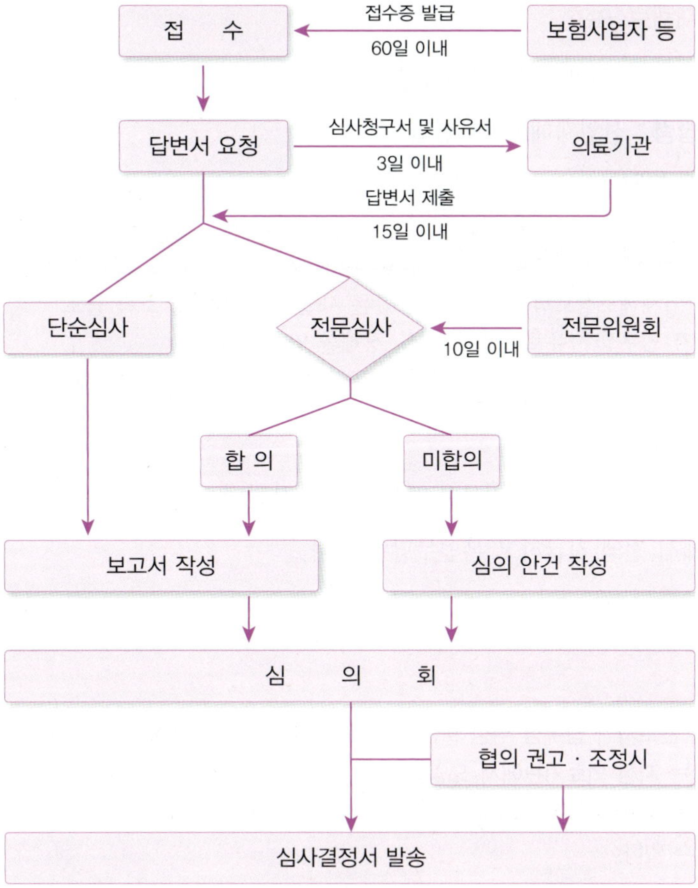

그림 6-22 자동차보험 진료수가 분쟁 심의회 심사절차

Check point

환자에게 직접 청구하는 경우[12)]

- 보험회사 등이 지급 의사가 없다는 사실을 알리거나 지급 의사를 철회한 경우
- 보험회사 등이 보상하여야 할 대상이 아닌 비용의 경우(사고와 무관한 질병)
- 보험회사 등이 알린 지급 한도를 초과한 진료비의 경우(책임보험, 자기신체사고보험 등)
- 피해자가 보험회사 등에게 자동차보험진료수가를 자기에게 직접 지급할 것을 청구한 경우
- 그 밖에 국토교통부령으로 정하는 사유에 해당하는 경우

12) 자동차손해배상 보장법 제12조제5항

4) 산업재해보상보험

① 지급 및 심사기관 : 근로복지공단

② 근거법령 : 산업재해보상보험법

③ 보험자 부담률

구분	보험 적용 대상	보험자 부담률
외래	「산업재해보상보험법」의 적용을 받는 사업 또는 사업장 소속 근로자가 업무상 사유로 부상 · 질병 · 장해를 입은 경우	전 기관 100%
입원		

④ 처리절차

- 환자의 요양에 소요된 비용은 보건복지부 장관이 고시하는 요양급여한도 내 산재보험에서 전액 지급하고 본인부담은 없다.

Check point

요양급여

요양급여란 근로자가 업무상 부상 또는 질병에 걸렸을 경우 치유될 때까지 공단이 설치한 보험 시설 또는 지정 의료기관에서 요양을 직접 행하게 하는 현물급여를 말한다. 다만, 비지정 의료기관에서 요양을 받은 경우나 환자가 자비로 실시한 요양 등 부득이한 경우에는 요양비를 지급할 수 있다.

- 다만, 국민건강보험에서 정하고 있는 비급여와 본인부담 100% 항목, 고용노동부 장관이 별도로 인정하지 않는 비급여 약제 및 재료대와 지병으로 인한 질병 치료는 본인에게 진료비를 청구하여 정산한다.

Check point

요양급여 신청 절차

업무상 재해가 발생한 경우 응급조치 후 병원으로 후송하고 요양급여신청서를 작성 제출해야 한다.

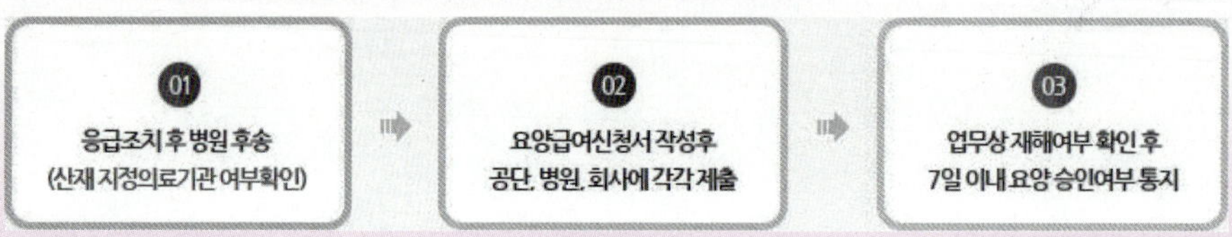

- 산재보험 의료기관으로 지정된 요양기관이 산재환자를 치료한 후 사업주, 신청인 재해자 또는 요양기관이 근로복지공단에 요양급여신청서를 제출하면 관할 공단에서는 요양급여신청서를 심의한 후 승인여부를 결정하며 그 결과를 요양기관에 통보하는 것이 요양 승인이다.
- 요양급여 결정 통지 전에는 산업재해보상보험법 제42조의 1항, 2항에 따라 건강보험 또는 의료급여로 처리하되 본인 일부 부담금은 환자가 부담하고 추후에 근로복지 공단에 청구할 수 있다.

Check point

관련 법규

건강보험의 우선 적용(산업재해보상보험법 제42조)

① 제41조제1항에 따라 요양급여의 신청을 한 자는 공단이 이 법에 따른 요양급여에 관한 결정을 하기 전에는 「국민건강보험법」 제41조에 따른 요양급여 또는 「의료급여법」 제7조에 따른 의료급여(이하 "건강보험 요양급여등"이라 한다)를 받을 수 있다. 〈개정 2011.12.31.〉

② 제1항에 따라 건강보험 요양급여 등을 받은 자가 「국민건강보험법」 제44조 또는 「의료급여법」 제10조에 따른 본인 일부 부담금을 산재보험 의료기관에 납부한 후에 이 법에 따른 요양급여 수급권자로 결정된 경우에는 그 납부한 본인 일부 부담금 중 제40조제5항에 따른 요양급여에 해당하는 금액을 공단에 청구할 수 있다.

5) 공무상 요양

① 지급기관 : 공무원연금공단

② 심사기관 : 건강보험심사평가원

③ 근거법령 : 공무원연금법

④ 보험자 부담률

구분	보험 적용 대상	보험자 부담률	비고
외래	공무 수행과 관련하여 질병이나 부상을 당한 공무원	전 기관 100%	급여사유 발생일로부터 3년 이내에 청구해야 하며, 3년 경과 시 시효로 인하여 청구권이 소멸
입원			

⑤ 처리절차

• **요양급여**는 현물급여로 대상자 본인에게 지급하지 아니하고 해당 요양기관에서 국민건강보험으로 청구하여 지급받는다.

• **공무상 요양비 지급 신청서**를 담당 의사 소견서와 진료비 명세서, 진료비 계산서 등을 첨부하여 국민건강보험공단에 청구하여 정산한다.

(2) 유형 변경에 따른 진료비 정산

1) 유형변경관리

① **급여 유형**은 진료비 계산의 기본 자료가 되므로 정확하게 입력 및 변경하는 것이 중요하다.

② 환자가 재원 중이거나 퇴원 후 급여 유형이 변경된 경우 이미 발생된 미수금에 대해서는 자격관리업무의 일관성 유지를 위해 최초로 자격을 부여했던 담당자가 계속 관리하는 것이 필요하다. 유형 변경으로 발생된 미수금은 환자/보호자 측의 민감한 반응에 대응해야 한다는 점에서 이미 상담 경험이 있는 담당자가 역할 변경으로 인한 위험을 최소화할 수 있기 때문이다.

③ **진료비관리 담당자**는 환자의 입금액과 진료비 보증사항을 확인하고 유형변경 공문과 관련서류를 첨부하여 부서장에게 결재를 득한 후 전환 작업을 완료할 수 있다. 전환된 진료비 총액, 본인 부담금액, 보험자 부담금액 등을 확인하고 관련서류는 반드시 보관해야 한다. 보관된 서류는 유형변경 후 추가 청구를 위한 중요한 근거자료가 된다.

④ **유형 변경 전**에는 보험심사팀에 청구생성 유무를 확인한 후 변경 후에는 반드시 보험심사팀에 변경내역을 통보해야 한다.

⑤ 유형변경 전산작업

• 유형변경 전 자격조회를 우선적으로 시행해야 하며 변경사항 선택 후에는 새로운 유형의 적용 여부를 반드시 확인해야 한다.

• 급여유형, 유형보조, 적용기간자격조회에 따른 새로운 유형의 개시일자 기준, 변경사유를 반드시 입력한 후 마지막으로 '유형변경등록'을 최종 반영하게 된다.

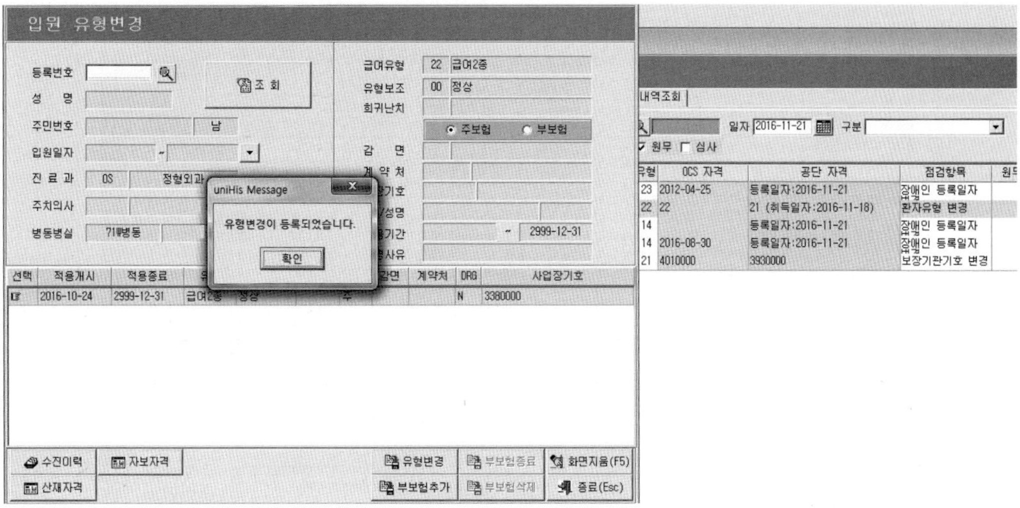

그림 6-23 OCS 입원 환자 유형변경 등록 화면

• **입원 중인 환자가 주 유형 외에 부 유형 생성이 필요한 경우**예. 자동차보험으로 치료 중 자동차사고와 무관한 질병치료가 필요한 경우 건강보험을 부 보험으로 적용 보험심사팀에 관련 사유를 파악한 후 어떠한 유형에 보조로 부 유형을 추가 생성해야 하는지 검토하고 부 보험에 대하여 급여유형, 유형보조, 적용기간, 사유를 모두 입력해야 한다.

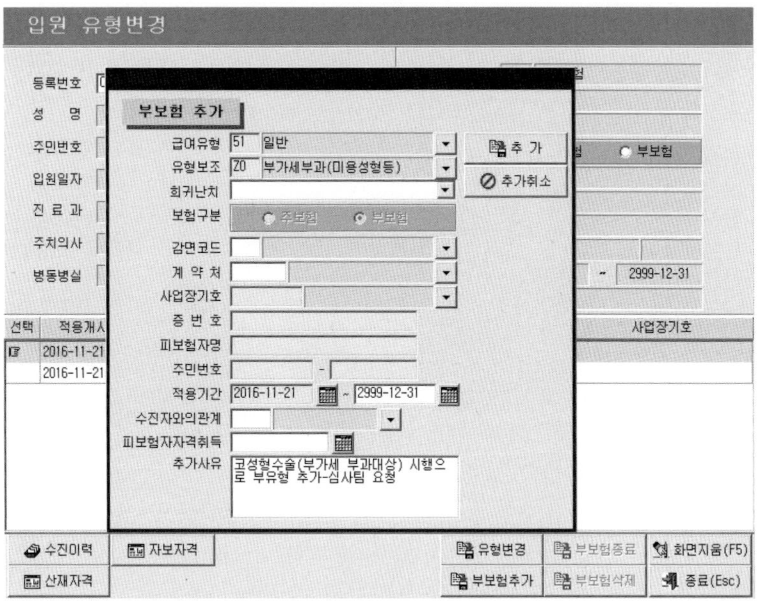

그림 6-24 OCS 부 유형 추가 생성 화면

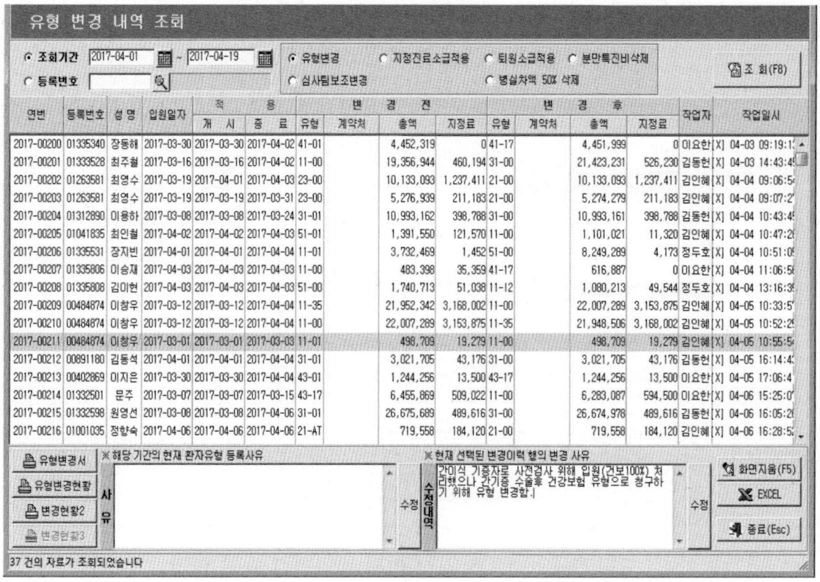

그림 6-25 OCS 유형 변경 내역 조회 화면

- 유형변경 내역조회를 통해 유형을 수정한 환자 명단을 확인한 후 '유형변경사유서'를 출력하고 입원비 항목내역서와 자격취득확인서를 첨부하여 부서장에게 결재를 득해야 한다.

환자유형 변경사유서

<table>
<tr><th colspan="6">환 자 정 보</th></tr>
<tr><td>등록번호</td><td></td><td>환자명</td><td></td><td>주민번호</td><td></td></tr>
<tr><td>주소</td><td colspan="3"></td><td>전화번호</td><td></td></tr>
<tr><th colspan="6">입 원 정 보</th></tr>
<tr><td>입원일자</td><td></td><td>진료과</td><td>외과</td><td>병동병실</td><td></td></tr>
<tr><td>변경내역</td><td colspan="3">건강보험 정상 ▶ 건강보험 수가 100%</td><td>전환일자</td><td></td></tr>
<tr><td>담당교수</td><td></td><td>상병명</td><td colspan="3">간 기증자</td></tr>
<tr><th colspan="6">보 험 사 항</th></tr>
<tr><td>피보험자</td><td colspan="2"></td><td>환자와의 관계</td><td colspan="2"></td></tr>
<tr><td>자격취득일</td><td colspan="2"></td><td>발행일자</td><td colspan="2"></td></tr>
<tr><td>기호</td><td colspan="2"></td><td>피보험자증번호</td><td colspan="2"></td></tr>
<tr><td>카드제시일</td><td colspan="2"></td><td>적용일</td><td colspan="2"></td></tr>
<tr><td colspan="6">전환사유
간이식 기증자로 사전검사 위해 입원(건보 100% 처리하고 차후 간이식 진행 후 수혜자 유형으로 청구할 예정임.)

2018년 월 일
○○ 병원장</td></tr>
</table>

서식 6-11 환자유형 변경사유서

Check point

핵심정리

① 의료 보장 유형별 수가 산정 기준에 따라 정확한 진료비를 계산하고 환자에게 중간 진료비 안내와 정산을 시행해야 한다.

② 정산이 완료된 진료비는 보험급여 유형에 따라 환자 본인부담금과 보험자 부담금을 구분하여 청구해야 한다.

③ 환자유형 변경 시 유형 자격 기간별로 나누어 정산해야 한다.

3. 미수진료비관리

1. 미수진료비의 개념

병원회계는 의료기관회계 기준에 따라 진료행위의 공급과 동시에 수입이 인식되는 발생주의 원칙을 따르고 있다. 하지만 의료기관 특성상 후불약정에 따라 진료 후 그 대가를 지불하게 되므로 여러 형태의 미수진료비가 발생하게 된다.

주요 발생 원인으로는 건강보험심사평가원의 지급 지연 또는 감액과 자동차보험 진료수가 분쟁심의회의 또는 근로복지공단의 심사 및 조정에 따라 보험 미수진료비 채권이 발생하는 경우를 들 수 있다. 그 밖에도 계약처의 지급 지연으로 인한 미수진료비 채권 발생이 있다. 하지만 진료 또는 진료비 불만이나 지불능력 부재 등에 따른 개인 미수진료비 채권이 발생하게 될 경우 회수가 매우 어려워지게 된다.

미수진료비는 진료형태에 따라 외래 환자로부터 발생한 외래미수금과 입원 환자로부터 발생한 퇴원미수금, 재원미수금으로 분류할 수 있으며 진료비 지불자 관점에 따라 보험자에게 청구를 통해 회수 가능한 청구미수금과 환자 본인이 직접 부담하게 되는 개인미수금으로 구분되어질 수 있다.

보험자에게 청구를 통해 정산이 가능한 청구미수금에 비해 개인미수금은 입금을 거부하는 경우 문제를 파악하고 담당 의사를 통해 직접 진료 내용을 정확하게 설명함으로써 신뢰관계를 유지하는 것이 중요하다. 진료 과정에서 의료과오나 의료사고가 있었다면 병원 차원에서 협상할 수 있도록 조치하고 협상이 어려울 경우에는 법적 처리를 통해 미수진료비를 회수해야 한다.

Check point

미수금의 소멸시효

- 법적 조치 시 소멸시효 기간 : 진료일로부터 3년
- 분할 납부 활용 시 : 시효를 중단하는 채무 승인 효과 발생
- 가압류 : 지속되는 동안 시효 중단 효과 발생
- 지급명령 또는 판결 시 : 소멸시효 10년으로 연장
- 내용증명 발송 시 : 6개월 내에 제소, 가압류, 압류 등 법적 조치 필요

관련 법규 (민법)

1) 제163조(3년의 단기소멸시효) 다음 각 호의 채권은 3년 간 행사하지 아니하면 소멸시효가 완성한다.
   2. 의사, 조산사, 간호사 및 약사의 치료, 근로 및 조제에 관한 채권
2) 제168조(소멸시효의 중단사유) 소멸시효는 다음 각 호의 사유로 인하여 중단된다.
   1. 청구　2. 압류 또는 가압류, 가처분　3. 승인
3) 제165조(판결 등에 의하여 확정된 채권의 소멸시효) ① 판결에 의하여 확정된 채권은 단기의 소멸시효에 해당한 것이라도 그 소멸시효는 10년으로 한다.
4) 제174조(최고와 시효중단) 최고는 6월 내에 재판상의 청구, 파산절차참가, 화해를 위한 소환, 임의출석, 압류 또는 가압류, 가처분을 하지 아니하면 시효중단의 효력이 없다.

2. 미수진료비의 분류

미수진료비는 발생원인과 회계기준, 관리방법 등에 따라 여러 가지 형태로 분류될 수 있다.

(1) 진료구분에 따른 분류

외래미수금, 입원미수금

(2) 회계기준에 따른 분류

외래미수금, 재원미수금, 퇴원미수금

(3) 보험유형에 따른 분류

건강보험미수금, 의료급여미수금, 산업재해보상보험미수금, 자동차보험미수금

(4) 지불처에 따른 분류

① **개인미수금**

② **청구미수금** : 건강보험공단, 의료급여특별시장 · 광역시장 · 도지사와 시장 · 군수 · 구청장, 근로복지공단, 손해보험회사, 기타 계약기관

3. 미수진료비관리 업무흐름

미수진료비는 보험자를 지불처로 하는 청구미수금의 경우 정기적인 청구절차를 통해 회수가 이루어진다. 하지만 개인미수금의 경우 미수 발생 가능성을 사전에 파악하여 환자 또는 보호자와 면담을 통해 지속적으로 관리하는 노력이 필요하다. 개인미수금은 진료형태의 특성에 따라 외래환자보다는 긴급한 사안으로 분류되는 응급실 내원환자 또는 입원환자에게서 다수 발생하게 된다.

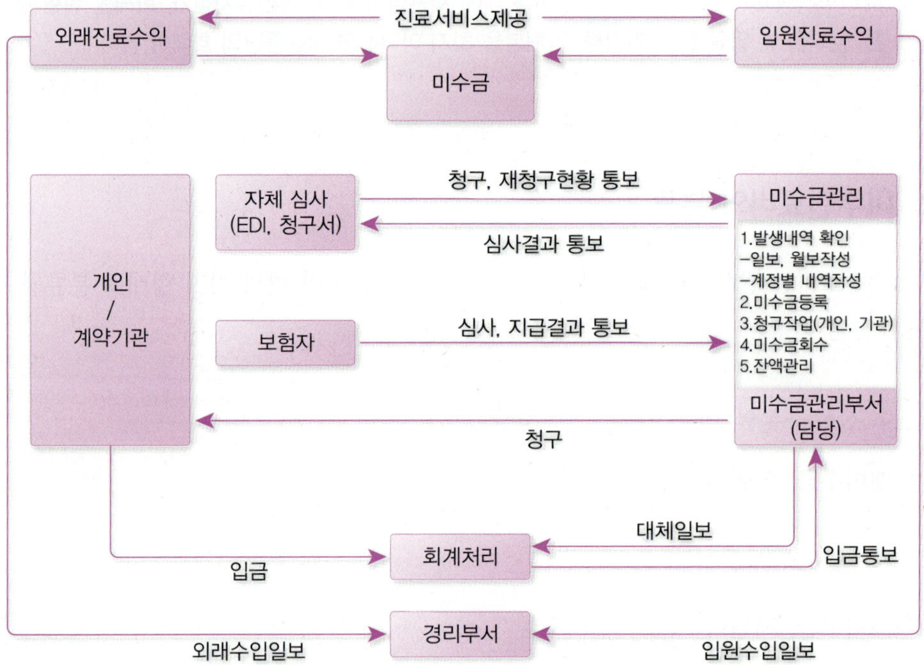

출처 : 한국산업인력공단, "NCS 학습모듈_병원행정_원무관리"

그림 6-26 미수진료비 관리 업무의 흐름도

(1) 응급실 미수금

1) 응급의료비 대불제도

① 개념[13)]

응급의료비 대불제도란 법률상의 미수금 대지급을 통칭하는 용어로 의료기관과 구급차 등을 운용하는 자는 응급환자에게 응급의료를 제공하고 그 비용을 받지 못하였을 때 응급환자 본인이 부담하여야 하는 금액에 대해서 기금관리기관의 장기금의 관리·운용에 관한 업무가 위탁되지 않은 경우 보건복지부장관에게 대신 지급하여 줄 것을 청구하는 것이다.

기금관리기관의 장은 미수금을 대신 지급한 경우에는 응급환자 본인과 그 배우자, 응급환자의 1촌의 직계혈족 및 그 배우자 또는 다른 법령에 따른 진료비 부담 의무자에게 그 대지급금代支給金을 구상求償, 배상 또는 상환을 요구하는 것할 수 있다.

② 청구 시기 및 방법[14)]

진료종료일 또는 이송종료일부터 3년 이내에 건강보험심사평가원장에게 청구한다.

Check point

응급의료비 대불금 청구 시 서류제출[15)]

- 응급환자진료비 미수금 대지급 청구서 1부
- 응급진료에 관한 진료기록부 사본 1부
- 요양급여비용명세서 또는 응급진료비 산출내역서 1부
- 진료비계산서 사본 1부
- 환자 또는 그 보호자의 응급진료비 미납 확인서

---

13) 응급의료에 관한 법률 제22조

14) 응급의료에 관한 법률 시행령 제20조

15) 응급의료에 관한 법률 시행규칙 제10조

■ 응급의료에 관한 법률 시행규칙 [별지 제4호서식] 〈개정 2015. 1. 8.〉

응급환자진료비(이송처치료) 미수금 대지급 청구서

접수번호	

청구기관	요양기관번호(이송업허가)		기관명
	대표자		전화번호
	주소		우편번호
응급환자	성명	주민등록번호	전화번호
	주소		우편번호

대지급 청구 내역	대지급 청구액 ①+②	응급비 진료비 ①	응급비 진료비 ②	건강보험(의료급여)진료비 심시결과 통보내역			
				접수번호	심사차수	묶음번호	명세서 일련번호
	원	원	원				
대지급금 수령계좌	예금주		은행명		계좌번호		
미수금 발생 사유							

「응급의료에 관한 법률 시행규칙」 제10조에 따라 응급환자진료비(이송처치료)의 미수금에 대한 대지급을 위와 같이 청구합니다.

년　　월　　일

청구기관 :　　　　　　　　(서명 또는 인)

건강보험심사평가원장 귀하

첨부 서류	1. 응급진료비 미수금의 대지급을 청구하는 경우 가. 응급진료에 관한 진료기록부 사본 1부 나. 국민건강보험법 시행규칙 제19조제3항에 따른 요양급여비용명세서 또는 의료급여법 시행규칙 제2조제3항에 따른 의료급여비용명세서의 서식에 따른 응급진료비 산출내역서 1부 다. 환자에게 발행한 진료비계산서 사본 1부 2. 이송처치료 미수금의 대지급을 청구하는 경우 가. 별지 제5호서식의 이송처치료 영수증 사본 1부 나. 별지 제16호서식의 출동 및 처치기록지 1부 3. 공통서류 – 환자 또는 보호자의 응급진료비 또는 이송처치료 미납 확인서. 다만, 다음 각 항의 어느 하나에 해당하는 경우에는 해당 의료기관 또는 구급차 등을 운영하는 기관의 장이 발급하는 확인서로 미납 확인서를 갈음합니다. 가. 응급진료 중 사망한 자로서 무연고자로 확인된 경우 나. 응급진료 중 이탈하여 복귀하거나 응급진료 종료 후 도주한 사람으로서 주소지 확인이 불가능함이 객관적으로 입증된 경우 다. 경찰관서의 장 또는 시장.군수.구청장 등을 통하여 조회한 결과 신원이 확인되지 않는 경우	수수료 없음

처리절차

청구서 작성	➡	접수	➡	검토 및 심사	➡	결제	➡	대지급금 지급
청구인		처리기관 (건강보험심사 평가원)		처리기관 (건강보험심사 평가원)		처리기관 (건강보험심사 평가원)		

210mm×297mm[백상지 80g/m²(재활용품)]

서식 6-12　응급환자진료비 미수금 대지급 청구서

(2) 퇴원미수금

퇴원미수금이 발생되었을 경우에는 병원장 결재를 득하고 OCS 에 퇴원 미수 사유탈원, 강제퇴원, 분쟁/민원, 후불약정를 입력하여 퇴원미수 처리한 후 별도로 관리하게 된다.

1) 미수금 입금 독촉장 발송

진료비의 지속적인 체납으로 진료비 회수가 지연될 시 환자와 보호자에게 내용증명을 발송할 수 있다. 이 때 내용증명은 3부를 작성해야 한다. 병원 보관용, 발송용, 발송기관우체국 보관용

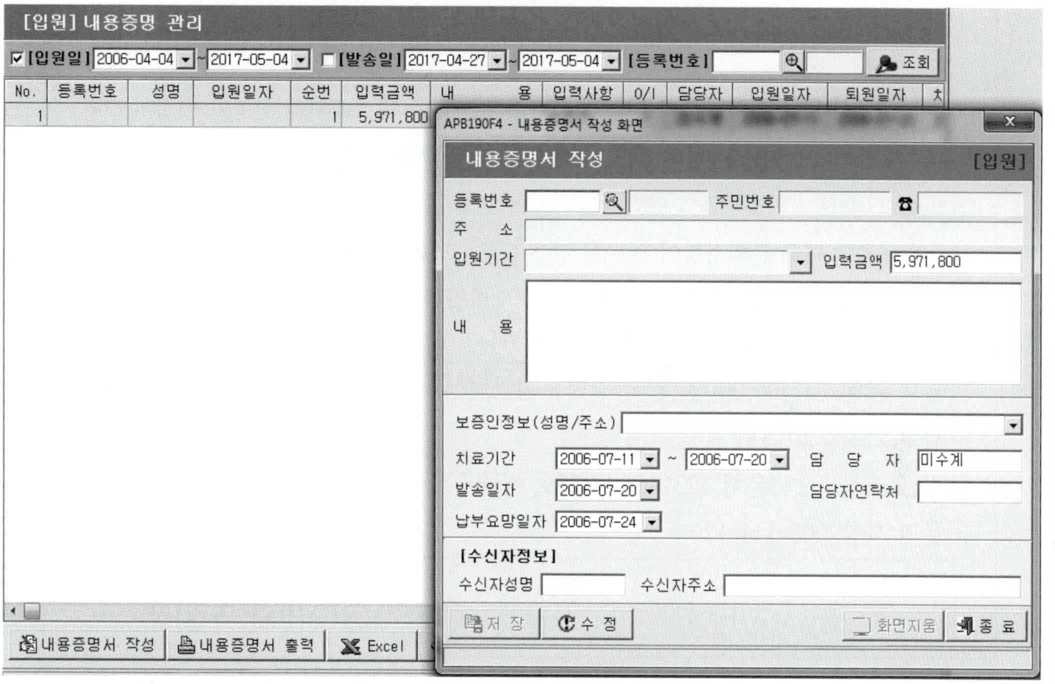

그림 6-27 OCS 내용증명 관리 화면

(예시)

내용증명서

○○원무 제 2018-000 호 　　　　　　　　　　　　　　　　　　2018년 0월 0일

수신자 : 홍○○ (경기도 군포시 ○○○로 1, ×× 아파트 0동 00호)
발신자 : ○○○병원(서울시 강남구 ○○로 74)

귀하께서는 2017년 0월 0일~2017 ×월 ×일까지 본원에서 진료 후 미납하신 진료비(일금 1,500,000원)에 대하여 다음과 같이 안내드리오니 기한 내 납부하여 주시기 바랍니다.

별도의 의견없이 해당 금액을 납부하지 않으실 경우 법적조치를 진행할 예정이오니 뜻밖의 피해를 당하시는 일이 없도록 유념하여 주시기 바랍니다.

이상의 내용에 대해 문의사항이 있으실 경우 ○○○병원 원무팀 진료비관리담당자 ○○○(연락처 : 아래 내용 참조)에게 연락하여 주시기 바랍니다.

납부 금액 : 1,500,000원(일금 일백오십만원정) 납부 기일 : 2018년 ×월 ×일 입금 계좌 : ○○은행 123-456-00789, 예금주 : ○○○병원 문의 사항 : 02-111-1234

○○병원(의원)장

서식 6-13　내용증명서 예시

2) 재산조사

① 등기부등본 발급

• 대법원 인터넷 등기소 → 발급, 열람

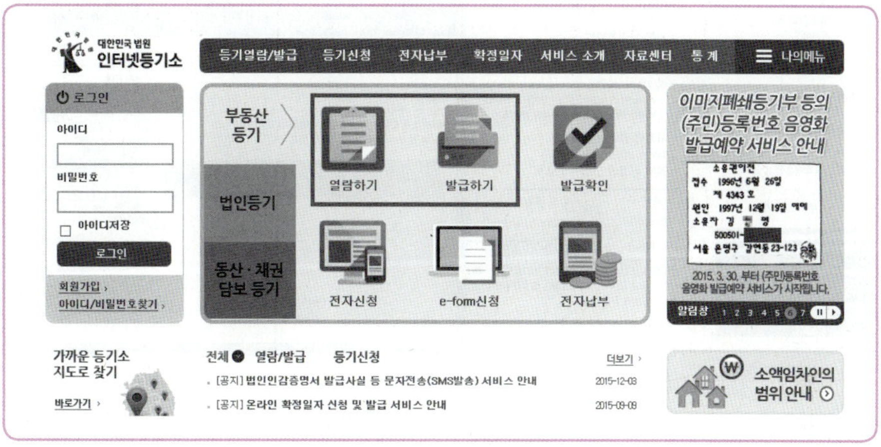

그림 6-28 인터넷 등기소 1

• 부동산소재지번으로 찾기 → 시/도, 리/동, 지번, 건물명칭, 동, 호수 입력 → 검색 → 선택 → 결제

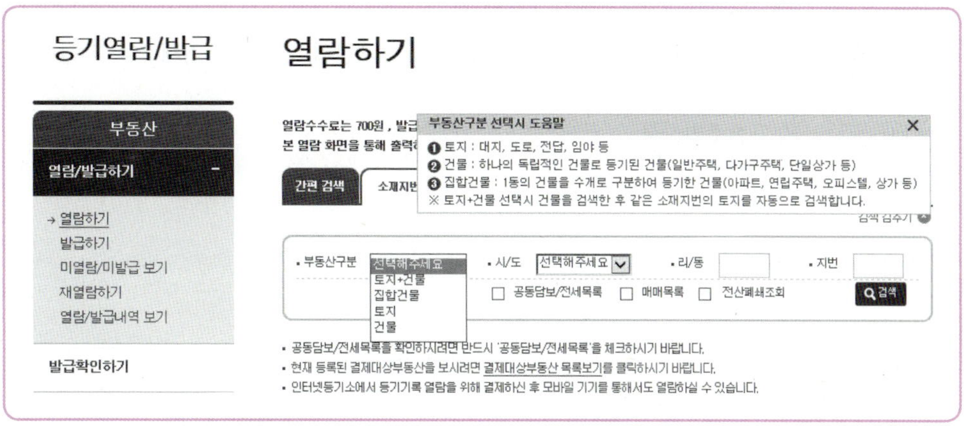

그림 6-29 인터넷 등기소 2

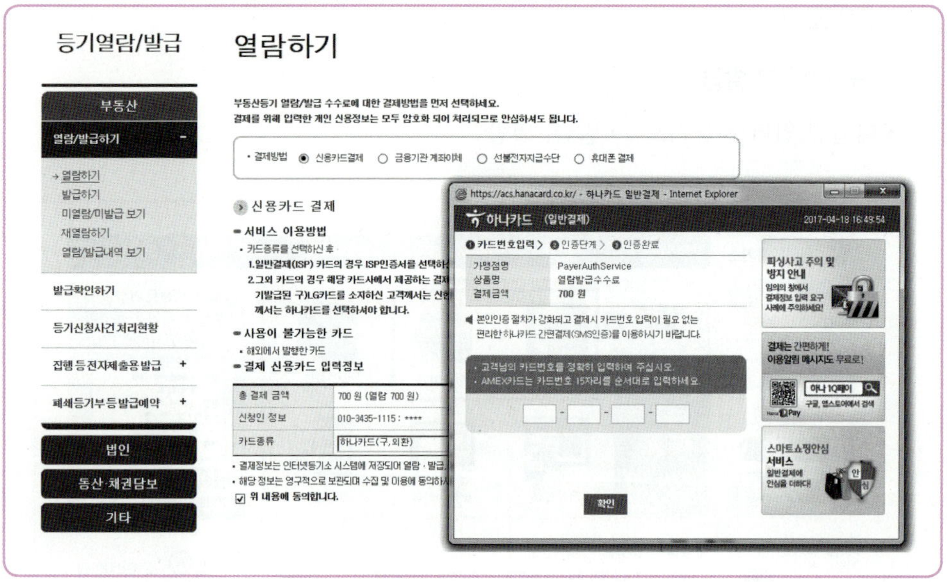

그림 6-30　인터넷 등기소 3

- 카드번호 입력 → 카드유효기간 입력 → 비밀번호 → 사업자등록번호 입력 → 완료 버튼 클릭 → 등기부등본 출력

Check point

재산을 확인할 수 없는 경우

- 주민등록 초본 발급 : 이해관계사실확인서 작성(치료비 계산서, 인적사항 기재 서류 지참)
- 초본 상 나타난 주소지 부동산 소유자 확인
- 재산명시신청, 재산조회신청

[별지 제11호서식]

채권채무 관계자의 주민등록표 초본의 열람 또는 교부신청서

※ [ ]에는 해당되는 곳에 √표를 합니다. (앞쪽)

<table>
<tr><td rowspan="2">신청인
(개인)</td><td>성명
(서명 또는 인)</td><td colspan="3">주민등록번호</td></tr>
<tr><td>주소</td><td colspan="3">전화번호</td></tr>
</table>

<table>
<tr><td rowspan="4">신청인
(법인)</td><td colspan="2">법인명
(서명 또는 인)</td><td colspan="2">사업자등록번호</td></tr>
<tr><td colspan="2">대표자
(서명 또는 인)</td><td colspan="2">대표전화번호</td></tr>
<tr><td colspan="4">소재지</td></tr>
<tr><td>방문자 성명</td><td>주민등록번호</td><td>직위</td><td>전화번호</td></tr>
</table>

<table>
<tr><td rowspan="2">열람 또는
초본 교부
대상자</td><td>성명
(서명 또는 인)</td><td>주민등록번호</td></tr>
<tr><td colspan="2">주소</td></tr>
</table>

<table>
<tr><td rowspan="3">증명자료</td><td>■ 이해관계 사실확인서는 변호사, 법무사, 행정사 또는 세무사가 위쪽 사항을 유의하여 작성합니다.</td></tr>
<tr><td>발급번호 : 〈제 호〉

이해관계 사실확인서</td></tr>
<tr><td>
<table>
<tr><td rowspan="3">채권자
(매입자) 등
인적사항</td><td>법인명</td><td>사업자등록번호</td></tr>
<tr><td>(대표자)성명</td><td>주민등록번호</td></tr>
<tr><td colspan="2">주소</td></tr>
<tr><td rowspan="2">채무자
(매출자) 등
인적사항</td><td>성명</td><td>주민등록번호</td></tr>
<tr><td colspan="2">주소</td></tr>
<tr><td rowspan="2">이해관계
내용</td><td>변제기일(매출업 일자)</td><td>채무금액(매출업 금액)</td></tr>
<tr><td>채무 등 내용</td><td>기타</td></tr>
</table>
「주민등록법 시행규칙」 제13조에 따른 이해관계 사실을 위와 같이 확인함.
년 월 일
확인자 성 명 : (인)
사무소명 : 자격(등록번호) :
소 재 지 : 전화번호 :
</td></tr>
</table>

「주민등록법 시행령」 제47조와 제48조에 따라 주민등록표 초본의 열람 또는 교부를 신청합니다.

20 년 월 일

시장 · 군수 · 구청장 또는 읍 · 면 · 동장 및 출장소장 귀하

서식 6-14 이해관계 사실확인서

② 진료비 채무자 현장 답사

미수진료비 납부를 요청하는 내용증명을 발송하였음에도 이에 응하지 않거나 진료비 채권의 확보가 시급한 경우에는 환자 및 보증인의 주소지를 파악한 후 현장을 직접 방문하여 체납 진료비의 납부를 독촉할 수 있다. 답사 후에는 반드시 답사보고서를 작성하여 결재를 득해야 한다.

<table>
<tr><td colspan="10"><u>퇴원미수 환자 답사보고서</u></td></tr>
<tr><td>환 자 명</td><td></td><td>성 별</td><td>여</td><td>연령</td><td>67</td><td>등록번호</td><td></td><td>환자유형</td><td>건강보험</td></tr>
<tr><td>진 료 과</td><td colspan="3"></td><td colspan="2">입원일자</td><td></td><td>퇴원일자</td><td colspan="2"></td></tr>
<tr><td>진 단 명</td><td colspan="5">우측견관절회전근개파열</td><td>보증인</td><td colspan="3"></td></tr>
<tr><td>치 료 비</td><td colspan="9">총 치료비 3,749,073원　　본인부담 1,893,425원　　중간납부액 1,400,000원
미수금 386,750원</td></tr>
<tr><td>보고
내용</td><td colspan="9">1. 개요
가. 상기환자는 2013. 10월경 버스 앞문에 어깨가 낀 교통사고 이후 발생한 우측 견관절 통증에 대하여 타병원 정밀검사(MRI)상 우측 견관절 회전근개 파열 진단을 받고 2013.11.10 본원 정형외과로 입원한 환자임.
나. 2013.11.12 견봉성형술 및 회전근개 파열 복원술 시행하였고 교통사고 인과관계 있다고 판단(정형외과하여 2013.11.15 환자 자보로 퇴원 후, 버스공제조합에 입원 진료비 청구)
다. 심평원에서 교통사고와 관련없는 본인 질환으로 입원 진료비 삭감되었고, 보험심사팀에서 자동차보험 분심의에 이의신청하였으나, 2014.09.18. 견관절 퇴행성 파열로 수술이 교통사고 관련없다고 심사. 결정됨에 따라 미수 발생됨.
2. 퇴원 후 조치사항
퇴원 후 환자측에서는 수차례 걸쳐 1,400,000원을 납부하였으나, 2016년 08월. 이후에는 진료비 납부를 하고 있지 않아 1차 답사를 실시함.
3. 답사내용
가. 환자 주소지를 전화통화 시도한 바, 본인과 연결됨.
나. 2016.11.21 추가적으로 전화통화 시도한 바, 본인과 연결됨.
다. 기존에 성실히 10만원씩 수납한 바, 조금만 기다려 달라고 부탁함.
4. 담당자 의견
가. 지속적으로 성실히 수납을 하여왔고 잔액이 많지 않은 바, 계속하여 수납 종용하여 미수금을 회수하는데 최선을 다하겠음.
붙임 : 현장답사사진 1부. 끝.</td></tr>
<tr><td>담 당</td><td colspan="5">진료비관리파트장</td><td colspan="4">원무팀장</td></tr>
</table>

서식 6-15　답사보고서 예시

3) 채권 확보

① 재산 가압류

가압류란 채권의 집행을 보전할 목적으로 사전에 재산을 동결시켜 채무자가 재산을 처분하지 못하도록 하는 제도로서 내용증명 발송과 현장답사 등 입금독촉에도 불구하고 적절한 조치가 이루어지지 않을 경우에는 미수진료비 채권 확보를 위해 법원에 신청할 수 있다.

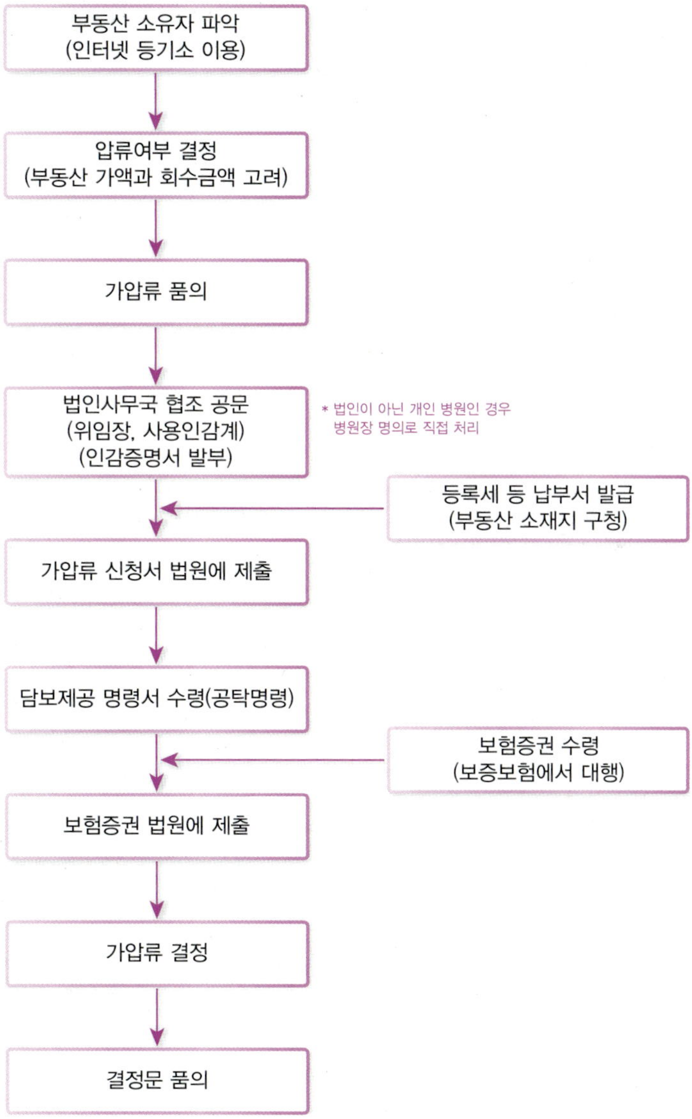

그림 6-31　재산 가압류 흐름도

② 근저당권 설정

근저당권이란 장래에 발생될 채권을 최고액까지 담보하기 위한 저당권으로 채권으로 확보 가능한 부동산에 채권의 최고액만큼 권리를 확보할 수 있다. 이 부동산을 채권자가 처분할 경우 우선적으로 변제 받을 수 있게 된다.

4) 소송 제기

현장답사 및 모든 현황을 참작한 결과 소송을 제기할 필요가 인정되는 경우 자문변호사의 조언을 얻어 소송에 필요한 제반서류를 준비하여 법원에 소를 제기할 수 있다.

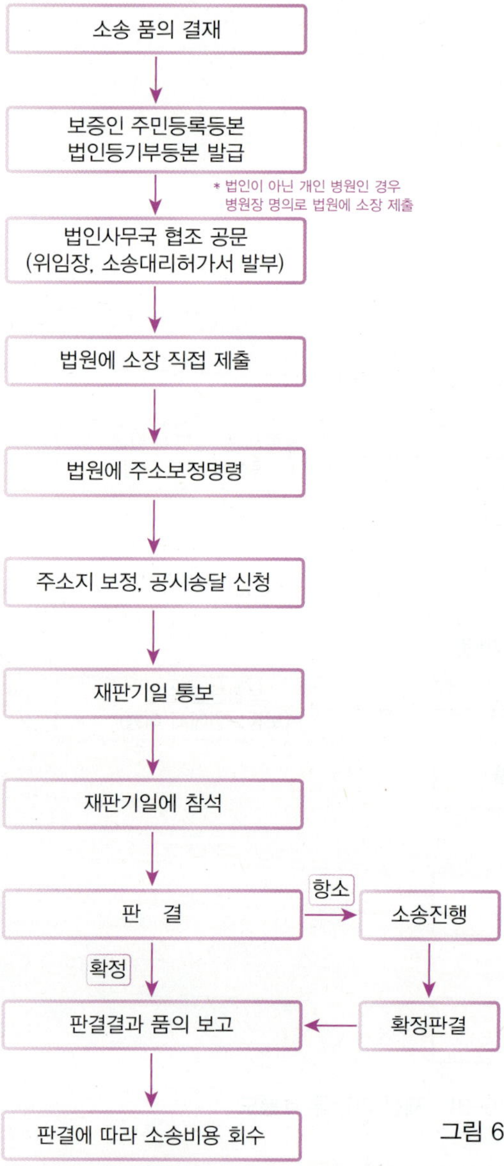

그림 6-32 진료비 청구소송 흐름도

① 지급명령

채권에 대한 청구권을 법원에 신청할 수 있는 제도로서 법원에서는 채권자의 일방적 신청이 있으면 채무자가 14일 이내에 이의를 제기하지 않을 경우 채무자 심문 없이 채권 변제를 명령할 수 있다.

지급명령신청서

채권자 (이름) (주민등록번호 –)
(주소)
(연락처)

채무자 (이름) (주민등록번호 –)
(주소)

청 구 취 지

채무자는 채권자에게 아래 청구금액 및 독촉절차 비용을 지급하라는 명령을 구함

1. 금 원
2. 위 1항 금액에 대하여 이 사건 지급명령정본이 송달된 다음날부터 다 갚는 날까지 연 %의 비율에 의한 지연손해금
3. 독촉절차 비용 원(내역 : 송달료 원, 인지대 원)

청 구 원 인

첨 부 서 류

1.
2.

20 . . .

채권자 (날인 또는 서명)

지방법원 귀중

◇유의사항◇

1. 채권자는 연락처란에는 언제든지 연락 가능한 전화번호나 휴대전화번호(팩스번호, 이메일 주소 등도 포함)를 기재하기 바랍니다.
2. 이 신청서를 접수할 때에는 당사자 1인당 4회분의 송달료를 현금으로 송달료수납은행에 예납하여야 합니다.
(다만, 송달료수납 은행이 지정되지 아니한 시, 군법원의 경우에는 우표로 납부)

서식 6-16 지급명령 신청서 양식

② 본안소송

채권에 대해 직접 청구의 소를 제기할 수 있다.

③ 강제 집행

소송을 제기하여 승소판결을 받았으나 계속 진료비 납부를 거부할 경우 법원에 강제 집행을 신청한다.

[채권 추심 의뢰]

모든 법률적 조치에도 불구하고 미수금 회수가 불가능할 것으로 예상되는 불량미수금은 대손처리 전 채권추심기관을 통해 채권확보를 위한 노력을 진행할 수 있다. 단, 추심 의뢰가 가능한 채권은 신용정보의 이용 및 보호에 관한 법률에 따라 판결 또는 지급명령 확정된 채권이나 사전에 공정증서가 작성된 채권이어야 한다.

Check point

관련 법규

신용정보의 이용 및 보호에 관한 법률 제2조(정의)

11. 채권추심의 대상이 되는 "채권"이란 「상법」에 따른 상행위로 생긴 금전채권, 판결 등에 따라 권원(權原)이 인정된 민사채권으로서 대통령령으로 정하는 채권, 특별법에 따라 설립된 조합 · 공제조합 · 금고 및 그 중앙회 · 연합회 등의 조합원 · 회원 등에 대한 대출 · 보증, 그 밖의 여신 및 보험 업무에 따른 금전채권 및 다른 법률에서 신용정보회사에 대한 채권추심의 위탁을 허용한 채권을 말한다.

신용정보의 이용 및 보호에 관한 법률 시행령 제2조(정의) ④ 법 제2조제11호에서 "대통령령으로 정하는 채권"이란 「민사집행법」 제24조 · 제26조 또는 제56조에 따라 강제집행을 할 수 있는 금전채권을 말한다.

민사집행법 제24조(강제집행과 종국판결) 강제집행은 확정된 종국판결(終局判決)이나 가집행의 선고가 있는 종국판결에 기초하여 한다.

제56조(그 밖의 집행권원) 강제집행은 다음 가운데 어느 하나에 기초하여서도 실시할 수 있다.

3. 확정된 지급명령
4. 공증인이 일정한 금액의 지급이나 대체물 또는 유가증권의 일정한 수량의 급여를 목적으로 하는 청구에 관하여 작성한 공정증서로서 채무자가 강제집행을 승낙한 취지가 적혀 있는 것

[대손처리]

미수진료비 확보를 위한 다양한 노력에도 불구하고 회수가 불가한 것으로 판단되었을 때는 사안별로 그 사유를 정리하여 객관적인 근거를 첨부한 후 매 회계연도 말을 기점으로 대손 처리할 수 있다.

① 재정능력 부족으로 법적조치를 했음에도 진료비 납부가 불가능하다고 판단되는 경우

② 환자 및 보증인의 신원파악이 불가능한 경우

③ 지속적인 입금독려에 불응하여 상당한 기일이 경과되었고 미수액이 출장비나 법적처리 예상비용보다 적거나 확정 판결 후 집행 실이익이 전무한 경우

④ 병원의 귀책사유가 사고의 직접 원인으로 본안 소송에서 패소하였고 진료비 전액이 병원부담으로 결정되었을 경우

⑤ 외부 채권추심기관에 의뢰하였으나 입금이 불가능한 것으로 판정되었을 경우

⑥ 소멸시효기간 민법 제163조 2항에 따라 진료비 채권 3년이 만료된 후 상당한 기일이 경과되었을 경우

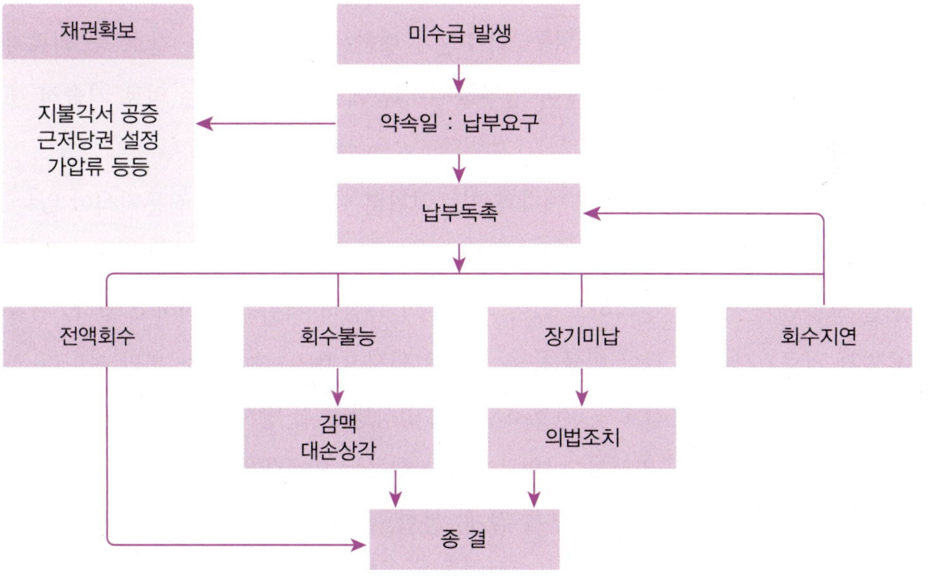

출처 : 한국산업인력공단, "NCS 학습모듈_병원행정_원무관리"

그림 6-33 개인미수금 관리 절차

미수진료비

- 미수진료비는 발생원인과 회계기준, 관리방법 등에 따라 외래미수금, 재원미수금, 퇴원미수금, 건강보험미수금 등으로 분류될 수 있고 청구기준에 따라 개인미수금과 보험자를 상대로 한 청구미수금으로 구분된다.
- 응급환자에게 응급의료를 제공하고 경제적 사유 등으로 진료비 회수가 불가능할 경우 본인부담금을 건강보험심사평가원으로 응급의료비 대불지급을 청구해야 한다.
- 미수진료비가 발생되었을 때는 진료비 입금 독촉장을 발송하고 현장답사와 재산조사 진행 후 지급명령신청 또는 민사소송 등 법적조치를 취해야 한다. 채무자 불상, 채권 회수활동에 대한 실익이 없거나 소멸시효 경과 등 회수가 불가능한 경우 대손처리한다.

4. 의료분쟁관리

1. 개념

(1) 의료행위

「의료법 제12조」에서는 의료행위를 '의료인이 행하는 의료 · 조산 · 간호 등 의료기술의 시행[16]'으로 정의하여 의료인들이 임무를 수행함에 있어 시행하는 의료 기술적 행위로 설명하고 있다.[17]

판례에서는 의료행위를 '질병의 예방과 치료행위뿐 아니라 의학적 전문지식이 있는 의료인이 행하지 아니하면 사람의 생명, 신체나 공중위생에 위해를 발생시킬 우려가 있는 행위를 포함한다.'[18]라고 정의하고 있어 의료인의 독점적 지위를 인정하고 있다. 하지만 의료법과 의료기사 등에 관한 법률 등을 근거로 의사치과의사, 한의사 포함 뿐만 아니라 의사와 치과의사의 지도하에 간호사, 간호조무사와 임상병리사, 방사선사, 물리치료사, 작업치료사, 치과기공사, 치과위생사 등 의료기사가 행하는 의료행위도 허용되고 있다.

의료행위는 환자의 신체 내 · 외부를 절개, 봉합, 투약, 주사 등의 행위와 동시에 이루

16) 의료법 제12조(의료기술 등에 대한 보호) ① 의료인이 하는 의료 · 조산 · 간호 등 의료기술의 시행(이하 "의료행위"라 한다)에 대하여는 이 법이나 다른 법령에 따로 규정된 경우 외에는 누구든지 간섭하지 못한다.

17) 김한나 · 김계현, "유사의료행위에 관한 법적 검토", 대한의료법학회, 제10권 제2호, 2009년12월

18) 대법원 1994.5.10.선고93도2544판결, 1992.5.22.선고91도3219판결, 1989.9.29.선고88도2190판결

어지므로 수많은 위험이 따르고 환자 개인마다 체질이나 특성이 달라 치료 후 그 결과를 예측하기 어렵다는 점에서 다음과 같은 특수성을 가진다.

첫째, 생명의 치료를 목적으로 물리적, 화학적 작용에 의한 신체의 침습행위를 수반하는 침습성과 이러한 성질로 인해 생명을 구하고 신체의 완전성을 확보한다는 점에서 구명성을 가진다. **둘째**, 고도의 전문지식과 기술을 요하는 전문성을 가진다. **셋째**, 의료행위의 복잡성과 다양성으로 인해 비공개성을 가지며 일반인의 접근을 어렵게 함으로써 밀실성을 가진다. **넷째**, 동일한 처치나 시술이 이루어지더라도 개별적으로 치료효과가 달라질 수 있는 불확실성과 의사가 처치나 시술 등 적합한 치료 기법을 선택할 수 있다는 점에서 재량성을 가진다. **마지막**으로 질병의 진행성과 질병의 특성에 따라 수반되는 긴급성이 의료행위의 특징이라 할 수 있다.[19]

(2) 의료사고

「의료사고 피해구제 및 의료분쟁 조정 등에 관한 법률 제2조」에서는 의료사고를 '보건의료인이 환자에 대하여 실시하는 진단 · 검사 · 치료 · 의약품의 처방 및 조제 등의 행위로 인하여 사람의 생명 · 신체 및 재산에 대하여 피해가 발생한 경우를 말한다.'라고 정의하고 있다.

판례에서는 '의료사고에 있어서 의료종사원이 결과발생을 예견할 수 있음에도 불구하고 그 결과발생을 예견하지 못하였고, 그 결과발생을 회피할 수 있었음에도 불구하고 그 결과발생을 회피하지 못한 과실이 검토되어야 할 것이다.'라고 설명하고 있다.[20] 따라서 의료사고는 '환자가 의료인으로부터 다양한 의료서비스를 제공받고 예상하지 못한 상황에서 발생된 악결과 또는 의료행위로 인하여 예상외의 불상사가 야기된 경우'라 정의할 수 있다.

의료사고라는 표현은 흔히 의료과오 또는 의료과실과 혼동해서 사용되는 경우가 많지만 의료와 관계되는 장소에서 주로 환자를 피해자로 하여 발생되는 모든 사고를 포함하는 개념으로 사고발생의 원인이나 누구의 잘못이냐 라는 평가가 전혀 내포되지 않은 가치중립적인 용어이다.[21]

---

19) 성승제, "경쟁제한적 규제개선방안 연구(보건 · 의료Ⅱ분야)" 연구용역보고서, 한국재정법학회, 2013년12월
20) 대법원 1987.1.20. 선고 86다카1469 판결 손해배상
21) 이동명, "의료행위사고의 형사책임", 한국법학회, 법학연구, 46, 2012년5월

(3) 의료과오 또는 의료과실

판례에서는 '의료종사원의 과실은 일반적 보통인추상적인 일반인이 아닌 동일한 업무와 직무에 종사하는 사람을 뜻함을 표준으로 하여 요구되는 주의의무를 결한 것'이라고 언급하여 의료인의 주의의무[22]를 강조하고 있으며 '의료상의 주의의무는 의료행위를 할 당시 의료기관 등 임상의학 분야에서 실천되고 있는 의료행위의 수준을 기준으로 삼되, 그 의료수준은 통상의 의사에게 의료행위 당시 일반적으로 알려져 있고 또 시인되고 있는 이른 바 의학상식을 뜻하므로 진료환경 및 조건, 의료행위의 특수성 등을 고려하여 규범적인 수준으로 파악되어야 할 것인 바'[23]라고 정의하고 있다.

의료과오란 특수한 상황이 아닌 의사가 통상적인 진료행위를 수행함에 있어 환자의 구체적인 증상이나 상황을 고려하여 위험을 방지하기 위한 최선의 조치를 취해야 할 주의의무를 가져야 하고[24] 이러한 주의의무를 게을리하여 위험한 결과가 발생될 것을 예견하지 못했거나 회피하지 못해 발생되는 악결과라고 할 것이다.

보통은 법적 책임을 지울 수 있는 의료행위에 있어 그 잘못을 통틀어 말하며 때로는 잘못된 행위 자체를 의미하기도 한다. 하지만 고의가 개입될 경우 의료행위의 범위를 벗어난 것으로 이해할 수 있으므로 의료과오또는 의료과실에서 제외된다. 일반적으로 의료과오와 의료과실이라는 용어는 구별하지 않고 혼용하여 사용되고 있다.[25]

(4) 의료분쟁

의사가 의료행위를 함에 있어 의사와 환자 간에는 사법상의 권리의무인 의료계약이 성립된다. 이러한 의료계약은 문서로 체결되는 경우보다는 관행상 구두로 성립되는 게 일반적이다. 이러한 의료계약에 대하여 우리나라에서는「민법 제390조의 채무불이행책임과 제750조의 불법행위책임」[26]을 근거로 손해배상청구권을 인정하고 있다.[27]

---

22) **주의의무**란 의료행위의 각 단계에서 유해한 결과가 발생되지 않도록 의식을 집중할 의무를 말하며, 이를 위반한 경우에는 법률상의 책임이 발생한다. 의료사고에 있어서 의료인의 과실을 인정하기 위해서는 의료인이 결과발생을 예견할 수 있음에도 불구하고 그 결과발생을 회피하지 못한 과실이 검토되어야 한다.

23) 대법원 1987.1.20. 선고 86다카1469 판결 손해배상, 대법원 2005.4.29. 선고 2004다64067 판결 손해배상(의)

24) 박종권, "의료과오에서 의사의 주의의무", 비교법학연구 제7집, 2007년9월

25) 의료과오에 의한 손해배상청구권이 인용되기 위해서는 세 가지의 요건, 즉 ① 귀책원인(과실) ② 손해의 발생 ③ 귀책원인과 손해와의 사이에 인과관계가 존재할 것이 요구되고 있다.

26) **제390조(채무불이행과 손해배상)** 채무자가 채무의 내용에 좇은 이행을 하지 아니한 때에는 채권자는 손해배상을 청구할 수 있다. 그러나 채무자의 고의나 과실없이 이행할 수 없게 된 때에는 그러하지 아니하다.
제750조(불법행위의 내용) 고의 또는 과실로 인한 위법행위로 타인에게 손해를 가한 자는 그 손해를 배상할 책임이 있다.

27) 김영훈 외, "원무관리", 수문사, 2011년7월5일, P326~327

이에 따라 의사의 의료행위 결과 환자에게 피해가 발생하는 경우 환자는 채무불이행책임과 불법행위책임을 근거로 의사에게 손해배상을 청구권을 갖게 됨으로써[28] 의료분쟁이 발생하게 된다.

의료분쟁에 대한 개념을 살펴보면「의료사고 피해구제 및 의료분쟁 조정 등에 관한 법률 제2조제2항」을 통하여 '의료사고로 인한 다툼'이라고 정의하고 있다. 이는 의료사고를 주원인으로 한 의료진과 환자 측과의 다툼으로 정리할 수 있는데 즉, 의료분쟁은 가치중립적 개념인 의료사고로 인하여 환자 측이 의료인에게 의료과오또는 의료과실가 있다고 주장함으로써 발생하게 된다.

Check point

의료분쟁의 유형

- 환자 측과 의사 측 사이의 합의 또는 화해를 위한 사적 분쟁
- 법원 또는 의료심사조정위원회에의 조정신청
- 민사소송에 의한 손해배상청구
- 형사고소 또는 고발을 통한 처벌 요구
- 보건복지부 등 주무관서에의 민원이나 진정
- 소비자보호기구나 언론기관에의 호소 등이 있다.

위와 같은 유형의 분쟁은 독립적 혹은 병행하여 진행되기도 함.

2. 의료사고와 의료분쟁의 특징

(1) 의료사고

1) 발생원인

의료사고가 발생하는 원인은 의사가 진료를 이행하면서 과오가 수반되는 의료기관 측의 원인과 그 반대인 환자 측의 원인, 원인을 알 수 없는 경우 그리고 여러 원인들이 복합적으로 상호작용하여 발생하는 경우 등 다양하다. 의료인이 가져야 하는 의료상의 주의의무는 의료행위를 수행할 당시 의료기관 등 임상의학 분야에서 실천되고 있는 통상적인 수준을 의미하고 있으나, 원인불명의 경우 현대의학의 한계를 의미하며 의약품의 불가항력적인 부작용, 환자의 특이 체질 등이 있는 경우 의료사고의 원인이 될 수 있다.

28) 이동헌, "회사법입문", 한국학술정보(주), 2012년1월16일

2) 특징

의료사고의 유형에는 환자에게 발생된 결과에 따라 사망, 후유장애, 질병의 재발, 재수술, 새로운 질병의 발생, 치료지연 등이 있으며 의료서비스의 내용에 따라서 오진, 투약 및 주사사고, 수술 · 처치에서의 사고, 마취사고, 수혈사고, 분만사고, 환자관리상의 사고 등으로 분류할 수 있음.

(2) 의료분쟁

1) 발생원인

환자를 치료하는 행위투약, 검사, 시술 및 수술 등는 주로 의료행위의 특수성 중 하나인 침습을 통해 이루어지게 되므로 부작용 및 합병증을 수반하게 된다. 이에 따라 주로 환자 측의 의료과실 주장을 통해 발생되는 경우가 많다. 이렇듯 의료분쟁은 의료사고를 주원인으로 하고 있지만 의사, 간호사, 의료기사 등의 의료행위뿐만 아니라 병원시설 및 관리상의 하자 등을 원인으로 발생되기도 한다.

2) 특징

의료분쟁은 의료사고를 주원인으로 하는 환자 측과 의료진 측과의 다툼이지만 주로 환자 측의 주장에 따라 발생되는 경우가 많다. 하지만 의료의 수요자인 환자와 공급하는 의료인이 가지고 있는 의학지식의 수준 차이로 불평등적 요소를 가지고 있고 의료행위 자체가 고도의 전문적 지식을 필요로 하는 분야이면서 수술 등의 의료행위가 공개되지 않은 곳에서 진행되기 때문에 환자 본인도 그 과정의 일부만을 알고 있을 뿐 증거가 되는 자료들은 의료인에게 편중되어 있다.

또한 치료행위의 전 과정에서 의료인의 재량을 인정하고 있어 수술 및 처치상의 과실이 있다는 것을 입증하기 어렵다는 특징을 가지고 있다. 이러한 사유로 의료분쟁 발생 시 소송 제기자가 가지게 되는 입증책임은 일반 소송에 비해 완화되어 적용된다는 특징을 가지고 있다.

3. 의료분쟁 발생 처리 실무

(1) 초기대응

① 일차적으로 담당 의료진의 적절한 설명과 환자 측의 이해가 우선되어야 한다.

② 면담 초기에는 일방적인 병원 측 입장 전달은 지양하고 방어적인 태도를 피하며, 환자 측에서 제기하는 의문 등을 충분히 들어주고 객관적으로 조사하려는 태도가 중요하다.

③ 담당 의료진의 의견진료과 의견서 등과 필요에 따라 신속하게 법률자문을 의뢰하여 사건에 대한 객관적인 자체평가가 이루어져야 한다. 또한 이러한 내용을 토대로 환자 측과 재면담이 이루어져야 한다.

④ 환자 측과 협의가 원활히 이루어질 때 해당 사건을 종결할 수 있으나필요에 따라 합의각서 등 작성 필요 그러하지 못할 경우 제3의 기관한국소비자원, 한국의료분쟁조정중재원, 소송 등으로 사건 진행이 이루어질 수 있다.

(2) 소송 전 합의

의료분쟁은 의료사고를 주원인으로 하는 환자와 의료진 간 다툼으로 의료인이 의료행위를 수행하면서 업무상 요구되는 주의 의무를 게을리함으로써 환자의 증상이 악화되거나 사망하게 되었다는 환자 측 주장에서 시작된다. 의료사고는 의료인의 과오나 과실 때문에 생기기도 하지만, 실제 의료 과실에 의한 경우보다는 의료행위 자체의 특성으로 인하여 의료인의 과실이 확인되지 않더라도 실제로 과실이 없거나 과실을 입증하지 못하는 상황에서 생기는 무과실 사고가 상당 부분을 차지하고 있다.

그럼에도 의료분쟁 및 의료 소송이 급증하는 이유는 환자들의 의식변화에도 있겠지만, 나쁜 결과에 대하여 환자가 실질적으로 보상받을 곳은 병원이 유일하기 때문이다. 따라서 의료분쟁에 있어 가장 중요한 쟁점은 의료사고에서 의료인의 과실을 확인할 수 있는가? 있다면 어느 정도인가? 그에 따른 배상액은 얼마인가? 등이며 이 사항들이 원만히 해결되지 못할 경우 환자와 병원 모두 힘든 싸움을 시작하게 된다.

결국 병원과실이 0.1%라도 인정된다면 병원은 환자와 충분한 협의 후 원만한 합의를 이끌어내는 것이 문제를 해결할 수 있는 가장 좋은 방법이라고 할 수 있다.

합 의 서

환 자 명 : ○○○(남, ××세)
주민등록번호 : 123456-1234567
등 록 번 호 : 0012345

위 환자 및 보호자 측의 ○○병원이 환자에게 시행한 외래 및 입원진료에 대한 과실 주장에 대하여 진료행위와 관련, 환자 및 보호자 측은 어떠한 이의가 없으며, 추후 본건과 관련하여 ○○병원과 담당의료진을 상대로 민 · 형사상 일체 이의를 제기하지 않기로 서약하고 아래와 같이 합의하여 공증한다.

– 아 래 –

1. 합의 쌍방으로는 OO병원 측 대표로 OO병원장(이하 "갑"이라 한다.)으로 하고 환자, 보호자 및 모든 직계가족 측 대표로는 ( )으로(이하 "을"이라 한다)한다.
2. 갑은 을에게 본 환자에 대한 합의금으로 금 원을 지급하기로 한다.
3. 을은 본 2항의 합의금 외에 민 · 형사상 모든 청구권 포기는 물론 향후 어떠한 이유로도 이의를 제기하지 아니한다.
4. 을은 향후 본 건 합의서 이후에 임금, 물가상승 등을 이유로 한 청구를 주장하지 않기로 한다.
5. 본 합의사항은 2부 작성하여 "갑"과 "을" 쌍방이 서명 후 보관하기로 하고 "갑"과 "을"은 상호비방을 하거나 다른 환자에게 영향을 주는 등의 불미한 언행을 하여 상대방에게 불이익을 주지 않기로 한다.

○○병원(갑)	주 소 : 서울시 ○○구 ○○동 1번지	
	성 명 : 병원장	(인)
환자 측 대표(을)	주 소 :	
	성 명 :	(인)
	환자와 관계 : ( )	
입회인( )	주 소 :	
	성 명 :	

○○병원(의원)장 귀하

서식 6–17 합의서(예시)

(3) 의료분쟁 처리 단계

1) 의료분쟁 발생

의료사고 또는 의료과오에 의한 의료분쟁 발생

2) 환자 측 민원제기

의료행위에 대해 악결과가 발생하면 환자들은 주변의 매체 또는 지인의 도움인터넷, 친지, 동료을 얻어 상황을 파악한 후 의료진 및 원무팀으로 민원을 제기하게 된다.

3) 진료과 의견서 접수

민원을 접수한 원무팀에서는 해당 의료진에게 환자의 민원 상황을 설명하고 치료수술 또는 시술 등상의 과실유무 및 진료과의 입장에 대해 의견서를 요청한다.

4) 고문변호사 자문의뢰

① 고문 변호사에게 사건 발생 상황에 대한 병원의 손해배상범위를 법률자문의뢰하고 회신서를 수신한다.

② 자문 의뢰를 할 때는 가능한 관련 의무기록을 통해 정확한 내용이 전달될 수 있도록 하며 의무기록은 반드시 병원장 보고 후 전달한다.

5) 환자 측 면담

① 상황에 따라 의료진의 직접적인 설명이 필요한 경우 반드시 의료진을 참석시키고, 의료적인 설명이 끝난 후 협상만이 필요할 때는 원무팀의료분쟁 담당자에서 단독으로 면담을 진행하여 환자 측이 바라는 사항이 무엇인지 정확하게 파악해야 한다.

② 분쟁 진행 중 환자가 계속 재원하고 있다면 어느 정도의 손실을 감수하더라도 퇴원을 유도해야 한다. 분쟁이 장기화될 경우 환자가 스스로 퇴원하지 않는 이상 계속 재원하게 되면서 의료사고를 언급하게 되고 다른 환자들에게 영향을 주어 결국 병원 이미지에 막대한 피해를 줄 수 있다.

③ 환자 사망 후 시신을 방치한 상태에서 소란을 피우는 경우 시신으로 인해 타 환자에게 감염의 위험을 줄 수 있으므로 신속히 영안실 안치를 유도해야 한다. 보호자 측에서 적극적으로 거부하는 경우에는 경찰서에 업무방해 등으로 신고하는 것도 하나의 방법이 될 수 있다. 다만, 병원 측 과실이 명백할 경우 형사 고소를

당할 위험이 있으므로 의료진과 충분한 교감을 얻은 후 병원의 과실이 없는 경우 활용하는 것이 바람직하다.

6) 의료분쟁조정위원회 개최

① 의료분쟁 발생 시 병원의 과실여부 및 대응방안을 논의하기 위해 기관 자체적으로 위원회를 설치하여 운영한다. 단, 사건의 긴급성에 대해 논의가 필요할 경우 소위원회를 개최하여 논의할 수 있다.

② 의료행위로 인하여 발생되는 분쟁에 관한 전반적인 대책을 수립하고 의료분쟁의 사전예방과 조정을 심의하기 위하여 의료분쟁조정 및 의료사고예방위원회를 설치 · 운영한다. 의료분쟁이 발생하게 되면 보상 필요 여부와 필요하다면 어느 정도의 규모가 적합한지에 대해 의사결정이 필요하게 된다. 작게는 수백만 원의 진료비 감액에서부터 수억 원의 손해배상이 이루어질 수 있다는 점을 감안할 때 이에 대한 정책 결정은 무엇보다 중요하며 이러한 결정은 반드시 의료진, 원무팀, 고문 변호사가 함께 참석하여 논의해야 한다.

7) Peer Review Committee(동료심사위원회) 개최

의학적 지식을 갖고 있는 동료 의사들 간에 서로의 의견 개진으로 분쟁이 발생하게 된 의료적 문제점과 그 원인을 분석하고 재발방지 대책을 논의할 수 있다.

8) 합의안 제시

① 의료분쟁에 있어 가장 중요한 단계로 환자 측과 원만한 합의가 이루어지지 않을 경우 분쟁은 장기화되어 병원에 상당한 피해를 가져올 가능성이 많다. 따라서 의료진과 긴밀한 협의가 가장 중요하며 추후 병원의 손실이 더욱 커질 수 있게 된다.

② 병원의 제안이 환자의 요구에 미치지 못한다면 환자 측은 요구사항을 관철시키기 위해 병원장 면담 및 로비 점거 등 더욱 강력한 행동을 할 수 있다. 이러한 경우 의료진 및 병원시설물 보호를 위해 안전요원을 호출하거나 업무방해 등의 사유로 경찰에 신고하여 대응할 수 있다.

9) 종결

병원과 환자 측 간에 원만한 합의가 이루어지게 되면 병원장에게 환자 측의 최종 요구사항을 보고하고 진료비 감액 및 보상에 대해 최종 승인을 받은 후 합의서를 쓰고 종결하게 된다. 하지만 합의가 결렬될 경우에는 한국소비자원이나 한국의료분쟁조정중재원 또는 기타 민사소송으로 진행될 수 있다.

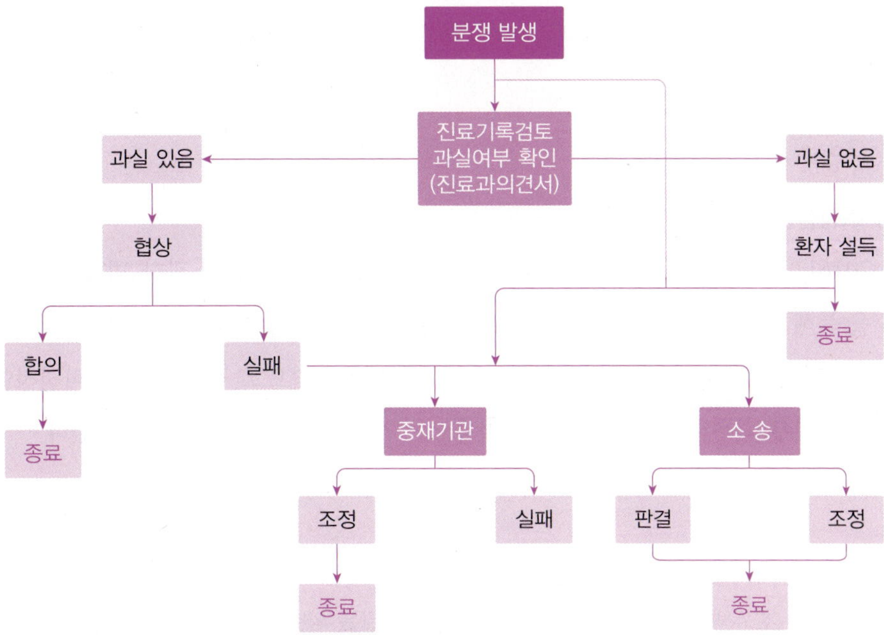

그림 6-34　의료분쟁 처리 흐름도

4. 의료분쟁 해결제도

(1) 한국의료분쟁조정중재원

1) 설립 목적

「의료사고 피해구제 및 의료분쟁 조정 등에 관한 법률」 시행에 따라 의료사고로 인한 피해를 신속 · 공정하게 구제하고 보건의료인의 안정적인 진료환경 조성을 위해 2012년 4월 설립되었다.

2) 업무

① 의료사고의 신속한 분쟁해결

의료의 특성이 갖는 의료인의 전문성과 비전문가로서 환자가 갖게 되는 법적 입증 책임의 어려움이 상충되어 장기적으로 진행됨에 따라 서로 간 감정의 소진과 사회로의 조속한 복귀가 어렵게 된다는 점을 고려하여 의료분쟁 처리 기간을 90일 최대 120일[29] 이내로 단축, 조정 중재하는 것을 목표로 하고 있다. 1심 판결 기간 평균 26.3개월

② 공정하고 전문적인 감정

보건의료인 및 법조인, 소비자단체 등 공정성 · 전문성을 인정받은 전문가를 감정위원으로 의료사고감정단을 구성하여 분쟁해결에 필요한 사실조사, 과실 및 인과관계 규명 등의 역할을 수행한다.

3) 업무 절차

① 조정신청절차

- 2016년 5월 29일 「의료사고 피해구제 및 의료분쟁 조정 등에 관한 법률」일부 개정을 통해 조정신청의 대상인 의료사고가 사망 또는 1개월 이상의 의식불명이나 「장애인복지법」 제2조에 따른 장애등급 제1급 중 대통령령으로 정하는 경우 피신청인의 동의 여부와 무관하게 조정절차가 자동으로 개시될 수 있는 근거를 마련했다.

Check point

자동개시 사건에 대한 이의신청[30]

- 신청인이 조정신청 전 의료법 제12조제2항 및 제3항을 위반하여 의료기관의 기물을 파손, 점거하거나 의료인에게 폭력행위를 하여 진료를 방해한 경우[31]
- 형법 제314조 1항에 따라 업무방해 행위를 한 경우
- 거짓된 사실관계로 조정신청을 한 것이 명백한 경우 등
- 종전과 동일한 사건을 2회 이상 신청 취하한 경우
- 종전의 동일한 사건이 각하 또는 조정하지 아니하는 결정으로 종결된 경우
- 그 밖에 의료사고의 성격 원인 등에 비추어 자동개시가 현저히 부적절하다고 보건복지부장관이 정하여 고시하는 사항

---

29) 의료사고 피해구제 및 의료분쟁 조정 등에 관한 법률 제 33조(조정결정) ① 조정부는 사건의 조정절차가 개시된 날부터 90일 이내에 조정결정을 하여야 한다. ② 제1항에도 불구하고 조정부가 필요하다고 인정하는 경우 그 기간을 1회에 한하여 30일까지 연장할 수 있다.

30) 동법 제27조(조정의 신청) 제10항 및 동법 시행규칙 제7조(조정의 신청) 제5항

31) 의료법 제12조(의료기술 등에 대한 보호) ② 누구든지 의료기관의 의료용 시설 · 기재 · 약품, 그 밖의 기물 등을 파괴 · 손상하거나 의료기관을 점거하여 진료를 방해하여서는 아니 되며, 이를 교사하거나 방조하여서는 아니 된다. ③ 누구든지 의료행위가 이루어지는 장소에서 의료행위를 행하는 의료인, 제80조에 따른 간호조무사 및 「의료기사 등에 관한 법률」 제2조에 따른 의료기사 또는 의료행위를 받는 사람을 폭행 · 협박하여서는 아니 된다.

• 조정신청/접수 후 피신청인의 동의에 따라 감정과 조정 절차를 거쳐 합의/조정결정하게 되며 최종 조정결정사항에 대해 불수락 시 조정 불성립 처리된다.

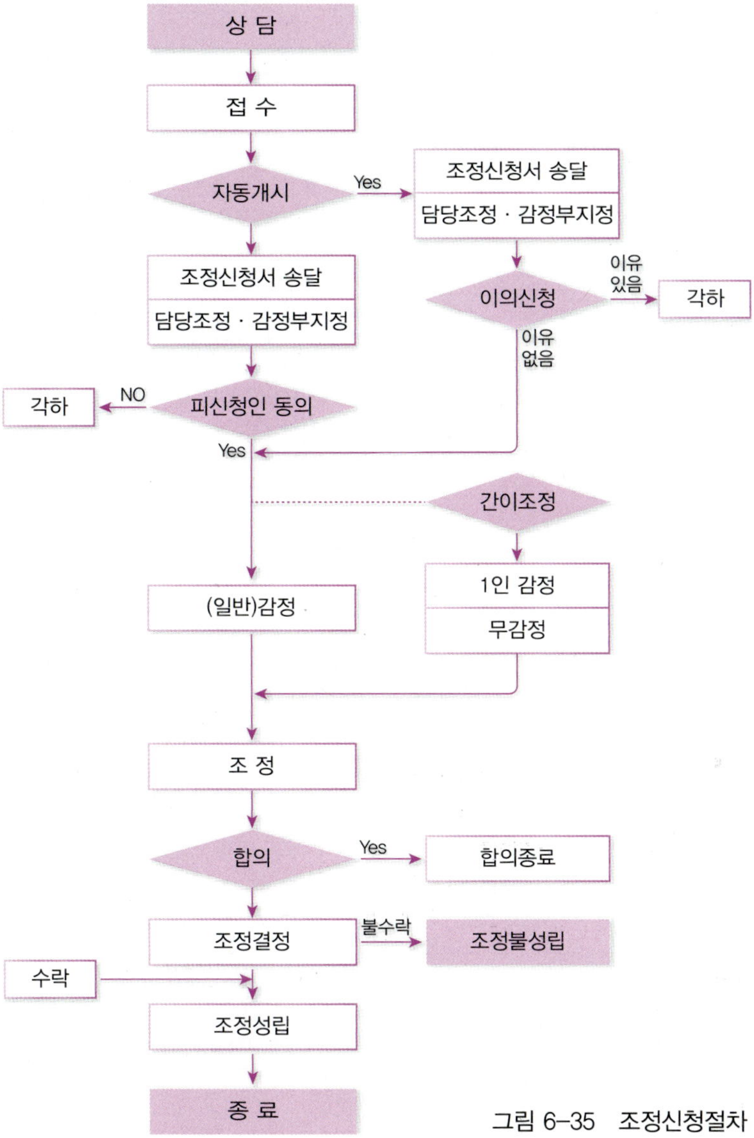

그림 6-35 조정신청절차 흐름도

출처 : 한국의료분쟁조정중재원(https://www.k-medi.or.kr)

② 중재신청절차

중재는 한국의료분쟁조정중재원의 결정에 따르기로 당사들 간 서면으로 합의한 후 중재과정을 진행하여 중재원 결정에 따르는 분쟁해결 절차로 조정절차 진행 중에도 신청하여 판정이 가능하다.

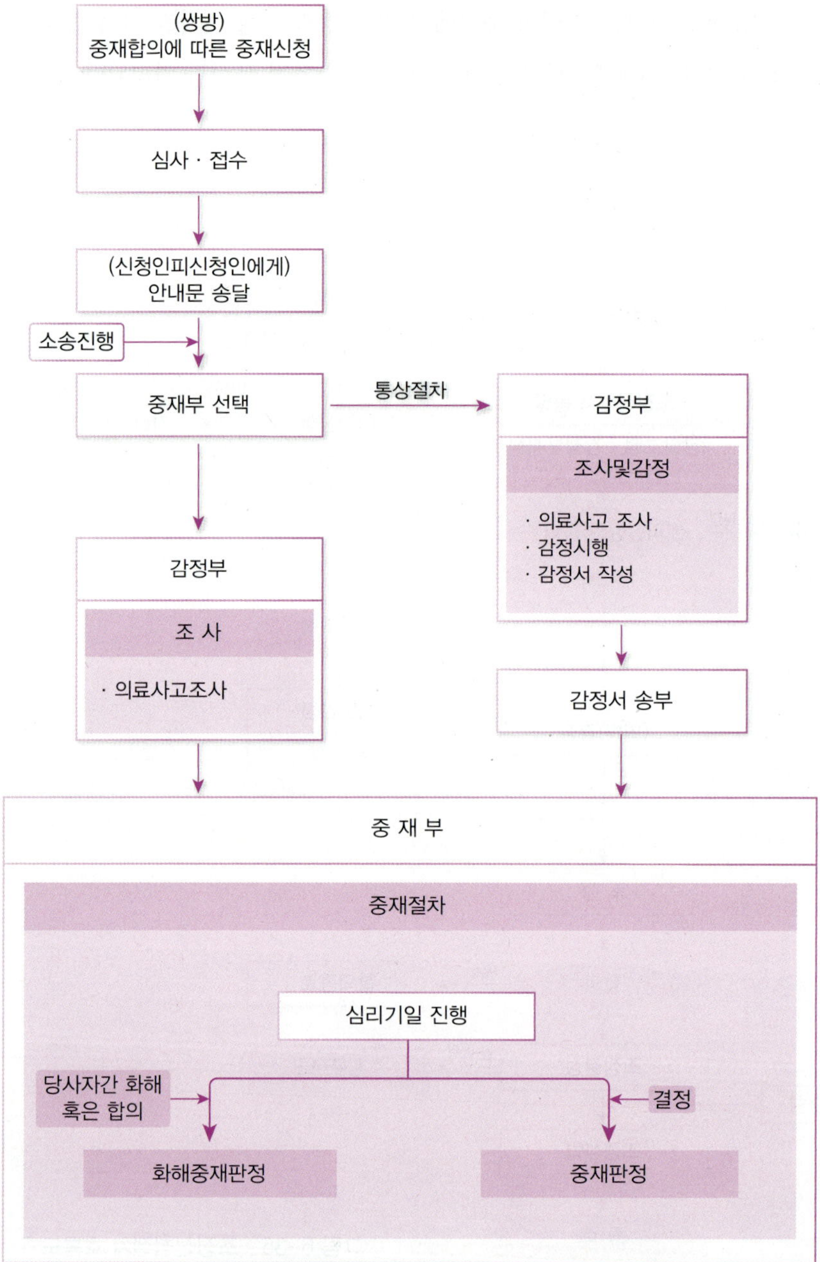

출처 : 한국의료분쟁조정중재원(https://www.k-medi.or.kr)

그림 6-36 중재절차 흐름도

③ 조정과 중재의 법적 효력

- '조정'은 조정결정서의 정본이 당사자에게 송달되어 양당사자 모두가 결정에 동의하거나 동의한 것으로 간주될 때 재판상 화해와 동일한 효력을 지니게 된다. 조정절차 중 당사자 간 합의가 이루어져 조정조서가 작성된 경우에도 동일한 효력을 가진다.[32)]
- '중재' 판정은 확정 판결과 동일한 효력을 가진다.[33)]

4) 불가항력의료사고 보상제도

① 개요

의료인이 충분한 주의 의무를 다하였음에도 불구하고 불가항력적으로 분만 과정에서의 의료사고가 발생했을 경우 최대 3,000만원까지 보상하여 의료사고 피해자에게는 신속한 구제를 도모하고 의료인에게는 안정적 진료환경을 조성하여 경제적, 심리적 손실을 최소화할 수 있다.

② 근거

「의료사고 피해구제 및 의료분쟁 조정 등에 관한 법률」 제46조, 동법 시행령 제21조 1, 2, 3항

③ 적용범위

- 분만 과정 또는 분만 이후 분만과 관련된 이상 징후로 신생아출생체중이 2,000g 이상, 제태주수가 34주 이상에게 뇌성마비가 발생한 경우
- 분만 과정 또는 분만 이후 분만과 관련된 이상 징후로 인하여 재태주수가 20주 이상 경과한 산모가 사망한 경우
- 분만 과정에서의 태아사산체중이 2,000g 이상, 제태주수가 34주 이상의 사망 또는 분만 이후 분만과 관련된 이상 징후로 신생아출생체중이 2,000g이상, 제태주수가 34주 이상가 출생 후 28일 이내에 사망한 경우단, 다태아인 경우 각각 보상

---

32) 의료사고 피해구제 및 의료분쟁 조정 등에 관한 법률 제36조(조정결과의 통지) ④ 제3항에 따라 성립된 조정은 재판상 화해와 동일한 효력이 있다.
동법 제37조(조정절차 중 합의) ④ 제2항에 따라 작성된 조정조서는 재판상 화해와 동일한 효력이 있다.

33) 동법 제44조(중재판정의 효력 등) ① 중재판정은 확정판결과 동일한 효력이 있다.

Check point

관련 법규

(불가항력 의료사고 보상) 의료사고 피해구제 및 의료분쟁 조정 등에 관한 법률 제46조

① 조정중재원은 보건의료인이 충분한 주의의무를 다하였음에도 불구하고 불가항력적으로 발생하였다고 의료사고보상심의위원회에서 결정한 분만(分娩)에 따른 의료사고로 인한 피해를 보상하기 위한 사업을 실시한다.

② 보건복지부장관은 제1항에 따른 의료사고 보상사업에 드는 비용의 일부를 예산의 범위에서 지원할 수 있다.

③ 조정중재원은 제1항에 따른 의료사고 보상사업에 드는 비용의 일부를 보건의료기관개설자 등 대통령령으로 정하는 자에게 분담하게 할 수 있다.

④ 제3항에 따라 보건의료기관개설자 등이 비용을 분담하는 경우 그 비용은 「국민건강보험법」 제47조제3항에도 불구하고 대통령령으로 정하는 바에 따라 국민건강보험공단이 요양기관에 지급하여야 할 요양급여비용의 일부를 지급하지 아니하고 이를 조정중재원에 지급하여야 한다. 〈신설 2018. 12. 11〉

⑤ 제1항에 따른 의료사고보상심의위원회의 구성 및 운영, 제3항에 따른 보건의료기관개설자의 범위, 보상재원의 분담비율, 보상의 범위, 보상금의 지급기준 및 절차 등에 관하여 필요한 사항은 대통령령으로 정한다.

④ 재원 및 분담비율

국가와 분만실적이 있는 보건의료기관이 분담비율에 따라 국가가 70%, 분만보건의료기관이 30%를 부담한다.

Check point

관련 법규

(보상재원의 분담비율) 의료사고 피해구제 및 의료분쟁 조정 등에 관한 법률 시행령 제21조

① 법 제46조제1항에 따른 의료사고 보상사업에 드는 비용(이하 이 조에서 "분담금"이라 한다)은 다음 각 호의 구분에 따라 부담한다.

1. 국가: 100분의 70
2. 보건의료기관개설자 중 분만(분만) 실적이 있는 자 : 100분의 30

② 제1항제2호에 따라 보건의료기관개설자가 분담해야 할 금액은 보건복지부장관이 정하는 방법에 따라 원장이 부과한다.

③ 원장은 제2항에 따른 방법으로 계산한 분담금을 납부할 것을 제1항제2호에 따른 보건의료기관개설자에게 납부기한 1개월 전까지 통지하여야 하고, 통지를 받은 보건의료기관개설자는 납부기한까지 분담금을 납부하여야 한다.

⑤ 청구절차

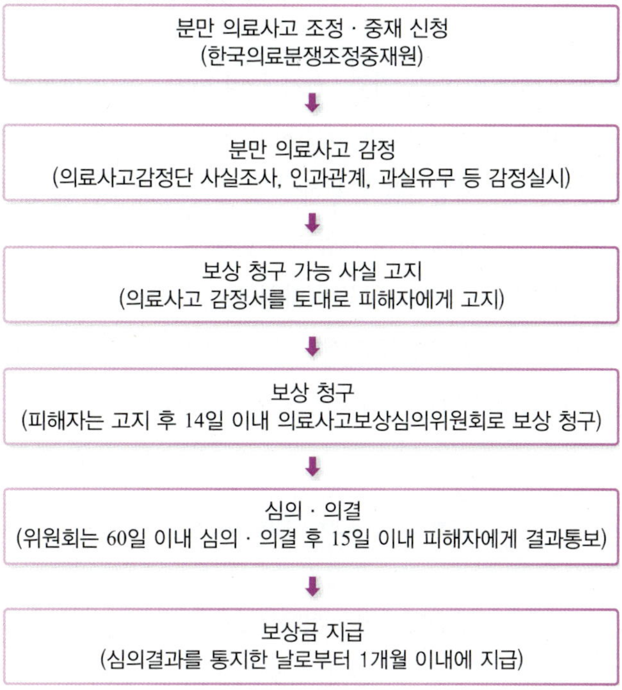

그림 6-37 보상금 지급절차

5) 손해배상금 대불제도

① 개요

의료사고로 인해 피해자가 법원 등의 결정으로 손해배상금이 확정되었으나 배상금을 지급받지 못했을 경우 한국의료분쟁조정중재원에 미지급금을 대불 청구할 수 있다.

② 적용범위

- 한국의료분쟁조정중재원의 조정조서, 조정결정서, 중재판정서
- 한국소비자원 소비자분쟁조정위원회의 조정조서
- 법원의 의료분쟁에 관한 확정 판결

③ 재원부담 및 징수방법

대불에 필요한 비용은 「의료사고피해구제 및 의료분쟁조정 등에 관한 법률」 제47조 제4항에 따라 보건의료기관 개설자가 부담하며 국민건강보험공단이 요양기관에 지급할 요양급여비용의 일부를 한국의료분쟁조정중재원에 지급하는 방식으로 징수한다.

(2) 한국소비자원[34)]

1) 피해구제

소송을 통한 분쟁의 해결은 비용, 기간, 절차 등의 번거로움이 발생될 수 있다. 의료사고 피해자는 이러한 비용과 번거로움을 해소하고 신속하게 분쟁을 해결하기 위한 방안으로 한국소비자원의 피해구제방안을 활용하여 합의 또는 조정을 요청하게 된다.

피해구제란 소비자가 사업자에 의해 제공되는 물품 또는 용역을 사용하거나 이용하는 과정에서 발생하는 피해를 구제하기 위하여 사실조사, 전문가 자문 등을 거쳐 관련 법률 및 규정에 따라 양 당사자에게 공정하고 객관적으로 합의를 권고하는 제도를 말한다. 하지만 피해구제는 법원 판결과 달리 강제력을 지니지는 못한다.

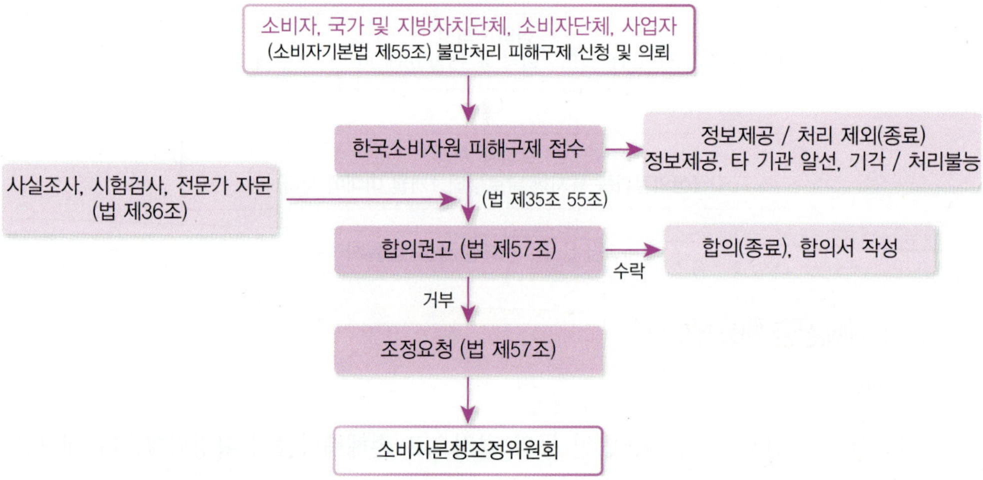

출처 : 한국소비자원(http://www.kca.go.kr)

그림 6-38 피해구제 절차 흐름도

---

34) 소비자기본법 제33조, 제35조

2) 분쟁조정

피해구제를 통하여 이해 당사자간 원만한 합의가 이루어지지 않을 경우 소비자분쟁조정위원회를 통해 분쟁조정을 신청할 수 있다. 소비자분쟁조정위원회에서는 사실조사, 시험검사, 전문위원회 자문 등 사건을 검토하고 분쟁조정위원회의를 개최하여 사건을 최종 심의 · 의결하게 된다. 양 당사자는 최종 조정 결정에 대하여 15일 이내에 수락여부를 통보하게 되며 수락 시 재판상 화해의 효력을 지니게 된다.

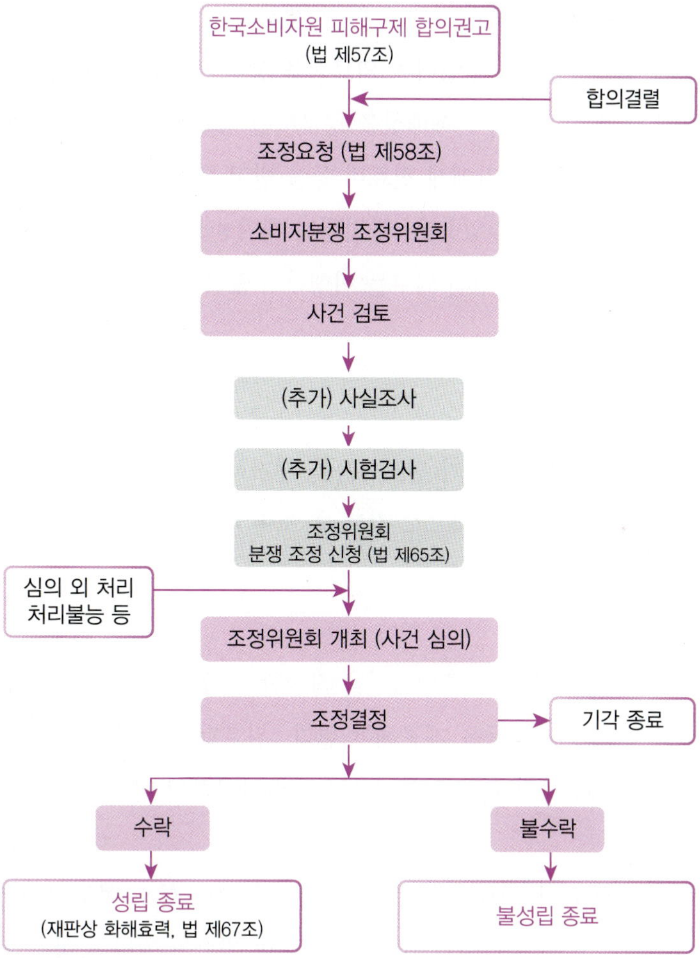

출처 : 한국소비자원(http://www.kca.go.kr)

그림 6-39 분쟁조정 절차 흐름도

5. 소송관리

(1) 민사소송

1) 개념

민사소송이란 개인 간의 분쟁을 법원이 국가의 법에 따라 재판으로 해결하는 절차로 사법상의 분쟁을 대상으로 한다는 점에서 공법상의 형사소송이나 행정소송과는 구별될 수 있다.

의료사고의 경우 환자가 재원 또는 퇴원 후 의사가 행한 치료행위 등에 대하여 정신적 · 육체적 손해를 입었다고 주장하며 의료진을 상대로 민법상 채무불이행 책임 또는 민법상 불법행위 책임을 물어 손해배상을 청구하는 경우를 들 수 있다. 채무불이행 책임 민법 제390조은 의료진이 환자에게 진료비 등을 받고 의료행위를 하기로 약정한 의료계약을 충실하게 이행하지 않았음을, 불법행위 책임 민법 제750조은 의료행위 중 의료인이 마땅히 취해야 할 최선의 주의 의무를 이행하지 않았음을 그 원인으로 한다.[35)]

2) 절차

① 소장접수 및 변호사 선임

의료분쟁 발생 당사자인 환자가 민사소송을 제기하여 소장이 접수되면 의료진 의견을 반영하여 해당 사건을 전문적으로 검토 후 소송 수행이 가능한 변호사를 선임해야 한다.

② 소송자료 제출

소송위임이 끝나면 변호사가 준비서면을 작성할 수 있도록 사건개요와 소송에 참고가 될 만한 내용, 증거자료들을 제공해야 한다. 진료과의 의견이나 진료기록부 송부 등을 요청할 경우 해당과의 협조를 얻어 신속하게 대응해야 한다.

③ 항소

재판결과 패소 시 해당 진료과 및 변호사 의견에 따라 항소 여부를 결정한다. 항소기간은 판결문 송달일로부터 14일 형사소송은 7일 이며 기한이 지나면 항소가 불가하다는 점을 반드시 유의하여 업무를 수행해야 한다.

35) 법제처 "찾기쉬운 생활법령정보(http://www.easylaw.go.kr)"

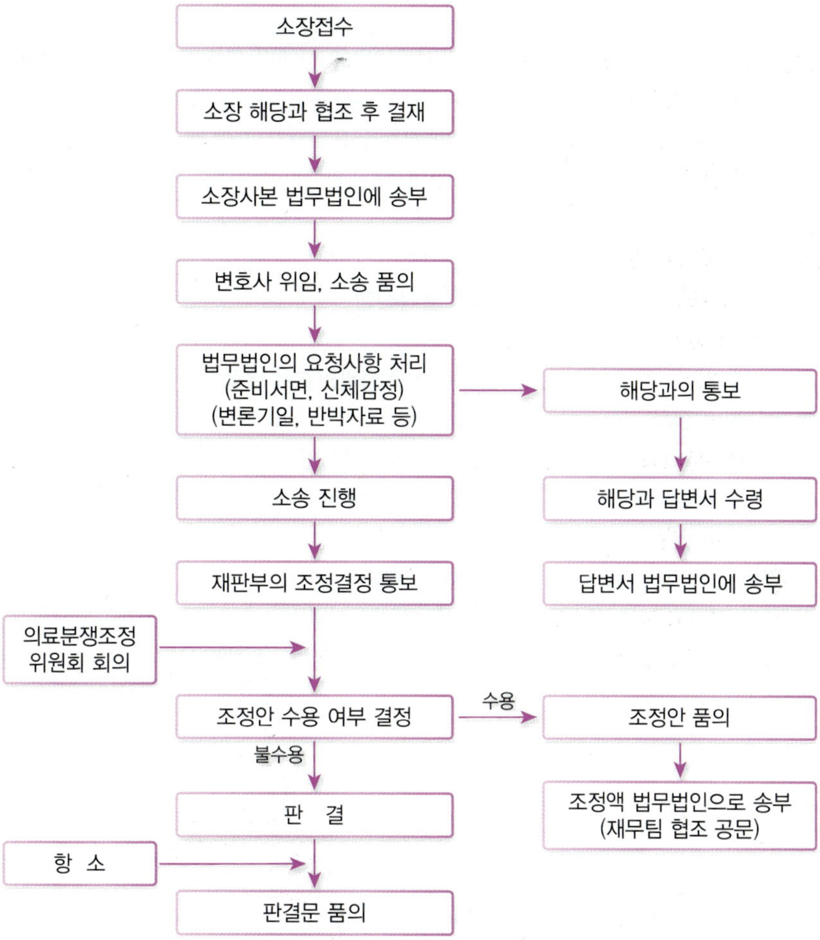

그림 6-40 민사소송 절차 흐름도

Check point

민사용어 정리

- 원고 : 법원에 민사소송을 제기하는 당사자(원고, 채권자, 신청인)
- 피고 : 소를 받은 측의 당사자
- 당사자 : 소송의 주체로서, 자기에 대한 법원의 재판권 행사를 구하는 자와 이에 대립하는 상대방으로서
  - 1심에서는 : 원고 – 피고
  - 2심에서는 : 항소인 – 피항소인
  - 3심에서는 : 상고인 – 피상고인
- 상고 : 판결에 불복하여 진행한 2심(상소심)을 불복하는 것
- 소장 : 법원에서 정식으로 재판을 진행하는 절차를 소송이라 하며 소송절차에서 원고, 피고, 청구취지, 청구이유 등이 기재된 신청서

(계속)

- 송달 : 소송상의 소장, 준비서면(부본) 등 서류내용을 상대방 또는 당사자, 기타 이해관계인에게 고지시킬 것을 목적으로 행하여지는 절차 (우편송달, 공시송달, 등)
- 이행권고 : 소액소송을 진행할 경우 법원에서는 임의로 채무자에게 이행을 권고할 수 있고, 입증자료가 명백할 경우 결정을 하고 있으며, 이행권고가 확정될 경우 판결과 동일한 효력이 있다.
- 재심 : 이미 확정된 종국판결에 대하여 중대한 하자가 있음을 이유로 사건의 재심판결에 의하여 재판의 취소, 변경을 구하는 비상의 불복신청
- 재항고 : 항고심에 불복하는 3심 절차
- 조정 : 분쟁해결을 위해 제3자, 즉 법관이나 조정위원회가 분쟁관계인 사이에 개입하여 화해를 유도하는 절차
- 집행문 : 채무명의에 집행력이 있는 것과 집행당사자를 공증하기 위하여 공증공무원이 채무명의 정본의 말미에 부가하는 공증문언을 집행문이라 하며, 집행문이 부가된 채무명의정본을 집행력이 있는 정본이라 하고 이에 의거하여 집행기관은 강제집행을 개시
- 항고 : 법원의 결정, 명령에 대하여 불복하는 제도
- 항소 : 1심 판결에 불복하는 2심 절차, 고등법원과 지방법원 항소부에서 재판진행
- 화해 : 소송 당사자들이 상호 양보하여 합의를 하는 절차, 화해조서의 경우 확정된 판결과 동일한 효력

(2) 형사소송

1) 개념

형사소송이란 형법이나 다른 법률 등에서 규정된 범죄를 저질렀다는 이유로 체포 구속되거나 불구속 입건되어 재판 결과 징역 · 벌금 등 각종 형벌을 받게 되는 경우를 말한다. 형사사건은 민사와는 다르게 형사재판 전 경찰 · 검찰의 수사 결과를 기초자료로 진행된다.

의료진이 형사 고소 및 고발을 당하게 되면 최악의 경우 의사의 자격상실 및 금고형에 이를 수 있기 때문에 상당한 주의를 요하며 적극적인 대응이 필요하다.

Check point

의사의 면허 취소 요건

- 형법과 기타 의료 관련 법령을 위반하여 금고 이상의 형을 선고받은 경우
- 자격 정지 처분 기간 중 의료행위를 하거나 3회 이상 자격 정지 처분을 받은 경우
- 면허증을 빌려준 경우
- 일회용품을 재사용하여 사람의 생명 또는 신체에 중대한 위해를 발생하게 한 경우

Check point

관련 법규

의료법 제65조(면허 취소와 재교부)

① 보건복지부장관은 의료인이 다음 각 호의 어느 하나에 해당할 경우에는 그 면허를 취소할 수 있다. 다만, 제1호의 경우에는 면허를 취소하여야 한다.

1. 제8조 각 호의 어느 하나에 해당하게 된 경우
2. 제66조에 따른 자격 정지 처분 기간 중에 의료행위를 하거나 3회이상 자격정지 처분을 받은 경우
3. 제11조제1항에 따른 면허 조건을 이행하지 아니한 경우
4. 제4조제4항을 위반하여 면허증을 빌려준 경우
5. 삭제 〈2016.12.20〉
6. 제4조제6항을 위반하여 사람의 생명 또는 신체에 중대한 위해를 발생하게 한 경우

2) 절차

① 경찰서 소환

의료사고의 발생으로 환자 측 고소 또는 고발이 이루어지게 되면 관할경찰서에서는 담당 의료진에게 소환 통보를 하게 된다. 이때 담당조사관형사과 연락하여 쟁점사항이 무엇인지 우선적으로 파악하는 것이 좋다. 출두 전 담당 의사와 쟁점사항에 대해 충분히 논의한 후 진술을 준비해야 하며 관련 진료기록부를 미리 준비해야 한다.

② 검찰 소환

경찰서에서 혐의가 인정되지 않는 경우는 대부분 내사 종결되나 혐의가 인정되는 경우 검찰로 이송되어 출두 조사를 받게 된다. 검찰에서는 좀 더 집중적으로 죄의 혐의를 조사하게 되므로 의료진의 과실이 명백할 경우 환자와의 적극적인 합의로 소 취하를 유도하는 것이 바람직하다.

검사는 가해자의 범죄 사실은 인정되나 전과가 없고 피해자의 피해 정도가 심하지 않으며 피해자 측과 원만히 합의내지 공탁한 것이 인정될 때는 불기소처분을 통해 형사사건을 일단락시키게 된다. 하지만, 기소가 이루어질 경우 형사재판으로 이어지게 된다.

③ 형사재판

검사의 기소로 정식재판이 이루어지게 되면 의료진은 피의자 신분으로 재판에 출두하게 된다. 의료진이 형사재판을 받게 되면 매번 기일마다 재판정에 직접 출두하여 조사와 심문을 받게 되어 정상적인 진료가 불가능하게 되므로 최대한 형사재판이 진행

되기 전 피해자와 합의가 이루어질 수 있도록 협상하는 것이 중요하다.

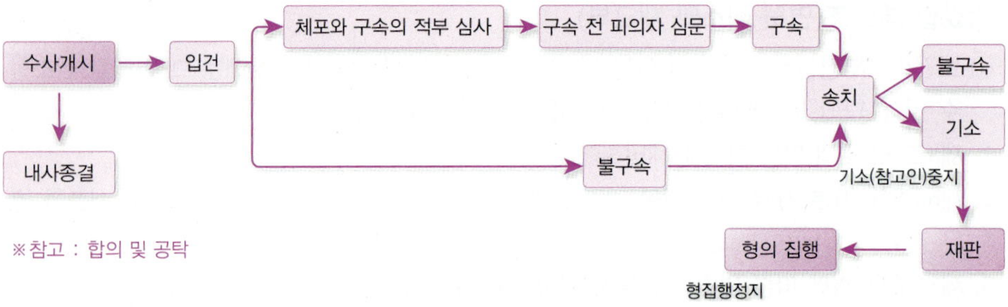

출처 : 대검찰청-온라인민원실-민원 안내-사건처리절차 안내

그림 6-41 형사사건 진행 흐름도

6. 의료분쟁의 예방

의료분쟁은 의료행위를 수행함에 있어 최선의 주의를 기울인다고 하더라도 불가피한 상황에서 발생된다고 볼 수 있다. 하지만 가능한 발생되지 않도록 사전에 예방하는 것이 무엇보다 중요할 것이다.

환자에게 제공하는 의료행위 뿐만 아니라 병원에서 일어나는 진료와 관련된 모든 서비스들을 수행함에 있어 가벼운 소홀함이 환자에게는 불만의 시작이 될 수 있고 의료과오로까지 주장될 수 있다는 점을 항상 고려해야만 한다.

(1) 진료의 충실화

의료진이 진료를 수행함에 있어 무심결에 지나쳐버릴 수 있는 간단하면서도 기술적인 실수와 진료해태, 응급상황에서의 지연대처는 심신의 불완전함을 해소하기 위하여 병원에 찾아온 환자에게는 가장 큰 불만으로 여겨질 수 있는 요소라 할 수 있다. 또한, 환자를 대함에 있어 진지하지 않은 태도는 진료를 소홀히 하고 있다는 오해를 줄 수 있어 의사는 항상 환자를 대함에 있어 진지한 태도로 환자가 호소하는 바를 경청해야 하고 검사, 투약, 수술 등이 필요할 때는 반드시 설명한 의료행위가 필요한 사유를 설명하고 동의를 구해야 한다. 또한, 진료한 내용에 대하여 의료인이 직접 진료 기록부에 기록해야 하며, 반드시 진료날짜와 서명 등을 기재하여 관련법에 따라 근거를 남겨 두어야 한다. 응급실이나 입원진료 시에는 병원 내에 환자들이 상주하고 있다는 점과 그에 따라 언제든 긴급 상황에 대한 대처가 필요하다는 점을 고려하여 담당 의료진 부재 시 대체 의료진에게 인계를 통해 신속히 대응할 수 있도록 조치함으로써 환자로 하여금 진료상의 소홀함을 느끼게 되어 불만이나 오해가 발생되지 않도록 주의해야 할 것이다.[36]

(2) 설명의무의 충실화

설명의무란 의사가 환자에게 진단결과나 치료 방법, 예후, 부작용 등을 충분히 설명해 주고 환자는 이를 제대로 이해한 후 자율적인 자기결정권을 가지고 자신에 대한 침습행위를 승낙한 경우에만 당해 의료행위가 정당성을 가질 수 있다는 이론이다. 설명의무의 범위와 관련하여, 첫째, 의사는 우선 환자의 질병 유무와 그 종류에 대한 진단결과를 설명해 주어야 하고, 둘째, 질병의 예후, 방치할 경우의 상태, 치료방법, 치료수단 등 질병의 경과에 대하여 설명해 주어야 한다. 마지막으로 치료경과 중 부수적으로 나타날 수 있는 위험에 대한 설명 등을 환자에게 이행하여야 한다.

위험설명이란, 의사로서 최선의 주의의무를 다하여 침습에 성공하더라도 확실히 배제할 수 없고 발생할 수 있는 계속적이면서 일시적인 부작용에 관한 정보를 설명하는 것을 의미한다.[37]

결국 담당 의사는 환자에게 침습이 전제되는 진료를 시행해야 할 경우 필요하다고 판단되는 의료행위와 그 내용, 그 행위로 인하여 발생될 것으로 기대되는 결과와 위험성, 당해 의료행위를 실시하지 않을 경우 생길 것으로 예견되는 결과 및 대체 가능한 다른 치료방법 등을 환자에게 일관성 있게 충분히 설명하여 자기결정권이 충실히 행사될 수 있도록 함으로써 그 의무를 다해야 한다.

(3) 의료윤리 확립 및 환자 권리보호

고대 그리스의 히포크라테스[38] 선서로부터 미국병원협회의 환자권리장전과 대한병원협회의 병원윤리강령에 이르기까지 의료윤리와 환자의 권리보호는 시대와 장소를 막론하고 가장 중요한 이념으로 강조되어 왔다.

---

36) 김영훈 외, "원무관리", 수문사, 2011년7월5일

37) 대법원 2007. 5. 31., 선고, 2005다5867, 판결

38) Hippocrates(BC 460 – 377), 보통 "의학의 아버지" 혹은 의성(醫聖)이라고 불리는 그리스의 의사

히포크라테스 선서에서 "나의 양심과 위엄으로서 의술을 베풀겠노라"는 의료적 윤리의 중요성을 "나의 환자의 건강과 생명을 첫째로 생각하겠노라."는 구절은 환자 권리보호가 최우선임을 더욱 강조하여 선언한 것이라 할 것이다.

Check point

히스크라테스 선서

이제 의업에 종사할 허락을 받으매,

- 나의 생애를 인류봉사에 바칠 것을 엄숙히 서약하노라.
- 나의 은사에 대하여 존경과 감사를 드리겠노라.
- 나의 양심과 위엄으로서 의술을 베풀겠노라.
- 나의 환자의 건강과 생명을 첫째로 생각하겠노라.
- 나는 환자가 알려준 모든 내정의 비밀을 지키겠노라.
- 나의 의업의 고귀한 전통과 명예를 유지하겠노라.
- 나는 동업자를 형제처럼 생각하겠노라.
- 나는 인종, 종교, 국적, 정당, 정파, 또는 사회적 지위 여하를 초월하여 오직 환자에 대한 나의 의무를 지키겠노라.
- 나는 인간의 생명을 수태된 때로부터 지상의 것으로 존중히 여기겠노라.
- 비록 위협을 당할지라도 나의 지식을 인도에 어긋나게 쓰지 않겠노라.
- 이상의 서약을 나의 자유의사로 나의 명예를 받들어 하노라.

대한병원협회의 병원윤리강령도 그 시작은 "우리 병원인은 인간생명의 존엄성을 인식하고 박애와 봉사정신으로, 우리의 강령을 다음과 같이 다짐한다"라고 하여 생명의 존엄성을 우선시 한다는 점에서 그 뜻을 같이 하고 있다.

환자가 의사라는 직업인에게서 기계적인 진료행위만 공급받고 있고 내 생명을 존중받지 못하고 있다는 느낌을 받을 때 불만이 생기게 되고 예상치 못한 작은 문제가 발생되더라도 의료사고가 아닐까 오해하게 될 수 있는 상황으로 변질될 것이다. 결국 의료 윤리적 정신과 환자의 권익보호가 철저히 지켜질 때 의료분쟁의 예방까지 기대될 수 있을 것이다.

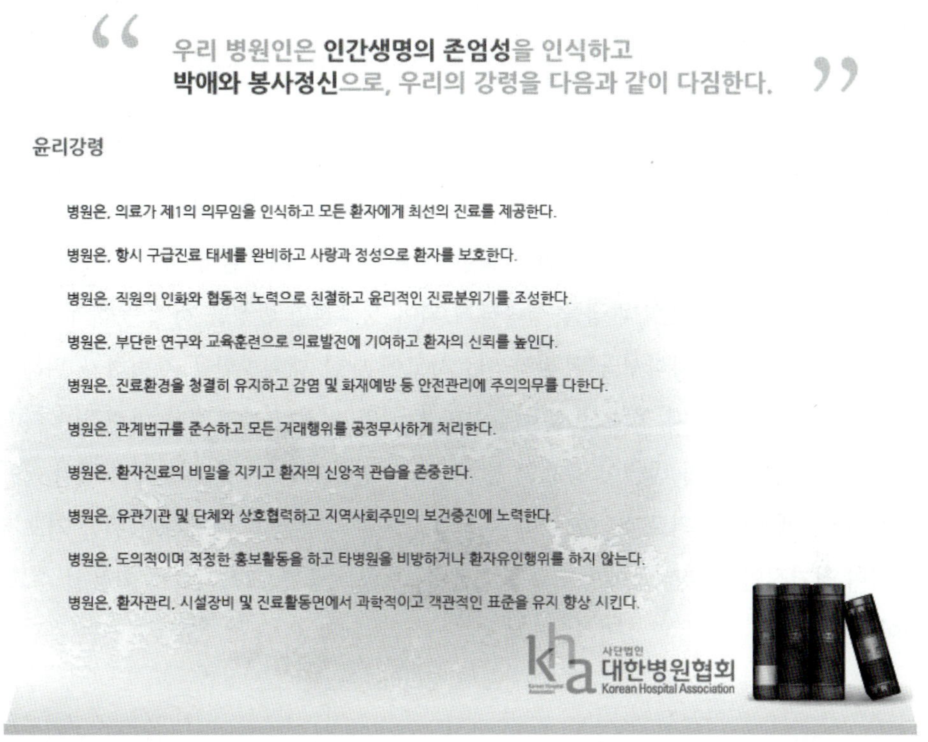

출처 : 대한병원협회(https://www.kha.or.kr)

그림 6-42 대한병원협회 병원윤리강령

(4) 의료분쟁 예방 체계

의료분쟁을 사전에 예방하기 위해서는 의료, 진료지원, 행정 등 영역 간 정보공유를 포함한 의사전달 체계를 확립하는 것이 무엇보다 중요하다. 환자의 특이사항에 대해서는 의사, 간호사와 진료지원부서 및 행정부서 간에 공유가 이루지고 진료 불만이나 진료비 등 문제의 소지가 사전에 감지될 때 위험요소를 제거할 수 있도록 협조체계를 유지해야 한다.

업무 특성상 환자와 가장 가까이 대면하게 되는 간호사는 환자사고 예방을 위해 환자관리 체크리스트를 마련하여 항상 점검하고 업무내용을 간호기록지에 상세히 기록해 둠으로써 환자관리체계를 확립해야 한다.

진료지원부서는 응급상황 발생 시 신속히 본인의 자리로 복귀하여 의사의 처방에 따라 검사를 진행하고 환자의 상태를 정확하게 검토한 후 그 결과에 대하여 피드백을 주어야 하고 행정부서에서는 응급상황에 대비하여 의사, 간호사, 진료지원부서가 각자 역할에 충실할 수 있도록 적극적인 행정지원의 역할을 수행함으로써 일관성 있는 체계를 유지할 때 의료분쟁을 예방하는 효과가 나타날 것이라 기대할 수 있다.

(5) 사후관리 및 예방교육

많은 병원들이 의료사고가 발생하면 대외적인 신뢰도 문제를 고려하여 관련 사실을 공개적으로 밝히지 않고 숨기기에만 급급한 실정이다. 그것은 결국 사고에 대한 정확한 조사와 객관적인 원인분석 과정을 생략하게 되어 생산적인 반성을 하지 못하게 되는 결과로 이어지게 된다. 따라서 근본적인 의료사고에 대한 대처방안을 수립하기 위해서는 의료사고가 발생했을 때 정해진 절차에 따라 보고와 적절한 대응책을 마련하여 사건을 해결하고 사건보고서를 만들어 유효한 통계자료가 만들어질 수 있도록 해야 한다.

이러한 통계자료는 의료분쟁에 대한 사례와 근거로서 분쟁을 예방하기 위한 기초자료가 되며 정기적인 의료분쟁 예방교육을 실행할 수 있는 좋은 교육자료로 활용될 수 있을 것이다.

Check point

- 의료분쟁 발생 시 신속한 환자 측 의견 청취와 의료진 면담으로 객관적 조사를 통해 초기대응하고 소송 전 합의가 이루어질 수 있도록 조치한다.
- 한국의료분쟁조정중재원과 한국소비자원을 통해 소송 전 의료분쟁을 해결할 수 있다.
- 소송은 사법 상의 문제를 해결하는 민사소송과 범죄사실 증명 및 처벌을 요구하는 형사소송으로 구분된다.
- 의료분쟁을 예방하기 위해서는 진료와 설명 및 주의의무를 충실히 수행하고 의료윤리와 환자권리보호, 병원 내의 각 부서 간 원활한 의사소통체계를 구축해야 한다. 의료분쟁 발생 이후에는 분쟁사실을 체계적으로 정리하여 사후관리 및 예방교육에 활용할 수 있다.

핵심문제 & 해설 Ccheck Point Exercises & Explanation

1. 국민건강보험법에 따라 건강보험 급여를 제한할 수 있는 경우가 아닌 것은?

① 보험료를 체납한 경우
② 병원진료비를 고의로 납부하지 않아 진료를 거부당한 경우
③ 범죄행위에 의한 고의 또는 중대한 과실이 있는 경우
④ 타법에 근거하여 다른 형태의 급여(의료급여, 자동차보험, 산재보험 등)를 받는 경우

|해설| 병원진료비를 고의로 납부하지 않아 진료를 거부당한 경우는 급여를 제한할 수 없다.

2. 다음 표는 건강보험 외래보험자 부담률에 대한 내용이다. (　　) 안에 들어갈 내용으로 적절한 것은?

구분	부담률(%)
의원	(ㄱ)
병원	60
종합병원	50
상급종합병원	(ㄴ)

	(ㄱ)	(ㄴ)		(ㄱ)	(ㄴ)
①	70	40	②	80	30
③	40	70	④	75	45

|해설| 의원 보건기관 70%, 병원 60%, 종합병원 50%, 상급종합병원 40%

3. 미수진료비는 발생원인과 회계기준, 관리방법으로 분류할 수 있다. 다음 중 회계기준에 따라 분류할 수 있는 미수금의 종류로 짝지어진 것은?

① 개인미수금, 청구미수금
② 외래미수금, 입원미수금
③ 외래미수금, 재원미수금
④ 입원미수금, 재원미수금

|해설| 회계기준에 따른 분류는 외래미수금, 재원미수금, 퇴원미수금이 있다.

4. 진료비 미수금의 소멸 시효와 시효 변동에 대한 설명으로 옳지 않은 것은?

① 진료비 미수금의 법적 시효는 진료일로부터 3년이다.
② 미수금 회수시 분할 납부를 활용하면 시효를 일시적으로 중단하는 채무승인 효과가 발생된다.
③ 법적 소송을 통해 법원으로부터 지급명령, 또는 판결을 받게 될 경우 소멸시효는 10년으로 연장된다.
④ 내용증명 발송 이후에는 아무런 법적 조치를 시행할 필요가 없으며 채무자가 그 내용을 수신할 때마다 소멸시효가 1년씩 늘어나게 된다.

|해설| (민법 제174조)최고는 6월 내에 재판상의 청구, 파산절차 참가, 화해를 위한 소환, 임의출석, 압류 또는 가압류, 가처분을 하지아니하면 시효중단의 효력이 없다.

5. 개인 미수금 관리절차를 순서대로 설명한 것은?

> 가. 대손처리(채권회수불가시)
> 나. 미수 입금 독촉장 발송(내용증명서)
> 다. 소송제기(지급명령 신청, 본안소송, 강제집행)
> 라. 채권 추심 의뢰
> 마. 현장 답사(채무자 주소지 등)
> 바. 채권확보(재산가압류, 근저당권 설정 등)
> 사. 재산조사(주민등록 등 · 초본 발급, 등기부등본 발급 등)

① 가 – 나 – 다 – 라 – 마 – 바 – 사
② 나 – 사 – 마 – 바 – 다 – 라 – 가
③ 나 – 마 – 가 – 다 – 바 – 라 – 사
④ 마 – 나 – 다 – 바 – 라 – 가 – 사

|해설| 미수입금 독촉장 발송에서 시작하여 대손처리까지 정답의 순서대로 진행한다.
본문 그림 6-33 참조

6. 다음 중 의료 분쟁을 설명한 것으로 적절하지 않은 것은?

① 소송 전 의료분쟁의 해결은 한국의료분쟁조정중재원이나 한국소비자원을 통해 조정 받을 수 있다.
② 의료분쟁은 의료사고로 인하여 환자 측에서 의료인에게 의료과실이 있다고 주장함으로써 발생 하게 된다.
③ 의료분쟁이란 의료사고를 주원인으로 발생된 병원(또는 의료진)과 환자 측 간의 다툼을 의미한다.
④ 의료분쟁은 병원이나 의료진이 전문적인 의료기술에 대해 환자 측에 자세히 설명할수록 더욱 발생할 가능성이 크다.

|해설| 의료진이 전문적인 의료기술에 대해 환자 측에 자세히 설명할수록 발생할 가능성이 줄어든다.

7. 다음 중 의료분쟁을 예방하기 위한 방안으로 적절한 것은?

① 진료와 설명 및 주의의무를 충실히 수행하고 의료 윤리와 환자 권리보호에 힘쓴다.
② 의료진과 환자간의 의사소통이 원활하다고 판단될 경우 병원 내 부서 및 의료진간 의사소통 체계 구축까지 고려할 필요는 없다.
③ 의료분쟁이 종료되었다면 사후관리나 예방교육보다는 분쟁사실이 내 · 외부 관계자들에게 최대한 드러나지 않도록 하는 것이 좋다.
④ 의료배상 책임보험에 가입하고 있으면 다른 대책을 세울 필요가 없다.

|해설| 의료분쟁을 예방하기 위해서는 진료와 설명 및 주의 의무를 충실히 수행하고 의료윤리와 환자 권리보호, 병원내 각 부서 간 원활한 의사소통 체계를 구축하고 종료 후에도 분쟁사실을 체계적으로 정리하여 사후관리 및 예방교육에 활용해야 한다.

8. 자동차 보험환자의 진료비 중 환자에게 직접 청구할 수 없는 진료비는?

① 보험 사업자 등이 지급의사를 철회한 경우
② 보험 사업자 등의 보상 대상이 아닌 진료비
③ 보험 사업자 등이 보증한 금액 이내의 진료비
④ 보험 사업자 등이 지급의사가 없다는 통지를 한 경우

|해설| 보험 사업자가 보증한 경우는 환자에게 청구할 수 없다.

9. 병원이 처방과 검사 및 수납업무의 신속성과 정확성을 높이기 위하여 도입하는 정보 시스템은?

① OCS ② EMR
③ SCM ④ EDI

|해설| OCS 원무통계는 재원 미수금 환자 조회를 통해 보험구분/진료과/미수금액/입원일수 등을 설정하여 리스트 집계 후 조건에 맞는 재원환자 명단을 확인할 수 있다.

10. 입원환자의 중간진료비 청구서 배부 방법으로 적절하지 않은 것은?

① 중간진료비는 청구하지 않는다.
② 발생진료비 항목별 내역을 확인한다.
③ 매주 특정요일 환자별 청구서를 배부한다.
④ 고액진료비 발생환자 납부독촉 도장 날인 후 배부한다.

|해설| 중간금 체납 및 미납자는 매주 유선으로 납부토록 독려한다.

|정답| 1. ② 2. ① 3. ③ 4. ④ 5. ② 6. ④ 7. ① 8. ③ 9. ① 10. ①

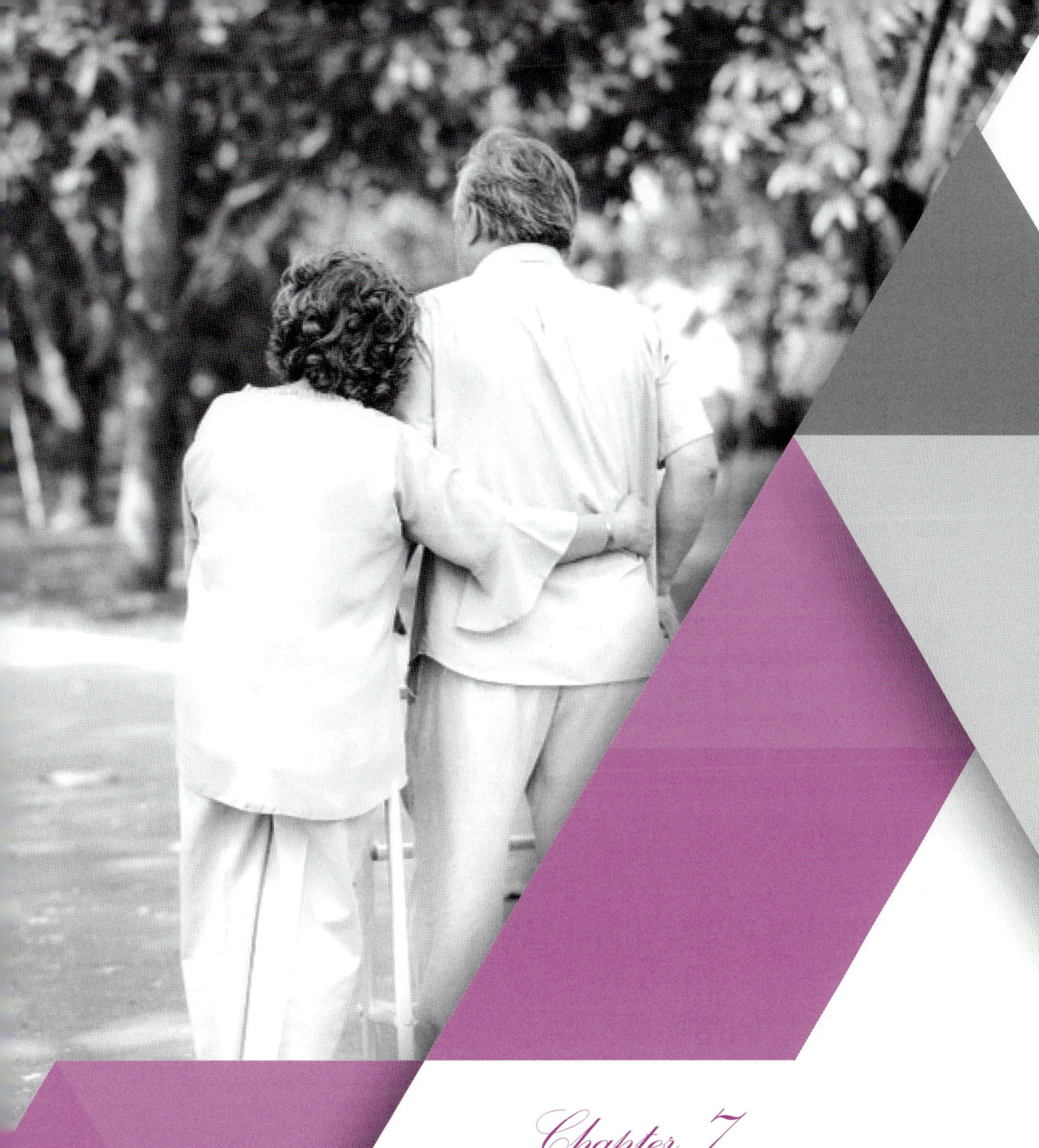

Chapter 7.

요양급여비용의 청구

1. 보험심사 청구 업무의 처리절차
2. 요양급여 비용 명세서, 청구서 작성 및 점검
3. 자체심사
4. 보완청구 및 추가청구
5. 보험자의 진료비 조정 내역 분석
6. 이의 신청 및 심판 청구

|| 핵심문제 & 해설

Chapter 07.

요양급여비용의 청구

학습 목표

- 보험심사청구 업무처리 절차를 설명할 수 있다.
- 요양급여 비용 명세서 작성 요령 및 점검 요령을 설명할 수 있다.
- 요양기간 자체 심사 과정에서 점검 요령을 나열할 수 있다.
  - 명세서, 청구서 작성 요령 준수 여부 확인
  - 상병명 및 상병분류기호 주상병과 부상병 구분
  - 요양급여비용 산정지침 확인 및 적용
  - 급여 유형별 요양급여비용을 산정
  - 본인 일부부담률 계산
- 심사 조정 내역을 분석할 수 있다.
- 이의 신청, 심판청구 과정을 정확히 이해하고 시행할 수 있다.

1. 보험심사 청구 업무의 처리 절차

1. 보험심사 업무의 처리 절차

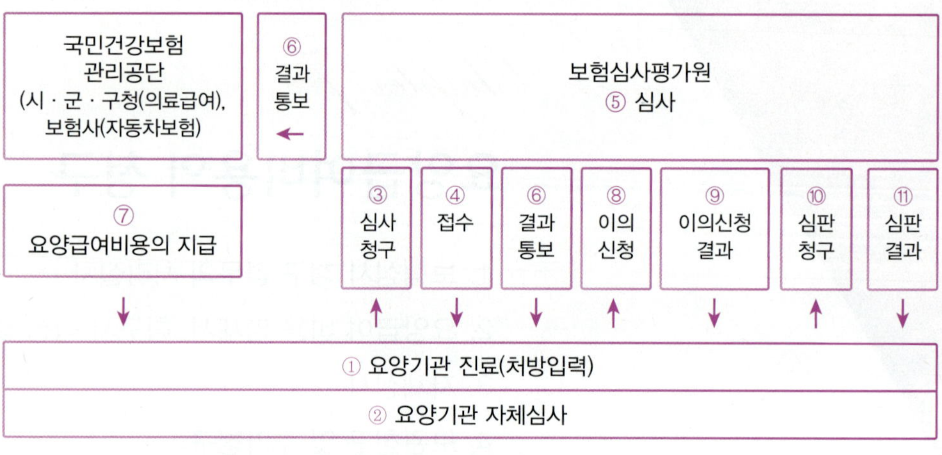

번호	업무명	담당기관	주요업무 내용
①	진료(처방입력)	요양기관	• 요양급여비용명세서 작성(자동)
②	요양기관 자체심사	요양기관	• 퇴원전심사(명세서, 입원환자) • 청구전심사(명세서 및 청구서, 입원 및 외래환자)
③	보험심사청구	요양기관	• EDI, 전산매체, 서면
④	심사청구서 접수	보험심사평가원	• 접수증 발행 • 반려 • 자료보완
⑤	보험심사	보험심사평가원	• 심사직원 심사 • 심사위원 심사 • 위원회 심사
⑥	결과통보	보험심사평가원	• 승인 • 삭감
⑦	요양급여비용의 지급	국민건강보험 관리공단	• 요양급여비용의 지급
⑧	이의신청	요양기관	• 조정내역에 대한 이의 신청
⑨	이의신청 결과	보험심사평가원	• 이의신청 심사 후 결과 통지
⑩	심판청구	요양기관	• 이의 신청 결과에 대한 심판 청구
⑪	심판 결과	건강보험분쟁 조정위원회	• 심판 결과 통지

그림 7-1 요양기관에서 보험심사 업무의 처리 절차

(1) 보험심사 청구 절차

그림 7-1에서 보는바와 같이 먼저 요양기관에서의 처리 절차를 살펴보면 다음과 같다.

요양기관에서는 전산화가 된 경우 처방전 입력과 동시에 수가가 자동으로 계산되어 명세서가 작성이 된다. 이를 근거로 요양기관 자체 심사가 시행되는데 입원 환자의 경우 퇴원전 심사 절차를 통하여 기 작성된 명세서를 근거로 오류 및 누락 등을 점검한다. 그 결과에 따라 계산된 환자의 본인 일부 부담금을 환자로부터 징수하게 된다.

전산화가 되어 있는 경우 처방 입력과 동시에 수가가 자동으로 계산된다. 프로그램에 심사기준 내용까지 반영됨에 따라 심사기준에 어긋나는 경우 처방 입력 과정에서 사유나 자료 등을 입력하도록 되어 있다.

그러나 이러한 과정에서도 누락 또는 미확인된 자료가 나올 수 있으므로 요양기관 자체심사가 필요하다

요양기관 자체심사는 퇴원 전 심사와 청구전 심사로 구분된다.

① 퇴원 전 심사

입원환자가 퇴원하기 전에 요양급여비용이 적절하게 산정되었는지를 확인하는 과정이다. 이때 진료 기록부와 명세서를 대조하여 누락 부분을 확인하고 수정한다. 전일 퇴원 예고제가 실시되는 경우는 퇴원예고가 된 당일 퇴원 전 심사를 하고, 퇴원 일에는 그 이후에 처방된 내역을 확인하는 과정을 거친다. 외래 환자의 경우 시간적으로 퇴원 전 심사를 할 수 없으므로 청구 전 심사만 한다.

② 청구 전 심사

환자 퇴원 후 보험심사 청구를 위해 실시하는 심사로서 보험심사 평가원의 심사 시 삭감 등의 조치를 예방하기 위한 과정이다. 심사 방법은 전산화면 또는 명세서 출력 후 심사하고 주요 점검 항목은 다음과 같다.

청구 전 심사는 외래 환자 및 입원 환자 공히 실시한다.

- 상명병 확인 : 상병명 확인 및 주상병, 부상병 구분 확인
- 의료보장 유형 확인 : 건강보험, 의료급여, 산재 보험, 자동차 보험 등 보장 유형을 확인
- 주요 수술이나 검사 등 각종 행위, 약제, 치료 재료들 누락여부를 확인하고 상병명과 부합하는지 여부 검토

③ 보험심사 청구

요양기관에서 심사평가원으로 정보통신망, 전산매체 또는 서면으로 청구한다. 이때 필요한 서류 및 제출처는 다음과 같다.

정상적으로 접수되면 접수증을 발급하고 심사 절차에 들어간다. 심사 서류에 문제가 있을 경우 반려 또는 자료 보완 등의 절차를 거친다.

관련 법규

요양급여비용 심사청구서 등의 제출(제6조)

① 요양기관은 요양급여비용을 청구하고자 하는 때(또는 처방전만을 발행하는 때)에는 요양급여비용 심사청구서(이하 "심사청구서"라 한다)에 요양급여비용 명세서(이하 "명세서"라 한다)와 기타 필요한 서류를 첨부하여 심사평가원에 제출한다.

② 요양기관은 원료약, 요양기관 자체 조제(제제)약 및 치료재료의 실구입 가격을 확인할 수 있는 목록표를 심사평가원에 제출한다.

③ 요양병원은 정액수가 적용 명세서별 환자평가표를 심사평가원에 제출한다.

④ 요양기관 종별, 소재지별 제출처는 다음 각호와 같다.

1. 상급종합병원, 치과대학부속치과병원은 심사평가원의 본원
2. 종합병원, 병원, 치과병원, 한방병원, 요양병원, 의원, 치과의원, 한의원, 보건의료원 및 보건소, 보건지소, 보건진료소(이하 "보건기관"이라 한다), 조산원, 약국, 한국희귀의약품센터의 요양기관 소재지별로 별표 1에 해당되는 심사평가원의 지원

⑤ 수탁기관이 검체검사공급내역을 심사평가원에 통보할 경우에는 검체검사를 의뢰한 요양기관(이하 "위탁기관"이라 한다)의 요양급여비용청구처로 통보한다.

(별표 1)

병원, 치과병원, 요양병원, 의원, 치과의원, 한의원, 보건의료원, 보건기관, 조산원, 약국, 한국희귀의약품센타의 소재지역권별 요양급여비용청구처
(제1편 제6조제3항 및 제2편 제6조제2항 관련)

지역	청 구 처
서울, 인천, 강원	건강보험심사평가원 서울지원
부산, 제주	건강보험심사평가원 부산지원
대구, 경북	건강보험심사평가원 대구지원
광주, 전남, 전북	건강보험심사평가원 광주지원
대전, 충남, 충북	건강보험심사평가원 대전지원
경기	건강보험심사평가원 수원지원
울산, 경남	건강보험심사평가원 창원지원

주) 치과대학부속 치과병원은 심사평가원 본원으로 청구함

(2) 보험심사평가원의 보험심사 절차

보험심사평가원의 보험심사 절차는 3단계로 구분할 수 있다.

① **1단계 심사직원의 심사** : 심사 기준에 따라 요양급여 비용의 적정성을 주로 검토한다. 1단계에서 판단할 수 없는 사안에 대해서는 2단계로 심사위원 심사를 의뢰한다.

② **2단계 심사위원 심사** : 심사 직원 심사에서 의뢰된 건에 대해 상근심사위원들이 전문의학적인 판단에 의해 요양급여의 적정성 여부를 심사한다. 이 단계에서도 판단이 서지 않으면 3단계로 위원회 심사로 심의한다.

③ **3단계 위원회 심사** : 고도의 전문적인 판단을 요하는 사항에 대해 진료과목별 분과위원회나 중앙심사평가 위원회에 회부하여 심의 처리한다.

이 때 적용하는 **심사기준**은 다음과 같다.

- 건강보험법 등 관계 법규
- 건강보험요양급여 기준
- 진료수가 기준
- 약제비 산정 기준
- 보건복지부의 각종 유권해석
- 진료비 심사 지침 및 사례 진료비 심사 위원회
- 치료 재료 실구입가
- 기타

보험심사가 끝나면 그 결과 또는 조정 내역을 건강보험이면 요양기관 및 국민건강보험관리공단으로, 의료급여이면 요양기관, 국민건강보험관리공단 및 시군구청으로, 자동차 보험이면 요양기관 및 보험사로 각각 통보한다. 공단에서는 결과 통보 즉시 요양급여 비용을 요양기관의 해당계좌로 송금한다.

주요 **심사조정 사례**는 다음과 같다.

- 상병명 누락
- 상병명과 일치하지 않는 검사, 처치, 투약 등
- 객관 타당성이 없는 장기 입원

• 약제사용의 오류
• 약제의 용법 및 용량 초과 등

(3) 이의신청 등의 절차

요양기관에서 통보된 심사 결과 조정 내역에 이의가 있는 경우에는 이의신청, 심판 청구의 절차를 밟는다.

• 이의 신청 이의 신청위원회
• 심판 청구 건강보험분쟁조정위원회

2. 요양급여비용 명세서, 청구서 작성 및 점검

1. 요양급여비용 명세서 작성

요양기관에서 작성하는 요양급여비용 명세서는 전산 또는 서면을 이용한다. 각각 "전산매체 작성요령"또는 "서면서식 작성요령"에 따른다. 자체 심사를 이해하는데는 서면양식이 이해하기 쉬우므로 "서면서식 작성요령"을 기준으로 설명하고자 한다.

(1) 명세서의 구분 및 작성방법

1) 명세서의 구분 및 작성방법

① 동일 수진자에 대한 명세서 구분

• 입원의 경우 입원진료기간의 요양급여내역을 동일한 명세서에 통합하여 작성한다. 다만, 요양병원형 수가를 적용하는 수진자의 명세서는 정액수가 적용기간과 행위별수가 적용기간특정기간의 요양급여내역을 구분하여 각각 작성한다.
• 외래의 경우 요양급여내역을 방문일자별로 각각 작성한다.

② 동일 수진자의 명세서는 연이어 각각 작성한다.

2) 요양급여비용 청구 및 자료제출 시기

① 정보통신망으로 요양급여비용을 청구할 경우에 청구시기는 다음 각 호와 같다.

• 입원진료는 퇴원일이 속한 날의 다음 주 월요일부터 청구할 수 있다. 다만, 월의

말일과 초일이 모두 포함된 주의 요양급여비용을 청구하는 경우에는 이를 월별로 구분하여 청구한다.

- 외래진료약국의 경우를 포함한다는 내원일이 속한 날의 다음 달 초일부터 월별로 청구한다.

② 서면 또는 전산매체로 요양급여비용을 청구하는 경우에는 내원일입원진료의 경우는 퇴원일이 속한 다음 달 초일부터 월별로 청구한다.

③ 명세서를 방문일자별약국의 경우 처방전별로 작성하는 의료기관의 외래요양급여비용 및 약국약제비는 방문일이 속한 다음 주 월요일부터 주 단위로 구분하여 청구할 수 있다. 다만, 월의 말일과 초일이 모두 포함된 주의 요양급여비용을 청구하는 경우에는 이를 월별로 구분하여 청구한다.

④ 30일을 초과하여 입원진료를 하는 경우에는 연계 심사가 가능하도록 다음 각호의 기재방법에 따라 월단위로 분할 청구할 수 있다. 다만, 의약품관리료의 경우에는 일괄하여 청구한다.

- 정보통신망과 전산매체의 경우 청구 구분란에 분리청구코드, 기청구명세서의 접수번호, 명세서일련번호 및 최초 입원개시일을 기재한다.
- 서면의 경우 명세서 상단에 최초 입원개시일을 기재하고, 진료내역 하단의 "특정내역"란에 기청구명세서의 접수번호, 명세서일련번호, 당월요양개시일, 수술명 및 주요진료내용, 월별 요양급여비용총액 1 등을 기재한다.

⑤ 요양기관은 원료약, 요양기관 자체 조제제제약 및 치료재료에 대한 구입내역을 명세서 접수전에 제출하여야 한다.

⑥ 수탁기관은 위탁기관에 검사결과를 통보하는 시점에 정보통신망으로 검체검사공급내역을 통보할 수 있다.

⑦ 요양병원의 환자평가표는 해당 진료분의 명세서 접수전에 제출하여야 한다.

⑧ 본인일부부담금의 총액이 연간 500만원을 넘는 경우에는 그 초과금액본인부담상한액을 확인할 수 있는 경우에는 그 초과금액에 대하여는 심사평가원에 청구한다. 이 경우 심사평가원은 정보통신망 또는 전산매체 청구기관의 해당 요양급여비용이 청구되는 즉시 그 내용을 확인하여 국민건강보험공단이하 "공단"이라 한다에 통보한다. 다만, 외래 진료분은 환자 개인별 누적관리가 가능한 경우 입원 진료분과 동일한 방법으로 청구,

통보할 수 있다.

⑨ 요양병원형 수가를 적용하는 요양급여 비용은 청구매체 및 입원기간에 관계없이 월별로 구분하여 진료월 다음달 초일부터 청구한다.

3) 검체검사 위탁 요양급여비용 청구

① 요양급여비용을 서면으로 청구하는 위탁기관 중 검체검사를 위탁한 건은 반드시 검체검사 위탁분에 대하여 입원, 외래로 분철하여야 하며 동일 수진자의 정률 및 정액건 중 어느 한 쪽에 위탁검사가 있을 경우에는 함께 앞뒤로 편철하여 청구한다. 다만, 종합병원의 경우 검체검사 위탁건을 포함하여 진료분야, 입원, 외래로 각각 구분하여 검체검사 위탁건 목록표를 심사청구서에 첨부하여 청구한다.

② 항산균약제 감수성 검사는 청구 시 검사의뢰 접수증을 첨부한다.

③ 장기 또는 골수공여 적합성여부 확인을 위한 조직형검사 및 HLA교차시험은 검사비용 전액을 본인이 부담토록 하고 추후 보험급여 여부를 결정하는 검사임을 검체검사 의뢰지에 반드시 기재하여야 하며, 보험급여로 결정된 때에는 즉시 수탁기관에 통보한다.

4) 가정간호 요양급여비용 청구

가정간호를 실시하는 요양기관은 가정간호요양급여에 소요된 비용을 "건강보험 행위급여.비급여 목록표 및 급여 상대가치점수 제1편 제2부 제1장 기본진료료 4.가정간호 기본방문료" 산정지침에 따라 청구한다.

5) 심사청구서와 명세서의 구분

① 심사청구서와 명세서는 진료분야, 입원과 외래, 처방조제와 직접조제로 각각 구분한다.

② 진료분야의 구분은 다음 각 호와 같다.

- 상급종합병원, 종합병원, 치과대학부속치과병원 및 한방병원은 별표2와 같이 구분 한다.
- 병원치과대학부속치과병원 및 한방병원 제외, 의원, 보건의료원 등은 의과, 치과 및 한방, 입원과 외래로 구분한다.

관련 법규

상급종합병원, 종합병원, 치과대학부속치과병원 및 한방병원의 진료분야 구분
(제1편 제10조제2항 관련)

진료분야	진 료 과
내과분야	내과, 정신과, 신경과, 결핵과, 영상의학과, 방사선종양의학과, 가정의학과, 산업의학과, 병리과, 진단검사의학과, 핵의학과, 예방의학과
외과분야	외과, 흉부외과, 신경외과, 정형외과, 성형외과, 재활의학과, 마취통증의학과, 응급의학과
산 · 소아청소년과분야	산부인과, 소아청소년과
안 · 이비인후과분야	안과, 이비인후과
피부 · 비뇨기과분야	피부과, 비뇨기과
치과	치과
한의과	한의과

주1) 응급실내 응급의학과에서 진료한 경우에는 응급의학과로 분류
단, 응급환자가 응급실을 경유하여 입원한 경우에는 해당 상병의 진료분야별 진료과목으로 분류
주2) 응급실에서 응급의학과가 아닌 다른 진료과에서 진료한 경우에는 해당 상병의 진료분야별 진료과목으로 분류

③ 전산매체로 요양급여의료급여 비용을 청구할 때에는 건강보험, 의료급여로 각각의 심사청구서 등을 구분, 생성하여 동일한 디스켓 또는 CD 등에 수록하여 제출할 수 있다.

④ 수탁기관의 검체검사공급내역통보서는 위탁기관별로 구분한다.

⑤ 요양병원 입원 요양급여비용 심사청구서와 명세서는 장기환자와 제외환자로 각각 구분한다.

⑥ 요양급여비용의 청구 및 자료제출 체계는 별표 3과 같다.

표 7-1 요양기관종별 요양급여내용 청구체계

(별표 3)

요양기관종별 요양급여비용 청구체계 (제1편 제10조제5항 관련)

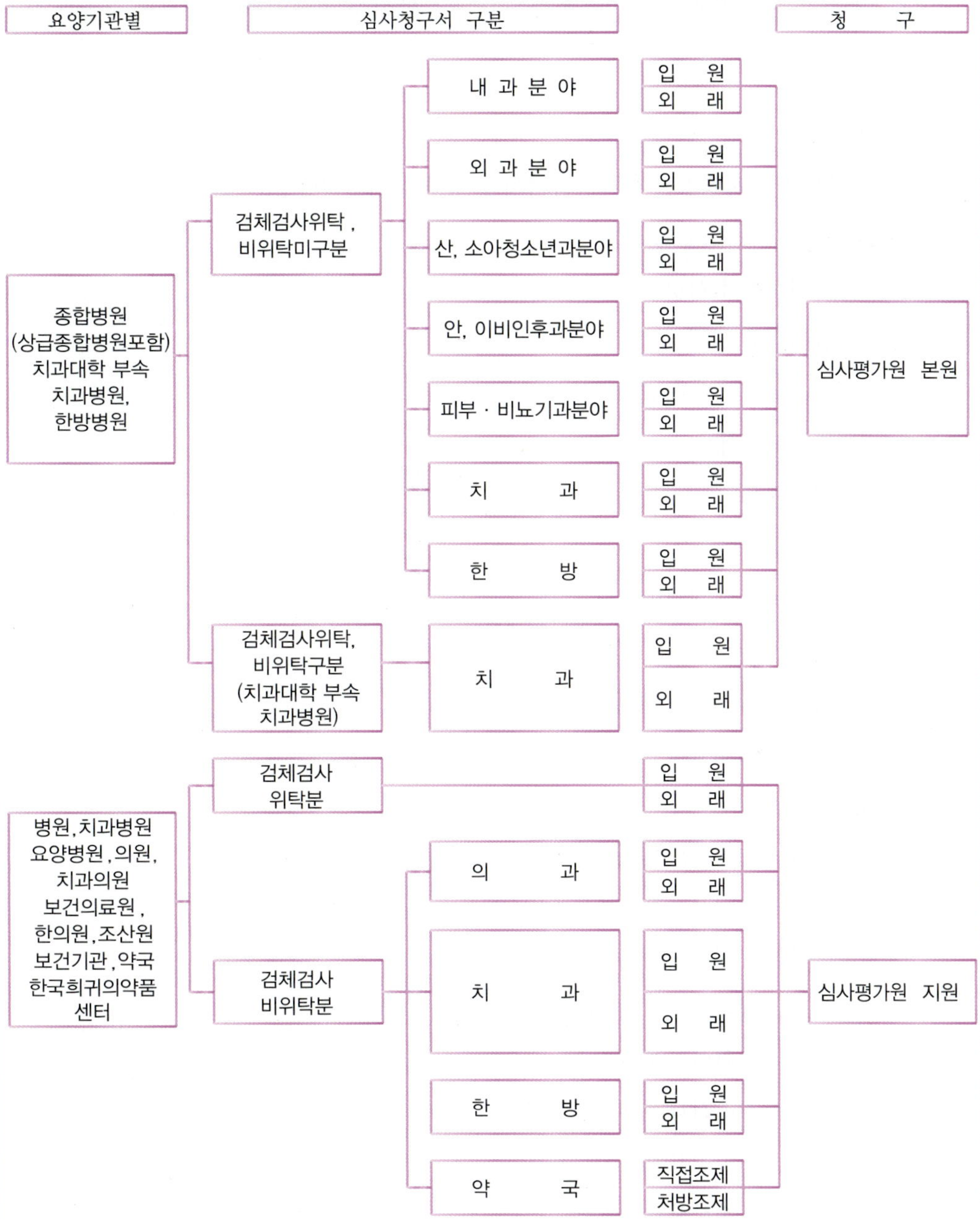

주) 1. EDI, 전산 매체로 요양급여비용을 청구하는 요양기관은 검체검사 위탁 여부에 관계없이 진료 분야별로 입원, 외래로 구분하여 청구함

2. 요양병원의 의과 입원은 장기 환자와 제외 환자의 요양급여비용으로 구분하여 청구함

(2) 심사청구서 및 명세서 서식

보험심사 청구 시 제출 서류는 크게 청구서 명세서 및 기타 필요한 서류로 구분할 수 있다. 3가지의 청구 매체 중 전자문서 및 서면서식에서 문서 종류를 살펴보면 다음과 같다.

1) 전자문서

① 요양기관과 심사평가원이 요양급여비용 청구와 관련하여 사용할 수 있는 **전자문서의 종류**는 다음 각 호와 같다.

- 요양급여비용 심사청구서
- 요양급여비용 명세서
  - 의 · 치과용명세서
  - 한방용명세서
  - 보건기관용보건의료원 제외 명세서
  - 약국용명세서
  - 의료급여비용 정액명세서
- 치료재료 및 약제 구입내역 통보서
- 요양기관 자체 조제 · 제제약 내역 통보서
- 보완자료 제출내역서
- 검체검사 공급내역통보서
- 요양급여의료급여 비용 심사청구서 · 명세서 등 접수반송증
- 요양급여비용 심사결과통보서
- 의료급여비용 심사결과통보서
- 보완자료 요청내역서
- 수탁기관 통보확인 결과통보서
- 원외처방약제비 심사결과통보서
- 원외처방약제비 심사결과추가 통보서
- 요양급여비용 정산심사내역서
- 의료급여비용 정산심사내역서
- 원외처방약제비 정산심사내역서

- 이의신청 재심사조정청구, 정산심사 결정서
- PACS 등 영상자료 제출내역서
- 환자평가표 파일

2) 서면 서식

요양기관이 서면으로 요양급여비용을 청구하고자 하는 경우 사용할 수 있는 서식은 다음 각 호와 같다.

① 청구서

- 요양급여비용 심사청구서

② 종류별 명세서

- 요양급여비용 명세서 의과입원
- 요양급여비용 명세서 의과외래 일자별, 정률 및 정액
- 요양급여비용 명세서 치과입원
- 요양급여비용 명세서 치과외래 일자별, 정률 및 정액
- 요양급여비용 명세서 조산원입원
- 요양급여비용 명세서 보건기관입원
- 요양급여비용 명세서 보건기관외래 : 처방전 미발행 및 발행
- 요양급여비용 명세서 한방입원
- 요양급여비용 명세서 한방외래 일자별, 정률 및 정액
- 요양급여비용 명세서 약국직접조제
- 요양급여비용 명세서 약국처방조제

③ 기타 서류

- 검체검사위탁건 목록표
- 치료재료 구입목록표

(별지 제9-1호서식)

서식번호	G	I	0	1	(년 월분) 요양급여비용심사청구서	보험자 종별 구분		※접수번호	

요양기관	① 기 호			② 명칭		③ 전화번호		④ 청구단위 구분	
	⑤ 소재지					⑥ 우편번호			
	작성자	⑦ 성명	(서명 또는 날인)			대행청구 단 체	⑨ 기호		
		⑧ 생년월일					⑩ 명칭		

구 분			⑪ 건수	⑫ 요양급여 비용총액 1	⑬ 본인 일부 부담금	⑲ 지원금	⑳ 장애인 의료비	⑭ 청구액	⑮ 차등 수가 청구액	⑯ 본인부담 상한액 초과금총액	⑰ 요양급여 비용총액 2, 진료비총액	⑱ 보훈 청구액	㉑ 건강보험 100분의100 본인부담금 총액	㉒ 보훈 본인일부 부담금	㉓ 100분의 100미만 총액	㉔ 100분의 100 미만 본인 일부 부담금	㉕ 100분의 100미만 청구액	㉖ 100분의 100미만 보훈 청구액
의과	입원	1																
	외래	2																
치과	입원	3																
	외래	4																
한방	입원	5																
	외래	6																
조산		7																
DRG		10																

상급종합병원 종합병원 치과대학부속 치과병원 한 방 병 원 진료분야구분	1	2	3	4	5	6	9
	내과 분야	외과 분야	산 · 소아 청소년과 분야	안 · 이비인후과 분야	피부 · 비뇨의학과 분야	치과	한방

차등수가 적용기준	차등지수	진료일수
	.	.

ㅁ「국민건강보험법 시행규칙」 제19조제1항에 따라 요양급여비용의 심사를 청구합니다.

ㅁ「한국보훈복지의료공단법 시행령」 제17조의2에 따라 진료비용의 심사를 청구합니다.

청구일자 : 년 월 일

청 구 인 : (서명 또는 날인)

ㅁ건강보험심사평가원장 귀하

ㅁ국민건강보험공단이사장 귀하

ㅁ한국보훈복지의료공단이사장 귀하

※ 첨부 : 요양급여비용명세서 매

전산매체 ( ) 매 매

처 방 전 매 매

주 : 1. ※란은 건강보험심사평가원이 기재합니다.

2. 상급종합병원, 종합병원, 치과대학부속치과병원 및 한방병원 요양급여비용명세서의 진료분야별 분리 청구 시 해당 진료분야 구분란에 표시(○)하여야 합니다.

3. 보험자 종별 구분: 건강보험 진료분은 기재하지 않으며, 보훈위탁진료 요양기관의 "보훈 국비환자(상이처, 무자격자)"입원ᆞ외래진료분인 경우에만 "7"을 기재합니다.

4. '진료비총액', '보훈청구액'및 '보훈 본인일부부담금'은 보훈위탁진료 요양기관의 '보훈국비환자'또는 '보훈감면환자'진료분인 경우에 한하여 기재합니다.

(190mm×268mm 신문용지 50g/m²(재활용품))

서식 7-1 요양급여비용 심사청구서 서면 서식

(별지 제10호서식)

외과 입원

서식번호	G	I	O	2	요양급여비용명세서		요양기관	
등록번호							기호	
가입자성명					증번호			
					공상 등 구분		명칭	
수진자성명					주민등록번호	–		

상병명	분류 기호	수술	진료 과목	상해 외인	특정 기호	면허 종류	면허 번호	당월요양개시일 / 최초입원개시일	당월요양급여일수 (투약일수포함)	진료결과
	..								일	
	.								일	
	.								일	

입원 일수	일	기본진료 약제,특정 재료(I)	진료행위 (II)	처방전 발급번호			처방일수	
구분				점검번호				

구분	항목	기본진료 약제,특정 재료(I)	진료행위 (II)
1. 진찰료 (외래관리료 포함)	①초진 회	원	야간, 공휴 회
	②재진 회	원	야간, 공휴 회
	③의약품관리료 ④응급 및 회송료	원 원	
2. 입원료	①일반일	원	
	②내과질환자, 정신질환자, 만8세미만의 소아 일	원	
	③중환자실 일	원	
	④격리병실 일	원	
	⑤신생아 일	원	
	⑥기 타 일	원	
	⑦기본식대	원	
	⑧가산식대	원	
3. 투약료 및 처방전	①내 복 일분 ②외 용 일분	원 원	원 원
	③처방전 회	원	
4. 주사료	①피하또는근육내 일 ②정맥내 일 ③수액제 회 ④기타 회 ⑤특정 재료 ⑥수혈 회	원 원 원 원 원 원	원 원 원 원 원
5. 마취료	① 회	원	원
6. 이학요법료	① 종	원	원
7. 정신요법료	① 종	원	원
8. 처치 및 수술료	①처치 및 수술 종 ③캐스트 회	원 원	원 원
9. 검사료	①자체검사 종 ②위탁검사관리 ③위탁검사 종	원 원 원	원
10. 영상진단 및방사선 치료료	①진단 종 ②치료 종	원 원	원 원
S. 특수장비	①CT 회	원	원
	②MRI 회	원	원
	③PET 회	원	원
A. 100분의50 본인부담	①의약품	원	원
	②치료재료	원	원
	③진료행위	원	원
B. 100분의80 본인부담	①의약품	원	원
	②치료재료	원	원
	③진료행위	원	원
D. 100분의30 본인부담	①의약품	원	원
	②치료재료	원	원
	③진료행위	원	원
E. 100분의90 본인부담	①의약품	원	원
	②치료재료	원	원
	③진료행위	원	원
U. 건강보험100 분의100본인부담	①의약품 ②치료재료 ③진료행위	원 원 원	원 원 원
V. 보훈 등 100 분의100 본인부담	①의약품 ②치료재료 ③진료행위	원 원 원	원 원 원
W. 비급여	①의약품 ②치료재료 ③진료행위	원 원 원	원 원 원

약품코드(일반명 또는 제품명 코드)	약품명(일반명 또는 제품명)		1회 투약량	1일투여횟수	총투약일수			
코 드	분류(예외구분코드)	단가	1회 투약량	1일투여량 또는 실시횟수	총투여일수 또는 실시횟수	금액	면허 종류	면허 번호

특정내역

수술 코드			

특수장비총액	원		19. 청구액	원
보훈 등 100분의100 본인부담금총액	원		20. 본인부담상한액초과금	원
비급여총액	원		21. 요양급여비용총액 2, 진료비총액	원
11. 소계	원	원	22. 보훈청구액	원
12. 가산율	%	원	23. 건강보험 100분의100본인부담금총액	원
15. 요양급여비용총액 1	원		24. 보훈본인일부부담금	원
16. 본인일부부담금	원		25. 100분의100미만 총액	원
17. 지원금	원		26. 100분의100미만 본인일부부담금	원
18. 장애인의료비	원		27. 100분의100미만 청구액	원
일련번호		※심사조정	28. 100분의100미만 보훈청구액	원

※ 심사내역

구분	코드	조정	I. II
			감 I
			감 II
			증 I
			증 II
계			

서식 7-2 요양급여 비용 명세서 서식(의과 입원)

(3) 요양급여비용명세서 작성요령서면서식 작성 요령 포함

1) 공통 사항

가. 끝수계산

① 심사청구서와 명세서에 기재하는 금액 중 요양급여비용총액 1, 본인일부부담금, 청구액, 건강보험 100분의 100 본인부담금총액 및 100분의 100미만 총액, 100분의 100미만 본인 일부부담금 및 100분의 100미만 청구액은 10원 미만의 끝수가 있을 때에는 그 끝수는 계산하지 아니한다. 다만, 외래진료 및 약국의 본인일부부담금은 100원 미만의 끝수가 있을 경우 그 끝수는 계산하지 아니한다.

② 제1항에서 이외의 금액은 원 미만을 사사오입한다. 다만, 정보통신망 또는 전산매체로 청구하는 기관은 코드단위 금액을 기재한다.

나. 동 일 월에 두 개 이상의 상병외래

동 일 월에 하나의 상병에 대한 요양급여 중에 다른 상병에 대하여 요양급여를 한 경우 또는 하나의 상병에 대한 요양급여가 끝나고 새로운 다른 상병에 대하여 요양급여한 경우에는 한 장의 명세서에 작성하되, 상병별 요양급여 내역 등은 구분하여 기재한다.

2) 상단 일반 사항

서식번호	G	I	O	2	요양급여비용명세서		요 양 기 관	
등록번호					증번호		기 호	
가입자성명					공상 등 구분		명 칭	
수진자성명					주민등록번호	–		

가. 등록번호

"등록번호"란은 등록 중증질환자 및 희귀난치성질환자가 해당 산정특례 대상 상병 합병증 포함으로 진료를 받은 경우 또는 등록 틀니 및 치과임플란트 환자가 대상 상병으로 진료를 받은 경우에 해당되는 등록번호를 기재한다.

나. 가입자 성명, 수진자 성명 : 생략

다. 증번호 : 건강보험증 번호

라. 공상 등의 구분

공무상 질병, 부상 등에 대한 공상진료비용의 청구시에는 명세서 '공상 등 구분'란에 반드시 "1"을 기재하고, 공무상 요양승인결정서 사본을 첨부하여 청구한다.

보훈 국비환자 또는 감면환자 등의 진료조제분인 경우 명세서 '공상 등 구분'란에 반드시 해당 구분자를 기재하여 청구하여야 한다.

Check point

공상 등 구분자

1 : 공상, 3 : 보훈 감면환자(30%)
4 : 보훈위탁진료 요양기관의 보훈 국비환자(건강보험 또는 의료급여 수급권자)
단, 약국은 「국가보훈대상자 의료지원에 관한 규칙」 제9조 단서의 일부본인부담대상 전상군경 등에 해당하는 경우
5 : 보훈 감면환자(50%), 6: 보훈 감면환자(60%)
7 : 보훈위탁진료 요양기관의 보훈 국비환자(상이처, 무자격자)
8 : 군인가족, 예비역 장군 및 대령, 창군 및 6 · 25 참전요원의 군 요양기관 이용 시
9 : 군인, 군무원의 군 요양기관 이용 시
C : 차상위 희귀질환 또는 중증질환 본인부담경감대상자
E : 차상위 만성질환, 18세미만 본인부담경감대상자
F : 차상위 장애인 만성질환, 18세미만 본인부담경감대상자
G : 긴급복지 의료지원대상자
H : 희귀난치성질환 지원대상자
※ 단, '3', '5', '6'은 약국에서만 기재하며, 약국은 보훈 국비환자의 경우 '4'또는 '7'을 기재

마. 주민등록번호

바. 요양기관 : 요양기관의 기호 및 명칭

3) 상단 상병명 및 상병 분류기호 부분

상 병 명	분류 기호	수술	진료 과목	상해 외인	특정 기호	면허 종류	면허 번호	당월요양개시일 최초입원개시일	당월요양급여일수 (투약일수포함)	진료 결과
출혈이 있는 급성 위궤양	K25.0								일	
다른 장에서 분류된 질환의 원인으로서의 기타 명시된 세균 감염체	B96.8								일	
설사를 동반하지 않은 과민대장증후군(배제된 상병)	K58.9								일	

가. 상병명 및 상병분류기호

① 요양급여비용 청구 시 사용하는 상병명 및 상병분류기호는 「한국표준질병.사인분류」에 따라 기재하되, 분류기호가 6단위로 분류되어 있는 경우 6단 분류기호까지 기재하고 분류기호가 3단위, 4단위 또는 5단위까지만 분류된 경우는 3단, 4단 또는 5단 분류기호를 기재하며, 분류기호란의 앞자리에서부터 기재한다. 다만, 보건복지부장관이 별도의 기재요령을 정하는 경우는 그에 따른다.

표 7-2 상병분류기호의 예(통계청 통계분류포털)

번호	분류코드	분류항목명	대분류
1	F54	달리 분류된 장애나 질환에 연관된 심리적 요인 및 행동적 요인	V. 정신 및 행동 장애(F00-F99)
2	F25	위궤양	XI. 소화계통의 질환(F00-F93)
3	K25.0	출혈이 있는 급성 위궤양	XI. 소화계통의 질환(F00-F93)
4	K25.01	출혈이 있는 급성 위궤양	XI. 소화계통의 질환(F00-F93)
5	K25.1	천공이 있는 급성 위궤양	XI. 소화계통의 질환(F00-F93)
6	K25.11	천공이 있는 급성 위궤양	XI. 소화계통의 질환(F00-F93)
7	K25.2	출혈 및 천공이 모두 있는 급성 위궤양	XI. 소화계통의 질환(F00-F93)
8	K25.21	출혈 및 천공이 모두 있는 급성 위궤양	XI. 소화계통의 질환(F00-F93)
9	K25.3	출혈 및 천공이 없는 급성 위궤양	XI. 소화계통의 질환(F00-F93)
10	K25.31	출혈 및 천공이 없는 급성 위궤양	XI. 소화계통의 질환(F00-F93)

"상병명 및 상병분류기호"란에는 통계청 고시에 따른 「한국표준질병.사인분류」의 상병명 및 분류기호를 주상병, 부상병, 배제된 상병 순으로 기재영문자는 반드시 대문자로 기재, " 또는 *, † 등 특수기호는 기재 생략한다. 이 경우 주상병은 반드시 첫 번째 자리제1단에 기재하여야 하며, 주상병과 함께 있었거나 발생된 병태로서 환자 진료에 영향을 주었던 병태부상병는 두 번째 자리제2단부터 중요도 순으로 기재한다. 또한, 배제된 상병최종상병이 확진된 경우 이전에 고려하였지만 배제된 상병은 상병명에 배제된 상병임을 별도 명시한다.

Check point

통계청에서 한국표준질병 사인분류에서 분류기호 확인하는 법

- 통계청 → 통계분류포털 → KCD 한국표준질병 · 사인분류 – 검색 (https://kssc.kostat.go.kr:8443/ksscNew_web/link.do?gubun=004)
- 검색어 또는 상병 분류기호 입력후 검색

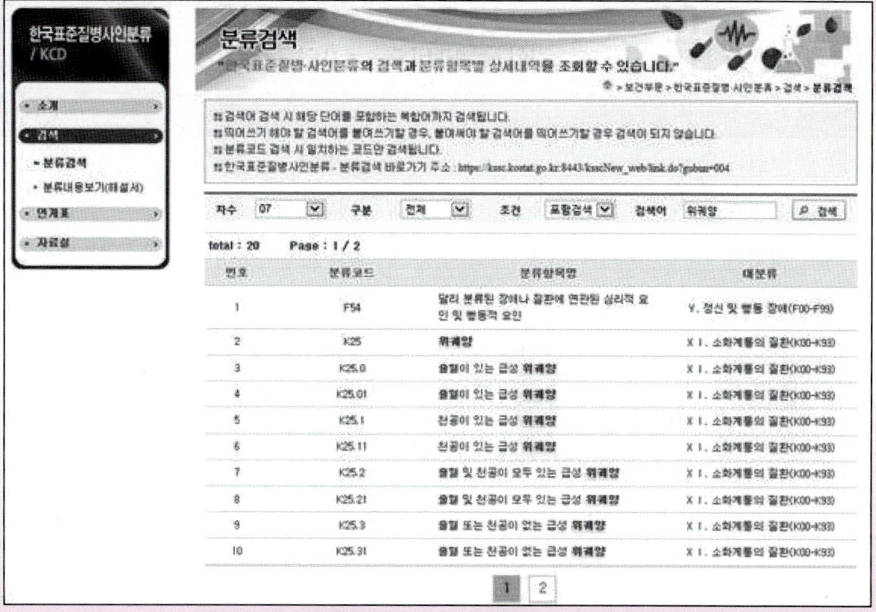
한국표준질병사인분류 / KCD
분류검색
분류검색
분류내용보기(해설서)
연계표
자료실
total : 20 Page : 1 / 2
번호 분류코드 분류항목명 대분류
1 F54 달리 분류된 장애나 질환에 연관된 심리적 요인 및 행동적 요인 V. 정신 및 행동 장애(F00-F99)
2 K25 위궤양 XI. 소화계통의 질환(K00-K93)
3 K25.0 출혈이 있는 급성 위궤양 XI. 소화계통의 질환(K00-K93)
4 K25.01 출혈이 있는 급성 위궤양 XI. 소화계통의 질환(K00-K93)
5 K25.1 천공이 있는 급성 위궤양 XI. 소화계통의 질환(K00-K93)
6 K25.11 천공이 있는 급성 위궤양 XI. 소화계통의 질환(K00-K93)
7 K25.2 출혈 및 천공이 모두 있는 급성 위궤양 XI. 소화계통의 질환(K00-K93)
8 K25.21 출혈 및 천공이 모두 있는 급성 위궤양 XI. 소화계통의 질환(K00-K93)
9 K25.3 출혈 또는 천공이 없는 급성 위궤양 XI. 소화계통의 질환(K00-K93)
10 K25.31 출혈 또는 천공이 없는 급성 위궤양 XI. 소화계통의 질환(K00-K93)

그림 7–2 통계 분류 포털에서 분류기호 검색법 예

② **주상병 및 부상병의 구분 방법**은 다음과 같다.

- 치료나 검사에 대한 환자의 요구가 가장 컸던 상병을 첫 번째 자리에 기재 주상병
- 진료기간 중 주상병과 함께 있었거나 발생된 병태로서 환자 진료에 영향을 주었던 상병은 두 번째 자리부터 중요도 순으로 기재 부상병
- 최종상병이 확진된 경우 주상병 또는 부상병 이외에 이전에 고려하였지만 배제된 상병을 기재 배제된 상병

나. 수술

다. 진료과목

진료과목은 실제 진료를 받은 진료과목 병원급이상 요양기관 또는 상병명에 해당되는 진료과목 의원급 요양기관을 별표 5. "진료과목별 코드"에 따라 기재하되, 진료과목이 2개 이상에 해당되는 경우에는 이를 모두 기재한다.

관련 법규

(별표 5)

진료과목별 코드(제1편 제25조 및 제2편 제15조 관련)(일부 예)

※ "진료과목"은 실제 진료를 받은 진료과목(병원 이상) 또는 상병명에 해당되는 진료과목(의원)을 아래 코드로 기재하되, 진료과목이 2개 이상에 해당되는 경우에는 이를 모두 기재하여야 한다.

(의 과)

진료과목	코드번호	진료과목	코드번호
내과	1	피부과	14
신경과	2	비뇨기과	15
정신과	3	영상의학과	16
외과	4	방사선종양학과	17
정형외과	5	병리과	18
신경외과	6	진단검사의학과	19
흉부외과	7	결핵과	20
성형외과	8	재활의학과	21
마취통증의학과	9	핵의학과	22
산부인과	10	가정의학과	23
소아 청소년과	11	응급의학과	24
안과	12	산업의학과	25
이비인후과	13	예방의학과	26

※ 내과 세부전문과목

진료과목	코드번호	진료과목	코드번호
내과 통합	00	신장내과	05
소화기내과	01	혈액종양내과	06
순환기내과	02	감염내과	07
호흡기내과	03	알레르기내과	08
내분비 · 대사내과	04	류마티스내과	09

※ 내과 세부전문과목 운영기관 중 일부 분리하지 않고 통합 운영하는 분야는 '00'으로 기재

※ 치과 / 한방 / 보건기관 진료과는 생략

라. 상해 외인 및 특정기호

상해외인, 특정기호, 의약분업예외구분코드 등 특정의 진료조제내역 및 청구내역에 대한 추가적 기술사항 등이 있을 경우에는 별표 8. "특정내역구분코드"에 따라 해당 구분코드 및 내역을 "특정내역기재란"에 기재한다. 다만, 서면청구인 경우의 상해외인, 특정기호, 의약분업예외구분코드는 각 호와 같이 해당 항목란에 각각 기재하고, 그 외 신생아 체중 등 특정의 진료조제내역 및 청구내역에 대한 추가적 기술사항 등은 "특정내역"란에 기재한다. 또한, 의료기관에서 발행하는 처방전의 '조제시 참고사항'란에는 「본인일부부담금 산정특례에 관한 기준」에 따른 특정기호, '공상 등 구분', '상해외인' 등 환자부담율 산정과 관련된 환자정보를 함께 기재한다.

① 상해외인

- 「한국표준질병.사인분류」 제20장에 따라 상병의 원인에 해당되는 분류기호 중 영문 첫 자리 V, W, X 또는 Y만 기재한다.
- 특정 입원기간 중 발생한 타 진료분 등 다음에 해당하는 경우 해당 상해외인 코드를 기재한다.
  - 의과, 치과, 한의과가 개설된 병원급 이상 의료기관 및 보건의료원에서 의과치과, 한의과 입원기간 중 한의과의과, 치과 협의 진료로 별도의 명세서 작성시 'C'
  - 고위험임신부, 자연분만 및 제왕절개분만으로 인한 동일 입원기간 중 발생한 타 상병 진료로 별도의 명세서 작성시 'D'
  - 차상위장애인 만성질환, 18세미만 본인부담 경감대상자의 정신건강의학과 입원진료 중 다른 진료과목, 전문의 진료 및 의료급여 수급권자의 정신건강의학과다른 진료과목 입원진료 중 다른 진료과목정신건강의학과, 전문의 진료로 별도로 명세서 작성시 'E'
  - 중증질환자 및 희귀난치성질환자가 해당 산정특례 대상 상병합병증 포함과 동시에 타 상병 진료로 별도의 명세서를 작성하거나 타 상병 치료에 대한 진료기간 중 해당 산정특례 대상 상병합병증 포함 진료로 별도의 명세서 작성시 'F'
  - 의료급여 수급권자 및 차상위 장애인 만성질환, 18세 미만 본인부담 경감대상자가 외래에서 의사 진찰없이 예약된 검사만을 실시하여 그 해당 내역을 별도 명세서로 작성시 'H'

- 희귀난치성질환 지원대상자공상 등 구분 'H'가 의료비 지원대상합병증 포함과 동시에 타 상병 진료로 별도의 명세서를 작성하거나 타 상병 치료에 대한 진료기간 중 지원대상 상병합병증 포함 진료로 별도의 명세서 작성 시 'I'
- 의료기관에 소속된 촉탁의 또는 협약의료기관의 의사가 해당 의료기관이 아닌 「사회복지사업법」에 따른 사회복지시설「노인장기요양보험법」에 따른 장기요양 기관을 포함 내에서 시설입소자사회복지시설에서 숙식하는 자를 뜻함에게 진료 후 원외처방한 경우약국의 처방조제 포함, 촉탁의가 소속된 의료기관또는 협약의료 기관 및 사회복지시설이 모두 의약분업예외지역에 해당되어 사회복지시설에서 진료 후 의료기관에서 원내조제하거나 한의사가 원내조제한 경우, 의료기관에 소속된 촉탁의또는 협약의료기관 의사가 사회복지시설에서 정신질환자를 진료 후 의료기관에서 원내 직접조제.투약한 경우 'J'
- 타법령산재보험, 자동차보험 등으로 입원진료 중 동 진료와 무관한 그 외 질병기왕증 포함진료로 별도의 명세서 작성 시 'K'
- 의료급여 혈액투석정액 외래진료 당일 동일진료과목 의사가 혈액투석을 위한 정맥내카테터삽입술을 실시한 경우 별도의 명세서 작성 시 'M'
- 잠복결핵감염 검진비지원대상이 해당 지원대상 상병과 동시에 타 상병 진료로 별도의 명세서를 작성하거나 타 상병 치료에 대한 진료기간 중 해당 지원대상 상병 진료로 별도의 명세서 작성 시 'N'
- 의료급여정액수가 진료 시 「의료급여수가의 기준 및 일반기준」제23조2에 의한 항목을 실시한 경우의 별도의 명세서 작성 시 'O'
- 잠복결핵감염 치료비지원대상이 해당 지원대상 상병과 동시에 타 상병 진료로 별도의 명세서를 작성하거나 타 상병 치료에 대한 진료기간 중 해당 지원대상 상병 진료로 별도의 명세서 작성 시 'O'
- 여성 청소년 대상 사람유두종바이러스HPV 예방접종 및 진찰, 상담사업 지원대상이 해당 지원대상 상병과 동시에 타 상병 진료로 별도의 명세서를 작성하거나 타 상병 치료에 대한 진료기간 중 해당 지원대상 상병 진료로 별도의 명세서 작성시 'R'

- 장기이식 수혜자가 국민건강보험법 시행령 별표2 제3호가목4의 규정에 의거 장기 등 기증자의 장기 등 적출 시 발생한 요양급여비용에 대해 별도 명세서 작성시 'S'

Check point

관련 법규

(별표 8)

진료과목별 코드(제1편 제25조 및 제2편 제15조 관련)(일부 예)

※ 특정의 진료(조제)내역 및 청구내역에 대한 추가적 기술사항 등을 기재

- 항목의 특정내역 기재형식 중 숫자형은 9로, 문자형은 X로, 소숫점은 V로, 연월일은 CCYYMMDD로, 시간의 시 · 분은 HHMM으로 표기하며 괄호( )는 크기를 나타냄
- (*) 표시된 항목은 질병군(DRG)과 공동사용 항목이며, (**) 표시된 항목은 질병군 (DRG)만 사용하는 항목임

1. 명일련 단위(일부 예)

구분코드	특정내역	특정내역 기재형식	설명
MS001	원내투약일수 (경구 · 외용)	9(3)	의약분업예외사항이 발생하여 경구 또는 외용약제를 원내에서 조제 · 투약 시 해당 명세서의 실 투약일수를 기재(입원인 경우 퇴원약 조제 · 투약일수까지 포함, 의 · 치과, 한방 명세서 해당) ※ 100분의100본인부담약제는 제외
MS002	원내투약일수 (주사제)	9(3)	주사제를 원내 투여한 경우 해당 명세서의 주사제 실 투여 일수(인슐린 등 분할투여 주사제 포함)를 기재(입원인 경우 퇴원약 조제일수까지 포함, 의 · 치과명세서 해당) ※ 100분의100본인부담약제는 제외
MS003	의약분업예외 구분 코드	9(2)	보건기관, 정신건강의학과 정액 의료급여명세서에서 의약분업 예외사항에 해당되어 원내 직접조제한 경우 해당 예외구분 코드 기재(별표7. 의약분업 예외구분 코드 참조)

(계속)

구분코드	특정내역	특정내역 기재형식	설명
MS004	신생아 체중(*)	9(4)	모든 분만 명세서와 신생아 명세서의 경우 신생아 체중을 기재 분만 명세서에는 출생 당시의 신생아 체중으로 기재하고, 신생아 명세서에는 입원(또는 출생) 당시 신생아 체중을 그램 (gram)단위로 기재
MS005	낮병동, 응급실재원시간(*)	ccyymmddhhmm/ ccyymmddhhmm	낮병동, 응급실 재원 시 해당 날짜와 재원기간의 From/To 를 기재
MS006	중증환자(뇌혈관, 심장질환)수술일자 (*)	ccyymmdd	본인일부부담금 산정특례에 관한 기준 [별첨 1, 2] 상병의 뇌혈관 또는 심장질환자가 입원하여 [별첨 1, 2]에 해당하는 수술을 실시한 경우(특정기호 V191, V192) 수술일자를 기재
이하 생략			

2. 진료(조제)내역 줄) 단위 및 처방내역 줄번호(확장번호) 단위(일부 예)

구분코드	특정내역	특정내역 기재형식	설명
JS002	의약분업예외 구분코드	9(2)	의약분업 예외사항 발생으로 의료기관에서 원내 조제·투약이 이루어진 경우 해당 예외구분코드(별표7. 의약분업예외 구분코드 참조)를 기재하고, 원외처방발행기관에서 퇴장방지 의약품 원외처방 시 해당의약품의 사용장려비를 청구할 경우 구분코드 '99'를 기재
JS003	입원시각	ccyymmddhhmm	0-6시 사이에 입원한 경우 해당 입원시간을 기재
JS004	퇴원시각	ccyymmddhhmm	18-24시 사이에 퇴원한 경우 해당 퇴원시간을 기재
JS005	검체검사 위탁	9(8)/ccyymmdd	수탁기관에 검체검사를 의뢰한 경우 수탁기관기호와 검사 의뢰일을 기재

(계속)

구분코드	특정내역	특정내역 기재형식	설명
JS006	시설 등의 공동이용 진료	9(8)/ccyymmdd	의료자원을 공동 이용하는 계약에 따라 요양기관의 시설, 인력 및 장비 등을 공동 이용하는 경우 실시기관의 요양기관 기호와 진료의뢰일을 기재
JS007	개방병원 의뢰진료	9(8)/ccyymmdd	참여 병 · 의원이 개방병원으로 검체검사 외 검사 등을 의뢰한 경우 개방병원의 요양기관기호와 의뢰일을 기재
JS008	위탁진료	9(8)/ccyymmdd	의료자원을 공동 이용하는 계약에 따른 경우가 아닌 시설 · 장비 및 인력 등을 보유한 다른 요양기관에 진료를 의뢰한 경우 실시한 요양기관기호와 의뢰일을 기재
JS009	준용명	X(700)	"상대가치점수표"에 분류되지 않은 항목을 "상대가치점수표"상의 비슷한 진료행위로 준용하여 'JJJJJ'코드로 청구 시 진료 행위명과 산출식을 기재하고, 한의사의 임의처방 청구 시에는 임의처방명을 기재 – 평문(FreeText) ※영문(700자), 한글(350자)
JS010	야간가산, 응급의료수가	ccyymmddhhmm	• 진찰료 또는 수술 · 처치, 마취료 등 야간가산 시 실시 시간 기재 • 응급진료 전문의 진찰료 관련 진료시각 및 수술 · 처치 · 마취료 등 응급의료행위 가산 관련 실시시각 기재
JS011	혈명코드	X(5)	한방 침술 시 혈명코드 기재하되, 혈명코드가 두개 이상일 경우 "/"로 구분
JS012	기준초과 사전심사 약제	X(1)	기준초과 사전심사 약제에 해당하는 경우 'Y'를 기재
JS013	단순 · 유도 초음파 세부내역	X(1)/X(5)/X(200)	단순 · 유도초음파를 시행한 경우 세부내역을 기재 해부학적 구분코드/수가코드(5단코드)/구체적 사유 ※ 수가코드(5단코드)는 단순 · 유도초음파를 시행하게 된 관련 행위코드(검사, 처치 및 수술료 등)를 기재
이하 생략			

(계속)

3. 처방내역 단위

<table>
<tr><th>구분코드</th><th>특정내역</th><th>특정내역
기재형식</th><th colspan="2">설명</th></tr>
<tr><td rowspan="6">CT001</td><td rowspan="6">동일 성분
의약품 중복
처방사유
(의료기관)</td><td rowspan="6">X(1)/
X(200)</td><td colspan="2">의료기관(의 · 치과 및 보건기관) 외래 진료분 원외 처방전의 모든 의약품을 동일 성분 의약품으로 중복 처방 시 해당
중복처방 사유코드를 기재
중복처방 사유코드/구체적 사유
※ 구체적 사유는 평문(Free Text)으로 기재 (영문 200자, 한글 100자)

〈중복처방 사유별 코드〉</td></tr>
<tr><td>사유</td><td>코드</td></tr>
<tr><td>환자가 장기 출장이나 여행으로 인하여 의약품이 소진되기 전 처방을 받아야 하는 경우</td><td>A</td></tr>
<tr><td>의약품 부작용, 용량 조절 등으로 약제 변경이 불가피하거나, powder 형태의 조제 등으로 인하여 기존 처방의약품 중 특정 성분만을 구분하여 별도 처방할 수 없는 경우</td><td>B</td></tr>
<tr><td>항암제 투여 중인 환자나 소아환자로서 구토로 인해 약 복용 중 약제가 소실된 경우 등 환자의 귀책사유 없이 약제가 소실 · 변질된 경우</td><td>C</td></tr>
<tr><td>A부터 C까지에 해당하지 않는 사유로 환자가 6개월에 215일 이상의 처방을 원하여 약값의 전액을 본인 부담하는 경우</td><td>E</td></tr>
<tr><td>CT002</td><td>처방내역
특정기호
(의료기관)</td><td>X(4)</td><td colspan="2">상급종합병원 또는 종합병원에서 「본인일부부담금 산정 특례에 관한 기준」 제6조에 해당하는 상병으로 외래진료 후 원외처방한 경우 특정기호 'V252'를 기재</td></tr>
</table>

② **특정기호** : 만성신부전증환자, 암환자, 조혈모세포이식대상질환자, 혈우병환자, 장기간장, 심장, 췌장이식환자 등 별표 6. "특정기호 코드"에 해당되는 기호를 기재한다.

Check point

관련 법규

(별표 8)

특정기호 코드(제1편 제23조제2호 및 제2편 제17조 관련)

본인일부부담금 산정특례에 관한 기준 및 장기 등 이식에 관한 법률 등과 관련한 특정기호 코드를 아래와 같이 한다.

I. 본인일부부담금 산정특례에 관한 기준 제1조 관련 특정기호 코드

구분	대상	특정기호
1	미등록 암환자가 해당 상병(C00~C97, D00~D09, D32~D33, D37~D48, D76.0, L41.2)으로 진료를 받은 당일	V027

II. 본인일부부담금 산정특례에 관한 기준 제2조 관련 특정기호 코드

구분	대상	특정기호
1	등록 암환자 · 희귀난치성질환자 · 중증화상환자를 제외한 환자가 가정간호를 받은 경우(등록 암환자 · 희귀난치성질환자 · 중증화상환자가 타 상병만으로 가정간호를 받은 경우 포함)	V008
2	등록 암환자가 등록일로부터 5년간 해당 상병(C00~C97, D00~D09, D32~D33, D37~D48, D76.0, L41.2)으로 가정간호를 받은 경우	V194
3	등록 희귀난치성질환자가 등록일로부터 5년간 고시에서 정한 해당 상병으로 가정간호를 받은 경우	V231
4	등록 중증화상환자가 등록일로부터 1년간 고시에서 정한 해당 상병으로 가정간호를 받는 경우	V251

III. 본인일부부담금 산정특례에 관한 기준 제4조 관련 특정기호 코드

구분	대상	특정기호
1	'본인일부부담금 산정특례에 관한 기준' [별지] 서식에 따라 등록한 암환자가 등록일로부터 5년간 해당 상병(C00~C97, D00~D09, D32~D33, D37~D48, D76.0, L41.2)으로 진료를 받은 경우	V193
2	'본인일부부담금 산정특례에 관한 기준' [별첨 1]에 해당하는 상병의 뇌혈관질환자가 입원하여 해당 상병의 치료를 위하여 동 고시 [별첨 1]에 해당하는 수술을 받은 경우 1회 수술당 최대 30일	V191
3	이하 생략	V192

(계속)

IV. 본인일부부담금 산정특례에 관한 기준 제4조 관련 특정기호 코드

구분	대상	특정기호
1	만성신부전증환자의 경우	
	가. 인공신장투석 실시 당일 외래진료 또는 해당 시술 관련 입원진료	V001
	나. 계속적 복막관류술 실시, 복막관류액 수령 당일 외래진료 또는 해당 시술 관련 입원진료	V003
	다. 신이식술 후 조직이식거부반응억제제를 투여받은 당일 외래진료 또는 해당 약제 투여 관련 입원진료	V005
	이하 생략	

V. 장기이식 등에 관한 법률 제3조 관련 장기이식을 실시한 경우에 대한 특정기호 코드 : 생략

VI. 기타 : 생략

② **의약분업 예외 구분코드** : 의약분업 예외사항 발생으로 의료기관 또는 보건기관인 요양기관에서 자체 조제.투약하는 경우에는 별표 7. "의약분업 예외 구분 코드"에 해당되는 코드를 기재한다.

Check point

관련 법규

(별표 7)

의약분업 예외 구분코드(제1편 제23조제3호 및 제2편 제17조 관련)

구분	코드	설명
지역	01	약국이 없는 지역, 재해발생지역, 보건기관 중 예외기관
환자	11	응급환자
	13	정신보건법에 의한 정신요양시설에 수용중인 정신질환자 및 정신분열증 · 조울증 등 자신 또는 타인을 해할 우려가 있는 정신질환자
	15	전염병예방법에 의한 제1종 전염병환자
	17	국가유공자 등 예우및지원에 관한법령에 의한 상이등급 1급내지 3급 해당자
	19	장애인복지관련법령에 의한 1급 · 2급 장애인 및 이에 준하는 장애인 장애인복지법에 의한 1급 · 2급 장애인 및 중증 장애인 보호자와 동반한 소아환자, 고엽제후유의증환자 지원 등에 관한 법령에 의한 고도장애인

(계속)

구분	코드	설명
지역	21	파킨슨질환자, 나병환자
	23	장기이식을 받은 자, 후천성면역결핍증환자
	25	사회복지사업법에 의한 사회복지시설 입소자
	27	가정간호대상자, 방문 보건 의료사업 대상자
	29	협진(한양방, 양한방, 양양방)환자
	31	행형법에 의한 교정시설, 소년원법에 의한 소년보호시설, 치료감호법에 의한 치료감호시설 수용자
약품	41	전염병예방접종약, 진단용의약품
	43	보건소, 보건지소, 결핵협회부속의원에서 결핵예방법에 의하여 결핵치료제를 투여하는 경우
	45	의료기관 조제실 제제 · 임상시험용 의약품 · 마약 · 방사성의약품 · 신장투석액 및 이식정 등 투약을 위하여 기계 · 장치를 이용하거나 시술이 필요한 의약품 · 식품의약품안전청장이 정하는 희귀의약품
	47	6세이하의 소아에게 투약하는 항암제(경구)
	52	주사제를 원내 투약하는 경우
	55	검사를 위하여 필요하거나 수술 및 처치에 사용하는 의약품
	57	예외약제와 동시 투여하는 약제
기타	61	국군의료시설, 경찰병원 또는 중앙소방전문치료센터에서 그 업무수행으로서 군인환자, 경찰환자 · 소방공무원인 환자에 대하여 조제하는 경우 등

마. 면허종류 및 번호

① 명세서 상병내역의 면허종류, 면허번호란에 의과, 치과, 한방, 보건기관보건소, 보건지소에서 환자를 진료한 의사, 치과의사, 한의사 1인, 약국 및 한국희귀의약품센터에서 조제 및 투약한 약사 1인을 기재하되, 1인에 대한 세부사항은 다음 각호와 같다.

- 입원 및 외래의 경우 주상병명에 대하여 진료한 진료과목의 주된 의사, 치과의사, 한의사
- 처방조제, 직접조제의 경우 의약품을 조제 · 투약한 주된 약사

② 다음 각호에서 정하는 경우 명세서 진료조제투약 내역에 해당 의료인 등 1인의 면허종류, 면허번호를 기재하여야 한다.

- 외래환자 진찰료의 경우 진찰료를 1회 이상 산정하는 경우 각각에 대한 해당 의사, 치과의사, 한의사
- 마취료 산정지침에 따른 "마취통증의학과 전문의 초빙료"를 산정하는 경우 해당 의사
- 내시경적 상부소화관 종양수술 및 결장경하종양수술의 내시경적 점막하 박리 절제술ESD을 전액 본인 부담하는 경우 시술의사
- 조제기본료의 경우 조제기본료를 1회 이상 산정하는 경우 각각에 대한 해당 약사
- 초음파 검사료를 산정하는 경우 해당 의사
- 감시하 전신마취를 산정하는 경우 해당 의사
- 응급진료 전문의 진찰료를 1회 이상 산정하는 경우 각각에 대한 해당 의사, 치과의사
- 권역외상센터에서 중증외상환자에 대해 응급의료행위를 산정하는 경우 해당 의사
- 가정간호 기본방문료 [방문당]를 산정하는 경우 해당 간호사
- 재활사회사업을 산정하는 경우 해당 사회복지사
- 정신의학적 사회사업을 산정하는 경우 해당 사회복지사

바. 당월요양개시일, 최초입원개시일 당월요양급여일수투약일수포함

① "**당월요양개시일**"란에는 해당 요양기관에 해당 상병의 요양급여를 위하여 그 달에 최초 입원한 연, 월, 일을 기재하고, 30일을 초과한 입원요양급여비용의 분리 청구 시에는 "최초입원개시일"란에 해당 상병의 요양급여를 위해 최초 입원한 연, 월, 일을 기재한다.

② "**내원일자**"란에는 해당 요양기관에 해당 상병의 요양급여를 위하여 외래에 내원한 일자를 기재하며, 동일인에게 초진 및 재진을 1일에 2회 이상 행하고 초 재진 진찰료를 2회 이상 산정하는 경우에는 명세서 '특정내역'란에 그 사유를 기재한다.

동일인에 대하여 정률제 명세서, 정액제 명세서 등으로 각각 작성될 경우에 "당월 요양개시일"은 각 명세서상의 해당 최초 진료일자를, "당월요양급여일수요양급여일수"는 해당 명세서상의 투약일수를 포함한 요양급여 기간만을 기재하며, "총 내원일수"란에도 해당 명세서상의 내원일 수만을 기재한다.

③ **"당월요양급여일 수**외래 명세서의 경우는 '요양급여일수'"에는 해당 상병으로 당월당일에 요양급여를 받은 실제 날 수를 기재하며, 입원 또는 내원일 수에 투약일 수 의료기관의 경우 원내투약일수를 산입하여 산정한다. 이때 입원 또는 내원일 수와 투약일 수가 중복될 때에는 1일로 계산한다.

④ **"총 내원일 수"**는 수진자가 내원하여 진료를 받은 실 일수를 기재하되, 동일인에게 초진 및 재진을 1일에 2회 이상 행하고 초 · 재진 진찰료를 2회 이상 산정하는 경우에는 "특정내역"란에 그 사유를 기재하고 내원일수는 1일로 기재한다.

사. 진료결과

명세서상의 최종 진료일의 환자 상태를 다음과 같이 구분하여 해당코드를 기재한다.

① 명세서상 최종진료일 당시 입원중이거나 계속 내원이 예정된 경우 : 계속(1)

② 다른 요양기관으로 진료를 의뢰한 경우 : 이송(2)

③ 당초 의뢰한 요양기관 또는 1단계 요양기관으로 보낸 경우 : 회송(3)

④ 요양기관내에서 사망이 확인된 경우 : 사망(4)

⑤ 제2호부터 제4호까지의 규정에 해당되지 않은 퇴원 또는 외래 치료종결인 경우 : 퇴원 또는 외래 치료종결(9)

4) 입원일수 부분

<table>
<tr><td>입원일 수</td><td></td><td>일</td><td rowspan="2">기본진료
약제,특정
재료(Ⅰ)</td><td rowspan="2">진료행위
(Ⅱ)</td><td>처방전
발급번호</td><td></td><td rowspan="2"></td><td rowspan="2">처방
날수</td><td rowspan="2"></td></tr>
<tr><td colspan="3">구 분</td><td>점검번호</td><td></td></tr>
</table>

가. 입원일 수

"입원일수"는 입원료 등 산정지침에도 불구하고 수진자가 입원한 날부터 퇴원일까지의 일수를 기재한다.

나. 기본진료 약제, 특정재료(Ⅰ), 진료행위(Ⅱ) 구분

명세서 중단 좌측 란에 "요양급여의 내역과 처방내역"을 구분한 내역에 따라 회종, 기본진료 · 약제 · 특정재료(Ⅰ)에 해당하는 금액, 진료행위(Ⅱ)에 해당하는 금액을 각각 구분 기재한다.

① “**기본진료, 약제, 특정재료(Ⅰ)**”란은 기본진료료, 의약품관리료, 약제, 치료재료 및 혈액 등 요양기관 종별 가산율이 적용되지 아니하는 비용을 기재한다.

② “**진료행위(Ⅱ)**”란은 요양기관 종별 가산율이 적용되는 비용을 기재한다.

다. 처방전 발급번호, 점검번호

“**처방전 발급번호**”는 발급연월일CCYYMMDD과 일련번호5자리수이내로 구성된 처방전 발급번호를 발급일자 순으로 기재하고, 하단의 “**점검번호**”는 “처방전 발급번호의 일련번호”를 합산한 값을 기재한다.

라. 처방일수

“처방일수”는 처방전에 기재된 처방약품별 처방일수 중 가장 긴 처방일수를 기재하되, 일자별로 처방내역이 달라 각각 다른 의약품을 조제하도록 처방된 경우에는 각각의 처방일수를 합산하여 기재한다.

마. 본인부담금 발생횟수외래

“본인부담금 발생횟수”란은 차상위 장애인 만성질환. 18세미만 본인부담경감대상자가 외래진료 시 1일 2회 이상 진찰한 경우 본인부담금 발생횟수를 기재한다.

바. 직접조제 횟수외래

“직접조제횟수”란은 차상위 장애인 만성질환. 18세 미만 본인부담경감대상자 외래 진료 당일 의약분업 예외사항 발생으로 모든 의약품경구, 외용제, 주사제 등을 원외 처방전 발행 없이 원내에서 직접조제. 투약하는 경우 직접조제. 투약 횟수를 기재한다.

다만, 원외처방전 발행과 원내 직접조제가 동시에 이루어진 경우는 기재하지 않는다.

사. 수진자 일련번호외래

“수진자 일련번호”란외래 명세서에만 해당에는 동일수진자가 요양급여조제투약를 받은 일수가 여러 날인 경우 해당 명세서마다 총 내원방 일수에 일련번호를 부여하여 기재한다.

5) 처방내역 및 요양급여 내역 부분

약품코드 (일반명 또는 제품명 코드)	약품명 (일반명 또는 제품명)		1회 투약량	1일 투여 횟수	총 투약일 수			
코드	분류 (예외 구분코드)	단가	1회 투약량	1일투여량 또는 실시 횟수	총 투여일 수 또는 실시 횟수	금액	면허 종류	면허 번호

가. 처방내역

처방내역은 “처방전 발급번호”를 기재한 순서대로 각각 구분하여 약품 코드, 약품명, 1회 투약량, 1일 투여횟수, 총 투약일수를 기재한다. 이때 「약사법」 제26조와 제27조에 따라 처방내역을 수정 또는 변경한 경우에는 수정, 변경된 처방내역을 기재하되, 대체조제의 경우에는 원 처방내역을 기재한다.

수진자에게 발급한 처방전의 사본을 명세서에 첨부하는 경우에는 처방내역은 기재하지 않아도 무방하다.

나. 요양급여의 내역

요양급여의 내역은 진찰료, 입원료식대 포함, 투약료 및 처방전, 주사료, 마취료, 이학요법료, 정신요법료, 처치 및 수술료, 검사료, 영상진단 및 방사선 치료료, 요양병원 정액, 특수장비, 특수재료 및 관련 행위료, 100분의 100미만 본인부담 1, 100분의 100미만 본인부담 2, 건강보험 100분의 100본인부담, 보훈 등 100분의 100본인부담, 비급여 순서로 코드, 분류, 단가, 1회 투약량[의약품인 경우만 해당. 단, 한방은 제외], 1일 투여량 또는 투여실시 횟수, 총 투여일 수 또는 실시횟수, 금액을 각각 기재하되, 보훈 등 100분의 100본인부담 및 비급여는 보훈위탁진료 요양기관의 보훈 국비환자 진료분에 한하여 기재한다.

또한, 치료재료를 구입, 사용한 경우에는 “치료재료구입목록표”를 작성하여 심사평가원에 요양급여비용 청구 전에 제출하여야 하며, 요양급여비용 명세서 기재 시 코드, 품명, 규격, 구입연월일, 수량, 구입가, 단가, 구입처, 제조회사를 정확히 기재하여야 한다.

6) 특정 내역 및 수술 코드

특정내역			
수술 코드			

가. 특정내역

"특정내역"란은 100분의 100 본인부담내역, 신생아체중 등 특정의 진료조제내역, 처방 내역 및 청구내역에 대한 추가적 기술사항 등을 기재한다.

나. 수술 코드

7) 주요 구분 항목

구분		기본진료 약제,특정재료(Ⅰ)	진료행위(Ⅱ)
1. 진찰료 (외래관리료 포함)	① 초진 회	원	야간,공휴 회
	② 재진 회	원	야간,공휴 회
	③ 의약품관리료	원	
	④ 응급 및 회송료	원	
2. 입원료	① 일반 일	원	
	② 내과질환자, 정신질환자 만8세 미만의 소아 일	원	
	③ 중환자실 일	원	
	④ 격리병실 일	원	
	⑤ 신생아 일	원	
	⑥ 기 타 일	원	
	⑦ 기본식대	원	
	⑧ 가산식대	원	
3. 투약료 및 처방전	① 내복 일분	원	원
	② 외용 일분	원	원
	③ 처방전 회	원	
4. 주사료	① 피하 또는 근육내 일	원	원
	② 정맥내 일	원	원
	③ 수액제 회	원	원
	④ 기타 회	원	원
	⑤ 특정 재료	원	원
	⑥ 수혈 회	원	원
5. 마취료	① 회	원	원
6. 이학요법료	① 종	원	원
7. 정신요법료	① 종	원	원
8. 처치 및 수술료	① 처치 및 수술 종	원	원
	③ 캐스트 회	원	원
9. 검사료	① 자체검사 종	원	원
	② 위탁검사관리	원	
	③ 위탁검사 종	원	
10. 영상진단 및 방사선 치료료	① 진단 종	원	원
	② 치료 종	원	원
L. 장기요양	① 일	원	

가. 진찰료 외래관리료 포함

평일 18시(토요일은 13시~09시) 또는 공휴일「관공서의 공휴일에 관한 규정」에 진찰 또는 기타 진료행위를 하여 가산하는 경우 진료일자와 진료개시 시간을 명시한다. 이 때 진찰료에 가산하는 경우에는 좌측 구분란의 "야간.공휴 회"란에 그 횟수를 기재한다.

나. 입원료

다. 투약료 및 처방전

원내 투약한 경우에는 "분류"란에 "의약 분업 예외구분코드"의 해당 코드와 의약품명을 함께 기재한다.

라. 주사료

마. 마취료

바. 이학요법료

사. 정신요법료

아. 처치 및 수술료

자. 검사료

검체검사 위탁의 경우 의뢰기관은 "검사료"란의 I 란에 ② 위탁검사관리료, ③ 위탁검사료를 구분하여 각각 총 합산한 금액을 기재하되, ③ 위탁검사료에는 위탁 검사 해당항목의 소정 검사료와 별도 산정 가능한 재료대를 합산하여 기재하여야 하며, 이 경우 해당 검사항목 뒷줄 여백에 검체검사 위탁 구분코드 "L"과 실시 수탁 한 요양기관의 "기호", "검사의뢰일"을 기재한다.

차. 영상진단 및 방사선 치료료

타. 장기요양

8) 기타 구분 항목

구 분			기본진료 약제, 특정재료(I)	진료행위(II)
S. 특수장비	① CT	회	원	원
	② MRI	회	원	원
	③ PET	회	원	원
A. 100분의 50 본인부담	① 의약품		원	원
	② 치료재료		원	원
	③ 진료행위		원	원
B. 100분의 80 본인부담	① 의약품		원	원
	② 치료재료		원	원
	③ 진료행위		원	원
D. 100분의 30 본인부담	① 의약품		원	원
	② 치료재료		원	원
	③ 진료행위		원	원
E. 100분의 90 본인부담	① 의약품		원	원
	② 치료재료		원	원
	③ 진료행위		원	원
U. 건강보험100분의 100 본인부담	① 의약품		원	원
	② 치료재료		원	원
	③ 진료행위		원	원
V. 보훈 등 100분의 100 본인부담	① 의약품		원	원
	② 치료재료		원	원
	③ 진료행위		원	원
W. 비급여	① 의약품		원	원
	② 치료재료		원	원
	③ 진료행위		원	원

가. S. 특수장비

나. A. 100분의 50 본인부담

다. B. 100분의 80 본인부담

라. D. 100분의 30 본인부담

마. E. 100분의 90 본인부담

바. U. 건강보험 100분의 100 본인부담

사. V. 보훈 등 100분의 100 본인부담

아. W. 비급여 구분

9) 소계 및 총계 부분

가. 특수장비총액

나. 보훈 등 100분의 100 본인부담금총액

다. 비급여총액

라. 11. 소계

"소계"란은 "1"란부터 "T"란까지의 (Ⅰ)란의 합계금액과 (Ⅱ)란의 합계금액을 각각 기재한다.

마. 12. 가산율

"가산율"란은 요양기관종별 가산율을 기재하고, 가산금액란은 Ⅱ란의 소계금액에 요양기관종별 가산율을 곱한 금액으로 기재하되, "원" 미만은 4사5입한다.

사업장부속요양기관은 해당 산정항목에 대하여 공휴.야간가산 등 각종 가산율을 산정하지 아니한다.

바. 15. 요양급여비용총액 1

"요양급여비용총액 1"란은 (Ⅰ)란과 (Ⅱ)란의 소계와 가산금액을 합한 총 금액에서 10원미만은 절사한 금액을 기재한다. 단, 100분의 100미만 총액은 제외한다.

사. 16. 본인일부부담금

"본인일부부담금"란은 100원 미만 절사한 금액으로 기재하되, 입원진료의 경우에는 10원 미만 절사한 금액으로 기재한다. (단, 상급종합병원, 종합병원, 병원, 치과병원, 한방병원, 요양병원 및 보건진료소의 2009.6.30. 이전 진료분까지는 10원 미만 절사한 금액으로 기재)

① 본인부담정액제에 해당하는 경우는 정액 본인일부부담금을 기재하고, 본인부담상한액 초과금이 발생한 경우는 실제 본인이 부담하는 금액과 본인부담상한액 초과

금을 합하여 기재

② 희귀난치성질환 지원대상자가 본인부담상한액 초과금이 발생한 경우는 '희귀난치성질환자 의료비 지원사업'에서 지원하는 지원금과 본인부담상한액 초과금을 합하여 기재, 차상위 장애인 만성질환, 18세 미만 본인부담경감대상자의 경우는 「국민건강보험법 시행령」에 따른 본인부담액 중 '장애인복지사업'에서 지원하는 장애인 의료비를 제외한 금액을 기재

③ 긴급복지 의료지원대상자가 본인부담상한액 초과금이 발생한 경우는 실제 본인이 부담하는 금액, '긴급지원사업'에서 지원하는 지원금 및 본인부담상한액 초과금을 합하여 기재(건강보험 100분의100본인부담금 제외)

④ 잠복결핵감염 검진비지원대상은 '잠복결핵감염 검진비지원사업'에서 지원하는 지원금을 기재하고 본인부담상한액초과금이 발생한 경우는 '잠복결핵감염 검진비지원사업'에서 지원하는 지원금과 본인부담상한액 초과금을 합하여 기재[건강보험 100분의 100 본인부담금 제외] (단, 치과, 한방, 보건소, 보건지소, 보건진료소는 제외)

⑤ 보훈국비환자의 경우에는 본인 일부부담금을 기재하고, 보훈감면환자의 경우보훈병원에서 발행한 처방전에 따라 처방조제한 경우에 한함에는 요양급여비용 총액 1에서 보훈청구액을 제외한 금액을 기준으로 본인일부부담금을 산출하여 기재

아. 17. 지원금

① "지원금"란은 희귀난치성질환 지원대상자의 경우 '희귀난치성질환자 의료비 지원사업'에 따른 해당 지원대상자에게 지원하는 비용본인부담상한액초과금을 제외한 본인일부부담금을 기재하고, 긴급복지 의료지원대상자의 경우 '긴급지원사업'에 따른 해당 지원대상자에게 지원하는 비용을 기재한다.

② 잠복결핵감염 검진비 지원대상은 '잠복결핵감염 검진비지원사업'에서 지원하는 금액을 10원 미만 절사하여 기재하되 본인부담상한액초과금이 발생한 경우는 본인부담상한액초과금을 제외한 금액을 기재단, 치과, 한방, 보건소, 보건지소, 보건진료소는 제외하며, 잠복결핵감염 치료비 지원대상은 '잠복결핵감염 치료비지원사업'에서 지원하는 금액을 10원 미만 절사하여 기재하되 본인부담상한액 초과금이 발생한 경우는 본인부담상한액 초과금을 제외한 금액을 기재단, 치과, 한방, 보건소, 보건지소, 보건진료소는 제외한다.

자. 18. 장애인의료비

사. "장애인의료비"란은 차상위 장애인 만성질환. 18세 미만 본인부담경감대상자의 경우 해당금액을 기재한다.

차. 19. 청구액

"청구액"란은 "요양급여비용총액Ⅰ"에서 "본인일부부담금"을 공제한 금액을 기재하며, 차상위 장애인 만성질환. 18세 미만 본인부담경감대상자의 경우는 "요양급여비용총액"에서 "본인일부부담금"과 "장애인의료비"를 공제한 금액으로 기재한다. 단, 보훈위탁진료요양기관의 보훈국비환자 중 상이처, 무자격자인 경우에는 "0"으로 기재하고, 보훈감 면환자의 경우 본인일부부담금과 보훈청구액을 합한 금액을 제외하여 기재한다.

카. 20. 본인부담상한액초과금

"본인부담상한액 초과금"란은 본인일부부담금의 총액이 연간 500만 원을 넘는 경우에는 그 초과금액을 기재하며, 입원건의 분리 또는 추가청구시에는 원청구와 연계하여 초과한 금액을 기재한다.

타. 21. 요양급여비용총액 2, 진료비 총액

"요양급여비용총액 2"란은 요양급여비용총액Ⅰ과 건강보험 100분의 100 본인부담금 총액을 합하여 기재하고 "진료비총액"란은 보훈위탁진료 요양기관동일한 기관에서 발행한 처방전에 따라 조제하는 약국의 보훈 국비환자 진료분인 경우 건강보험 100분 100본인부담금총액, 보훈 등 100분의 100본인부담금총액, 비급여 총액, (Ⅰ)란 소계, (Ⅱ)란 소계, 및 가산금액을 모두 합하여 총 금액을 기재하되, 10원 미만은 절사한 금액을 기재한다.

파. 22. 보훈청구액

"보훈청구액"란은 보훈위탁진료 요양기관동일한 기관에서 발행한 처방전에 따라 조제하는 약국의 보훈국비환자 진료분인 경우 진료비총액에서 본인일부부담금, 청구액, 보훈 본인일부부담금 및 건강보험 100분의 100본인부담총액을 제외한 금액을 기재하고, 보훈병원에서 발행한 처방전에 따라 조제하는 보훈감면환자인 경우 요양급여비용총액 1에서 국가부담금30%, 50%, 60%을 기재한다.

하. 23. 건강보험 100분의 100본인부담금총액

"건강보험100분의 100본인부담금총액"란은 건강보험 100분의 100본인부담금을 합하여 기재하되, 10원미만은 절사한 금액을 기재한다.

갸. 24. 보훈본인일부부담금

"보훈 본인일부부담금"란은 보훈위탁진료 요양기관의 보훈 국비환자 명세서의 경우 보훈 등 100분의 100본인 부담액과 비급여를 합한 금액의 해당 본인일부부담금을 기재한다.

냐. 25. 100분의 100 미만 총액

100분의 100 미만 총액"란은 A항과 B항의 치료재료, 약제 등 요양기관 종별가산율이 적용되지 않은 요양급여비용, 요양기관 종별 가산율이 적용되는 진료행위와 가산금액을 합하여 총 금액에서 10원 미만 절사한 금액을 기재하고, 100분의 100 미만 본인일부부담금"란은 「요양급여비용의 100분의 100 미만의 범위에서 본인부담률을 달리 적용하는 항목 및 부담률의 결정 등에 관한 기준」 제3조에 따른 본인일부부담금을 기재하되 10원 미만 절사한 금액을 기재한다.

보훈 국비환자의 경우에는 국가보훈대상자 의료지원에 관한 규칙에 따른 100분의 100 미만 본인일부부담금을 기재하며, 100분의 100 미만 청구액"란은 100분의 100 미만 총액에서 「요양급여비용의 100분의 100 미만의 범위에서 본인부담률을 달리 적용하는 항목 및 부담률의 결정 등에 관한 기준」 제3조에 따른 본인 일부부담금을 제외한 금액을 기재하되, 보훈위탁진료 요양기관의 보훈 국비환자 중 상이처, 무자격자인 경우에는 "0"으로 기재하며, 100분의 100 미만 보훈청구액"은 보훈 위탁진료 요양기관동일한 기관에서 발행한 처방전에 따라 조제하는 약국의 보훈국비 환자 진료분의 경우 100분의 100 미만 총액에서 100분의 100 미만 본인일부부담금 및 100분의 100 미만 청구액을 제외한 금액을 기재한다.

댜. 26. 100분의 100 미만 본인일부부담금

랴. 27. 100분의 100 미만 청구액

먀. 28. 100분의 100 미만 보훈청구액

2. 요양급여 비용심사청구서 작성

요양급여비용 심사청구서 작성방법은 다음과 같다.

<table>
<tr><td>서식
번호</td><td colspan="2">G</td><td>I</td><td>0</td><td>1</td><td colspan="2">(년 월분)
요양급여비용심사청구서</td><td>보험자
종별
구분</td><td></td><td>※접수번호</td><td></td></tr>
<tr><td rowspan="4">요
양
기
관</td><td colspan="2">① 기 호</td><td colspan="3"></td><td>②
명칭</td><td></td><td>③ 전화번호</td><td></td><td>④ 청구단위
구분</td><td></td></tr>
<tr><td colspan="2">⑤ 소재지</td><td colspan="5"></td><td>⑥ 우편번호</td><td colspan="3"></td></tr>
<tr><td rowspan="2">작
성
자</td><td>⑦ 성명</td><td colspan="5">(서명 또는 날인)</td><td rowspan="2">대행
청구
단체</td><td>⑨ 기호</td><td colspan="2"></td></tr>
<tr><td>⑧ 생년월일</td><td colspan="5"></td><td>⑩ 명칭</td><td colspan="2"></td></tr>
</table>

① “보험자종별 구분”란은 보훈위탁진료 요양기관동일한 기관에서 발행한 처방전에 따라 조제하는 약국의 보훈 국비환자상이처, 무자격자 진료분처방조제분인 경우에 한하여 “7”을 기재한다.

② ※란은 심사평가원이 기재한다.

③ “④청구단위구분”란은 외래 또는 약국의 요양급여비용을 방문일자처방전별로 작성하여 주단위로 구분 청구하거나 월단위로 통합 청구하는 경우에는 해당 구분자를 기재한다.

• 구분자 : 월단위 청구(0), 주단위 청구(1주-1, 2주-2, 3주-3, 4주-4, 5주-5, 6주-6)

④ “작성자”란에는 심사청구서 및 명세서를 직접 작성한 자의 ⑦성명 및 ⑧생년월일을 정확히 기재하고 서명 또는 날인한다. 만약 2인 이상이 공동으로 작성한 경우 작성 책임자만 기재한다.

⑤ “대행청구단체 ⑨기호 및 ⑩명칭”란에는 심사평가원에서 “대행청구단체”에 부여한 기호 및 대행청구업무를 수행하는 관련의약단체지부, 분회 포함의 명칭을 기재한다.

<table>
<tr><td colspan="3">구 분</td><td>⑪
건수</td><td>⑫
요양급여
비용총액 1</td><td>⑬
본인 일부
부담금</td><td>지원금</td><td>⑳
장애인
의료비</td><td>⑭
청구액</td><td>⑮
차등
수가
청구액</td><td>⑯ 본인부담
상한액
초과금총액</td><td>⑰ 요양급여
비용총액 2,
진료비총액</td></tr>
<tr><td rowspan="2">의
과</td><td>입
원</td><td>1</td><td></td><td></td><td></td><td></td><td></td><td></td><td></td><td></td><td></td></tr>
<tr><td>외
래</td><td>2</td><td></td><td></td><td></td><td></td><td></td><td></td><td></td><td></td><td></td></tr>
</table>

<table>
<tr><th colspan="3">구 분</th><th>⑱ 보훈 청구액</th><th>⑲ 건강보험 100분의100 본인부담금총액</th><th>⑳ 보훈 본인일부 부담금</th><th>㉑ 100분의 100미만 총액</th><th>㉒ 100분의100 미만 본인일부 부담금</th><th>㉓ 100분의 100미만 청구액</th><th>㉔ 100분의100 미만 보훈 청구액</th></tr>
<tr><td rowspan="2">의과</td><td>입원</td><td>1</td><td></td><td></td><td></td><td></td><td></td><td></td><td></td></tr>
<tr><td>외래</td><td>2</td><td></td><td></td><td></td><td></td><td></td><td></td><td></td></tr>
</table>

⑥ “⑪건수”란은 첨부된 명세서의 건수를 기재한다.

⑦ “⑬본인일부부담금”, “⑲지원금(약국의 경우 ⑱)”, “⑳장애인의료비”, “⑭청구액”, “㉑건강보험 100분의 100본인부담금총액(약국의 경우 ⑲)”및 “⑳보훈 본인일부부담금(약국의 경우 ⑳)”은 각 명세서상의 본인일부부담금, 지원금, 장애인의료비, 청구액, 건강보험 100분의 100본인부담금총액 및 보훈본인일부부담금을 각각 합계한 금액으로 기재하고, “⑫요양급여비용총액 1”은 ⑬, ⑳ 및 ⑭의 합계액을 기재한다.

⑧ “⑮차등수가 청구액”란은 요양기관(치과의원, 한의원, 보건의료원, 약국) 명세서별로 진찰료와 조제료 등(약국관리료, 조제기본료, 복약지도료, 조제료를 말한다)을 차등 산정한 청구금액을 합산하여 기재한다.(단, 차등수가 미적용 진찰료(조제료 등)는 제외)

⑨ “⑯본인부담상한액초과금총액”란은 각 명세서상의 본인부담상한액초과금을 합계한 금액으로 기재하며, “⑰요양급여비용총액 2(약국의 경우 ⑯)”은 각 명세서상의 요양 급여비용총액 2를 합하여 기재하고 보훈위탁진료 요양기관(동일한 기관에서 발행한 처방전에 따라 조제하는 약국)의 보훈 국비환자 진료분(처방조제분) 또는 보훈 병원에서 발행한 처방전에 따라 조제하는 약국의 보훈감면환자나 처방조제분인 경우 “⑰진료비총액(약국의 경우 ⑯)”, “⑱보훈청구액(약국의 경우 ⑰)”, “㉒보훈 본인일부부담금(약국의 경우 ⑳)”및 “㉖100분의 100미만 보훈청구액(약국의 경우㉔)”은 각 명세서상의 진료비총액, 보훈청구액, 보훈 본인일부부담금 및 100분의 100미만 보훈청구액을 각각 합계한 금액으로 기재한다.

⑩ “㉓100분의 100미만 총액(약국의 경우 ㉑)”, “㉔100분의 100미만 본인일부부담금(약국의 경우 ㉒)“및 ”㉕100분의 100미만 청구액(약국의 경우 ㉓)“은 각 명세서상의 100분의 100미만 총액, 100분의 100미만 본인일부부담금 및 100분의 100미만 청구액을 각각 합계한 금액으로 기재한다.

⑪ 보건기관의 경우 의과, 피임시술과, 물리치료과를 모두 합하여 “의과”란에 기재하고, 치과는 “치과”란, 조산은 “조산”란, 한방은 “한방”란에 기재한다.

구 분			⑪ 건수	⑫ 요양급여 비용총액 1
의과	입원	1		
	외래	2		
치과	입원	3		
	외래	4		
한방	입원	5		
	외래	6		
조산		7		
DRG		10		

⑫ “차등수가 적용기준”란에는 상대가치점수표 제1부 “Ⅲ. 차등수가. 다”항에 따라 월단위 또는 주단위로 산정된 차등지수와 1개월 또는 1주일 동안 의사약사별 진료조제한 일수의 합을 기재한다. 단, 차등수가 미적용 진료조제 일 제외

- 주 3일 이상이면서 20시간 이상 근무하는 격일제, 시간제 근무자는 1개월주단위 청구의 경우 1주일 동안 재직한 일수의 1/2로 산정소수점 이하 4사5입하되, 최대 월 15일주단위청구의 경우 주 3일을 초과할 수 없다.
- 이 경우 별표 8. 특정내역 구분코드의 해당 특정내역MT008 기재형식에 따라 ‘진료조제일수’란 하단 여백 또는 청구서 뒷면에 의사약사별 주민번호 앞자리 생년월일 및 실제 진료조제일수를 기재한다.

차등수가	차등지수									진료일수						
적용기준		.												.		

⑬ 검체검사 위탁의 경우 일반 요양급여비용청구서와 구분할 수 있도록 3cm×7cm의 “위탁 검사용” 적색도장을 요양급여비용청구서 청구일자 상단 여백에 날인한다.

⑭ “청구인”란에는 해당 요양기관의 대표자개설자가 청구내용 및 금액을 확인한 후 성명을 기재하고, 서명 또는 날인하여야 한다.

Check point

• 요양급여 비용명세서 작성요령 및 점검 요령을 숙지한다.

3. 자체심사

Check point

업무처리 절차

① 병원 원무 전산 프로그램의 심사창에 들어간다.
② 심사 화면에 청구 내역서와 입원 환자 진료 기록부와 처방 내역을 동시에 조회한다.
③ 시행(acting)한 처방 의사나 간호사가 병원 전산에 입력하면 심사과에서 진료 기록부와 처방 내역을 검토하여 사전 심사를 거쳐 심사 화면에 넘어온 상태이다.
④ 급여로 입력된 처방에 대해서 건강 보험 관계 법령 및 심사 기준상 제한된 사항이 있는지 확인하고 기준이 있는 경우 이에 맞춰 심사한다.
⑤ 검사 결과에 따라 급여가 적용되는 경우 검사 결과지를 확인한다.
⑥ 증상이 있어야 하는 경우 경과 기록지나 간호 기록지에 기재된 사항이 있는지 확인한다.
⑦ 급여 외 전액 본인 부담, 비급여되는 사항이 보험 관계 법령에 맞는지 확인한다.
⑧ 재료는 실사 용량이므로 사용된 내역을 확인한다.
⑨ 청구 내역은 진료 기록부상 실제 환자에게 시행된 사항이 확인되어야 하므로 이를 확인한다.
⑩ 요양 급여 기준에 맞추어 급여 처리된 항목에 대해 명시된 근거 자료를 준비한다.
⑪ 청구 시 특정 내역에 기재하고 보완 자료를 심사평가원에 발송한다.

1. 상병 및 상병 분류기호

상병 및 상병 분류기호, 주상병 및 부상병 분류는 7장, [1], 2., (3), 3)항의 자세한 내용을 참조하는 것이 바람직할 것이며, 특히 이 과정에서 상병명이 누락되어 진료를 하였음에도 불구하고 삭감되지 않도록 점검한다.

2. 요양급여비용 산정지침 확인

요양급여 비용 산정의 적정성을 평가하기 위해 참고하여야 하는 각종 지침들은 다음과 같다.

① 건강보험 행위 급여 · 비급여 목록표 및 급여. 상대가치점수 상대가치점수 책자
② 「요양급여의 적용기준 및 방법에 관한 세부사항」 보건복지부 심사 지침 관련 각종 고시
③ 진료심사평가위원회가 심의. 결정한 「심사지침」 보건복지부 심사 지침 관련 각종 고시

계속 갱신되는 각종 지침을 일목 요연하게 정리하거나 전산 프로그램에 입력하여 요양급여 비용을 계산하는 과정에 자동적으로 점검이 되도록 하는 것이 바람직하다.

(1) 각종 산정지침의 수록 목록

상대가치 점수에 수록된 심사지침 및 기타 지침들은 양이 많아 그중 일부 예시만 여기에 수록하고 필요시 찾아서 사용할 수 있도록 한다.

1) 건강보험 행위 급여·비급여 목록표 및 급여·상대가치점수

상대가치 점수에 수록된 목록은 다음과 같다.

Check point

건강보험 행위 급여 · 비급여 목록표 및 급여 · 상대가치점수(목차)

제1편 행위 급여 · 비급여 목록표 및 급여 · 상대가치점수
제1부 행위 급여 일반원칙
I. 일반기준
II. 요양기관 종별가산율
III. 차등수가
제2부 행위 급여 목록 · 상대가치점수 및 산정지침
제1장 기본진료료
제2장 검사료
제1절 검체 검사료
– 요검사
– 체액 및 천자액 검사
〈이하 생략〉
제3장 영상진단 및 방사선치료료
〈중략〉
제9장 처치 및 수술료 등
〈중략〉
제19장 응급의료수가
※ 부록
제3부 행위 비급여 목록
제2편 질병군 급여 · 비급여 목록 및 급여 · 상대가치점수
제3편 요양병원 급여 목록 및 급여 · 상대가치점수
4편 완화의료 급여 · 비급여 목록 및 급여 · 상대가치점수

2) 적용기준에 관한 세부 내용 및 심사지침

상대가치점수에 수록하지 못한 세부 내용은 매년 수십 개의 고시로 공지되고 있다. 일정기간에 그간의 적용기준에 관한 세부 내용 및 심사지침이 정리되어 고시되는데 그 내용을 살펴 보면 다음과 같다.

Check point

요양급여의 적용기준 및 방법에 관한 세부사항 목차(고시 제 2011-144호)

〈적용기준 세부사항〉

I. 행위

일반사항

제1장 기본진료료

제2장 검사료

〈중략〉

제17장 입원환자 식대

III. 치료재료

1. 일반사항
2. 검사료

〈중략〉

8. 비급여

V. 요양병원

심사지침

제2장 검사료

제3장 영상진단 및 방사선치료료

제5장 주사료

〈중략〉

요양병원

(2) 각종 산정지침의 수록 예시

각종 지침에 수록된 많은 내용 중에 주사료를 예를 들어 보면 다음과 같다.

Check point

건강보험 행위 급여·비급여 목록표 및 급여·상대가치점수

제5장 주사료

[산정지침]

(1) 주사시 사용된 주사재료대(1회용 주사기, 1회용 주사침, 나비침, 정맥내유치침, 수액세트, 혈액Bag 등)와 수혈에 소요된 약제 및 재료대는 소정점수에 포함되므로 별도 산정하지 아니한다. 다만, 정맥내유치침을 사용한 경우에는 「마-5-주1」 및 「마-15-다-주1」에 따라 산정하며, 다음의 경우에는 "약제 및 치료재료의 비용에 대한 결정기준"에 의하여 별도 산정한다.

(가) 치료적 성분채집술에 사용된 약제 및 재료대(요양기관이 대한적십자사 혈액원 등으로부터 성분채집에 의한 혈액성분제제를 구입한 경우 포함)

(나) 조혈모세포이식 시 사용된 골수, 말초혈액, CD34+Collection Kit, Cryo Bag, TCR α/β Depletion Kit

(다) 적혈구수집기(Cell Salvage)를 이용한 자가수혈에 사용된 재료대

(2) 제1절 주사료를 산정하는 경우 만8세 미만의 소아에 대하여 정맥내 점적 주사(마-5, 마-15-다)는 주사료 소정점수의 30%를 가산하고, 기타 주사는 주사료 소정점수의 20%를 가산한다.(산정코드 첫 번째 자리에 3으로 기재) 다만, 피하 또는 근육내 주사(마-1), 생물학적 제제주사(마-4), 수액제 주입로를 통한 주사(마-5-1), 항암제 피하내 주사(마-15-가), 급속항온주입(마-16)은 그러하지 아니한다.

제1절 주사료

분류 번호	코드	분류	점수
마-5	KK059 KK058 KK051 KK052 KK053	정맥내 점적주사 [1병 또는 포장단위당] Continuous Intravenous Injection 주 : 1. 정맥내유치침을 사용한 경우 개당 5.42점을 산정한다. 2. 정밀 지속적 점적주입을 위해 Infusion Pump를 사용한 경우에는 기기당 27.08점을 1일1회 산정한다. 가. 100mL 미만 나. 100mL~500mL 다. 501mL~1000mL	12.40 30.57 38.58

요양급여의 적용기준 및 방법에 관한 세부사항 목차(고시 제 2011-144호)

제5장 주사료

항목	제목	세부인정사항
마2 정맥내 일시 주사	정맥내주사로 확보(Keep Vein Open)시 진료수가 산정방법	환자 치료상 수액제 주입 없이 일정기간 동안 정맥내유치침으로 정맥내주사로를 확보(Keep Vein Open)하고 하루에 수회의 약물을 투여하는 경우의 진료수가 산정방법을 다음과 같이 함. - 다 음 - 가. 정맥내 주사로 확보(Keep Vein Open) 시 (1) 수기료 : 마2 정맥내 일시주사로 산정 (2) 재료대 : 5.42점(정맥내유지침)을 추가로 산정 나. 확보된 주사로를 통한 약물 주입시 : 마5-1 수액제 주입로를 통한 주사로 산정.

치료재료

연번	코드	세부인정기준
6	안전 주사기(TP2000 Safety Syringe 등)와 안전정맥내유치침(Protective Plus I.V Catheter 등)의 요양급여대상 여부	안전주사기(TP2000 Safety Syringe 등)와 안전정맥내유치침(Protective Plus I.V Catherer 등)은 Needle-Stick 상해(혈액이 묻은 바늘 등에 찔리는 사고)를 보다 근본적으로 예방하고자 안전장치를 부착하여 고안한 제품으로 의료종사자를 혈액매개성질환으로부터 보호할 수 있는 장점이 있으나 이는 요양기관에서 담당할 관리비 측면의 비용이므로, 안전주사기(TP2000 Safety Syringe 등)는 관련 행위의 소정점수에 포함되어 별도 산정할 수 없으며, 안전정맥내유치침(Protective Plus I.V Catheter 등)은 상대가치점수 5.42점을 보상하는 정맥내 유치침과 동일한 기준을 적용함. (고시 제2003-83호, '04.1.1. 시행)
8	"TNA1"의 요양급여 대상여부	"TNA1"은 수액필터로 Lipid가 포함된 TPN제제 주입시 수액세트에 연결하여 사용하는 재료로 침전물 및 진균류를 걸러주어 이로 인한 감염을 예방할 수 있는 장점이 있으나 중심정맥영양법 또는 정맥내점적주사 소정 행위료에 포함되므로 별도 산정할 수 없음. (고시 제2002-80호, '03.1.1. 시행)

(계속)

심사지침

항목	제목	내용
마102 치료적 성분 채집술	신이식 후 재발성 국소성 분절성 사구체신염(FSGS)에 실시한 혈장교환술(Plasma Pheresis) 인정기준	신이식 후 발생된 국소성 분절성 사구체신염(Focal Segmental Glomerulosclerosis ; FSGS)에 병인물질을 제거하기 위해 실시하는 혈장교환술(Plasma Pheresis)은 이식전 신생검에서 국소성 분절성 사구체신염(FSGS)으로 확진된 환자이거나 또는 이식 전 원인질환을 알 수 없더라도 신이식 후 단백뇨가 발생한 경우 인정하되, 그 시작 시기 및 기간 등은 아래와 같이 실시함을 원칙으로 함. - 아 래 - 가. 시작시기 - 성인 : 단백뇨가 2g/일 이상 (종료시기 : 0.3~ 0.5g/일이하) - 소아 : urine protein/creatinine ratio 가 0.5이상 나. 실시기간 및 횟수 최초 3일은 매일, 3일 이후부터는 2주 동안 6회 (총 9회) (2011.8.1 진료분부터 적용)

3. 요양급여비용의 내역 확인

2항에 각종 지침을 근거로 요양급여 비용의 내역을 확인하는 데 중요 확인 사항은 다음과 같다.

(1) 기본 진료료 확인

1) 진찰료

① 진찰료, 타과 의뢰서, 응급의료관리료 등이 입력되어 있다.

② [진찰료 산정지침]에 맞게 초 · 재진이 산정되었는지, 타과 의뢰에 대한 회신서가 작성되어 있는지 등을 확인한다.

③ 외래 진료 후 입원 시 진찰료가 누락되지 않았는지 확인한다.

2) 입원료

① 입원 1일~15일 입원료 100%, 16~30일 90%, 31일 이후는 85%를 받는 입원료가

나옴 : 낮병동/일반 입원실-중환자실 입원실 전실 시, 격리실 산정 시 입원료 산정 지침에 맞는지 확인한다.

② 병원마다 전산에서 자동 계산되어 화면에 보여질 수도 안 보여질 수도 있다.

(2) 검사료

진단 검사와 해부 병리에 해당되는 검사와 핵의학 검사, 내시경 검사, EKG Monitoring 등 기능검사들이 입력되어 있다.

(3) 영상 진단 및 방사선 치료료

단순 방사선, 치료 및 영상의학과의 중재적 시술 등이 입력되어 있다. CT/MRI/PET 등 특수 장비로 촬영하는 검사외래 본인 부담률 적용가 입력되어 있다.

(4) 투약료

① 먹는 약, 외용 약 등이 입력되어 있다. - 실제 투약 기록과 비교 실시 확인

② 약제에 대한 개별 인정 기준, 성분별 인정 기준, 식약처 1일 최대 용량 등을 확인하여 인정기준에서 요구하는 자료를 첨부한다. - 간호, 경과기록지, 검사결과지 등을 확인한다.

예) 아리셉트 처방 시 다음 기준에서 요구하는 사항이 있는지 진료기록부 확인 첨부

(5) 주사료

① 주사제, 주사수기료, 주사바늘angio needle이 입력되어 있다.

② 수액제 용량에 맞게 수액수기료가 발생되었는지, 주사수기료는 1일당 기준에 맞게 산정되었는지 확인한다.

• 주사제 요양 급여 기준에 맞게 처방되었는지 확인하고 기준에 맞춰 급여, 보험 100, 비급여 산정을 확인한다.

예) 20% 알부민주사 - 검사수치 & 해당 급여기준에 맞는 적응증 확인 - 간호 · 경과기록지, 검사결과지, 방사선결과지 등 확인 증빙자료를 첨부한다.

(6) 마취료

① 마취 내역, 신경 차단술 등이 입력되어 있다. – 수술, 마취, 회복실 기록지 확인 필수임.

② 마취 종류, 마취 약제, 마취시간 등이 시간에 따라 산정되어 있다.

(7) 이학요법료

물리 치료 내역 및 광선 치료 등이 입력되어 있다.

(8) 정신료

정신 요법 내역이 입력되어 있다.

(9) 처치 및 수술료

처치와 처치 시 사용된 재료, 수술과 수술 시 사용된 재료 등의 내역이 입력되어 있다.

① 수술 · 마취 · 회복실 기록지, 경과기록지, 간호기록지, 처치기록지 확인 필수임.

② 행위 시 사용된 재료대가 누락되지 않고 입력되었는지 확인 산소행위-산소재료 등

(10) 식대

식대는 일반식+선택식으로 시행한 만큼 입력되었는지 확인한다.

4. 요양기관의 종별 가산율

요양기관의 종별 가산률은 진찰료, 약제 치료 재료 등을 제외한 진료 행위에 대해 일정률을 가산해 주는 제도로서 요양급여 행위에 대한 상대가치 점수에 점수당 단가를 곱하여 합산한 금액에 요양기관의 종별에 따라 다음 각 호의 비율을 가산한다.

(1) 다음 각 항의 요양기관은 30%

① 상급종합병원으로 인정받은 종합병원

② 상급종합병원에 설치된 치과대학 부속 치과병원

③ 상급종합병원에 설치된 특수전문병원

(2) 다음 각 항의 요양기관은 25%

① 상급종합병원을 제외한 종합병원

② 상급종합병원에 설치된 경우를 제외한 치과대학 부속 치과병원

③ 허가 병상 수가 30병상 이상이고, 한방 6개 과가 설치되어 있는 한의과대학 부속 한방병원

④ 국립병원 한방진료부

(3) 다음 각 항의 요양기관은 20%

① 병원

② 위 "가-②"또는 "나-②"에 해당되지 아니하는 치과병원

③ 위 "나-③"에 해당되지 아니하는 한방병원

④ 요양병원

(4) 다음 각 항의 요양기관은 15%

① 의원 ② 치과의원 ③ 한의원 ④ 보건의료원

(5) 다음 각 항의 요양기관은 종별가산율을 적용하지 아니한다.

① 약국 및 한국희귀의약품센터

② 조산원, 보건소, 보건지소, 보건진료소

③ 의료법 제35조에 의한 부속 의료기관

위의 규정에도 불구하고 아래 항목에 대해서는 요양기관 종별가산율을 적용하지 아니한다.

① 바이러스 혈청검사(나-476, C4760)

② 각 장의 산정지침 또는 분류항목의 "주"에서 별도로 산정할 수 있도록 규정한 약제비, 치료재료대 등

③ 영상저장 및 전송시스템(Full PACS)(GB011-GB045, HB011-HB041, HG011-HG045, HG111-HG141)을 이용한 처리비용, C-Arm형 영상증폭장치 이용료(다-101, G0400)

④ 생혈(마-103, X3010), 교환(마-104, X4000), 조혈모세포의 이식 준비-냉동 처리 및 보관(마-105-다-(1), X5020), 기증제대혈제제 비용 (마-105-라-(3)-가,

X5137), 자가수혈채혈료(마-106-가, X6001 내지 X6008), 연성신요관경하 요관협착확장술 "주"(자-319-3 "주", R3196), 연성신요관경하 결석제거술 "주3"(자-321-3 "주3", R3429)

⑤ 퇴장방지의약품 사용장려비

⑥ 검체검사 위탁에 관한 기준에서 정한 수탁기관으로 위탁하는 경우의 검사료 및 위탁검사관리료

⑦ Infusion Pump 등 사용료(KK058, KK158, Q2662)

⑧ 마취통증의학과 전문의 초빙료(L7990, L7991)

⑨ 제19장 제1절 응급 기본진료료

(6) 종별가산율을 적용받은 종합병원이 의료법 제3조의3 기준에 부적합한 경우에는 3월 이내의 범위 내에서 기간을 정하여 시정하도록 하고 동 시정기간 내에 시정하지 아니한 때에는 시정기간 종료 익일부터는 종별가산율을 적용한다.

5. 본인 일부 부담금

(1) 국민건강보험

국민 건강보험 적용 대상자의 본인 일부 부담금은 다음과 같다.

[별표 2] 〈개정 2018. 6. 26.〉

본인 일부 부담금의 부담률 및 부담액

(국민건강보험법 시행령 제19조제1항 관련)

가. 입원진료

1) 요양급여비용 총액의 100분의 20 + 식대의 100분의 50을 더한 금액

- 상급종합병원 : 일반입원실의 2인실 · 3인실 · 4인실 및 정신과 폐쇄병실의 2인실 · 3인실 · 4인실을 이용한 경우에는 각각 100분의 50 · 100분의 40 · 100분의 30으로 하고,
- 종합병원 : 일반입원실의 2인실 · 3인실 및 정신과 폐쇄병실의 2인실 · 3인실을 이용한 경우에는 입원료 각각 100분의 40 · 100분의 30으로 하며,

• 격리 입원에 대해서는 그 입원료에 한정하여 100분의 10으로 한다.

나. 외래진료

기관 종류	소재지	환자 구분	본인 일부 부담금
상급 종합병원	모든 지역	일반환자	진찰료 총액 + (요양급여비용 총액 − 진찰료총액) × 60/100. − 다만, 임신부 : 총액의 40/100
		의약분업 예외환자	진찰료 총액 + (요양급여비용 총액 − 약값 총액 − 진찰료 총액) × 60/100 + 약값 총액 × 30/100. − 임신부 : 요양급여비용 총액 − 약값 총액) × 40/100 + 약값 총액 × 30/100
종합병원	동 지역	일반환자	요양급여비용 총액 × 50/100(임신부 : 30/100)
		의약분업 예외환자	(요양급여비용 총액 − 약값 총액) × 50/100 (임신부 : 30/100) + 약값 총액 × 30/100
	읍 · 면 지역	일반환자	요양급여비용 총액 × 45/100(임신부 : 30/100)
		의약분업 예외환자	(요양급여비용 총액 − 약값 총액) × 45/100 (임신부 : 30/100) + 약값 총액 × 30/100
병원, 치과병원, 한방병원, 요양병원	동 지역	일반환자	요양급여비용 총액 × 40/100(임신부 : 20/100)
		의약분업 예외환자	(요양급여비용 총액 − 약값 총액) × 40/100 (임신부 : 20/100) + 약값 총액 × 30/100
	읍 · 면 지역	일반환자	요양급여비용 총액 × 35/100(임신부 : 20/100)
		의약분업 예외환자	(요양급여비용 총액 − 약값 총액) × 35/100 (임신부 : 20/100) + 약값 총액 × 30/100
의원, 치과의원, 한의원, 보건의료원	동 지역	일반환자	요양급여비용 총액 × 30/100(임신부 : 10/100) − 65세 이상 : 총액이 보건복지부령으로 정하는 금액을 넘지 않으면 보건복지부령으로 정하는 금액
	읍 · 면 지역	의약분업 예외환자	(요양급여비용 총액 − 약값 총액) × 30/100 (임신부 : 10/100) + 약값 총액 × 30/100. − 65세 이상 : 총액이 보건복지부령으로 정하는 금액을 넘지 않으면 보건복지부령으로 정하는 금액을 본인일부부담금으로 한다.
보건소, 보건지소, 보건진료소	모든 지역		요양급여비용 총액 × 30/100. − 총액이 보건복지부령으로 정하는 금액을 넘지 않으면 보건복지부령으로 정하는 금액을 본인일부부담금으로 한다

다. 약국 또는 한국희귀 · 필수의약품센터의 경우 : 생략

2. **질병군에 대하여 입원진료** : 생략

3. **입원료 면제**

가. 다음의 경우에는 입원기간 중 식대의 100분의 50

① 자연분만에 대한 요양급여

② 영유아에 대한 입원진료로서 보건복지부장관이 정하는 요양급여

③ 결핵 질환을 가진 사람에 대하여 보건복지부장관이 정하는 요양급여

④ 기증자의 장기 등 적출에 대하여 보건복지부장관이 정하는 요양급여

나. 요양급여비용 총액의 100분의 10에 입원기간 중 식대의 100분의 50을 더한 금액

② 희귀난치성 질환

③ 고위험 임신부에 대한 입원진료

④ 조산아早産兒와 저체중 출생아에 대한 외래진료

다. 6세 미만인 사람이 외래진료, 약국 또는 한국희귀 · 필수의약품센터에서 처방전 조제 본인 부담률의 100분의 70에 해당하는 금액

라. 희귀난치성 질환 또는 중증질환 기간, 소득 조건 있음

① 희귀난치성 질환 등 :식대의 100분의 20

② 희귀난치성 질환 등 외의 질환 중증 질환 으로 6개월 이상 또는 18세 미만

- 다음 표에 해당하는 금액 + 식대의 100분의 20
- 6세 미만 : 식대의 100분의 20만을 부담한다.

마. 희귀난치성 질환 또는 중증질환자의 본인 일부 부담금

<table>
<tr><th>기관 종류</th><th colspan="2">구분</th><th>본인 일부 부담금</th></tr>
<tr><td>상급
종합병원</td><td colspan="2">※ 자세한 내용은 인터넷 국가법령정보센터에서 국민건강보험법 시행령 별표 2 확인</td><td>100분의 14
가) 정신건강의학과 입원진료 : 100분의 10
나) 임신부 외래, 치매 : 100분의 5
다) 6세 이상 15세 이하 아동의 입원진료 : 100분의 3</td></tr>
<tr><td rowspan="3">종합병원,
병원,
치과병원,
한방병원,
요양병원</td><td rowspan="2">만성질환자
외래진료</td><td>직접조제</td><td>1,500원</td></tr>
<tr><td>그 밖의
외래진료</td><td>1,000원</td></tr>
<tr><td colspan="2">그 밖의 외래진료 및 입원진료</td><td>100분의 14
가) 정신건강의학과 입원 : 100분의 10
나) 임신부 외래진료, 치매 : 100분의 5
다) 6세 이상 15세 이하 아동의 입원 :100분의 3</td></tr>
<tr><td rowspan="3">의원,
치과의원,
한의원,
보건의료원</td><td rowspan="2">외래진료</td><td>직접조제</td><td>1,500원</td></tr>
<tr><td>그 밖의
외래진료</td><td>1,000원</td></tr>
<tr><td colspan="2">입원진료</td><td>100분의 14
가) 정신건강의학과 입원 : 100분의 10
나) 임신부 외래진료, 치매 : 100분의 5
다) 6세 이상 15세 이하 아동의 입원 :100분의 3</td></tr>
<tr><td>보건소,
보건지소,
보건진료소</td><td colspan="2">외래진료 및 입원진료</td><td>없음</td></tr>
<tr><td rowspan="3">약국,
한국
희귀 · 필수
의약품센터</td><td colspan="2">직접 조제한 경우</td><td>900원</td></tr>
<tr><td colspan="2">보건기관을 제외 처방전에 따라 조제한 경우</td><td>500원</td></tr>
<tr><td colspan="2">보건기관 발행 처방전에 따라 조제한 경우</td><td>없음</td></tr>
<tr><td colspan="4">※ 자세한 내용은 인터넷 국가법령정보센터에서 국민건강보험법 시행령 별표 2 확인</td></tr>
</table>

(2) 의료급여

의료급여 적용 대상자의 본인 일부 부담금은 다음과 같다.

[별표 1] 〈개정 2018. 6. 26.〉

의료급여기금에서 부담하는 급여비용의 범위(제13조 관련)

1. 1종수급권자

가. 의료급여기관 및 의료급여의 내용에 따라 기금에서 부담하는 급여비용의 범위

의료급여기관	의료급여의 내용		본인부담률
제1차 의료급여기관	외래 진료	직접 조제	방문당 1,500원(본인부담금)
		CT, MRI, PET	100분의 5(본인부담금)
		그 밖의 외래진료	방문당 1,000원(본인부담금)
	입원진료		무료
제2차 의료급여기관	외래 진료	직접 조제	방문당 2,000원(본인부담금)
		CT, MRI, PET	100분의 5(본인부담금)
		그 밖의 외래진료	방문당 1,500원(본인부담금)
	입원진료		무료
제3차 의료급여기관	외래 진료	직접 조제	방문당 2,500원(본인부담금)
		CT, MRI, PET	100분의 5(본인부담금)
		그 밖의 외래진료	방문당 2,000원(본인부담금)
	입원진료		무료
보건기관	외래 · 입원진료		무료
약국 및 한국희귀의약품센터	보건기관 처방 조제		무료
	의료기관 및 보건의료원 처방 조제		처방전 1매당 500원(본인부담금)
	약사 직접 처방 조제		방문당 900원(본인부담금)

나. 1종수급권자 중 다음에 해당하는 사람에 대해서는 급여비용총액 전부를 기금에서 부담

① 18세 미만인 사람

② 임산부

③ 무연고자로 확인된 사람

④ 노숙인 등

⑤ 결핵질환, 희귀난치성질환 또는 중증질환을 가진 사람

⑥ 그 밖에 보건복지부령으로 정하는 사람

2. 2종수급권자

가. 의료급여기관 및 의료급여의 내용에 따른 기금에서 부담하는 급여비용의 범위

의료급여기관	의료급여의 내용		본인부담률
제1차 의료급여기관	외래 진료	직접 조제	방문당 1,500원(본인부담금)
		CT, MRI, PET	100분의 15(본인부담금)
		그 밖의 외래진료	방문당 1,000원(본인부담금)
	입원진료		100분의 10(본인부담금)
제2차 의료급여기관	만성질환자 외래진료	직접 조제	방문당 1,500원(본인부담금)
		CT, MRI, PET	100분의 15(본인부담금)
		그 밖의 외래진료	방문당 1,000원(본인부담금)
	그 밖의 외래진료		100분의 15(본인부담금)
	입원진료		100분의 10(본인부담금)
제3차 의료급여기관	외래진료		100분의 15(본인부담금)
	입원진료		100분의 10(본인부담금)
보건기관	외래 · 입원 진료		무료
약국 및 한국희귀의약품센터	보건기관 처방 조제		무료
	의료기관 및 보건의료원 처방 조제		처방전 1매당 500원(본인부담금)
	약사 직접 처방 조제		방문당 900원(본인부담금)

나. 자연분만 및 제왕절개분만에 대한 의료급여와 6세 미만의 아동에 대한 입원진료 본인부담금 면제

다. 중증질환을 가진 사람에 대해서는 급여비용총액 전부를 기금에서 부담

라. 고위험 임신부 입원진료 총액의 100분의 95를 기금에서 부담

3. 다음 각 목의 경우에는 기금에서 부담

가. 「국민건강보험법 시행령」 별표 2 제4호에 따라 보건복지부장관이 정하여 고시하는 요양급여 항목을 의료급여로 실시하는 경우에는 급여비용총액의 100분의 100 범위에서 보건복지부장관이 정하여 고시하는 금액을 기금에서 부담한다.

나. 종합병원 및 상급종합병원에서 2인실 · 3인실을 이용한 경우

① 상급종합병원 2인실 100분의 50, 3인실 100분의 60을 기금에서 부담

② 종합병원 2인실 100분의 60, 3인실 100분의 70을 기금에서 부담

※ 기타 상세한 내용은 의료급여법

※ 자세한 내용은 인터넷 국가법령정보센터에서 의료급여법 시행령 제13조 별표 1 확인

6. 본인 부담 상한제

(1) 정의

고액 중증 질환자의 의료비 부담을 덜어주기 위한 제도로 환자가 부담한 연간 1.1~12.31 본인부담 진료비 총액이 개인별 소득 수준에 따른 본인 부담 상한액 120만 원 ~ 500만 원을 넘는 경우, 그 넘는 금액을 환자에게 돌려주는 제도 비급여는 제외 2014.1.1.현재

(2) 지급 방법

1) 사전 급여

동일 병 · 의원에 입원하여 발생한 본인 부담액 총액이 500만 원을 넘는 경우 환자는 500만 원까지만 부담하고, 그 넘는 금액은 병 · 의원에서 공단으로 청구한다.

2) 사후 환급

환자가 여러 병 · 의원 약국 포함 에서 진료를 받고 부담한 연간 본인 부담액을 합산하여 보험료 수준에 따른 본인 부담 상한액을 넘는 경우 공단이 그 넘는 금액을 환자에게 환급하여 준다.

☞ 예) 입원 진료 후 퇴원 시 비급여, 100분의 100 본인 부담을 제외한 급여 본인 부담액이 600만원일 때 병원에서는 500만 원까지 본인 부담으로 받고 100만 원은 본인 부담 상한액으로 청구한다.

7. 차등수가제(청구서)

1일 진찰횟수 또는 조제건수에 따라서 진찰료와 조제료 등 차등 지급하는 제도이다.

(1) 적용 대상

치과의원, 한의원, 보건의료원, 약국 및 한국희귀의약품센터

(2) 적용기준

1인당 1일 진찰횟수 또는 조제건수

(3) 적용방법

진찰료와 조제료 등조제료, 약국관리료, 조제기본료, 복약지도료을 아래와 같이 차등 지급한다.

다만, 평일 18시~익일 09시 및 토요일과 관공서의 공휴일에 관한 규정에 의한 공휴일의 진찰료 및 조제료 등, 기타 장관이 별도로 정하는 경우에는 차등수가 적용대상에서 제외할 수 있다.

가. 치과의원, 한의원, 보건의료원의 의사, 치과의사, 한의사 1인당 1일 진찰횟수를 기준으로 진찰료에 대하여 다음과 같이 차등 지급한다.

① 75건 이하 : 100%

② 75건을 초과하여 100건까지 : 90%

③ 100건을 초과하여 150건까지 : 75%

④ 150건을 초과한 건 : 50%

나. 약국 및 한국희귀의약품센터의 약사 1인당 1일 조제건수의약분업 예외지역에서는 직접조제건수 포함를 기준으로 조제료 등에 대하여 다음과 같이 차등 지급한다.

① 75건 이하 : 100%

② 75건을 초과하여 100건까지 : 90%

③ 100건을 초과하여 150건까지 : 75%

④ 150건을 초과한 건 : 50%

다. 차등 지급되는 진찰료약국 및 한국희귀의약품센터의 경우에는 조제료등을 말한다는 차등지수에 1개월또는 1주일간 총 진찰료를 승하여 산출하되 10원 미만은 4사5입한 금액으로 산출하며 차등지수는 의사,치과의사, 한의사, 약사 1인당 1일평균 진찰횟수약사의 경우

에는 조제건수를 n으로 할 때에 다음과 같이 산정하되 소수점 여덟째 자리에서 4사5입 한다.

① n이 75 이하일 경우에는 차등지수를 1로 한다.

② n이 75를 초과하여 100 이하일 경우에는 $75\times1.00+(n-75)\times0.90/n$

③ n이 100을 초과하여 150 이하일 경우에는 $75\times1.00+25\times0.90+(n-100)\times0.75/n$

④ n이 150을 초과하는 경우에는 $75\times1.00+25\times0.90+50\times0.75+(n-150)\times0.50/n$

라. 의사, 치과의사, 한의사 1인당 1일 평균 진찰횟수, 약사 1인당 1일 평균 조제건수는 내원환자의 순서 및 초 · 재진을 구분하지 아니하고 1개월 또는 1주일간 총 진찰조제횟수의 합을 구하고 이를 해당 요양기관이 국민건강보험법 시행규칙 제12조제1항 및 제2항의 규정에 의하여 통보한 의사, 치과의사, 한의사가 진료한 총일수, 약국 및 한국희귀 의약품센터의 약사가 조제한 총일수로 나누어서 계산하되 소수점 첫째 자리에서 절사하여 산정한다.

마. 진료조제 일수는 1개월또는 1주일 동안 의사약사가 실제 진료조제한 날 수를 말한다.

(4) 예외규정

① 부속 의료기관은 공휴, 야간 가산 등 각종 가산을 산정하지 아니한다.

② 공무상 질병 또는 부상에 대한 요양급여에 소요된 비용의 산정은 산업재해보상보험법의 규정에 의한 기준에 의한다.

Check point

요양기간 자체 심사과정에서 점검 요령

- 요양급여비용 명세서 및 청구서 점검
  - 요양급여비용 산정 지침 준수 확인
  - 요양기관의 종별 가산율 적용 확인
  - 본인 일부 부담금 및 청구액 계산 확인
- 요양급여비용청구서 점검
  - 차등수가 적용 기준 확인

4. 보완 청구 및 추가 청구

1. 보완 청구

요양기관에서 요양급여비용을 청구하였으나, 심사평가원에서 심사불능 처리된 건에 대하여는 해당사유를 보완하여 명세서를 재작성하고, 심사청구서에 첨부하여 다시 청구한다. 이때 반드시 원청구분 등과 구분, 작성하여 청구하여야 한다.

① 정보통신망 및 전산매체로 청구하는 경우

구분	심사 청구서 청구구분	명세서 청구구분				
		코드	접수번호	명세서일련번호	사유코드	최초 입원개시일
기재 내역	1	1	이미 통보된 심사결과통보서의 접수번호, 명세서일련번호, 심사불능사유코드			-

② 서면으로 청구하는 경우

- 심사청구서와 명세서 우측 하단 여백에 적색으로 "보완청구"라 표기
- 명세서에 원청구의 접수번호, 통보번호, 심사불능항목 사유코드, 명세서 일련번호 등을 기재

2. 추가 청구

(1) 추가 청구 방법 세부 작성요령

요양기관이 요양급여비용을 지급 받은 명세서 중 진료내역의 일부가 당초 청구 시 누락된 진료내역만을 추가로 청구하는 경우수가, 치료재료 등 다른 진료내역을 동시에 추가로 청구하는 경우 포함에는 명세서를 작성하여 심사청구서에 첨부하여 다시 청구한다.

이때 반드시 원청구분과 구분, 작성하여 청구하여야 한다.

① 정보통신망 및 전산매체로 청구하는 경우

구분	심사 청구서 청구구분	명세서 청구구분				
		코드	접수번호	명세서일련번호	사유 코드	최초 입원개시일
기재 내역	2	3	이미 통보된 원청구서의 접수번호, 명세서일련번호		–	–

② 서면으로 청구하는 경우

- 심사청구서 우측 하단 여백에 적색으로 "추가청구"라 표기
- 이미 통보된 원청구서의 접수번호, 명세서 일련번호를 기재

(2) 분리청구, 추가청구건의 심사 불능시 청구방법

분리청구, 추가청구건의 심사불능 시 청구방법은 다음과 같다.

① 분리청구 명세서가 심사불능된 경우

- 「분리청구」건으로 청구
- 청구명세서의 접수번호 및 명일련은 이전 진료분 접수번호 및 명일련을 기재
- 해당 심사불능사유를 보완

② 추가청구 명세서가 심사불능된 경우

- 「추가청구」건으로 청구
- 청구명세서의 접수번호 및 명일련은 원청구분 접수번호 및 명일련을 기재
- 해당 심사불능사유를 보완

Check point

- 보완 청구 : 심사청구 하였으나 심사 불능인 경우의 보완 청구 방법을 숙지한다.
- 추가 청구 : 심사청구 하였으나 누락된 경우 추가 청구 방법을 숙지한다.

5. 보험자의 진료비 조정 내역 분석

Check point

업무처리 절차

① 심사평가원 진료비 청구 프로그램을 연다.
② 병원 비밀번호를 입력하면 심사평가원에서 보낸 통보서가 뜬다.
③ 수신받을 통보서를 클릭하고 '수신'을 누르면 심사결과 통보서가 수신된다.
④ 병원 상황에 맞게 심사평가원 수신 파일을 받아 청구 환자 결정을 보여 준다.
⑤ 삭감 코드와 내역을 청구 환자에 매칭하여 볼 수 있는 화면에서 조회하여 엑셀로 다운받는다.
⑥ 삭감된 환자의 청구서에 들어가 삭감된 내역의 적정성을 확인한다.
⑦ 보험 인정 개수 초과나 가산 코드 오류 등은 확인 후 재발 방지 장치를 마련한다.
⑧ 삭감 코드가 'C'인 코드는 진료 내역상의 문제로 인정 기준을 다시 확인한 후 정리하여 해당 의사에게 인정 기준과 삭감 내역, 삭감 환자 리스트를 보낸다.
⑨ 다빈도 발생의 삭감 건은 재발되지 않도록 심사 시 눈에 띄게 색을 달리하는 등 주의를 기울일 수 있도록 한다.
⑩ 입원료나 수술 관련 전체 삭감 등 중요 사안에 대해 심사평가원에서 삭감 내역을 보내는 경우 진료 내역을 다시 확인하여 따로 분석한다.
⑪ 단순 삭감인 경우 재심사로, 나머지는 이의 신청을 시행한다.

1. 삭감 분석하기

(1) 정의

심사평가원에서 청구된 진료비에 대해 심사가 이루어지는 과정에서 보건 복지부 고시나 심사기준, 약가 신고, 재료대 신고, 청구 경향에 의해 삭감 처리한 진료비 내역을 확인하는 과정으로 삭감된 진료 내역을 분석하여 진료비 관리 기준 및 이의 신청을 하기 위한 작업이다.

(2) 삭감 분석

① 요양급여비용 심사 결정금액의 정산 내역서 : 삭감금액, 줄 번호별 심사조정 코드 확인

② 요양급여비용 삭감 금액 : Ⅰ항, Ⅱ항 확인

- Ⅰ항 : 종별 가산되지 않는 항목

표 7-3 Ⅰ항 기재 항목

항별	목록	항별	목록
1항	초진료, 재진료, 의약품관리료, 응급관리료, 협진료		
2항	입원료	9항	위탁 검사
3항	경구 및 외용약제	10항	방사선
4항	주사약제	C항	CT 등의 재료
5항	마취약제	M항	MR 등의 재료

- Ⅱ항 : 종별 가산되는 항목가산율 30%, 25%, 20%, 15%으로 단가를 확인 후 내용 분석

표 7-4 Ⅱ항 기재 항목

항별	목록	항별	목록
3항	투약	8항	처치 및 수술
4항	주사	9항	검사
5항	마취	8항	방사선촬영
6항	이학	C항	CT
7항	정신요법료	M항	MR

③ 요양급여비용 심사 결정 금액의 정산 내역서 확인

- 청구 번호, 청구 차수, 접수 번호, 심사 차수, 묶음 번호, 통보서 도달 일자, 명일련, 코드별 삭감 내역, 삭감 금액
- 명일련 코드별 단순 심사/의학적 심사로 구분하여 삭감 내역 의사 통보 및 의사 소견서, Reference 확인

• 단순 심사관리상의 착오로 수정 여부를 검토해야 할 내역

표 7-5 단순 심사 삭감 코드 내역

삭감코드	코드 내용
A	행위, 약제, 치료 재료의 금액 산정 착오
F	증빙 자료 미제출
K	EDI, 디스켓 청구 관련 코드 및 코드 구분 착오 또는 누락
B	요양급여비용 산정기준 적용 착오
D	계산 착오

• 의학적 심사진료적인 문제로 의학적 타당성을 제시해야 할 내역

표 7-6 의학적 심사 삭감 코드 내역

삭감코드	코드 내용
C	요양급여기준 범위 초과 진료, 처방내역 미확인 조제
E	요양급여비용의 100분의 100 본인 부담 항목 청구(청구 금액만 삭감)

④ 심사평가원 진료비 심사 조정 코드

표 7-7 심사 조정 코드 내역

분류	내용
3	차상위 2종 환자 입원 가산 식대 급여 기준 범위 초과 비용 조정
4	미신청된 신의료 기술 등(행위, 치료 재료)의 청구 비용 조정
5	장애인 치과 진료 가산 비용 요양급여기준 범위 초과 조정
6	토요 진찰료 가산 요양급여기준 범위 초과 비용 조정
A	금액 산정 착오 조정(행위, 약제, 치료재료)
B	요양급여기준 적용착오 비용 조정
C	요양급여기준 범위 초과 비용 조정, 처방 내역 미확인 조제
D	계산 착오 금액 조정
E	비급여 또는 요양 급여 비용의 100분의 100 본인 부담 항목 조정

(계속)

분류	내용
E	비급여 또는 요양급여비용의 100분의 100 본인 부담 항목 조정
F	구입 증빙자료 미제출분 조정
G	중복 청구 비용 조정
H	소멸시효 기간이 경과된 요양급여비용 조정
I	진찰료 착오(진찰료의 100분의 100 본인 부담하는 경우)
J	의료급여정신과 입원 기간에 따른 차등수가 적용 착오, 정신과 외래 보호자 내원 수가 적용 착오
K	산정 코드 및 코드 구분 착오 또는 누락 조정
L	증빙자료 상 확인되지 아니한 요양급여비용 조정(본인 부담액 적정 징수)
M	증빙자료 상 확인되지 아니한 요양급여비용 조정
N	항산균 요양기관 착오
O	허위 청구비용 조정
P	EDI, 디스켓 청구관련 2이상의 줄번호를 상호 연계 조정
Q	재심사 후 전액 환수
R	의료장비 미신고 행위료 조정
S	요양급여기준 범위 초과 처방 의약품 조정
T	추가 청구분 중 정액제 해당
U	의약분업 관련 의사, 치과의사의 허용범위외 직접 조제
V	의료급여 이력조회 결과 의료급여기준 범위 초과비용 조정
W	추가 청구분 중 정률제 해당
X	비급여 또는 100분의 100 본인 부담 의약품의 보험청구비용 조정
Y	식대 비용 요양급여기준 범위 초과 조정, 차상위 환자 기본식대 요양급여 기준범위 초과 조정
Z	허위 청구(본인 부담액은 적정징수)
3A	차상위 2종 환자 입원 가산 식대 산정금액 착오 조정
3B	차상위 2종 환자 입원 가산 식대 요양급여기준 적용착오 비용 조정
3D	차상위 2종 환자 입원 가산 식대 계산착오 조정
5A	장애인 치과 진료 가산금액 산정착오 조정

(계속)

분류	내용
5B	장애인 치과 진료 가산 요양급여기준 적용 착오 조정
5D	장애인 치과 진료 가산 계산 착오 금액 조정
5K	장애인 치과 진료 가산 코드 산정 착오 조정
6A	토요진찰료 가산 금액 산정착오 조정
6B	토요진찰료 가산 요양급여기준 적용 착오 비용 조정
6D	토요진찰료 가산 계산착오금액 조정
6E	토요진찰료 가산 코드 비급여 또는 요양급여비용의 100분의 100 본인 부담 항목 조정
6K	토요진찰료 가산 코드 산정 착오 조정
AK	코드 산정 착오 조정
BD	약제 상한 차액산정 착오 조정
BN	미신청된 신의료 기술 등(행위, 치료 재료)의 청구비용 조정
BR	물리 치료 1일 산정횟수 초과분 조정
BZ	I, II란 적용 착오분 조정
CP	임부금기 의약품 청구비용 조정
CR	연령금기 의약품 청구비용 조정
CU	병용금기 의약품 청구비용 조정
DD	약제 상한 차액 총액 계산 착오
IK	코드(3자리:수가)적용 착오 조정
KK	협약가 또는 치료 재료 구분 착오 조정
PA	비급여 항목 단가 착오 기재
PD	요양급여비용 총액 계산 착오 조정
PK	포괄 항목 조정, 미신고된 비급여 항목 기재
RB	부적합 의료장비 사용 행위료 조정
TB	보건기관 물리치료 비율 조정, 의료급여 정신과 정신요법 급여기준 적용착오, 의료급여 정신과 기관 등급 산정 착오, 요양병원 입원 불인정 진료비
TD	요양급여비용 총액 계산 착오(약제 상한 차액 제외)
TE	비급여 또는 100분의 100 본인 부담 대상 청구(요양 급여 비용 총액 해당)
TG	중복 청구(요양급여비용 총액 해당)

(계속)

분류	내용
TH	소멸시효 기간이 경과된 요양 급여 비용 청구(요양급여비용 총액 해당)
TJ	보건기관 청구 관련 요양급여비용 산정기준 등 적용 착오, 의료급여 정신과 입원 기간에 따른 차등 수가 적용 착오, 정신과 외래 보호자 내원수가 적용 착오
TT	추가 청구분 중 정액제 해당
TU	의약분업 관련 약사의 허용 범위(지역)외 직접 조제
TV	의료급여 이력 조회결과 의료급여기준 범위 초과
TW	추가 청구분 중 정률제 해당
TY	식대 요양급여기준 범위 초과(요양급여 비용총액 해당), 차상위환자 기본 식대 요양급여기준 범위 초과(요양급여 비용 총액 해당)
UD	100분의 100 본인 부담금 총액 계산 착오
UR	의약분업 관련 대체 · 변경 · 수정 조제 절차 위반
YA	식대금액 산정 착오 조정, 차상위 환자 기본식대금액 산정 착오 조정
YB	식대 요양급여기준 적용 착오 조정, 차상위환자 기본식대 요양급여기준 적용 착오 조정
YD	식대 계산 착오 금액 조정, 차상위환자 기본식대 계산 착오 금액 조정
YE	식대 비급여 대상 조정
YK	식대 코드 산정 착오분 조정
YZ	식대 Ⅰ/Ⅱ 적용 착오분 조정

Check point

진료비 청구 결과 통보서의 조정 내역 사유를 분석한다.

6. 이의 신청 및 심판 청구

Check point

업무처리 절차

1. 명세서 기재
   ① 일반 사항 기재(접수 번호, 묶음 번호, 심사 차수, 통보서 도달 일자, 명세서 일련번호, 이의 신청 금액)
   ② 이의 신청 금액 중 2항은 가산 여부를 확인해서 가산 금액을 기입한다.
   ③ 이의 신청 사유 및 내역은 상세히 서술한다.
   ④ 첨부 서류 난에는 해당 서류에 모두 표기한다.
   ⑤ 이의 신청 자료 취합 후 명일련 순서대로 정리한 후 송부할 원본과 사본 작성 후 원본은 접수, 사본은 보관하여 이의 신청 결과 통보서 도착 후 확인할 수 있도록 한다.

2. 삭감 항목에 따른 기본 준비 서류 검토(삭감에 대한 이의를 제기할 만한 자료 필수)
   ① 환자에게 직접 사용된 재료(약제, 주사, 혈액, 재료): 투여된 차트 사본 첨부
   ② 환자에게 이루어진 처치: 처치에 대한 기록 첨부
   ③ 시술, 수술료: 시술, 수술 기록지 첨부(필요시 영상 자료 준비)
   ④ 환자에게 실시된 검사: 검사 결과지와 환자 상태 기록지(progress)
   ⑤ 중환자실 입원료: 중환자실 환자 상태의 기록지(progress 및 nursing record)
   ⑥ 신고 오류된 약제, 재료: 구입 거래 명세서
   ⑦ 청구 2~3일 후의 웹 사이트의 A, F, K오류: 웹 사이트에서 바로 수정 신고
   ⑧ 의사 소견서 및 reference(필요시)

3. 이의 신청하기
   ① 단순 처리 가능한 경우 삭감 통보서가 오면 바로 재심사 청구가 가능하다.
   ② 재심사가 기각되는 경우나 정밀 심사를 요하는 삭감의 경우는 이의 신청을 시행한다. (삭감 통보된 일자로부터 90일 이내 심사평가원 도착해야 함)
   ③ 이의 신청 시행한 결과 기각되는 경우 주치의에게 통보하고 심판 청구 여부를 확인한다.
   ④ 심판 청구 시 이의 신청 결과 통보서 도착 90일 이내에 시행한다.

1. 이의 신청

(1) 이의 신청이란?

심사평가원 처분에 대한 권리 구제 절차로 요양급여비용 심사 및 요양급여의 적정성에 대한 평가 등에 관한 심사평가원의 처분에 불복하여 법령에서 정한 서식에 의거하여 처분의 취소나 변경을 신청하는 제도이다.

(2) 관련 근거

- 「국민건강보험법」제87조, 88조 시행령 제58조, 시행규칙 제56조
- 「의료급여법」제30조 제3항

(3) 이의 신청 업무

① 이의 신청은 처분이 있음을 안 날부터 90일 이내에 문서로 하여야 하며 처분이 있은 날부터 180일을 지나면 제기하지 못한다.

② 심사평가원은 이의 신청을 받은 날부터 60일 이내에 결정을 하여야 한다. 다만, 부득이한 사정이 있는 경우에는 30일의 범위에서 그 기간을 연장할 수 있다.

③ 이의 신청에 대한 결정에 불복하는 자는 건강보험분쟁조정위원회에 심판청구를 할 수 있다.

④ 이의 신청 서식은 다음 그림에 따르고, 이외에도 심사평가원의 처분 중 요양급여비용의 심사에 대한 이의 신청과 요양급여의 적정성 평가에 대한 이의 신청의 서식은 별도의 서식을 사용한다.

2. 심판 청구

(1) 심판 청구 근거

① 이의 신청에 대한 결정에 불복하는 자는 건강보험분쟁조정위원회에 심판청구를 할 수 있다.

② 심판청구를 하려는 자는 대통령령으로 정하는 심판청구서를 공단 또는 심사평가원에 제출하거나 건강보험분쟁조정위원회에 제출하여야 한다.

이 의 신 청 서

※ 작성방법은 뒤쪽을 참고하시기 바라며, 바탕색이 어두운 난은 신청인이 적지 않습니다. (앞쪽)

접수번호	접수일		처리기간 60일
① 처분을 받은 자	성명	주민등록번호(외국인등록번호)	
	주소		
② 처분의 내용	(처분지사:) (여백 부족 시 별지 사용)		
③ 처분이 있은(도달한) 날	년 월 일		
④ 이의 신청의 취지와 사유	(여백 부족 시 별지 사용)		
⑤ 처분지사의 고지 유무		고지 내용	

「국민건강보험법」 제87조제1항 및 같은 법 시행규칙 제56조에 따라 위와 같이 공단의 처분에 대하여 이의신청합니다.

년 월 일

신청인 성명 (서명 또는 인) 전화번호 ( )

주민등록번호(외국인등록번호) 휴대전화번호 ( )

주소 전자우편주소 ( )

처분을 받은 자와의 관계

국민건강보험공단이사장 귀하

첨부서류	주장하는 사실을 입증할 수 있는 서류	수수료 없음

처리절차

신청서 작성	➡	접수	➡	이의신청위원회 심의 · 의결	➡	심의결과 통보	➡	수령
신청인		국민건강보험공단		국민건강보험공단		국민건강보험공단		신청인

210mm×297mm[백상지 80g/m²]

서식 7-3 이의 신청서 양식

(2) 관련 근거

「국민건강보험법」 제88조, 시행령 제59조

(3) 심판청구서의 제출

① 심판청구를 하려는 자는 다음 각 호의 사항을 적은 심판청구서를 공단, 심사평가원 또는 건강보험분쟁조정위원회에 제출하여야 한다

1. 청구인과 처분을 받은 자의 성명 · 주민등록번호 및 주소법인인 경우에는 법인의 명칭, 법인등록번호 및 주사무소의 소재지를 말한다.
2. 처분을 한 자공단 이사장 또는 심사평가원 원장의 위임을 받아 분사무소의 장이 처분을 한 경우에는 그 분사무소의 장을 말한다. 이하 같다
3. 처분의 요지 및 처분이 있음을 안 날
4. 심판청구의 취지 및 이유
5. 청구인이 처분을 받은 자가 아닌 경우에는 처분을 받은 자와의 관계
6. 첨부서류의 표시
7. 심판청구에 관한 고지의 유무 및 그 내용

② 공단과 심사평가원은 심판청구서를 받으면 그 심판청구서를 받은 날부터 10일 이내에 그 심판청구서에 처분을 한 자의 답변서 및 이의신청 결정서 사본을 첨부하여 분쟁조정위원회에 제출하여야 한다.

③ 분쟁조정위원회는 심판청구서를 받으면 지체 없이 그 사본 또는 부본副本을 공단 또는 심사평가원 및 이해관계인에게 보내고, 공단 또는 심사평가원은 그 사본 또는 부본을 받은 날부터 10일 이내에 처분을 한 자의 답변서 및 이의신청 결정서 사본을 분쟁조정위원회에 제출하여야 한다.

Check point

이의 신청, 심판 청구 과정을 정확히 이해하고 시행할 수 있다.

핵심문제 & 해설 *Ccheck Point Exercises & Explanation*

1. 보험심사 업무처리 담당 영역 중 다른 하나는?

① 심사청구서 접수
② 보험심사
③ 이의신청
④ 결과통보

|해설| ①, ②, ④는 보험심사 평가원 업무 ③은 요양기관 업무임

2. 보험료 심사 청구 전 주요 항목에 해당하지 <u>않는</u> 것은?

① 상병명 확인 및 주상병, 부상병 구분 확인
② 건강보험, 의료급여, 산재보험, 자동차보험 등 보장유형 확인
③ 주요 수술이나 검사 등 각종 행위, 약재, 치료 재료 누락여부 확인
④ 퇴원하기 전 요양급여 비용이 적절하게 산정되었는지 확인하는 과정

|해설| ④는 퇴원전 심사에 해당한다.

3. 보험심사 평가원의 보험심사 절차에 해당하지 <u>않는</u> 것은?

① 진료수가 기준
② 동일질병 유형 기준
③ 건강보험 요양급여 기준
④ 약제비 산정 기준

|해설| 보험심사평가원의 보험심사절차는 건강보험법 등 관계법, 건강보험요양급여 기준 진료수가 기준, 약제비 산정기준, 보건복지부의 각종 유전해석 등의 심사기준이 적용된다.

4. 심사 결과에 대하여 요양기관의 이의 신청은 통지서 도착 후 며칠 이내로 해야 하는가?

① 90일 ② 100일
③ 120일 ④ 150일

|해설| 국민건강보험법 제87조제3항에 의거처분이 있은 날로부터 90일 이내에 문서로 하여야 한다.

5. 요양급여비용 청구 및 자료 제출 시기에 대한 설명으로 적절한 것은?

① 입원진료는 퇴원일이 속한 날의 다음날부터 청구할 수 있다.
② 외래진료는 내원일이 속한 날의 다음 달 초일부터 월별로 청구한다.
③ 서면 또는 전산 매체로 요양급여비용을 청구하는 경우에는 내원 일부터 청구한다.
④ 요양기관은 원료약, 요양기관자체조제약, 치료재료구입내역을 명세서 접수 후 제출한다.

|해설| ① 입원진료는 퇴원일이 속한 다음주 월요일부터 청구할 수 있다.
③ 서면 또는 전산 매체로 요양급여비용을 청구하는 경우에는 내원일이 속한 다음 달 초일부터 월별로 청구한다.
④ 요양기관은 원료약, 요양기관자체조제약, 치료재료구입내역을 명세서 접수 전에 제출한다

6. 건강 보험에 대한 급여의 종류 중에서 현물급여에 해당되는 사항은?

① 요양비
② 상병수당
③ 건강검진
④ 장애인 보장 구급여비

|해설| 우리나라 보험급여의 형태에서 요양비, 장애인 보상구급여비, 임신출산진료비, 상병수당을 현금급여, 건강검진, 분만급여, 예방접종, 요양급여는 현물급여.
※ 현물급여 – 질병, 낙상, 출산 시 요양기관에서 받는 의료서비스

7. 요양기관의 종별 가산율이 30%에 해당하는 기관은?

① 치과의원
② 병원
③ 상급종합병원을 제외한 종합병원
④ 상급종합병원에 설치된 치과대학 부속 치과병원

|해설| 일반 치과병원 15%, 병원 20%, 상급종합병원을 제외한 종합병원 25%
가산율 30% 요양기관
① 상급종합병원으로 인정받은 종합병원
② 상급종합병원에 설치된 치과대학 부속 치과병원
③ 상급종혐병원에 설치된 특수전문병원

8. 요양급여비용 청구와 관련하여 요양기관과 심사평가원이 사용할 수 <u>없는</u> 전자문서는?

① 요양 급여비용 심사청구서
② 보완자료제출 내역서
③ 요양급여비용 심사결과통보서
④ 담당의사 의무기록서

|해설| 요양기관과 심사평가원의 요양급여비용 청구와 관련하여 사용할 수 있는 전자문서는 요양급여비용 심사청구서, 요양급여비용 명세서, 치료재료 및 약제구입내역 통보서, 요양기관자체 조제 · 제제약 내역통보서, 보완자료제출내역서, 요양급여비용 심사청구서 명세서 등 접수증, 요양급여비용 심사결과통보서, 보완자료요청내역서, 이의신청결정서, 환자평가표파일 등이다.

9. 요양기관에서 요양급여비용을 전자문서로 심사청구를 받았다면 심사평가원은 며칠 이내에 통보해야 하는가?

① 40일 이내 ② 50일 이내
③ 60일 이내 ④ 70일 이내

|해설| 국민건강보험 시행규칙 제20조제2항에 의거 40일 이내에 심사하여 통보하여야 한다.

10. 심사평가원의 처분에 대한 이의신청 사항으로 적절하지 <u>않은</u> 것은?

① 처분이 있음을 안 날로부터 90일 이내에 문서로 하여야 한다.
② 처분이 있은 날부터 90일이 지나면 이의를 제기하지 못한다.
③ 심사평가원은 이의신청을 받은 날로부터 60일 이내에 결정을 하여야 한다.
④ 결정에 불복하는 자는 건강보험분쟁조정위원회에 심판 청구할 수 있다.

|해설| 국민건강보험법 제87조제3항에 따라 처분이 있은 날로부터 180일이 지나면 이의를 제기하지 못한다.

|정답| 1. ③ 2. ④ 3. ② 4. ① 5. ② 6. ③ 7. ④ 8. ④ 9. ① 10. ②

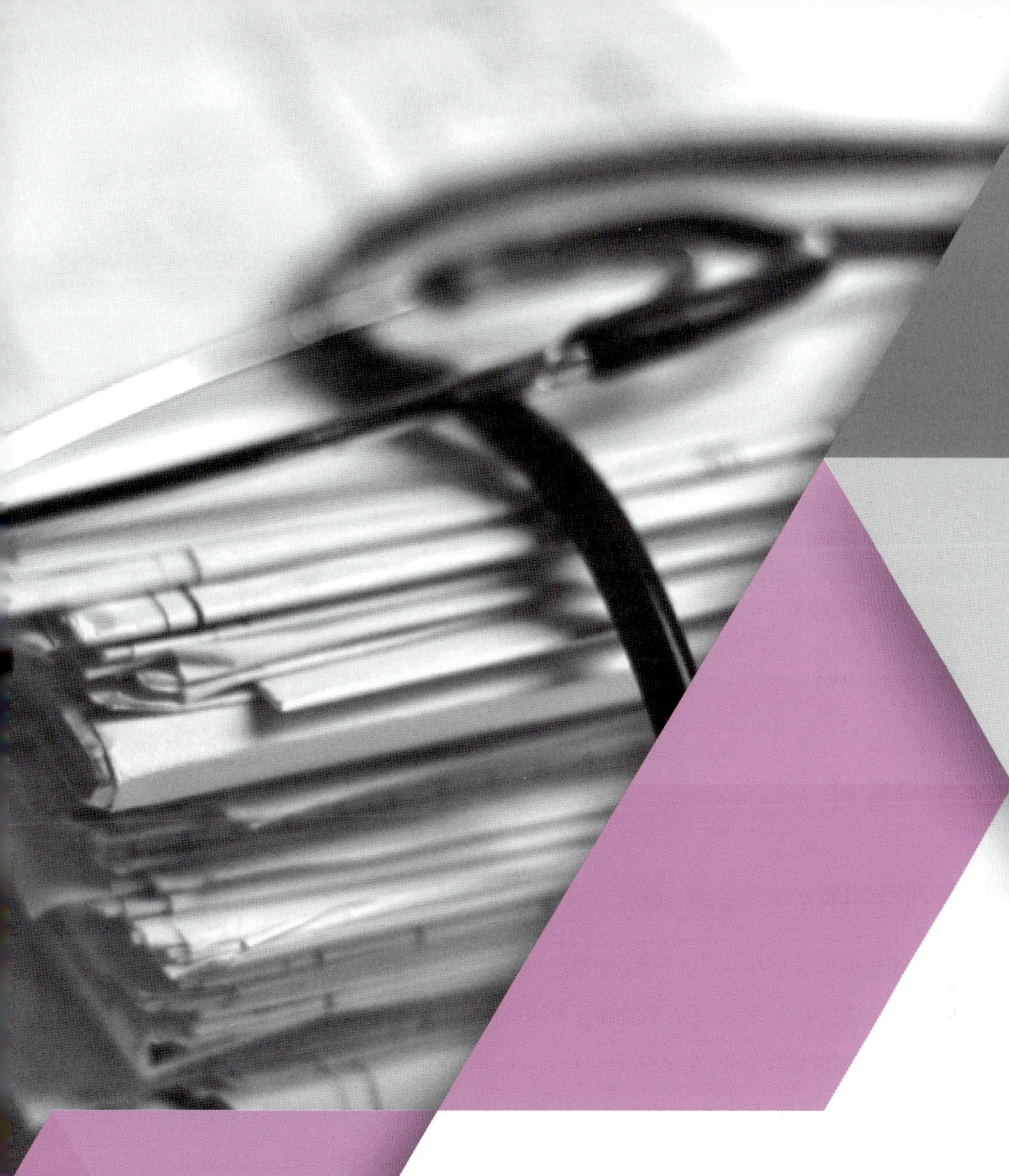

Chapter 8.

원무통계 및 분석

1. 원무통계
2. 원무통계의 분류
3. 재무지표
4. 진료실적의 분석

|| 핵심문제 & 해설

Chapter 08.

원무통계 및 분석

학습 목표

- 원무통계의 개념을 설명할 수 있다.
- 원무통계의 산출요령을 계산할 수 있다.
- 환자진료실적을 작성하여 분석할 수 있다.
- 환자 수, 의료수익 등을 이용하여 경영분석을 제시할 수 있다.

1. 원무통계

1. 원무통계의 의의

원무통계는 병원통계의 일부분이다. 병원통계는 병원의 환자 수, 진료수익, 질병종류나 건수, 수술종류나 건수, 사망률 등의 자료를 이용하여 의학연구, 병원의 운영, 의료기관인증평가, 병원신임평가 등에 필요한 자료를 얻기 위함이다. 원무통계는 주로 환자의 진료비와 관련된 통계로 병원에서 의료서비스 제공 시 발생되는 의료수익을 일정한 기준에 의하여 외래, 입원의 수진형태별, 진료과별, 수가유형별, 수가항목별, 진료과정별 등으로 분류, 집계한 후 분석한 자료를 말한다.

2. 원무통계의 목적

원무통계의 목적은 크게 세 가지로 분류할 수 있다. 첫째는 의학연구에 필요한 자료를 얻기 위함이다. 둘째는 경영적인 측면에서 진료실적 등을 파악하여 경영에 반영하기 위함이다. 셋째는 내부 또는 외부기관에 보고할 자료를 작성하기 위한 측면이다.

이를 설명하면 아래와 같다.

(1) 의학연구자료

의학연구에 필요한 기초자료를 얻기 위함이다. 여기에는 상병별 통계, 수술통계, 검사통계, 사망률, 부검결과, 성별 및 연령별 통계 등이 사용된다. 이들은 연구목적으로 사용되기도 하고 보건통계자료로 활용되기도 한다.

(2) 경영실적자료

병원을 운영하기 위한 실적을 파악하는 것으로 주로 일정 기간의 환자나 진료수익 등을 집계하고 이를 분석한 자료이다. 기본적으로 이용되는 자료로는 환자 수, 의료수익, 검사 건수, 병상이용률 등의 통계자료이다. 이들 자료를 세분하여 외래 및 입원별, 의료보장유형별, 진료과별, 거주지역별, 연령별 등으로 구분하여 집계하기도 한다. 이들 자료는 경영실적을 평가하기 위한 자료로 활용되기도 하고 진료과별, 수가항목별, 진료의사별로 원가분석을 위한 기초자료로 쓰이거나 내부통제의 목적으로 이용하기도 한다.

3. 원무통계의 기준

원무통계가 적절히 작성되기 위해서는 일정한 형태로 환자가 구분되어야 하고, 보편적인 산정기준을 따라야 한다. 먼저 환자의 종류는 진료형태에 따라 외래환자, 입원환자로 구분된다. 또한 내원경험에 따라서는 신환자와 구환자로 구분되기도 하며, 건강보험 산정기준에 따라서는 초진환자와 재진환자로 구분된다. 그리고 보험자의 유형에 따라 건강보험환자, 의료급여환자, 산재보험환자, 일반환자로 구분된다.

다음으로 환자 수, 병상 수, 의료수익을 산정할 시 일반적으로 아래와 같은 기준을 따른다.

(3) 환자 수 구분

① 외래환자 수

외래환자 수는 진료과를 중심으로 산정한다. 한 환자가 하루에 2개과에서 진료를 받았다면 2명으로 계산한다. 응급환자 수는 별도로 구분하는 것이 원칙이지만 외래환자에 포함시키기도 한다. 건강검진 및 신체검사 수에 대해서는 외래환자에 포함하지 않고 별도로 관리한다. 또한 진료과에서 진료지원과에 검사나 촬영을 의뢰하여 이를 실시한 경우 진료지원과 영상의학과, 진단검사의학과 등의 환자 수는 별도로 산정하지 않는다.

② 입원환자 수

하루 동안 병상을 점유하고 있었던 환자 수를 산정한다. 입원 도중에 전과한 환자는 전출한 진료과와 전입한 진료과에 따라 각각 분리하여 산정한다. 신생아의 경우는 별도로 입원수속을 한 경우에만 입원환자로 산정한다.

- **입원실 인원** : 입원절차가 종료되고 입원이 허락된 환자 수를 말한다. 매일 0시 기준으로 그 이전 24시간 이내에 입원절차를 마친 환자를 말한다.

(주) 건강보험수가기준으로 입원료를 산정하기 위한 1일 입원이란 당일 정오부터 다음 날 정오까지를 말한다.

- **입원환자 연인원** : 일정기간 동안 병상을 점유하고 있는 환자의 총 합계를 말한다. 재원환자 연인원 수와 같은 개념으로서, 연입원환자수라 하면 입원환자의 총 재원일수를 말한다.
  - 퇴원환자 실인원 : 입원했던 환자가 입원치료가 종료되고 의료기관을 떠나는 환자 수를 말한다. 매일 0시에서 24시간 이내 퇴원절차를 마치고 의료기관을 떠난 환자 수를 말한다.
  - 재원환자 수 : 일정한 시점을 기준으로 의료기관에서 입원 중인 환자 수를 말한다.

(4) 환자종류(유형)별 구분

환자종류 유형 별 구분은 의료기관에서 환자를 진료하고 난 후 본인부담 진료비를 제외한 나머지의 진료비를 보상해 주는 주체를 기준으로 분류한 것이다.

① 건강보험환자

건강보험환자는 국민건강보험법에 의하여 건강보험수가를 적용받는 환자를 말한다.

② 의료급여환자

의료급여환자는 의료급여법에 의하여 의료급여수가를 적용받는 의료급여 적용대상자 1종 및 2종를 말한다. 의료급여환자의 진료비는 본인부담진료비를 제외한 나머지를 시, 군, 구청에서 관장한다.

③ 산재보험환자

산재보험환자는 산업재해보상보험법에 의하여 산재보험수가를 적용받는 환자를 말한다. 산재보험환자의 진료비는 근로복지공단에서 관장한다.

④ 자동차보험환자

자동차보험환자는 자동차손해배상보장법에 의하여 자동차보험이 적용되는 환자를 말한다. 자동차보험환자의 진료비는 자동차보험회사에서 관장한다.

⑤ 일반환자

상기 환자를 제외한 나머지로 일반수가를 적용받는 환자를 말한다. 일반수가란 각 의료기관에서 임의로 책정한 의료수가로 관할 보건기관에 신고한 의료수가이다.

(5) 진료과별 환자 수

① 진료과별 외래환자 수

진료과별 외래환자 수는 일정기간 동안 외래에서 진료를 받은 환자를 진료과별로 집계한 환자 수이다. 진료과별 외래환자 수는 보험기준에 따라 초진환자와 재진환자로 세분하거나 보험유형별로 건강보험환자, 의료급여환자, 산재보험환자, 자동차보험환자, 일반환자로 세분한다.

② 진료과별 입원환자 수

진료과별 입원환자 수는 일정기간 동안 입원해서 진료를 받은 환자를 진료과별로 집계한 환자 수이다. 진료과별 입원환자 수는 보험기준에 따라 초진환자와 재진환자로 세분하거나 보험유형별로 건강보험환자, 의료급여환자, 산재보험환자, 자동차보험환자, 일반환자로 세분한다.

(6) 진료일수 및 병상 수

① 진료일수

외래진료일수는 일정 기간 동안 외래환자가 진료를 받은 일수의 합을 말하며, 의료기관에서 진료를 행하지 않은 날짜공휴일 등는 진료일수에 포함하지 않는다. 입원진료일수는 일정 기간 동안 입원환자가 진료를 받은 날의 수의 합을 말한다.

② 병상 수

병상 수를 산정하는 방법에는 허가병상 수와 가동병상 수로 나뉜다. 허가병상 수는 의료기관 개설 시 감독관청에서 허가받은 병상 수를 말한다. 가동병상 수는 의료기관이 입원환자를 진료하기 위하여 병실에 실제 투입한 병상 수를 말한다. 단, 응급실, 분만실, 회복실, 주사실, 인공신장실, 물리치료실 등은 가동병상 수 산출 시 제외된다.

Check point

원무통계 작성 시 유의사항

1. 원무통계 작성 시 환자의 종류는 진료형태, 내원경험, 건강보험 산정기준, 보험자의 유형에 따라 구분된다.
2. 외래진료일수의 산정 시 의료기관에서 진료를 행하지 않은 날짜(공휴일 등)는 진료일수에 포함하지 않는다.
3. 가동병상 수 산정 시 응급실, 분만실, 회복실, 주사실, 인공신장실, 물리치료실 등의 보유병상은 제외된다.

2. 원무통계의 분류

원무통계는 일반적으로 환자진료통계, 병원정보통계, 진료수익통계, 청구통계 등으로 나뉜다. 환자진료통계는 진찰료 발생기준, 과거방문여부, 이용경로, 거주지역별로 구분하여 집계된다. 진료수익통계는 환자종류별로 구분하거나 진료과목별 또는 수가유형별로 구분된다.

1. 환자진료통계

환자진료통계는 외래환자통계, 입원환자통계로 나뉘며 응급실환자통계는 별도로 작성된다.

(1) 외래환자통계

외래환자통계는 의료기관의 외래에 방문해서 진료한 환자 수를 말하며 진료과를 기준으로 집계한다. 따라서 한 환자가 하루에 2개과에서 진료를 받았다면 2명으로 집계한다. 신체검사나 건강검진을 위해 내원한 경우에는 외래환자로 보지 않고 별도로 신체검사 또는 검진실적으로 집계한다. 외래환자 집계 시 진료일 수는 실제로 진료한 날의 수를 말하며, 오전만 진료하는 토요일은 0.5일로 계산하기도 한다.

① 진찰료 발생기준

건강보험에서 진찰료를 산정하는 방법에 따라 초진환자와 재진환자로 구분하여 집계하는 방법이다. 동일한 날에 외래에서 각각 다른 진료과에서 각각의 진찰을 행한 경우 각각의 환자 수로 산정한다.

② 과거방문 여부

해당 의료기관의 이용여부에 따라 처음 방문하였을 때는 신환으로 구분하고, 과거에 방문한 경험이 있는 경우에는 구환으로 구분한다. 의료기관의 신뢰나 친화를 측정하는 지표로 사용되는데 신환의 비율이 높을수록 친화도 혹은 신뢰도가 높다고 할 수 있다.

③ 이용경로

해당 의료기관을 방문하게 된 경로별로 집계하는 방식이다. 외래, 응급실, 타 병원으로부터 전원 등으로 구분하여 집계하는데 환자의 공급원을 파악하는 데 사용되는 지표로 이용된다.

④ 거주지역

환자의 거주지역에 따른 집계이다. 해당 의료기관을 이용하는 환자의 거주지별 분포를 파악할 수 있는 지표로 활용된다.

(2) 입원환자통계

입원환자통계는 의료기관에 입원하여 진료를 받은 환자를 집계한 것이다. 외래와는 달리 실입원환자 수 혹은 퇴원환자 수를 연인원으로 구분하여 집계한다. 연입원은 입원실료가 부과된 입원환자를 기준으로 일정 시점에 혹은 일정 기간을 합산하여 작성한다.

입원진료 중에 환자의 진료과가 변경된 경우, 변경된 날은 변경된 진료과로 집계하고 신생아가 질환이나 미숙아로 입원을 한 경우에는 입원환자로 집계하되, 정상신생아의 경우에는 산모에 포함되기 때문에 별도의 입원환자로 집계하지 않는다.

산모가 분만 후 2박 3일 동안은 신생아를 입원환자로 보지 않으나 신생아에 이상이 발생하여 입원절차 후 입원하는 경우 입원료가 부과되며, 이 경우에는 입원환자로 계산한다.

입원 중에 전과한 환자는 입원료를 계상하는 진료과의 환자로 계산하되, 전출된 진료과와 전입된 진료과에 이중으로 계산하지 않는다. **입원환자의 통계유형**에는 실입원환자 수, 퇴원환자 수, 연환자 수, 재원환자 수, 재원환자연인원 수 등이 있다.

2. 진료수익통계

(1) 통계의 기준

의료수익을 집계하는 방법은 **현금주의**를 기준으로 집계하는 방법과 **발생주의**를 기준으로 집계하는 방법이 있다. 발생주의는 의료기관에서 의료서비스를 제공한 시점에서 의료수익이 발생하였다고 보는 방법이다. 반면에 현금주의는 의료서비스의 제공시점과 무관하게 현금이 입금된 날을 기준으로 의료수익을 계산하는 방법이다.

발생주의와 현금주의는 각각의 장단점이 있으나 일반적으로 의료기관에서는 의료서비스를 제공하는 시점에서 수익과 비용이 동시에 발생한다고 보기 때문에 발생주의를 채택하여 의료수익을 인식발생했다고 가정하고 있다.

(2) 통계의 유형

의료수익통계는 크게 **외래수익**과 **입원수익**으로 구분하고 이를 다시 환자종류별, 진료과별, 수가항목별로 나누어 집계한다. 의료수익은 일별, 월별, 분기별, 연도별로 집계되며 집계 후 이를 이용하여 병원의 경영실적을 분석하는 자료로 활용된다.

표 8-1 진료과별, 환자유형별 의료수익 집계표

구분	건강보험		의료급여		산재보험		자동차보험		일반		합계	
	건수	금액	건수	금액	건수	금액	건수	금액	건수	금액	건수	금액
내과												
외과												
산부인과												
소아과												
–												
–												
–												
–												
계												

표 8-2 진료과별, 수가항목별 의료수익 집계표

구분	내과	외과	산부인과	소아과	–	–	합계
실인원							
연인원							
일평균							
진찰료							
입원료							
투약료							
주사료							
마취료							
–							
–							
–							
–							
–							
본인부담							
보험부담							
감액							
중간입금액							
퇴원입금							
본인미수							
본험미수							
절사차액							

3. 청구통계

의료기관의 진료비는 의료서비스의 제공 시점에 모두 회수되는 것이 아니라 상당 부분이 보험자의 심사를 거쳐 일정 기간이 경과한 후에 회수된다. 또한 심사기관의 심사와 조정을 거쳐 진료비가 확정되기 때문에 의료기관에서 의료서비스를 제공한 시점의 진료비와 수령된 진료비와는 차이가 발생하게 된다. 따라서 이에 대한 관리가 요구되는데 이는 청구통계 혹은 진료비 조정삭감통계이며, 보험자부담 진료비에 대한 통계라고 한다.

청구통계는 다음과 같이 유형을 분류할 수 있으며 대부분 전산을 통해 집계된다.

표 8-3 수가유형별 진료비조정 통계

구분	내과	외과	산부인과	소아과	–	합계
건강보험						
의료급여						
산재보험						
자동차보험						
기타						
합 계						

표 8-4 진료과별 심사조정통계

구분	청구건수	총진료비	조정액	조정율(%)	조정건수	비고
내과						
외과						
산부인과						
소아청소년과						
–						
합 계						

Check point

수가유형과 의료수입 집계 시 주의사항

1. 의료수익 집계 시 발생주의는 의료기관에서 의료서비스를 제공한 시점에서 의료수익이 발생하였다고 보고 수익으로 계상하는 방법이고, 현금주의는 의료서비스의 제공시점과 무관하게 현금이 입금된 날을 기준으로 의료수익을 계상하는 방법이다.
2. 수가유형이란 환자가 의료기관을 방문했을 시 환자에게 적용되는 의료수가기준으로 건강보험수가, 의료급여수가, 산재보험수가, 자동차보험수가, 일반수가 등이 있다.

3. 재무지표

1. 안전성 지표

안전성 지표는 경영주체로서 의료기관 자본구조의 건전성, 지불능력, 부채상환능력 및 자금운용의 적정성 여부를 판단하기 위한 지표를 말한다.

(1) 기본재산자기자본비율

총자본 중 기본재산이 차지하는 비율을 알기 위한 지표이다. 기본재산이란 자기자본과 같은 개념이다. 이 비율이 높을수록 재무상태가 건전한 것을 의미하나 지나치게 높을 경우에는 자금활용의 비효율성을 초래하기도 한다.

$$\text{기본재산비율}(\%) = \frac{\text{기본재산}}{\text{총자본}} \times 100 \text{ 또는 } \frac{\text{기본재산} - \text{부채}}{\text{총자본}} \times 100$$

(2) 타인자본의존도

총자본 중 부채가 차지하는 비율을 알기 위한 지표이다. 이 비율이 높을수록 재무구조가 취약하다는 것을 의미하나 지나치게 낮을 경우에는 자금활용의 효율성 저하를 초래할 수도 있다.

$$\text{타인자본도}(\%) = \frac{\text{부채}}{\text{총자본}} \times 100$$

(3) 유동비율

유동부채를 유동자산으로 안전하게 상환할 수 있는가를 알아보기 위한 비율이다. 이 비율은 높을수록 지불능력이 높아져서 재무구조가 안전하다는 것을 의미하며, 병원의 경우에는 최소한 100% 이상이어야 한다.

$$\text{유동비율}(\%) = \frac{\text{유동자산}}{\text{유동부채}} \times 100$$

(4) 당좌비율

유동부채를 안전하게 지급할 수 있는가를 알아보기 위한 비율이다. 이 비율은 유동비율에 대한 보조지표로서 높을수록 즉시 현금화가 가능한 자산에 의해 유동부채를 상환할 수 있는 능력이 크다는 것을 의미한다.

$$\text{당좌비율(\%)} = \frac{\text{현금예금} + \text{유가증권} + \text{의료미수금} + \text{받을어음 등의 당좌자산}}{\text{유동부채}} \times 100$$

(5) 고정비율

기본자산에 대한 고정자산의 비율로서 기본재산의 몇 %가 고정자산에 투입되었는가를 알아보기 위한 지표이다. 고정자산에 대한 투자는 기본재산자기자본의 범위 내에서 이루어져야 안전하다는 원리에 근거를 둔 것으로서 100% 이하를 유지하는 것이 바람직하다.

$$\text{고정비율(\%)} = \frac{\text{고정자산}}{\text{기본재산}} \times 100$$

(6) 고정장기적합률

장기성 자금에 의한 고정자산 투자정도를 알기 위한 비율이다. 이 비율은 고정비율에 대한 보조지표로서 적어도 100%를 넘지 않아야 안정적인 것으로 볼 수 있다. 따라서 고정비율이 높더라도 고정장기적합률이 낮으면 고정자산에 대한 투자규모가 상대적으로 덜 위험하다고 판단할 수 있다.

$$\text{고정장기적합률(\%)} = \frac{\text{고정자산}}{\text{기본재산} + \text{고정부채}} \times 100$$

* 고정자산은 유형고정자산만을 말하며, 감가상각충당금 차감 후의 순가치를 말함

2. 수익성 지표

수익성 지표는 투입된 자본과 이익과의 비율이 적정한가를 판단하기 위한 지표를 말한다. 수익성 지표의 각종 이익률은 높을수록 양호하다는 것을 의미한다.

(1) 총자본의료이익률

투입된 총자본에 대한 의료이익의 비율을 알기 위한 지표이다.

$$\text{총자본의료이익률(\%)} = \frac{\text{의료이익}}{\text{총자본}} \times 100 \text{ 또는 } \frac{\text{의료이익}}{\text{기본재산+타인자본}} \times 100$$

* 의료이익은 의료수익에서 의료비용을 차감한 금액임.

(2) 의료수익 의료이익률

의료수익에 대한 의료이익의 비율을 알기 위한 지표이다.

$$\text{의료수익의료이익률(\%)} = \frac{\text{의료이익}}{\text{의료수익}} \times 100$$

(3) 총자본경상이익률

총자본에 대한 경상이익의 비율을 알기 위한 지표이다.

$$\text{총자본경상이익률(\%)} = \frac{\text{경상이익}}{\text{총자본}} \times 100$$

* 경상이익은 의료이익에 의료 외 이익을 가산하고 의료 외 비용을 차감한 금액임.

(4) 의료수익경상이익률

의료수익에 대한 경상이익의 비율을 알기 위한 지표이다.

$$\text{의료수익경상이익률(\%)} = \frac{\text{경상이익}}{\text{의료수익}} \times 100$$

(5) 총자본순이익률

총자본에 대한 순이익의 비율을 알기 위한 지표이다.

$$\text{총자본순이익률(\%)} = \frac{\text{당기순이익}}{\text{총자본}} \times 100 \text{ 또는 } \frac{\text{당기순이익}}{\text{기본재산+타인자본}} \times 100$$

* 당기순이익은 총수익에서 총비용을 차감한 금액임.

(6) 의료수익 순이익률

의료수익에 대한 순이익의 비율을 알기 위한 지표이다.

$$\text{의료수익 순이익률(\%)} = \frac{\text{당기순이익}}{\text{의료수익}} \times 100$$

3. 활동성 지표

활동성 지표는 의료기관에 투입된 자본이 의료수익의 증대에 얼마나 효과적으로 기여하였는가를 판단하고, 재고자산과 미수채권관리 등 업무활동의 성과를 평가하는 지표이다.

활동성 지표 산출 시 의료수익에는 입원수익, 외래수익 및 기타의료수익에 의료부대수익을 더하고 의료수익조정계정을 가감한 의료사업수익이 쓰인다.

(1) 총자본회전율

투입된 자본에 대한 의료수익의 비율, 즉 의료수익에 대한 자본의 회전속도를 판단하는 비율이다. 이 비율이 높을수록 투입된 자본을 적극적으로 활용했다는 것을 의미한다.

$$\text{총자본회전율}(\%) = \frac{\text{의료수익}}{\text{총자본}}$$

(2) 총자본회전기간

투자된 총자본이 의료수익으로 환원되는 데에 걸리는 기간, 즉 자본회전율이 1회가 되는 데에 소요되는 일수이다. 총자본회전기간이 길수록 자본의 투자효과가 적다는 것을 의미한다.

$$\text{총자본회전기간}(\text{일수}) = \frac{\text{총자본}}{\text{의료수익}} \times 365(\text{일})$$

(3) 재고자산회전율

재고자산에 대한 의료수익의 비율을 비교하여 봄으로써 재고자산운용의 적정여부를 판단하는 지표이다. 이 비율이 높을수록 재고자산의 관리가 효율적으로 수행되고 있다는 것을 의미한다.

$$\text{재고자산회전율}(\%) = \frac{\text{의료수익}}{\text{평균재고자산}} \text{ 또는 } \frac{\text{의료수익}}{(\text{기본재산}+\text{타인자본})/2}$$

(4) 재고자산 보유일수

재고자산의 보유수준이 평균 며칠 동안 사용할 수 있는 양인가를 알아보기 위한 지표이다. 재고자산 보유일수가 길수록 재고자산의 관리가 비효율적으로 되고 있다는 점, 즉 필요 이상의 재고물품을 보유하고 있다는 것을 의미한다.

$$\text{재고자산보유일수(일)} = \frac{\text{평균재고자산}}{\text{재료비+소모품비+연료비+피복침구비}} \times 365(\text{일})$$

* 평균재고자산에는 재료재고 외에 일반저장품을 포함시켜야 함

(5) 의료미수금 회전율

의료미수금에 대한 의료수익의 비율을 비교해 봄으로써 의료미수금의 과다여부를 알기 위한 지표이다. 이 비율이 높을수록 의료미수금의 적체가 적다는 것을 의미한다.

$$\text{의료미수금회전율(\%)} = \frac{\text{의료수익}}{\text{평균의료미수금}} \text{ 또는 } \frac{\text{의료수익}}{(\text{기본미수금}+\text{기말재고})/2}$$

(6) 의료미수금 회전기간

의료미수금 잔액이 며칠 분의 의료수익에 해당하는가를 알기 위한 지표이다. 이 비율은 길수록 의료미수금의 관리가 부실하여 의료미수금이 적체되고 있다는 것을 의미한다.

$$\text{의료미수금회전기간(일수)} = \frac{\text{의료미수금 잔액}}{\text{의료수익}} \times 365(\text{일})$$

4. 성장성 지표

의료수익, 총자본, 환자 수 등이 전기와 비교하여 증가하고 있는가의 여부를 판단하기 위한 지표이다. 이 지표의 비율이 높을수록 병원의 규모 또는 성과가 커지고 있음을 의미한다.

(1) 수익입원수익, 외래수익, 의료수익증가율

전기에 비하여 수익입원수익, 외래수익, 의료수익이 얼마나 증감하였는가를 알기 위한 비율이다.

$$\text{수익}_{\text{입원, 외래, 의료수익}}\text{증가율}(\%) = \frac{(\text{당기} - \text{전기})\text{수익}}{\text{전기수익}} \times 100$$

(2) 총자본 증가율

전기에 비해 총자본이 얼마나 증감하였는가를 알기 위한 비율이다.

$$\text{총자본 증가율}(\%) = \frac{(\text{당기} - \text{전기})\text{총자본}}{\text{전기총자본}} \times 100$$

(3) 환자 수 증가율입원, 외래, 조정환자

전기에 비해 환자 수가 얼마나 증감하였는가를 알기 위한 비율이다.

$$\text{환자}_{\text{입원, 외래, 조정}}\text{수 및 증가율}(\%) = \frac{(\text{당기} - \text{전기})\text{환자 수}}{\text{전기환자 수}} \times 100$$

5. 100병상당 대차대조표

대차대조표의 항목별 금액을 100병상당으로 환산하여 100병상당 대차대조표를 산출한다. 100병상당 대차대조표는 모든 경영지표 산출의 기초가 되고, 타병원과의 계정과목별 실수의 비교에 의하여 특정과목의 금액이 과다한가 또는 과소한가의 여부를 알 수 있다.

$$\text{100병상당 계정과목별 금액}_{\text{천원}} = \frac{\text{계좌과목별 금액}}{\text{병상 수/100(병상)}}$$

6. 100병상당 손익계산서

손익계산서의 항목별 금액을 100병상당으로 환산하여 제시함으로써 타병원과의 실수의 비교가 가능하도록 한다. 100병상당 손익계산서는 100병상당 대차대조표와 마찬가지로 각종 경영지표 산출의 기초가 되며, 전년 동기 또는 타병원과의 실수의 비교를 가능하게 해준다.

$$\text{100병상당 계정과목별 금액}_{\text{천원}} = \frac{\text{계좌과목별 금액}}{\text{병상 수/100(병상)}}$$

7. 의료원가 구성비

의료수익 대 각 원가구성항목인건비, 재료비, 관리비, 기타 별로 백분율을 나타내는 지표이다.

$$\text{의료수익 대 원가구성비} = \frac{\text{원가구성항목}}{\text{의료수익합계}} \times 100$$

원가항목은 일반병원의 경우 인건비, 재료비, 관리비 및 기타로 구분하여 백분율과 금액을 산출하되, 각 항목별 세부항목비율도 산출한다.

(1) 인건비 : 각 직종별 기본급, 상여금, 수당 및 퇴직급여의 합계

① 의사직 전문의, 일반의, 전공의 포함

② 간호사 간호조무사 포함

③ 약사 조제보조 포함

④ 의료기사 기사보조 포함

⑤ 기타 사무직, 기술직, 고용직 등 포함

(2) 재료비 : 약품비, 진료재료비, 급식재료비, 의료소모품비 합계액

① 약품비

② 진료재료비 검사재료비, 방사선재료비, 기타진료재료비 및 의료소모품 포함

③ 급식재료비

(3) 관리비 : 복리후생비, 동력비, 소모품비, 감가상각비, 수선유지비, 지급임차료, 외주용역비, 기타관리비의 합계액

① 복리후생비

② 동력비

③ 외주 및 임차료 지급임차료, 외주용역비

④ 기타 소모품비, 감가상각비, 수선유지비, 기타관리비

(4) 기타 : 의학교육연구비 등

8. 조정환자 1인당 원가

원가의 각 항목별 금액을 조정환자 수로 나누어 산출한 지표이다. 원가항목의 구분은 다음과 같다.

표 8-5 원가항목의 구분

계정과목	계정과목
1. 조정환자 1인당 원가	4. 조정환자 1인당 관리비
2. 조정환자 1인당 재료비	복리후생비
약품비	동력비
진료재료비	(전력료)
급식재료비	(연료비)
의료소모비품비	(수도료)
3. 조정환자 1인당 인건비	소모품비
기본급 및 수당	감가상각비
(의사급여)	수선유지비
(간호사급여)	기타관리비
(약사급여)	5. 조정환자 1인당 기타 비용
(의료기사급여)	
(사무기술직급여)	
(고용인기타급여)	
상여금 등	
퇴직급여	

9. 생산성 지표

(1) 조정환자 1인당 부가가치

부가가치 · 투자효율성 지표는 의료기관이 일정 기간에 새로 창출한 가치를 조정환자 수, 병상수, 의료수익을 기준으로 평가하고 투입된 자본, 인건비, 의료기기 투자비에 대한 효율을 알아보기 위한 지표이다.

이 지표의 금액이 클수록, 비율이 높을수록 생산성이 높다는 것을 의미한다. 이 지표에서 부가가치는 의료수익에서 재료비, 소모품비, 동력비, 외주가공비를 제외한 금액으로 계산한다.

조정환자 1인당 부가가치는 의료기관이 일정 기간에 조정환자 1인당 얼마만큼의 부가가치를 새로 창출하였는가를 나타내는 지표이다. 부가가치가 높다는 것은 가처분소득이 높다는 것을 의미하므로 조정환자 1인당 부가가치가 높을수록 의료기관의 경영효율성이 높다는 것을 알 수 있다.

$$\text{조정환자 1인당 부가가치}_{\text{천원}} = \frac{\text{부가가치}}{\text{조정환자 수}}$$

* 부가가치 = 의료수익 - (재료비, 소모품비, 동력비, 외주용역비)

(2) 병상당 월평균 부가가치

의료기관이 일정 기간에 새로 창출한 부가가치가 병상당 월평균 얼마인가를 나타내는 지표이다. 조정환자 1인당 부가가치와 마찬가지로 병상당 월평균 부가가치가 높을수록 생산성이 양호하다.

$$\text{병상당 월평균 부가가치}_{\text{천원}} = \frac{\text{부가가치/월수}}{\text{병상 수}}$$

(3) 의료수익 부가가치율

의료기관에서 얻은 의료수익 중에서 몇 %가 새로 창출된 가치인가를 나타내는 지표이다. 부가가치가 높을수록 생산성 향상에 긍정적인 효과를 얻을 수 있다.

$$\text{의료수익 부가가치율(\%)} = \frac{\text{부가가치}}{\text{의료수익}} \times 100$$

(4) 총자본 투자효율

의료기관에서 투입한 총자본이 일정 기간 동안 부가가치의 창출에 얼마나 효과적으로 기여했는가를 나타내는 지표로서 부가가치를 총자본으로 나누어 이를 비율로 나타낸 것이다. 총자본 투자효율이 높을수록 투하된 자본이 효율적으로 운용되었음을 의미한다.

$$\text{총자본 투자효율(\%)} = \frac{\text{부가가치}}{\text{총자본}} \times 100$$

(5) 자본 생산성

의료기관에서 투입한 유형고정자산이 일정 기간 동안 부가가치의 창출에 얼마나 효과적으로 기여했는가를 나타내는 지표로서 부가가치를 유형고정자산으로 나누어 이를 비율로 나타낸 것이다. 자본생산성이 높을수록 투하된 유형고정자산이 효율적으로 운용되었음을 의미한다.

$$\text{자본생산성(\%)} = \frac{\text{부가가치}}{\text{유형고정자산}} \times 100$$

* 유형고정자산은 토지를 제외한 것임.

(6) 인건비 투자효율

의료기관에서 일정 기간에 투입된 인건비에 비하여 새로 창출한 부가가치는 얼마나 되는가를 나타내는 지표이다. 이 지표는 높을수록 노동생산성이 크다는 것을 의미한다.

$$\text{인건비 투자효율(\%)} = \frac{\text{부가가치}}{\text{인건비}} \times 100$$

(7) 의료기기 투자효율

의료기관에서 투입한 의료기기 투자액에 비하여 새로 창출된 부가가치는 얼마나 되는가를 나타내는 지표이다. 이 지표가 높을수록 의료기기 투자효율이 크다는 것을 의미한다.

$$\text{의료기기 투자효율(\%)} = \frac{\text{부가가치}}{\text{의료기기 투자액}} \times 100$$

Check point

재무지표에서의 주요용어 해설

1. 조정환자란 1일당 진료비를 기준으로 외래환자 수를 입원환자 수로 환산한 후 입원환자 수와 합한 환자 수를 말한다.
2. 100병상당 대차대조표와 100병상당 손익계산서는 의료기관의 규모가 다를 때 의료기관 간에 객관적인 비교가 불가능하므로 의료기관이 보유하고 있는 병상 수를 100병상당으로 환산하여 비교가 용이하게 하기 위한 방법이다.
3. 부가가치란 기업이 생산 또는 판매한 생산실적 또는 판매액으로부터 그 때문에 소비된 외부로부터의 구입가치를 차감한 것이다. 따라서 기업이 신규로 창출한 가치를 말한다. 부가가치는 순이익, 인건비, 금융비용, 임대료, 조세공과, 감가상각비를 포함한 것이다. 따라서 의료기관에서 부가가치를 계산할 시 재료비, 동력비, 소모품비, 외주비 등을 의료수익에서 차감해야 한다.

4. 진료실적의 분석

진료실적이란 의료기관이 제공한 의료서비스를 받은 환자 수와 진료건 수를 기초로 하여 산출되는 진료량과 진료수익, 병상이용률 등을 말한다. 의료기관의 환자유형은 외래, 입원, 진료과, 환자종류별로 나눌 수 있는데 이렇게 집계된 환자 수와 수가종목별, 환자종류별로 집계하는 진료건수를 연결시켜 여러 가지 분석을 할 수 있다. 진료실적 분석지표에는 진료량 분석지표, 진료비 분석지표, 진료권 분석지표 등이 있다.

1. 진료량 분석지표

진료량이란 의료기관이 환자에게 제공한 의료의 양을 환자 수와 진료건 수로 표기한 것을 말한다. 진료량을 분석하는 지표에는 외래환자 초진율, 외래환자 입원율, 응급환자율, 평균재원일 수, 입원 대 외래환자 비율, 일평균 외래환자 수, 100병상당 일평균 외래재원환자 수, 외래입원환자 유형별 구성비 등이 있다.

(1) 일평균 외래환자 수(명)

연외래환자 수를 외래진료일 수로 나눈 값으로, 일평균 몇 명의 환자가 의료기관에 내원하였는가를 측정한다. 외래환자 연인원 수는 초진환자와 재진환자를 합한 수를 말한다. 외래진료일 수는 공휴일을 제외하며, 토요일에 진료가 이루어졌을 경우에는 0.5일로 계산한다.

$$\text{일평균 외래환자 수} = \frac{\text{외래환자 연인원 수}}{\text{외래진료일 수}}$$

(2) 외래환자 초진율(%)

외래환자 초진율은 일정 기간 동안의 연외래환자 중 초진환자가 차지하는 비율이다. 이 지표는 의료기관의 환자유인력을 나타내는데, 이 비율이 높게 나타나면 의료기관의 진료권 인구가 증가했거나 지역사회주민에 대한 의료기관의 신뢰도가 높아졌다는 것을 의미한다.

$$\text{외래환자 초진율} = \frac{\text{초진환자 수}}{\text{연외래환자 수}} \times 100$$

(3) 외래환자 입원율(%)

외래환자 입원율은 일정 기간 동안의 연외래환자 중 그 의료기관에 입원하는 환자의 비율을 의미한다. 이는 의료기관에 내원하는 환자의 질병 중증도를 나타내는 지표이다.

$$\text{외래환자 입원율} = \frac{\text{실입원환자 수}}{\text{연외래환자 수}} \times 100$$

$$\text{진료과별 외래환자 입원율} = \frac{\text{진료과별 실입원환자 수}}{\text{진료과별 연외래환자 수}} \times 100$$

(4) 응급환자율(%)

응급환자율은 연외래환자 중에서 응급환자가 차지하는 비율을 의미한다. 응급환자율이 높으면 입원하게 되는 환자 수가 높아짐을 의미하고, 지역사회주민의 의료기관에 대한 신뢰도가 높아짐을 의미한다.

$$\text{응급환자율} = \frac{\text{응급환자 연인원 수}}{\text{외래환자 연인원 수}} \times 100$$

(5) 응급환자 입원율(%)

응급환자 입원율은 응급실에 내원하여 진료를 받은 환자 중 몇 명이 입원하였는가를 나타내는 비율이다. 응급실에 내원한 환자가 해당 의료기관에 입원하지 않고 다른 의료기관으로 후송된다면 의료기관의 의료수익은 그 만큼 감소할 뿐만 아니라 지역사회로부터 신뢰를 잃게 된다.

$$\text{응급환자 입원율} = \frac{\text{응급환자 중 입원한 환자 수}}{\text{총 응급환자 수}} \times 100$$

(6) 평균재원일 수(일)

재원일 수는 환자가 의료기관에 입원하여 퇴원 시까지 머무른 기간을 의미하며, 입원환자의 총 재원일 수를 퇴원한 실인원 수로 나눈 값으로 산출한다. 입원환자가 평균 며칠 동안 재원하였는가를 파악하여 병상관리의 자료로 활용한다.

$$\text{평균재원일수} = \frac{\text{퇴원환자 재원일 수 누계}}{\text{퇴원실인원 수}} \text{ 또는 } \frac{\text{총 재원일 수}}{\frac{(\text{입원실인원} + \text{퇴원실인원})}{2}}$$

(7) 입원 대 외래환자비율(%)

입원 대 외래환자비율은 연외래환자 수를 총 재원일수로 나눈 값으로 계산한다. 이는 입원환자 수에 대한 외래환자 수의 비중을 설명하고, 의료수익의 외래의존도를 설명해 주는 지표이다. 이 비율이 높으면 병상이용률보다 병원이용률이 상대적으로 더 높아지며 입원환자도 증가할 가능성이 높음을 나타낸다.

일반적으로 병상규모가 작은 의료기관은 상대적으로 이 비율이 높게 나타나며, 병상규모가 큰 병원은 입원환자 중심의 진료를 하기 때문에 이 비율이 낮게 나타난다.

$$\text{입원 대 외래환자 비율} = \frac{\text{연외래환자 수}}{\text{총재원일수}} \times 100$$

(8) 100병상당 일평균 외래환자 수(명)

규모가 서로 다른 의료기관간에 일평균 외래(입원)환자의 진료실적을 비교해 보기 위한 지표이다. 이는 연외래환자 수(입원의 경우 총재원일수)를 외래(입원)환자 수로 환산한 값이다.

$$100\text{병상당 일평균 외래}_{\text{재원}}\text{환자 수} = \frac{\text{연외래환자 수(총 재원일 수)/외래(입원)진료일 수}}{\text{평균가동병상 수/100병상}}$$

(9) 환자 진료과별 구성비(%)

외래입원환자를 진료과별 이용형태에 따라 전체 환자 대비 특정한 진료과의 환자비율을 나타내는 지표이다.

$$\text{외래환자 진료과별 구성비} = \frac{\text{(진료과별)외래환자 연인원 수}}{\text{외래환자 연인원 수}} \times 100$$

$$\text{입원환자 진료과별 구성비} = \frac{\text{(진료과별)입원환자 연인원 수}}{\text{입원환자 연인원 수}} \times 100$$

(10) 외래(입원)환자 유형(종류)별 구성비(%)

외래입원환자를 의료보장 기관형태로 구분해 볼 때 전체 외래입원환자에 대한 각각의 점유율을 나타낸다. 의료보장 기관형태별 환자유형에는 건강보험환자, 의료급여환자, 산업재해보상보험환자, 자동차보험환자, 일반환자 등이 있다.

$$\text{외래}_{\text{입원}}\text{환자 유형별 구성비} = \frac{\text{환자유형별 외래환자(재원환자) 연인원 수}}{\text{연외래환자 수(재원환자 연인원 수)}} \times 100$$

(11) 외래환자 1인당 방문 횟수

외래환자가 평균 몇 회나 특정 의료기관을 방문하여 외래진료를 받았는가를 알기 위한 지표이다. 이 지표는 의사의 진료방침에 따라 차이가 발생할 수 있으며 외래진료비의 청구누락 여부를 검증할 수 있는 역할을 한다.

$$\text{외래환자 1인당 방문 횟수} = \frac{\text{진료과별 연외래환자 수}}{\text{진료과별 실외래환자 수}} \times 100$$

(12) 외래(입원)환자 연령대별 구성비(%)

외래입원환자 연령대별 구성비는 의료기관을 이용한 외래입원환자의 연령대별 점유구성비를 알기 위한 지표이다. 이는 외래 혹은 입원하는 환자 가운데 어느 연령대의 환자가 해당 의료기관을 이용하는지 파악할 수 있는 지표이다.

$$\text{외래}_{\text{입원}}\text{환자 연령대별 구성비} = \frac{\text{연령대별 외래(실입원)환자 수}}{\text{연외래(실입원)환자 수}} \times 100$$

(13) 예약접수율 및 예약진료율

의료기관의 진료예약내원, 전화, 인터넷에 대한 통계로서 예약을 통하여 진료를 받는 환자의 비율을 산출하기 위한 지표이다. 아울러 진료과별로 예약을 통하여 진료를 행하는 비율을 비교하기 위한 지표이다. 예약진료율은 연외래환자 수 중 예약 후 실제로 진료를 받은 환자 수의 비율을 말한다.

$$\text{예약접수율} = \frac{\text{예약접수환자 수}}{\text{연외래환자 수}} \times 100$$

$$\text{예약진료율} = \frac{\text{예약진료환자 수}}{\text{연외래환자 수}} \times 100$$

2. 진료비 관련 분석지표

진료비 관련 분석지표는 진료과별, 환자유형별, 수가종류별로 구분하여 산출할 수 있다. 진료비 분석 시 단위당 금액이나 항목별 구성비를 산출하여 이용한다. 진료비 관련 지표에는 외래 및 입원평균진료비, 100병상당 외래입원수익, 진료과별 외래입원수익 구성비, 외래입원진료행위별 구성비 수익 등이 있다.

(1) 외래환자 1인 1일당 평균진료비(원)

외래환자 1인 1일당 평균진료비는 일정기간의 외래진료수익을 연외래환자 수로 나누어 산출한다. 외래환자 1인 1일당 평균진료비가 높다면 이는 외래수익이 많음을 의미하나, 높은 수준의 진료비 때문에 외래환자가 감소할 우려가 있다. 따라서 외래수익을 증대시키기 위해서는 1인 1일당 평균진료비의 증대보다는 외래환자 수를 증대시키는 것이 낫다.

$$\text{외래환자 1인 1일 평균진료비} = \frac{\text{외래수익}}{\text{연외래환자 수}}$$

(2) 입원환자 1인 1일당 평균진료비(원)

입원환자 1인 1일당 평균진료비는 일정 기간의 입원진료수익을 총 재원일수로 나누어 산출한다. 입원환자 1인 1일당 평균진료비는 입원환자에게 제공되는 진료량, 진료수준, 재원일수의 영향을 받는다. 이 지표가 낮게 나오는 경우는 평균재원일수가 길기 때문일 수도 있으므로 이를 높이기 위해서는 평균재원일수를 단축시켜야 한다. 입원환자 1인 1일당 진료비가 높으면 의료기관의 수익에 긍정적인 효과를 가져오기도 하나 진료비수준의 증대로 인하여 입원환자 수가 감소할 우려가 있다.

$$\text{입원환자 1인 1일 평균진료비} = \frac{\text{입원수익}}{\text{총 재원일 수}}$$

(3) 100병상당 일평균 외래(입원)수익(원)

100병상당 일평균 외래입원수익은 일정 기간 진료과별, 환자종류별 외래입원수익을 외래입원 진료일수로 나누어 일평균 수익을 산출하고, 이를 다시 100병상당으로 환산하여 산출한다. 100병상당 일평균 외래입원수익을 산출하는 목적은 규모가 서로 다른 의료기관 간에 수익을 비교하기 위해서이다.

$$\text{100병상당 일평균 외래입원수익} = \frac{\text{외래(입원)수익/외래(입원)진료일 수}}{\text{평균가동병상 수/100병상}}$$

(4) 진료과별 외래(입원)수익 구성비(%)

진료과별 외래입원수익 구성비는 진료과별 외래입원수익을 총 외래입원수익으로 나누고 이를 100분율로 산출한다. 이는 진료과별로 외래입원수익에 대한 상대적 기여도를 나타낸다. 환자종류별로 외래입원수익의 구성비를 산출할 수도 있다.

$$\text{진료과별 외래입원수익 구성비(\%)} = \frac{\text{진료과별 외래(입원)수익}}{\text{총 외래(입원)수익}} \times 100$$

(5) 환자종류별 외래(입원)수익 구성비(%)

환자종류별 외래입원수익 구성비%는 일정 기간의 외래입원수익을 환자종류별로 구분하여 환자종류별로 총외래입원수익에 대한 구성비를 백분율로 나타낸 것이다.

이 지표는 총 외래입원수익에 대한 환자종류별 외래입원수익의 상대적인 기여도가 얼마만큼인지를 나타내는 지표이다.

$$\text{환자종류별 외래입원수익 구성비(\%)} = \frac{\text{환자종류별 외래(입원)수익}}{\text{총 외래(입원)수익}} \times 100$$

(6) 진료행위별 외래(입원)수익 구성비(%)

진료행위별 외래입원수익 구성비%는 일정 기간 동안 외래입원수익을 진료행위항목별로 구분하여 총 외래입원수익 가운데 진료행위별 수익이 얼마만큼 차지하는지 구성비를 백분율로 나타낸 것이다.

진료행위의 구성항목은 건강보험의 수가산정지침 분류항목진찰료, 입원료, 검사료, 방사선료, 투약료, 주사료, 이학요법료, 정신요법료, 마취료, 처치 및 수술료, 치과, 혈액, 식대 등에 의거 산출된다.

$$\text{진료행위별 외래입원수익 구성비(\%)} = \frac{\text{진료행위별 외래(입원)수익}}{\text{총 외래(입원)수익}} \times 100$$

(7) 100병상당 월평균 의료수익(원)

100병상당 월평균 의료수익은 외래수익과 입원수익의 합계액을 기간 중 월수로 나누어 월평균 의료수익을 산출하고, 이를 100병상당으로 환산한 지표이다. 이를 다시 세분하여 진료과별, 환자종류별 월평균 진료수익을 산출할 수 있다.

$$\text{100병상당 월평균 의료수익} = \frac{\text{외래수익} + \text{입원수익}}{\text{평균가동병상 수/100병상}}$$

(8) 의료미수금 회전기간(일)

의료미수금 회전기간은 진료비 가운데 본인부담금을 제외한 보험자 부담 미수금과 본인부담 미수금의 회수기간으로서 미수금 회전기간이 짧을수록 효율성이 높다는 것을 나타낸다.

$$\text{의료미수금 회전기간(일)} = \frac{\text{의료미수금 잔액}}{\text{의료수익}} \times 365$$

(9) 보험심사 조정률(%)

진료비 가운데 보험자 부담분의 청구액을 기준으로 한 심사조정액의 비율로 나타낸 지표이다. 의료기관에서는 심사조정삭감률은 총진료비 대비 조정률, 청구액 대비 조정률 등을 분석하여 진료비관리에 활용하고 있다. 보험심사 조정률은 보험청구 유형별건강보험, 의료급여, 산재보험, 자동차보험로 산출하여 분석한다.

$$\text{보험심사 조정률(\%)} = \frac{\text{심사조정액}}{\text{총 진료비(또는 청구진료비)}}$$

3. 병상이용도 분석지표

병상이용도 분석지표에는 병원이용률, 병상이용률, 병상점유율, 병상회전율, 병상회전간격, 병상회전기간 등이 있다.

(1) 병원이용률(%)

병원이용률은 일정 기간 동안 연입원환자 수총 재원일 수에 연외래환자 수를 환자 1인당 부담진료비를 기준으로 입원환자 수를 환산, 합계하여 연가동병상수로 나눈 지표이다. 병상이용률이 입원환자만을 대상으로 한 지표라면 병원이용률은 입원과 외래를 동시에 평가하는 지표라고 할 수 있으며, 병원의 인력과 시설의 활용도를 종합적으로 나타낸 지표이다.

$$\text{병원이용률} = \frac{\text{조정환자 수}}{\text{연가동병상 수}} \times 100$$

* 조정환자 수란 외래환자 수를 입원환자 수로 환산한 다음 이를 입원환자 수에 더한 환자 수를 말한다. 조정환자 수 산출 시 일정 기간 중 연입원환자 수에 환자 1인당 부담진료비를 기준으로 하여 연외래환자 수를 입원환자 수로 환산하여 더한 것을 말한다. 조정환자 수는 다음과 같은 공식에 의하여 계산된다.

$$\text{조정환자 수} = \text{총재원일수(연입원환자 수)} + \text{연외래환자 수} \times \frac{\text{외래환자당 일평균진료비}}{\text{입원환자당 일평균진료비}}$$

(2) 병상이용률(%)

병상이용률은 일정기간 중 환자를 수용할 수 있는 상태로 가동한 병상연가동병상이 실제 환자에 의해 점유된 비율이다. 병상이용률은 병원의 인력 및 시설의 활용도를 간접적으로 나타낸다. 여기에서 가동병상 수란 일정 기간 동안 매일 매일 가동한 병상 수를 더한 병상 수를 말한다.

$$\text{병상이용률} = \frac{\text{총재원일수}}{\text{연가동병상}} \times 100$$

*연가동병상 수는 아래와 같이 계산된다.
연가동병상 수 = (평균가동병상 수 × 입원진료일 수)

(3) 병상회전율(%)

병상회전율은 일정 기간에 1병상이 평균 몇 명의 입원환자를 수용하였는가를 나타내는 지표이다. 즉, 일정 기간 동안 실제로 입원했거나 퇴원한 환자 수를 평균가동병상 수로 나눈 지표를 말한다. 병상이용률이 높은 경우에는 평균재원일 수가 짧을수록 병상회전율이 높게 나타난다.

$$\text{병상회전율} = \frac{\text{퇴원(입원)실인원 수}}{\text{평균가동병상 수}} \times 100$$

(4) 병상회전간격(일)

병상회전간격은 입원했던 환자가 퇴원한 이후 다음 환자가 입원할 때가지 병상이 평균적으로 며칠간 유휴상태에 있었는가를 나타내는 지표이다. 병상회전간격이 짧을수록 병상이용률이 높다는 것을 의미한다. 따라서 평균재원일수가 길어지면 병상이용률은 높아지나 병상회전율은 낮아지고, 진료건당 진료비는 증가되는 반면에 입원환자 1인당 1일 평균진료비는 감소된다.

$$\text{병상회전간격} = \frac{\text{연가동병상 수} - \text{퇴원환자 총 재원일 수}}{\text{퇴원실인원 수}}$$

(5) 병상회전기간(일)

병상회전기간은 병상회전율 공식을 역수로 하여 산출된다. 병상회전기간은 연간 1병상당 다음 환자를 수용하는 데 평균적으로 걸리는 기간을 의미한다. 병상회전기간은 평균재원일 수에 병상회전간격을 더한 것이 된다. 또한 병상이용률과의 관계는 병상이용률 평균재원일 수/평균재원일 수+병상회전간격×100이다.

$$\text{병상회전기간} = \frac{\text{평균가동병상 수}}{\text{입원(퇴원)환자 실인원 수}} \times 100$$

4. 진료권 관련 분석지표

진료권이란 어떤 특정한 의료기관을 이용하는 환자들의 지역적 분포범위를 말한다. 의료기관의 진료권은 지역사회 내에서 지역주민의 당해 진료기관의 이용도를 파악하고, 향후 의료수요와 의료서비스량의 변화를 추정하기 위해 분석한다.

진료권 관련 지표에는 지역별 환자분포율, 지역별 친화도, 거리별 환자분포율, 소요시간별 환자분포율 등이 있다.

(1) 지역별 환자분포율(%)

지역별 환자분포율은 특정 지역으로부터 유입되는 환자가 얼마나 차지하는가를 분석함으로써 해당 의료기관의 진료권과 환자의 분포상태를 알 수 있는 지표이다. 이 지표는 진료과별, 환자유형별 등으로 세분하여 분석할 수 있으며 내원환자의 분포에 따라 그 원인을 심층적으로 분석할 수 있다.

$$\text{지역별 외래}_{\text{입원}}\text{환자 분포율} = \frac{\text{특정지역의 외래실인원 수(입원실인원 수)}}{\text{총 외래인원 수(총 입원실인원 수)}}$$

(2) 친화도(%)

친화도란 지역사회 안에서 특정 의료기관을 이용하는 환자들 가운데 지역사회주민들이 얼마만큼의 점유상태를 갖고 있는가를 나타내는 지표이다. 이는 일정 기간 동안 단위지역에서 퇴원한 환자 가운데 특정 의료기관에서 퇴원한 환자 수의 정도를 나타낸다.

의료기관을 설립하거나 증축하고자 할 경우에는 의료기관의 설립지역에 대한 의료수요를 조사하는 것이 선행되어야 한다. 의료수요에 대한 조사가 이루어지면 이를 바탕으로 친화도나 지역별 환자분포비율 등의 분석이 이루어질 수 있다.

$$\text{지역별 친화도} = \frac{\text{일정기간 단위지역 내의 특정의료기관에서 퇴원한 환자 수}}{\text{일정기간 단위지역의 퇴원환자 수}} \times 100$$

(3) 거리별 환자분포율(%)

거리별 환자분포율은 의료기관으로부터 거리별로 분류하여 거리별 환자분포를 파악하는 지표이다. 예를 들어 1km 내에서 오는 환자비율, 2km에서 5km 사이에서 오는 환자비율을 파악할 수 있다.

$$\text{거리별 환자분포율} = \frac{\text{일정한 거리내의 외래(입원)실인원 수}}{\text{총 외래(입원) 실입원 수}} \times 100$$

(4) 소요시간별 환자분포율(%)

소요시간별 환자분포율은 환자들이 의료기관에 오는 데 걸리는 시간별로 환자분포상태를 파악하는 지표이다. 예를 들어 의료기관에 오는 데 5분 이내 걸리는 환자비율, 1시간 이내 걸리는 환자비율 등을 파악할 수 있다. 다만, 환자의 교통수단에 따라 소요시간의 차이가 크기 때문에 소요시간별 환자분포율을 조사할 때는 이용하는 교통수단을 함께 파악하는 것이 지표의 신뢰성을 높일 수 있다.

$$\text{소요시간별 환자분포율} = \frac{\text{일정기간 소요시간대에 속하는 외래(입원)실인원 수}}{\text{총 외래(입원) 실입원 수}} \times 100$$

(5) 기타 지표

환자들의 의료기관 시설이용도 만족지수를 산출하기 위한 기초자료로 진료 및 검사대기시간, 병원체류시간, 진료예약 소요시간, 입퇴원수속 대기시간, 각종 접수창구 대기시간, 주차시설이용 대기시간 등이 있다.

(6) 환자원조사

환자원조사란 조사지역 내의 각 병원에서 일정 기간 동안에 퇴원한 환자의 주소를 1년

단위로 계절변동을 고려하여 표본을 추출하고, 이를 근거로 어떤 지역의 환자가 어느 병원을 이용하는가를 조사하는 것을 말한다.

Check point

외래 환자 분석방법 및 효율적인 병상운영

1. 외래환자 분석방법으로 일평균 외래환자 수, 외래환자 초진율, 외래환자 1인당 평균방문 횟수, 외래환자 입원율 등이 사용된다.
2. 병상이용률은 일정기간 중 환자를 수용할 수 있는 상태로 설치한 병상 수가 실제 환자에 의해 점유된 비율로서 병원인력 및 시설의 활용도를 의미한다고 볼 수 있다.
3. 병상이 효율적으로 운영된다는 것은 입원환자 수가 많아서 시설이용도가 높고, 수익성이 좋아지며 국가차원에서도 의료자원이 효율적으로 운영된다는 것을 의미한다.

수행내용

원무 통계 및 환자진료 실적분석

• 재료 · 자료

의료기관의 일별, 월별, 환자 및 진료실적자료, 원무통계자료, 대한병원협회 병원경영 통계자료, 보건산업진흥원 병원경영통계자료

• 기기(장비 · 공구)

컴퓨터, 프린터기, 처방전달시스템(OCS) 프로그램, HIS 프로그램, 복사기 등

• 안전 · 유의사항

의료기관에서 보유하고 있는 환자의 개인정보유출에 유의한다.

• 수행순서

(1) 원무통계의 개념을 이해하고, 정확한 원무통계를 작성하기 위해 원무통계에 활용되는 용어를 정의한다.

의료기관에서 사용되는 통계는 원무통계, 진료통계, 병원경영통계 등이 있다. 병원통계는 환자 수, 진료비, 질병, 수술, 사망률 등의 자료를 활용하여 작성된다. 이들 통계는 내부적으로는 병원의 운영자료나 의학연구에 쓰이지만 대외적으로는 의료기관의 현황 보고나 병원신임평가, 의료기관인증 등을 수행하기 위한 자료로 쓰인다.

의료기관에서는 내부에서 생성되는 각종 경영통계를 기반으로 경영상태를 분석하고,

외부자료와 비교 · 분석하여 문제점을 찾아낸다. 아울러 문제점에 대한 원인을 규명하고 개선안을 마련하여 이를 경영진에게 보고함으로써 경영진이 의사결정을 할 수 있는 정보를 제공한다.

원무통계는 의료기관 경영통계의 일부로서 주로 환자 및 진료비와 관련된 통계이다. 의료기관에서는 의료서비스의 제공에 따라 발생하는 의료수익을 일정한 기준에 의하여 외래와 입원으로 나누고, 진료과별, 의사별, 진료형태별, 환자유형수가종류별, 진료행위별 등으로 분류하여 집계한 실적을 말한다.

(2) 진료실적지표의 종류와 내용을 이해하고, 이들 지표가 어떻게 사용되는지 구분한다.

① 진료량 분석지표에는 외래환자 초진율, 외래환자 입원율, 응급환자율, 평균재원일수, 입원 대 외래환자 비율, 일평균 외래환자 수, 100병상당 일평균 외래재원환자 수, 외래입원환자 유형종류별 구성비 등이 있다.

② 진료비 관련 분석지표에는 진료과별, 환자유형별, 수가종류별로 구분하여 산출할 수 있다. 진료비 분석 시 단위당 금액이나 항목별 구성비를 산출하여 이를 이용한다. 진료비 관련 분석지표에는 외래 및 입원평균진료비, 100병상당 외래입원수익, 진료과별 외래입원수익 구성비, 외래입원 진료행위별 수익 구성비 등이 있다.

③ 병상이용도 분석지표에는 병원이용률, 병상이용률, 병상점유율, 병상회전율, 병상회전간격, 병상회전기간 등이 있다.

④ 진료권 관련지표에는 지역별 환자분포율, 지역별 친화도, 거리별 환자분포율, 소요시간별 환자분포율 등이 있다.

(3) 의료기관에서 환자를 구분하는 기준을 나열하고 이들을 형태별로 구분한다.

① 의료기관을 이용하는 형태에 따라 외래환자와 입원환자로 구분한다. 응급환자는 별도로 구분하고, 신체검사나 건강진단자도 별도로 집계한다.

② 환자가 적용받는 보험유형에 따라 구분한다. 이에는 건강보험환자, 의료급여환자, 산재보험환자, 자동차보험환자, 일반환자 등으로 구분한다. 의료기관에 따라 보훈대상환자, 심장재단환자 등 특정 단체와 계약을 맺고 진료하는 경우도 있다.

③ 의료기관 이용경험에 따라 구분한다. 신환은 해당 의료기관을 처음으로 이용하는 환자이며, 구환은 해당 의료기관을 이용한 경험이 있는 환자를 말한다.

④ 건강보험 수가적용에 따라 구분한다. 초진환자는 진찰료 산정 시 초진진찰료를 산정하는 환자이며, 재진환자는 재진진찰료를 산정하는 환자이다.

(4) 진료량 분석지표에 따라 외래환자 진료실적, 응급환자 진료실적, 입원환자 진료실적, 건강검진자 수검실적표를 작성한다.

① 외래환자 진료실적표의 작성

(단위 : 명, 원, %)

구분	20xx년	20xx년	20xx년	유사병원	전국평균
월평균 외래환자 수					
외래환자당 일평균 진료비					
초진환자율					
응급환자율					
입원환자 대비 외래환자 비율					

② 응급환자 진료실적표를 작성한다.

(단위 : 명, %)

<table>
<tr><th colspan="2">구분</th><th>20xx년</th><th>20xx년</th><th>20xx년</th><th>유사병원</th><th>전국평균</th></tr>
<tr><td rowspan="3">총 환자 수</td><td>주간</td><td></td><td></td><td></td><td></td><td></td></tr>
<tr><td>야간 및 공휴일</td><td></td><td></td><td></td><td></td><td></td></tr>
<tr><td>계</td><td></td><td></td><td></td><td></td><td></td></tr>
<tr><td colspan="2">월평균 환자 수</td><td></td><td></td><td></td><td></td><td></td></tr>
<tr><td colspan="2">일평균 환자 수</td><td></td><td></td><td></td><td></td><td></td></tr>
<tr><td colspan="2">입원환자 수(입원율)</td><td></td><td></td><td></td><td></td><td></td></tr>
<tr><td colspan="2">후송/전원환자(후송률)</td><td></td><td></td><td></td><td></td><td></td></tr>
<tr><td colspan="2">일평균 환자 수</td><td></td><td></td><td></td><td></td><td></td></tr>
</table>

③ 입원환자 진료실적표의 작성

(단위 : 명)

구분	20xx년	20xx년	20xx년	유사병원	전국평균
가동병상 수					
병상이용(가동)률					
실입원환자 수					
실퇴원환자 수					
총 재원일 수(연인원)					
평균재원일 수					
환자당 일평균 진료비					
외래환자 입원율					

④ 건강검진 수검실적표의 작성

구분		20xx년	20xx년	20xx년	유사병원	전국평균
국가 검진	건강검진					
	암검진					
	생애전환기					
	학생검진					
	계					
일반검진						
종합검진						
검진합계						
일평균 검진자 수						
월평균 검진자 수						

(5) 의료기관에서 월별 환자진료실적을 작성한다.

① 월별 외래환자 수 및 수익의 분석

(단위 : 명, 일, 천원, %)

<table>
<tr><th colspan="2" rowspan="2">구분</th><th colspan="7">월 별</th></tr>
<tr><th>1월</th><th>2월</th><th>3월</th><th>–</th><th>–</th><th>–</th><th>합계</th></tr>
<tr><td colspan="2">진료일 수</td><td></td><td></td><td></td><td></td><td></td><td></td><td></td></tr>
<tr><td rowspan="3">환자 수</td><td>초진</td><td></td><td></td><td></td><td></td><td></td><td></td><td></td></tr>
<tr><td>재진</td><td></td><td></td><td></td><td></td><td></td><td></td><td></td></tr>
<tr><td>계</td><td></td><td></td><td></td><td></td><td></td><td></td><td></td></tr>
<tr><td colspan="2">월평균 환자 수</td><td></td><td></td><td></td><td></td><td></td><td></td><td></td></tr>
<tr><td colspan="2">일평균 환자 수</td><td></td><td></td><td></td><td></td><td></td><td></td><td></td></tr>
<tr><td colspan="2">수익</td><td></td><td></td><td></td><td></td><td></td><td></td><td></td></tr>
<tr><td colspan="2">평균진료비</td><td></td><td></td><td></td><td></td><td></td><td></td><td></td></tr>
</table>

② 월별 입원환자 수 및 수익의 분석

(단위 : 명, 일, 천원, %)

<table>
<tr><th colspan="2" rowspan="2">구분</th><th colspan="7">월 별</th></tr>
<tr><th>1월</th><th>2월</th><th>3월</th><th>–</th><th>–</th><th>–</th><th>합계</th></tr>
<tr><td colspan="2">진료일 수</td><td></td><td></td><td></td><td></td><td></td><td></td><td></td></tr>
<tr><td rowspan="3">환자 수</td><td>실입원</td><td></td><td></td><td></td><td></td><td></td><td></td><td></td></tr>
<tr><td>실퇴원</td><td></td><td></td><td></td><td></td><td></td><td></td><td></td></tr>
<tr><td>연인원</td><td></td><td></td><td></td><td></td><td></td><td></td><td></td></tr>
<tr><td colspan="2">월평균 재원환자 수</td><td></td><td></td><td></td><td></td><td></td><td></td><td></td></tr>
<tr><td colspan="2">평균재원일 수</td><td></td><td></td><td></td><td></td><td></td><td></td><td></td></tr>
<tr><td colspan="2">병상이용률</td><td></td><td></td><td></td><td></td><td></td><td></td><td></td></tr>
<tr><td colspan="2">수익</td><td></td><td></td><td></td><td></td><td></td><td></td><td></td></tr>
<tr><td colspan="2">평균진료비</td><td></td><td></td><td></td><td></td><td></td><td></td><td></td></tr>
</table>

③ 월별 건강검진 수진자 수 및 수익의 분석

(단위 : %)

구분	1월			-			합계		
	인원	수익	1인당 검진료	인원	수익	1인당 검진료	인원	수익	1인당 검진료
국가검진									
일반검진									
종합검진									
계									

(6) 환자유형별로 수익을 집계하고 점유비율을 분석한다.

(단위 : %)

구분 / 유형	외래			입원		
	1월	-	합계	1월	-	합계
건강보험						
의료급여						
산재보험						
자동차보험						
일 반						
계	100	100	100	100	100	100

1. 원무통계에서 외래환자 수를 산정할 때 다음 중 적절하지 않은 것은?

① 한 환자가 하루에 2개과에서 진료를 받았다면 2명으로 계산한다.
② 응급환자 수는 별도로 구분하는 것이 원칙이지만 외래환자에 포함시키기도 한다.
③ 건강검진 및 신체검사 수에 대해서는 외래환자에 포함하지 않는다.
④ 진료과에서 진료지원과에 검사나 촬영을 의뢰하여 실시한 경우 진료지원과의 환자 수는 별도로 산정한다.

|해설| 진료과에서 진료지원과에 검사나 촬영을 의뢰하여 실시한 경우 환자 수는 별도로 산정하지 아니한다.

2. 외래환자통계 작성 시 집계방법으로 적절하지 않은 것은?

① 진찰료 발생기준
② 외래진료 후 입원여부
③ 과거방문 여부
④ 이용경로

|해설| 외래환자통계 작성 시 진찰료 발생기준으로 초진환자와 재진환자로 구분, 방문여부에 따라 신환과 구환, 이용경로에 따라 외래, 응급실, 타 의 전원, 그리고 거주지역에 따라 구분한다.

3. 입원환자통계 시 집계방법으로 적절하지 않은 것은?

① 연입원은 입원실료가 부과된 입원환자를 기준으로 일정기간을 합산하여 작성한다.
② 입원진료 중에 환자의 진료과가 변경된 경우, 변경된 날은 변경되기 전의 진료과 로 집계한다.
③ 신생아가 질환이나 미숙아로 입원을 할 경우에는 입원환자로 집계한다.
④ 정상신생아의 경우에는 산모에 포함되기 때문에 별도의 입원환자로 집계하지 않는다.

|해설| 입원 중에 전과한 환자는 입원료를 계상하는 진료과의 환자로 계산하되, 전출된 진료과와 전입된 진료과에 이중으로 계산하지 않는다. 또한 변경된 날은 변경된 진료과로 집계한다.

4. 원무통계의 기준으로 적절하지 않은 것은?

① 환자의 종류는 진료형태에 따라 외래환자와 입원환자로 구분된다.
② 내원횟수에 따라서 신환자와 구환자로 구분한다.
③ 건강보험 산정기준에 따라 초진환자와 재진환자로 구분한다.
④ 보험자의 유형에 따라 건강보험환자, 의료급여환자, 산재보험환자, 자동차보험환 자, 일반환자로 구분한다.

|해설| 과거방문여부에 따라 처음 방문하였을 때는 신환으로 구분하고, 과거에 경험이 있는 경우에는 구환으로 구분한다.

5. 의료기관의 재무지표 중 안전성 지표에 속하지 않는 것은?

① 총자본의료이익율

② 유동비율
③ 당좌비율
④ 고정비율

|해설| 의료기관의 재무지표 중 안전성 지표에는 기본재산비율, 타인자본의존도, 유동비율, 당좌비율, 고정비율, 고정장기적합률 등이 있다.

6. 다음 중 유동부채를 안전하게 지급할 수 있는가를 알아보기 위한 비율은?

① 기본재산비율
② 타인자본의존도
③ 유동비율
④ 당좌비율

|해설| 당좌비율은 유동부채를 안전하게 지급할 수 있는가를 알아보기 위한 비율이다. 당좌비율이 높을수록 즉시 현금화가 가능한 자산에 의해 유동부채를 상환할 수 있는 능력이 크다는 것을 의미한다.

7. 투입된 자본과 이익과의 비율이 적정한가를 판단하기 위한 지표는?

① 안전성 지표　② 수익성 지표
③ 성장성 지표　④ 활동성 지표

|해설| 수익성 지표는 투입된 자본과 이익과의 비율이 적정한가를 판단하기 위한 지표이다. 수익성 지표의 각종 이익률은 높을수록 양호하다는 것을 의미한다.

8. 의료미수금 잔액이 며칠 분의 의료수익에 해당하는가를 알기 위한 지표는?

① 의료미수금 회전기간
② 의료미수금 회전율
③ 의료수익 회전기간
④ 의료수익 회전율

|해설| 의료미수금 회전기간은 의료미수금 잔액이 몇 일분의 의료수익에 해당하는가를 알기 위한 지표이다. 이 비율은 길수록 의료미수금의 관리가 부실하여 의료미수금이 적체되고 있다는 것을 의미한다.

9. 다음 중 의료원가 구성요소에 해당하지 않는 것은?

① 인건비　② 재료비
③ 관리비　④ 고정비

|해설| 의료원가를 구성하는 요소는 인건비, 재료비, 관리비이다.

10. 병상이용률은 무엇을 연가동병상 수로 나눈 값을 백분율로 나타낸 것인가?

① 실입원환자 수
② 총재원일수
③ 퇴원실인원수
④ 입원실인원수

|해설| 병상이용률은 일정 기간 중 환자를 수용할 수 있는 상태로 가동한 병상이 실제 환자에 의해 점유된 비율이다.

|정답| 1. ④　2. ②　3. ②　4. ②　5. ①　6. ④　7. ②　8. ①　9. ④　10. ②

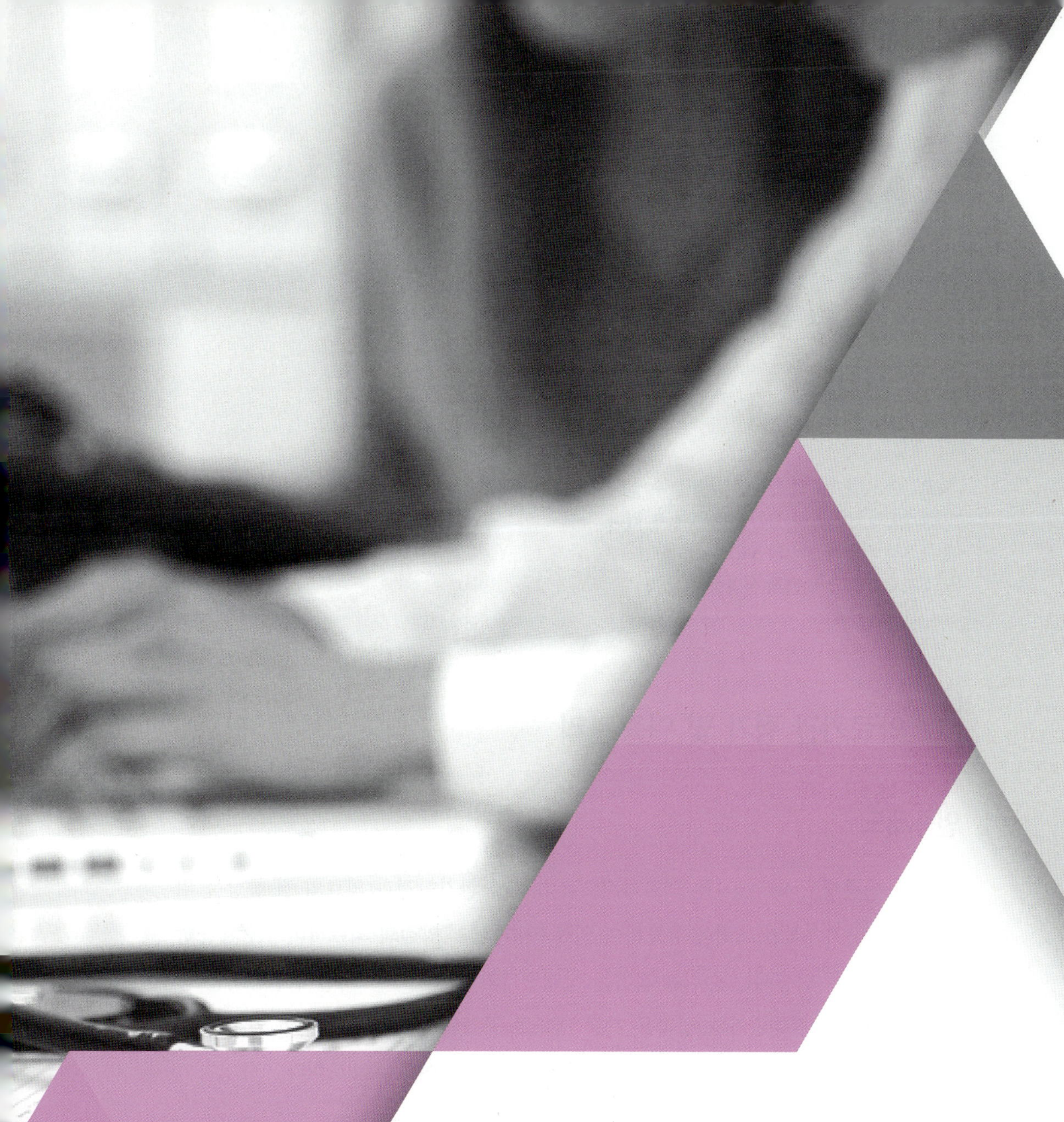

Chapter 9.

의료기관 평가와 질 관리

1. 의료기관 평가 및 인증관리
2. 환자안전관리

|| 핵심문제 & 해설

Chapter 09.

의료기관 평가와 질 관리

학습 목표

- 의료기관 인증제도의 개념을 설명할 수 있다.
- 인증제도의 인증조사 절차를 설명할 수 있다.
- 인증조사 기준을 설명할 수 있다.
- 인증조사의 등급 판정을 설명할 수 있다.

1. 의료기관 평가 및 인증관리

1. 인증제도

의료기관 인증제도이하 인증제는 의료기관으로 하여금 환자안전과 의료의 질 향상을 위한 자발적이고, 지속적인 노력을 유도하여 의료소비자에게 양질의 의료서비스를 제공하기 위한 제도이다. 인증제는 순위를 정하는 상대평가와는 달리 의료기관의 인증기준 충족여부를 조사하는 절대평가의 성격을 가진 제도로 공표된 인증조사 기준의 일정 수준을 달성한 의료기관에 대하여 4년 간 유효한 인증 마크를 부여하는 제도이다.

Check point

의료기관평가인증원

의료기관평가인증원은 의료법 제58조(의료기관 인증)에 근거하여 보건복지부장관이 인증을 위하여 필요하다고 정한 업무를 위탁받아 수행하는 인증전담기관임. 의료기관평가인증원은 재단법인으로 설립되었으며 의료기관 대상의 인증제도와 각종 평가업무를 통합, 수행하여 의료의 질과 환자안전 수준을 제고함으로써 국민건강의 유지 · 증진에 기여하기 위해 설립된 기구임.

(1) 인증제의 특성

의료기관평가인증원에서는 인증제가 **국민으로부터 신뢰를 얻고 국제적으로 인정받는 인증제**를 만들기 위하여 다음과 같이 설계하였다.

① 환자안전기준을 포함한 국제수준ISQua의 인증기준 마련

② 추적조사를 이용한 조사방법의 신뢰성 확보

③ 조사인력의 전문성, 객관성 강화

④ 맞춤형 결과활용을 제공하여 인증정보의 활용도 제고

⑤ 의료기관의 질 향상을 지원하는 컨설팅 서비스 제공으로 파트너십 확보

⑥ 인증유효기간 중 의료기관 자체평가를 통해 자발적이고 지속적인 의료서비스 질 향상

(2) 인증제의 장점

① 공급자 중심 의료문화에서 소비자환자 및 보호자 중심의 의료문화로 전환 제도를 설계함.

② 의료서비스에 대한 의료소비자의 인식이 높아짐에 따라 의료의 질을 확보하여 양질의 의료서비스를 제공하는 것이 어느 때보다 중요해짐.

③ 의료기관들이 환자의 입장에서 의료서비스의 제공과정에 대한 규정을 만들고, 일관되게 수행할 것을 요구하여 소비자를 위한 의료서비스 제공의 계기를 마련함.

(3) 인증제의 대상

의료기관 인증제는 모든 의료기관을 대상을 하고 있다. 따라서 병원급 이상 의료기관은 자율적으로 인증을 신청할 수 있다. 다만, 요양병원과 정신병원은 의료서비스의 특성 및 환자의 권익보호 등을 고려하여 2013년부터 의무적으로 인증신청을 하도록 의료법에 명시되어 있다.

(4) 인증기준

인증기준에서는 '환자안전'과 '지속적 질 향상'을 의료기관이 갖추어야 할 기본가치로 설정함으로써 개별 의료기관들이 환자에게 안전하고 질적으로 수준 높은 의료서비스를 제공할 수 있도록 목표를 제시하고 지속적인 개선활동을 유도하고 있다.

1) 주요 내용

인증기준은 의료법 제58조의 3 의료기관 인증기준 및 방법 등의 1항에 명시된 사항으로서 다음과 같은 주요 내용을 포함하고 있다.

① 환자의 권리와 안전

② 의료기관의 의료서비스 질 향상 활동

③ 의료서비스의 제공과정 및 성과

④ 의료기관의 조직, 인력관리 및 운영

⑤ 환자만족도

2) 기준의 틀

인증기준은 기본가치체계, 환자진료체계, 행정관리체계, 성과관리체계 등 4개 영역 Domain 으로 구성된다.

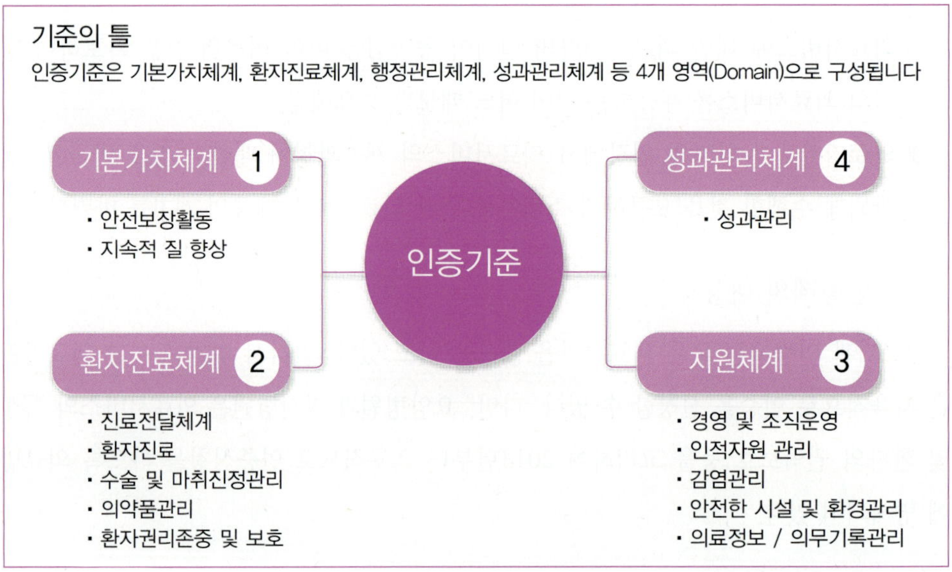

자료출처: 의료기관평가인증원 홈페이지(http://www.koiha.kr)

그림 9-1 인증기준의 틀

인증을 받기 위해서는 전반적인 인증기준들을 충족하여야 한다. 특히 안전보장활동의 '환자안전', '직원안전', '화재안전' 범주 및 '질 향상 운영체계', '환자안전 보고체계 운영' 범주에 속하는 9개 기준은 인증을 받기 위한 필수기준으로서 반드시 충족되어야 한다.

인증기준은 모든 의료기관에 공통적으로 적용가능한 보편적인 기준을 근간으로 구성되어 있으나, 의료기관의 규모 및 특성에 따라 일부 기준 및 조사항목들을 선택적 또는 단계적으로 적용하도록 구성하였다.

3) 인증 마크

인증을 받은 의료기관은 인증유효기간4년 동안 인증 마크를 사용할 수 있다. 또한 의료법 제58조의 7인증의 공표 및 활용에 따라 인증원 홈페이지에 그 결과를 공표하고 있으므로 인증을 획득한 의료기관의 정보를 확인할 수 있다. 의료기관의 인증을 사칭하는 경우 의료법 제89조에 의거하여 1년 이하의 징역이나 1천만 원 이하의 벌금을 부과받게 된다.

그림 9-2 인증 마크

2. 인증절차

의료기관 인증사업은 보건복지부장관이 인증을 위하여 필요하다고 정한 업무를 의료기관평가 인증원에서 위탁받아 의료기관의 서비스 질과 환자안전에 대한 신뢰성 보증을 목표로 인증사업을 수행하고 있다.

(1) 인증조사 진행과정

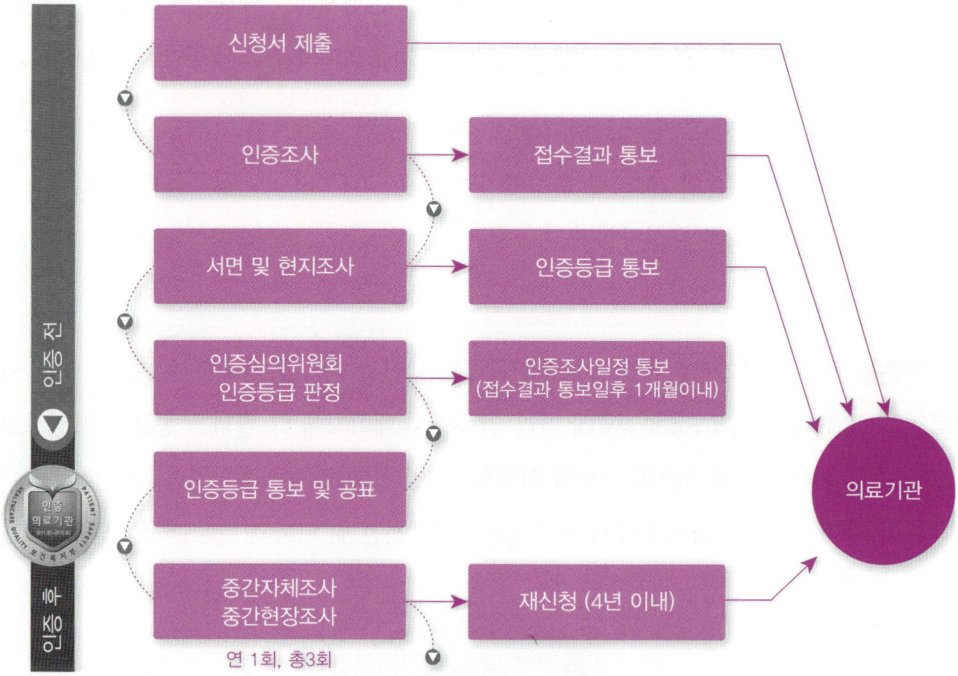

그림 9-3 인증조사 진행과정

(2) 인증신청

의료기관은 인증원 홈페이지 www.koiha.or.kr 에서 온라인으로 인증신청서를 작성한다.

병원급 의료기관은 인증을 받고자 하는 시기를 정하여 자율적으로 인증조사를 신청할 수 있는데, 인증조사 시작 최소 2개월 전에 신청해야 한다.

① 상급종합병원으로 지정받고자 하는 의료기관은 인증을 받아야 한다. 의료법 제3조의 4, 상급종합병원의 지정 및 평가에 관한 규칙 제2조

② 전문병원으로 지정을 받고자 하는 의료기관은 인증을 받아야 한다. 의료법 제3조의 5, 전문병원의 지정 및 평가에 관한 규칙 제2조

③ 수련병원으로 지정받고자 하는 병원급 의료기관은 인증을 받아야 한다. 전공의의 수련환경 개선 및 지위 향상을 위한 법률 제13조 및 동법 시행령 제4조

④ 연구중심병원으로 지정받고자 하는 병원급 의료기관은 인증을 받아야 한다. 보건의료기술진흥법 제15조 및 동법 시행규칙 제12조

⑤ 외국인환자 유치의료기관으로 지정받고자 하는 병원급 의료기관은 인증을 받아야 한다. 의료 해외진출 및 외국인 환자 유치지원에 관한 법률 제14조, 보건복지부 고시 제2017-4호

⑥ 요양병원과 정신병원은 의료서비스의 특성 및 권익보호 등을 고려하여 2013년부터 의무적으로 인증신청을 하도록 의료법에 명시되어 있다. 의료법 제58조의4 제2항

인증원은 의료기관에서 신청한 인증 희망 조사일정과 신청순서를 고려하여 조사일정을 의료기관과 조정한 후 인증신청서 접수일로부터 1개월 이내에 신청 의료기관에게 최종 통보한다. 의료기관 인증에 소요되는 경비는 의료기관이 부담한다. 단, 요양 및 정신병원의 경우 인증주기 내 1회 인증경비를 지원한다.

(3) 인증조사

인증조사는 인증신청서 접수일로부터 1개월 이내에 신청 의료기관에게 조사일정을 통보한다. 조사일정은 인증조사 희망일을 기준으로 해당 의료기관과 인증원의 협의를 통하여 정한다. 조사일정 확정과 동시에 조사위원의 선정 및 조사계획을 수립하게 되므로 이후 인증조사일정은 변경할 수 없다. 인증조사는 의료기관 종별에 따라 다르다.

표 9-1 의료기관 종별 및 병상규모에 따른 인증조사

구분	상급종합병원		종합병원		병원	
병상 규모	1000병상 이상	1000병상 미만	300병상 이상	300병상 미만	100병상 이상	100병상 미만
조사일정	4일					
조사위원	7인	6인	5인	4인	4인	3인

(4) 인증조사기준

인증조사기준은 의료기관에서 중요하게 관리해야 할 핵심영역인 의료의 질과 환자안전에 대한 영역을 강화하고, 임시적 대응보다 지속적인 운영과정을 점검할 수 있도록 개발하였다.

인증조사기준은 4개 영역, 13개 장, 48개 범주, 91개 기준, 537개 조사항목으로 개발하였다. 이 중 상급종합병원은 기준 1개, 조사항목 13개를 시범항목으로 적용하며, 종합병원은 기준 3개, 조사항목 24개를 시범항목으로 적용한다.

의료기관이 인증을 받기 위해서는 전반적인 기준을 충족하여야 하며, 필수조사항목에는 '**무**' 또는 '**하**'가 없어야 한다.

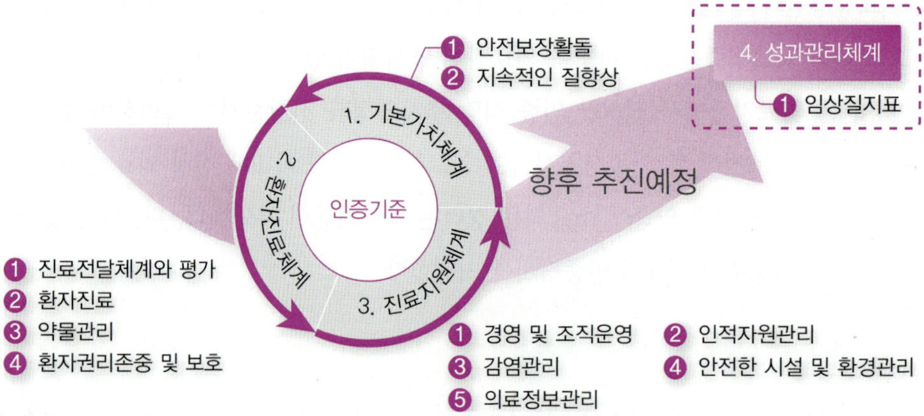

그림 9-4 인증조사 기준의 틀

(5) 인증심의위원회 인증판정

인증등급은 평가결과를 토대로 인증심의위원회에서 심의한다. 인증심의위원회에서 판정된 인증등급은 해당 기관에 서면으로 통보한다. 인증등급은 인증, 조건부 인증 및 불인증의 3가지로 구분되며 인증유효기간은 인증의 경우 4년, 조건부 인증은 1년이다.

(6) 인증결과 이의신청 및 최종판정

인증등급에 이의가 있는 의료기관은 이를 통보받은 날로부터 30일 이내에 인증등급 이의신청을 할 수 있다. 해당 기관은 인증등급 이의신청서 의료법 시행규칙 별지 제23의 8 서식 를 작성하여 30일 이내에 근거서류와 함께 인증원에 제출하여야 한다.

인증원은 해당 기관의 인증등급 이의신청 내용의 타당성을 검토하기 위해 이의신청 소위원회를 활용할 수 있다. 인증심의위원회는 해당 기관의 이의신청 내용 또는 이의신청 소위원회의 검토 내용을 토대로 그 적합성 여부를 심의하고 최종 인증등급을 결정한다.

(7) 인증결과 통보 및 공표

인증원은 심의결정된 인증등급을 의료기관에 통보하고 보건복지부장관에게 보고한다. 인증 인증, 조건부인증 을 받은 의료기관은 인증서와 인증 마크를 교부받으며 이를 사용할 수 있다. 인증원 홈페이지를 통해 해당 기관의 인증등급인증, 조건부 인증를 공표한다. 인증유효기간이 만료된 이후에는 인증서와 인증 마크를 계속 사용할 수 없다.

(8) 중간자체조사

인증의료기관은 인증기간 동안 매년 자체조사를 시행하여 그 결과를 인증원에 의무적으로 제출하여야 '인증'이 유지된다. 중간자체 조사결과는 다음의 인증조사인증신청, 조사시행, 조사결과 등에 영향을 미치지 아니하나 참고자료로 이용될 수 있다.

3. 인증조사

(1) 조사방법

인증조사는 **역동적 추적조사**Tracer Methology **방법**을 사용하여 의료기관의 의료서비스에 대한 모든 제공과정을 조사하고 있다. 추적조사란 환자의 입장관점에서 진료 및 치료경로를 따라 의료진 및 환자와의 대화, 기록검토, 관찰을 통합하는 역동적인 조사과정을 거치는 환자안전과 의료의 질 및 서비스를 평가하는 조사방법이다.

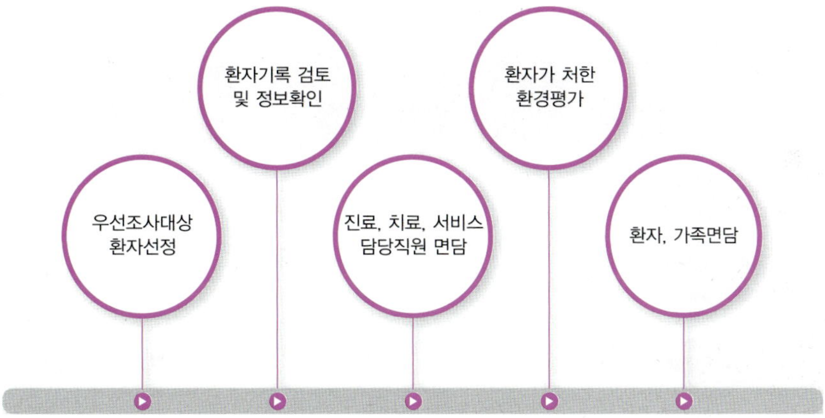

그림 9-5 인증조사 방법

추적조사방법은 개별환자 추적조사와 시스템 추적조사를 합하여 시행되는데, 환자에게 제공되는 의료서비스의 흐름을 따라 의료기관의 주요한 기능의료절차, 전달체계, 안전구조등을 환자가 어떻게 경험했는지 평가하는 조사방법이다.

시스템 추적조사는 의료기관 전체 시스템을 조사하는 방법으로 지속적 질 향상, 의약품관리, 인적자원관리, 감염관리, 안전한 시설 및 환경관리, 의료정보/의무기록관리의 6개 부문에 대해 조사가 이루어진다.

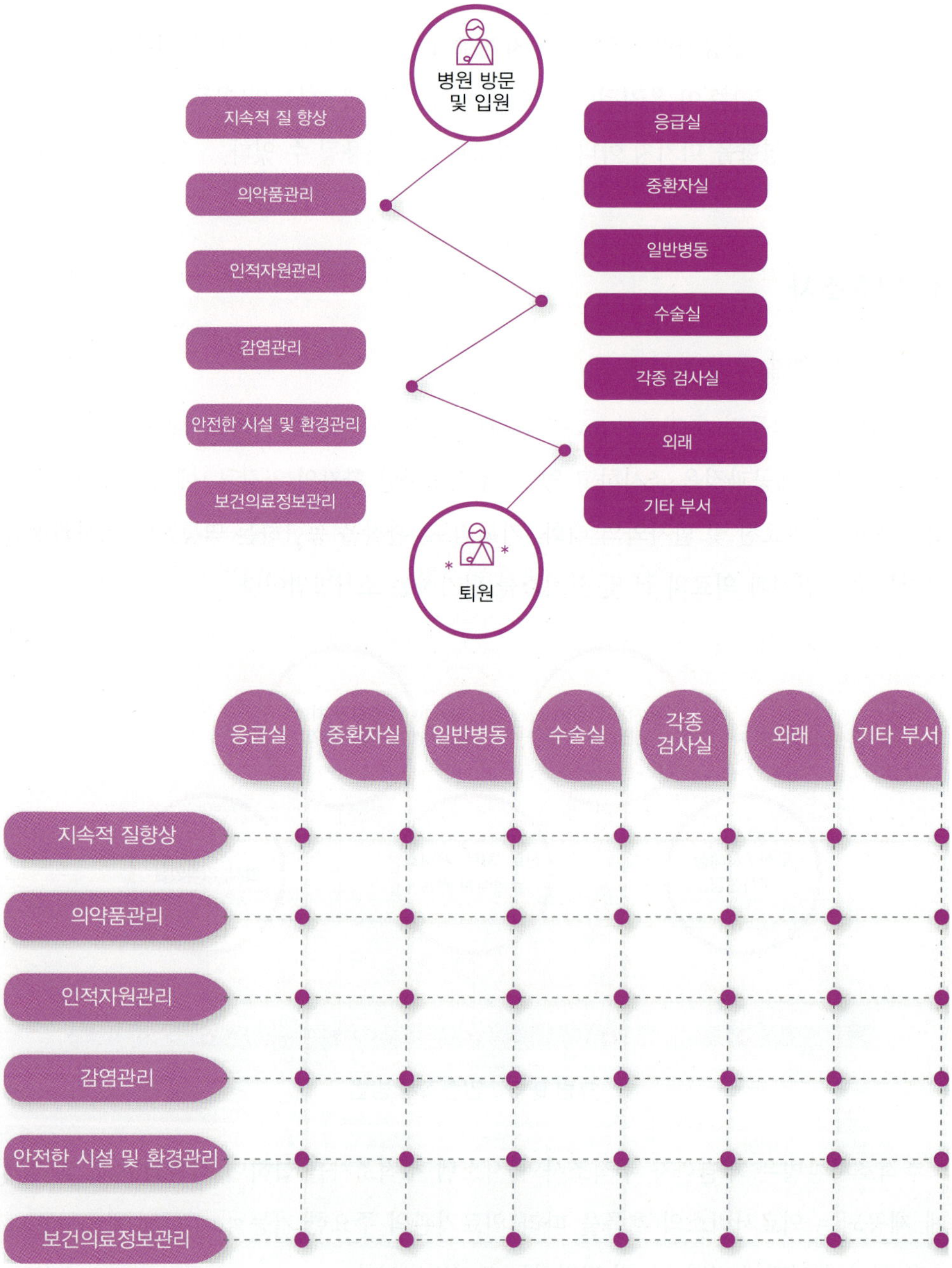

그림 9–6 추적조사 시스템

(2) 조사의 종류

인증조사는 정기조사와 비정기조사로 구분된다. 정기조사에는 본조사와 중간자체조사, 중간현장조사가 있으며, 비정기조사에는 추가조사와 수시조사가 포함되어 있다.

① 정기조사

- **본조사** : 의료기관이 인증을 받기 위해 현장에서 기준 전체를 조사받는 정규조사이다.
- **중간자체조사** : 환자안전과 질 향상을 지속적으로 유지 · 관리하도록 하기 위해 인증기간 동안 매년 의료기관이 자체적으로 조사하는 정규조사이다. 인증의료기관은 시행한 자체조사 결과와 기획주제 관리결과, 최우선 관리기준 개선결과를 인증원에 제출하여야 '인증'이 유지된다.
- **중간현장조사** : 인증의료기관이 환자안전과 질 향상을 지속적으로 유지/관리하도록 하기 위해 인증기간 중 의료기관 현장에서 시행하는 정규조사이다. 중간현장조사는 인증 후 24~36개월 사이에 인증원에서 조사팀을 구성하여 시행한다.

② 비정기조사

- **추가조사** : 인증등급 결정을 위해 시행하는 보완적인 조사로서 서면 또는 현장조사 방법으로 시행한다. 추가조사는 본조사 결과가 '인증 또는 조건부인증'이라 하더라도 필수조사항목 중 '중'이 1개 이상일 경우 의료기관의 선택에 의해 시행된다.
- **수시조사** : 인증받은 의료기관에 대해 인증기간 중에 특정 요건이 발생하였을 경우 시행할 수 있는 조사로서 전체 영역 또는 서비스 변화영역에 대하여 조사한다.

4. 인증조사절차

(1) 조사업무 진행원칙

① 조사팀 전원은 인증원 관계자임을 알 수 있도록 조사 시작일로부터 종료일까지 명찰을 패용한다.

② 조사활동의 시작시간, 종료시간 및 활동시간을 준수하며 의료기관과 상의없이 임의로 조사시간을 단축하거나 변경하지 않는다.

- 조사시작 : 8 : 30
- 조사종료 : 16 : 00 당일 조사결과에 대해 논의 후 17 : 00에는 의료기관에서 나오도록 함

③ 조사일정은 의료기관의 실정 등을 고려하여 조사위원과 조사팀장이 논의하여 조정한다.

④ 점심식사는 의료기관 내 일정장소에서 진행하며 가능한 독립된 공간에서 조사팀원만이 참여하여 진행한다. 식사비용은 반드시 조사위원이 직접 지불한다.

⑤ 조사 후 당일에 조사한 내용 및 주요 쟁점을 논의하고 익일 조사일정 등을 협의한다.

⑥ 전일 결과보고 및 조사계획일일보고을 통해 전날 시행된 조사내용과 그 활동결과를 설명한다. 이를 통해 의료기관은 필요한 사항에 대하여 설명할 기회와 추가적인 정보를 제공할 기회를 확보하고 일정 검토와 조정을 진행한다.

⑦ 조사위원간 조사결과의 편차가 있을 시에는 추가조사를 실시한다.

⑧ 조사내용에 대한 팀 내에서 이견이 있을 시에는 조사팀장이 팀원 간 의견의 합의를 도출하는 것을 목표로 하며, 합의가 이루어지지 않을 시 결과를 유보하고 인증원에 해당 사항을 보고한다.

⑨ 조사완료일에 조사위원 종합결과를 검토하여 최종 결과를 보고하고 조사결과가 전산으로 입력 · 완료되어야 한다.

(2) 조사팀 구성

① 조사팀은 의료기관의 종별과 병상수를 고려하여 구성한다.

② 1,000병상 이상 상급 종합병원의 경우 7명의 조사위원이 4일 동안 조사를 실시하고, 1,000병상 미만의 경우에는 6명의 조사위원이 4일 동안 조사를 실시한다.

③ 300병상 이상의 종합병원의 경우 5명의 조사위원이 4일 동안 조사를 실시하고, 300병상 미만의 경우에는 4명의 조사위원이 4일 동안 조사를 실시한다.

(3) 조사시작 전 과정

① 인증원으로부터 배정된 조사팀장과 조사위원들은 조사 대상기관이 제출한 서류를 검토하여 조사계획을 수립한다. 또한 사전회의 방법과 일시, 이동수단 및 조사팀 회의시간 등을 협의한다.

② 본조사 시작 1일 전 오후 정해진 숙소에 도착하여 협의사항을 논의한다. 단, 조사가 오후에 시작되는 경우 조사시작 최소 1시간 전에 도착하여 조사팀 간 협의를

진행한다.

- 조사일정 및 의료기관의 정보를 최종 검토
- 조사위원별 역할을 협의
- 조사계획을 협의
- 조사 시 주의사항 등을 확인

(4) 조사 중 주요활동

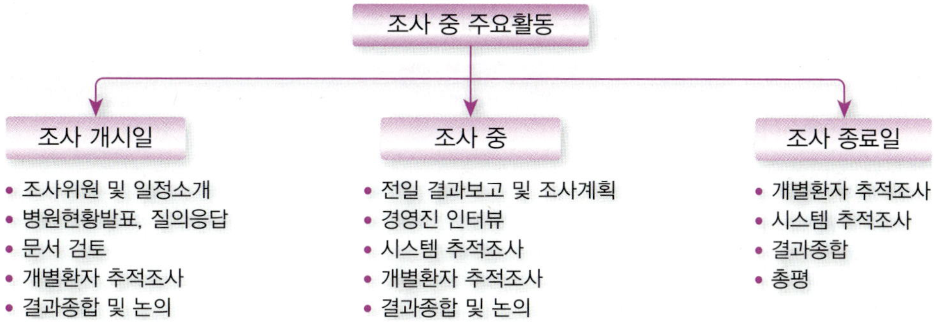

5. 인증조사결과

(1) 인증등급판정

의료기관에 대한 조사 및 평가결과에 따라 인증, 조건부 인증, 불인증 등 3개 등급으로 분류된다.

① **인증** : 해당 의료기관이 모든 의료서비스 제공과정에서 환자의 안전보장과 적정수준의 질을 달성하였음을 의미한다. 인증기간: 4년

② **조건부인증** : 질 향상을 위하여 노력하였으나 일부 영역에서 인증수준에는 다소 못 미치는 기관으로서 향후 부분적 노력을 통해 인증을 받을 수 있는 가능성이 있음을 의미한다. 인증기간: 1년

인증조사 등급판정 기준에는 전체 조사항목ME; Measure Element, 각 장Chapter별 조사항목, 각 기준Standard별 조사항목에 대하여 충족여부를 위한 기준이 포함된다. 조사항목의 충족기준은 아래와 같다.

③ 상/중/하

- 상 : 조사항목ME의 충족률이 90% 이상으로 10점
- 중 : 조사항목ME의 충족률이 60% 이상 ~ 90% 미만으로 5점
- 하 : 조사항목ME의 충족률이 60% 미만으로 0점

④ 유/무

- 유 : 조사항목ME의 충족률이 100%로 10점
- 무 : 조사항목ME의 충족률이 100% 미만으로 0점

표 9-2 조사항목의 충족기준

점수화 기준	조사결과	점수
90% 이상	상	10점
60% 이상~90% 미만	중	5점
60% 미만	하	0점
100%	유	10점
100% 미만	무	0점

등급판정의 기준은 아래와 같다.

⑤ **인증** : 아래의 모든 조건을 충족하여야 한다.

- 전체 조사항목ME의 평균점수가 상급종합병원은 9점 이상, 종합병원은 8점 이상
- 각 기준Standard의 조사항목ME의 평균점수가 5점 이상
- 각 장Chapter의 조사항목ME의 평균점수가 상급종합병원은 8점 이상, 종합병원은 7점 이상이면서 필수조사 항목에는 '무' 또는 '하'가 없어야 함

⑥ **불인증** : 아래의 조건 중 한 개라도 해당되면 불인증 된다.

- 전체 조사항목ME의 평균점수가 상급종합병원은 8점 미만, 종합병원은 7점 미만
- 각 기준Standard에서 5점 미만이 상급종합병원은 1개 이상, 종합병원은 2개 이상
- 각 장Chapter에서 상급종합병원은 8점 미만이 1개 이상, 종합병원은 7점 미만이 1개 이상
- 필수조사 항목에서 '무' 또는 '하'가 1개 이상인 경우

표 9-3 인증조사 판정기준

<table>
<tr><th rowspan="2">등급</th><th rowspan="2">종별</th><th rowspan="2">1.필수항목</th><th colspan="3">조사항목 평균점수</th><th rowspan="2">비고</th></tr>
<tr><th>2.전체</th><th>3.기준별</th><th>4.장별</th></tr>
<tr><td rowspan="2">인증</td><td>상급 종합병원</td><td rowspan="2">'무' 또는 '하' 없음</td><td>9점 이상</td><td rowspan="2">모든 기준 5점 이상</td><td>모든 장 8점 이상</td><td rowspan="2">1~4 모든 조건 충족해야 함</td></tr>
<tr><td>종합병원</td><td>8점 이상</td><td>모든 장 7점 이상</td></tr>
<tr><td rowspan="2">불인증</td><td>상급 종합병원</td><td rowspan="2">'무' 또는 '하' 1개 이상</td><td>8점 미만</td><td>5점 미만 1개 이상</td><td>8점 미만 1개 이상</td><td rowspan="2">1~4 중에서 한 개라도 해당되면 불인정</td></tr>
<tr><td>종합병원</td><td>7점 미만</td><td>5점 미만 2개 이상</td><td>7점 미만 1개 이상</td></tr>
<tr><td>조건부 인증</td><td colspan="6">필수항목에서 '무' 또는 '하'가 없으면서 조사항목 평균점수(전체, 기준별, 장별)가 인증과 불인증에 해당되지 않는 모든 경우</td></tr>
</table>

주 1. 기준의 충족여부 및 인증등급 판정 시 시범항목 및 미해당 항목은 점수산정에서 제외됨.
2. 인증등급 판정기준은 기준이 개정됨에 따라 추후 변경될 수 있음.

(2) 인증주기

인증은 4년 동안 유효하며 4년 후 다시 인증을 받아야 한다. 단, 조건부인증은 1년 또한 의료기관이 지속적으로 의료의 질을 유지할 수 있도록 인증유효기간 중 매년 자체평가를 실시하여 인증원에 그 결과를 제출하여야 하며 인증 후 24~36개월 사이에는 중간현장조사를 진행하고 있다.

조건부인증은 개선의 의지가 있는 기관에서 향후 시정과 보완의 기회를 제공하려는 목적으로 등급이 부여되며, 1년 간 인증과 동일한 효력을 발휘하거나 인증기간 내 개선 노력을 한 후 다시 인증조사를 받아 최종적인 인증여부를 판정받게 된다.

(3) 인증서

국문 인증서

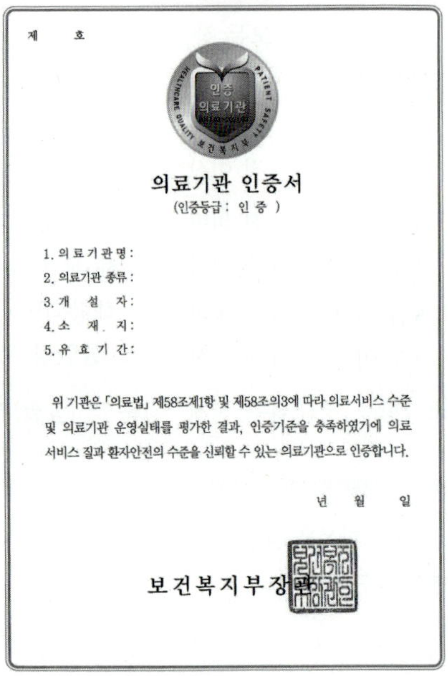
제 호

의료기관 인증서

(인증등급 : 인 증)

1. 의 료 기 관 명 :
2. 의료기관 종류 :
3. 개 설 자 :
4. 소 재 지 :
5. 유 효 기 간 :

위 기관은 「의료법」 제58조제1항 및 제58조의3에 따라 의료서비스 수준 및 의료기관 운영실태를 평가한 결과, 인증기준을 충족하였기에 의료서비스 질과 환자안전의 수준을 신뢰할 수 있는 의료기관으로 인증합니다.

년 월 일

보 건 복 지 부 장 관

영문 인증서

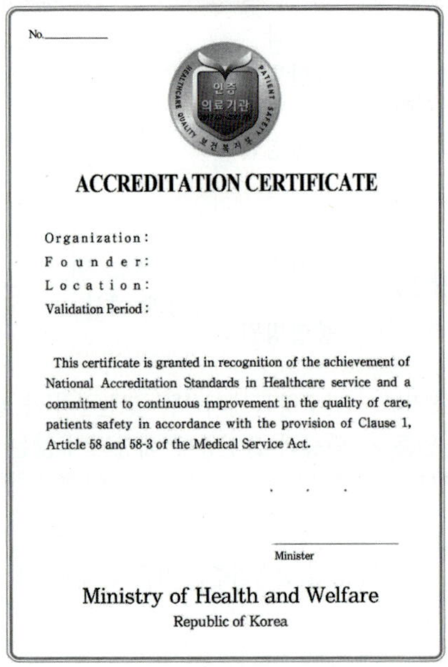
No.

ACCREDITATION CERTIFICATE

Organization :
Founder :
Location :
Validation Period :

This certificate is granted in recognition of the achievement of National Accreditation Standards in Healthcare service and a commitment to continuous improvement in the quality of care, patients safety in accordance with the provision of Clause 1, Article 58 and 58-3 of the Medical Service Act.

. . .

Minister

Ministry of Health and Welfare

Republic of Korea

6. 조사위원

조사위원은 병원급 의료기관에서 근무한 경험이 있는 자로 의사, 간호사 및 기타 보건의료분야에서 다양한 직종의 전문가로 구성된다. 인증원은 조사위원 지원자를 대상으로 서류 및 면접전형 후 온라인교육, 기본교육, 필기시험, 현장중심교육 및 참관교육 등을 실시하고 있으며 선발 후 조사의 전문성과 객관성 강화를 위하여 지속적인 교육과 평가를 진행한다.

조사위원은 **다음과 같은 내용의 서약을 하고 조사**에 임한다.

① 공명정대한 조사를 한다.

② 기준에 근거한 조사를 한다.

③ 사적인 이익을 추구하지 않는다.

④ 조사정보에 대하여 비밀을 지킨다.

⑤ 의료기관평가인증원의 제반 정책과 방침을 따른다.

7. 인증신청

인증조사를 신청하고자 하는 의료기관은 인증신청서를 작성하여 의료기관 인증원에 제출한다.

① **신청방법** : 의료기관 서비스 회원가입 후 온라인으로 인증신청

의료법 시행규칙 [별지 제23호의 4 서식]

② **신청접수** : 인증신청서 접수일로부터 7일 이내에 접수결과를 신청인에게 통보

③ 유의사항

인증원 홈페이지에 게재되어 있는 **의료기관용 서비스 매뉴얼**을 반드시 확인하고 신청하도록 한다.

- 의료기관명, 대표자, 소재지 영문포함

  의료기관 인증서에 기재되는 자료이므로 정확하게 입력한다.

- 인증조사 희망기간

  인증조사는 신청일로부터 2개월 이후부터 가능하므로 기간에 주의한다.

- 인증신청의 취소 또는 인증조사기간 변경신청

  인증조사 시작예정일로부터 2개월 전에 인증원과 협의를 거쳐 조정이 가능하다.

- 첨부서류

  PDF파일의 사업자등록증, 건물도면, 개설허가증을 반드시 첨부하여야 인증조사 신청이 완료된다.

8. 인증원의 컨설팅 사업

(1) 컨설팅 절차

인증원에서는 의료기관의 자발적인 인증제도 참여를 촉진하고, 인증준비과정을 지원하고자 컨설팅 서비스를 제공하고 있다. 컨설팅 서비스 과정은 아래와 같다.

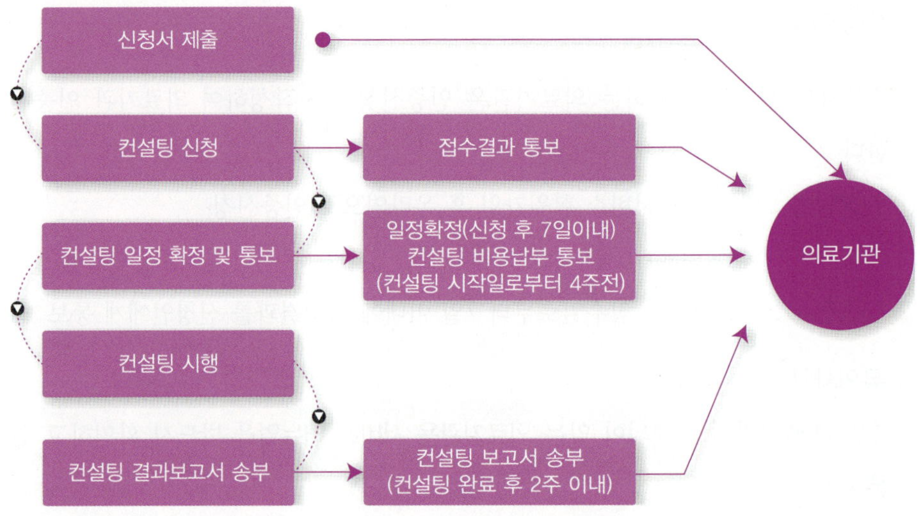

그림 9–7　인증원의 컨설팅 절차

① 컨설팅 신청

신청기한은 컨설팅 희망기간의 시작일로부터 8주 전까지 신청할 수 있다. 신청방법은 의료기관 인증평가시스템 http://ae.koiha.or.kr 으로 접속하여 로그인 후 의료기관 컨설팅에서 온라인 컨설팅 신청서를 작성하고 사업자 등록증을 제출하면 된다.

② 컨설팅 신청결과의 통보

의료기관의 컨설팅 희망일을 고려하여 의료기관과 협의 후 일정을 확정하고 신청 후 7일 이내에 의료기관에게 컨설팅 일정 및 비용을 통보한다.

③ 컨설팅 시행

의료기관에서 신청한 컨설팅 종류에 따라 컨설팅 서비스를 제공한다.

④ 컨설팅 보고서 송부

컨설팅 마지막 날에 총평보고서를 의료기관에 제출하고 컨설팅 완료 후 2주 이내 컨설팅 보고서를 송부한다.

(2) 컨설팅 종류

의료기관의 인증조사 시행 전·후에 의료기관 인증 및 질 향상을 돕기 위한 컨설팅 서비스를 제공한다.

① 인증준비 컨설팅

인증준비 시작단계부터 접근, 전체적인 방향설정과 실질적인 가이드를 제공함으로써 과도한 시설투자를 방지하고 효율적인 인증준비를 지원한다.

② 모의조사 컨설팅

인증 본조사와 유사한 방식으로 모의조사Mock Survey를 의료기관 현장에서 수행하여 사전 준비정도를 최종적으로 점검하고 인증성공 여부를 확인할 수 있도록 한다.

③ 맞춤형 컨설팅

의료기관의 의료 질 및 환자안전수준의 향상을 위해 특별히 필요한 주제에 대한 맞춤형 컨설팅 서비스를 제공한다. 예; 규정제정, 환자안전 및 질 향상, 감염관리, 시설관리 등

(3) 컨설턴트

인증원은 인증조사에 대한 경험이 풍부한 컨설턴트를 보유하고 인증을 받고자 하는 의료기관을 지원하고 있다. 인증원에 소속된 컨설턴트는 의료기관평가 인증원의 조사위원으로 의료기관에 소속되어 있거나 퇴직한 전문가들로 구성되어 있다.

인증원은 컨설턴트의 자격유지 및 전문성 강화를 위하여 컨설턴트에 대한 교육, 컨설턴트 수행평가의료기관 및 팀장 · 팀원 평가 등을 시행하고 있다.

컨설턴트는 인증원의 대표자로 인증기준에 근거하여 의료기관의 궁금증을 해결해주는 역할을 수행한다.

컨설턴트는 의료기관을 방문하기 전에 의료기관의 운영현황을 신청서를 통해 파악하고 도상계획을 마련하며, 의료기관의 컨설팅 신청 담당자와 사전협의를 통해 컨설팅이 이루어질 수 있도록 준비한다.

(4) 컨설팅 신청 및 비용

신청의료기관에서는 의료기관 인증평가시스템http://ae.kohia.or.kr으로 접속하여 로그인한 후 '의료기관 컨설팅'에서 신청한다. 컨설팅 신청 시 유의할 점은 다음과 같다.

① 컨설팅 희망기간의 시작일로부터 8주 전까지 신청하여야 한다.

② 인증조사 예정일로부터 2개월 미만의 의료기관은 컨설팅을 신청할 수 없다.

③ 인증조사 예정일로부터 3개월 미만 의료기관은 '인증준비 컨설팅'을 신청할 수 없으며 '모의조사 컨설팅'만 신청할 수 있다.

④ 컨설팅 서비스는 의료기관 종별에 따라 구성을 달리하여 제공된다.

⑤ 컨설팅 일정은 신청 후 인증원과 협의하여 최종 결정한다.

⑥ 컨설팅 취소 및 변경은 컨설팅 신청 후 7일 이내에 가능하다.

컨설팀 비용은 아래의 표와 같다.

표 9-4 환자유형별 점유율 분석

(단위 : 천원)

종류	컨설팅 구성	의료기관 종별		
		병원	종합병원	요양 · 정신병원 치과 · 한방병원
모의조사 · 인증준비	6인4일	19,930	21,590	18,490
	5인4일	16,690	18,080	15,490
	4인4일	13,450	14,570	12,490
	4인3일	10,350	11,210	9,630
	3인4일	10,210	11,060	9,490
	3인3일	7,860	8,510	7,320
	3인2일	5,500	5,960	5,140
	2인3일	5,360	5,810	5,000
	2인2일	3,750	4,060	3,510
맞춤형	3인1일	3,150	3,410	2,970
	2인1일	2,140	2,320	2,020
	1인2일	1,760	1,910	1,640
	1인1일	1,020	1,100	960

Check point

핵심정리

- 인증조사 기준은 의료기관에서 중요하게 관리해야 할 핵심영역인 의료의 질과 환자 안전에 대한 영역을 강화하고, 임시적인 대응보다 지속적인 운영과정을 점검할 수 있도록 개발되었다.
- 의료기관이 인증을 받기 위해서는 전반적인 기준을 충족해야 하며, 필수조사 항목에는 '무' 또는 '하'가 없어야 한다.

2. 환자안전관리

1. 환자안전법

환자안전에 관한 필요한 사항을 규정함으로써 환자의 보호 및 의료의 질 향상에 이바지함을 목적으로 2016년 7월부터 시행되고 있다.

(1) 환자안전법의 주요 내용

환자안전사고 자율보고 [법 14, 16, 17]
(원인분석을 통한 재발방지)

- 보고자, 자율보고의 내용 방법 및 절차
- 보고학습시스템의 구축 운영
- 주의경보 발령사유
- 자율보고 된 내용의 검증

환자안전기준 [법 9]
(환자안전기준 준수 유도)

- 보건의료기관의 시설장비관리체계
- 보건의료인의 환자안전을 위한준수사항

환자안전지표 [법 10, 법15]
(환자안전수준 분석 · 관리)

- 환자안전지표의 개발 보급에 필요한 사항
- 환자안전지표 개발을 위한 자료의 종류 및 보유기관

환자안전 교육 [법 13]
(전담인력 등 교육 · 관리)

- 교육기관의 위탁
- 환자안전교육의 방법 시간 내용 등

\+

국가환자안전위원회 설치 [법 8]
(환자안전 및 의료 질 향상을 위한 주요 시책)

- 국가환자안전위원회 / 분과위원회 구성 및 운영

환자안전종합계획 수립 · 시행 [법 7]
(환자안전실태조사 등 환자안전관리기전 점검 및 관리)

- 환자안전실태조사의 내용 및 방법 등
- 환자안전종합계획에 추가적으로 포함되어야 할 사항

↓

환자안전위원회 설치 · 운영 [법 11]
(의료기관 차원의 환자안전관리활동 계획 및 관리)

- 환자안전위원회 설치 기관
- 환자안전위원회의 업무
- 환자안전위원회의 구성 및 운영

환자안전전담인력배치 [법 12]
(의료기관 차원의 환자안전관리활동 계획 및 관리)

- 전담인력 배치 기관
- 전담인력의 업무
- 전담인력의 자격 및 배치기준

(2) 환자안전관리위원회 설치 및 운영

① 대상기관

병상수가 200병상 이상인 병원급 의료기관으로 종합병원인 경우에는 100병상 이상 의료기관을 대상으로 한다.

② 구성 및 운영

위원장 1명을 포함한 5명 이상 30명 이하의 위원으로 구성하되, 성별을 고려해야 한다. 위원회의 위원장은 보건의료기관의 장으로 하고 위원회의 위원은 해당 보건의료기관의 장이 위촉한다. 위원장 및 위원의 임기는 3년이다.

위원회는 연 2회 이상 정기적으로 개최하여야 하며, 위원장이 필요하다고 인정하거나 위원의 과반수가 소집을 요구할 때는 위원회를 개최하여야 한다. 회의는 재적위원 과반수의 출석으로 개최되고 출석위원 과반수의 찬성으로 안건을 의결한다.

위원장이 사고 등 부득이한 사유로 직무를 수행할 수 없을 때는 위원장이 미리 지명한 위원이 그 직무를 대행한다. 위원회의 운영에 필요한 사항은 위원회의 의결을 거쳐 위원장이 정한다.

③ 업무

위원회의 업무는 아래와 같다.

- 환자안전사고의 예방 및 재발방지를 위한 계획 수립 및 시행
- 환자안전 전담인력의 선임 및 배치
- 보건의료기관의 의료 질 향상 활동 및 환자안전체계 구축 운영
- 보고를 한 보고자 및 보고내용의 보호
- 환자와 환자보호자의 환자안전활동 참여를 위한 계획 수립 및 시행
- 환자안전기준의 준수에 관한 사항
- 환자안전지표의 운영에 관한 사항
- 환자안전사고의 보고 활성화에 관한 사항
- 환자안전활동의 교육에 관한 사항
- 그 밖에 환자안전활동의 향상을 위하여 특히 필요한 사항으로서 보건복지부장관이 정하는 사항

(3) 환자안전 전담인력의 배치

① 배치

일정 규모 이상의 병원급 의료기관에서는 환자안전 및 의료 질 향상에 관한 업무를 전담하여 수행하는 환자안전 전담인력을 두어야 한다.

구분	전담인력 수
200병상 이상인 병원급 의료기관(종합병원은 제외)	1명 이상
100병상 이상 500병상 미만의 종합병원	1명 이상
500병상 이상의 종합병원	2명 이상

② 자격기준

환자안전 전담인력의 자격기준은 아래와 같다.

- 의사 · 치과의사 · 한의사 면허취득 후 5년 이상 보건의료기관에 근무한 사람
- 전문의 자격이 있는 사람
- 간호사 면허취득 후 5년 이상 보건의료기관에서 근무한 사람

③ 업무

환자안전 전담인력의 업무는 아래와 같다.

- 환자안전사고에 대한 정보의 수집 · 분석 및 관리 · 공유
- 환자안전사고의 예방 및 재발방지를 위한 보건의료인 교육
- 환자와 환자보호자의 환자안전활동을 위한 교육
- 환자안전활동에 대한 보고
- 환자안전기준의 준수점검
- 환자안전지표의 측정 · 점검
- 그 밖에 환자안전 및 의료 질 향상을 위하여 보건복지부장관이 특히 필요하다고 인정하는 사항

2. 환자안전사고 보고방법

환자안전사고란 보건의료인이 환자에게 보건의료서비스를 제공하는 과정에서 환자의 생명 · 신체 · 정신에 대한 손상 또는 부작용이 발생하였거나 발생할 우려가 있는 사고를 말한다.

(1) 환자안전사고 보고자

환자안전사고를 발생시켰거나 발생한 사실을 알게 된 보건의료인, 보건의료기관의 장, 전담인력, 환자, 환자보호자 등이다.

(2) 환자안전사고 보고방법

'환자안전보고서'를 작성하여 보고학습시스템 운영기관의료기관평가인증원에 이메일, 팩스, 우편 등의 방법으로 접수한다.

- 이메일 : patintsafety@kohia.or.kr
- 팩 스 : 02－6499－1666
- 주 소 : 서울특별시 영등포구 국회대로76길 10 K.B.C빌딩 8층 의료기관평가인증원 환자안전 담당자 앞

(3) 환자안전사고의 비밀유지

보고자와 보건의료기관장의 의사에 반하여 보고자 및 보건의료기관의 정보를 공개할 수 없다. 환자안전사고는 검증일로부터 최대 14일 간 동안 내용을 살펴본 후 개인과 의료기관을 식별할 수 있는 정보를 복구가 불가능한 상태로 완전하게 삭제한다.

환자안전사고의 정보 수집 · 분석 및 주의경보 발령 등의 업무에 종사하거나 종사하였던 사람은 직무상 알게 된 비밀을 다른 사람에게 누설하거나 직무 외의 목적으로 사용하는 경우에는 3년 이하의 징역 또는 3천만 원 이하의 벌금에 처한다.

보건의료기관의 장이 해당 보건의료기관에 속한 보고자에게 그 보고를 이유로 해고, 전보나 그 밖에 신분이나 처우와 관련하여 불리한 조치를 한 경우에는 2년 이하의 징역 또는 2천만 원 이하의 벌금에 처한다.

3. 환자안전전담 인력신고

보건의료기관의 장은 전담인력에 대한 선임 및 해임, 변경할 때마다 전담인력현황을 신고하여야 한다. 보고 시 다음의 서류를 보고학습시스템 운영기관의료기관평가 인증원에 이메일, 팩스, 우편 등의 방법으로 제출한다. 제출서류는 아래와 같다.

- 환자안전전담인력 배치현황
- 개인정보 제공 및 자격요건검증 동의서
- 보건의료인 면허증명서
- 재직증명서
- 교육이수증전담인력으로 배치되기 전 신규교육이나 보수교육을 받은 경우에만 제출

4. 환자안전보고 학습 시스템

환자안전보고 학습 시스템은 의료기관들이 자발적으로 환자안전 시스템을 구축하여 환자안전사고에 대해 국가차원의 정보를 수립하고 그에 따른 학습체계를 마련, 공유할 수 있는 환자안전 플렛폼이다.

의료기관평가 인증원에서는 보건복지부장관으로부터 환자안전보고 학습 시스템 운영 업무를 위탁받아 환자안전사고 접수 및 검증, 환자안전 전담인력관리 등의 업무를 수행하고 있다.

5. 환자안전사고 보고 가이드

(1) 환자안전사고 보고의 의미

환자안전사고 보고란 환자안전사고의 예방 및 의료 질 향상을 위해 개별의료기관의 환자안전 전담인력 또는 기관의 장, 보건의료인, 환자 및 보호자 등 보건의료서비스를 제공하거나 제공받는 사람이 인지한 환자안전사고 내용을 보고학습 시스템 운영기관에 보고하는 것이다.

보고된 환자안전사고 중 환자안전에 중대한 위해가 발생할 우려가 있는 환자안전사고 등 주의경보발령 대상사건을 관리하고 주의경보 발령절차에 따라 주의경보를 발령하고

빠르게 전파하여 추후 해당 사고의 예방대책을 공유할 수 있다.

또한 환자안전사고의 예방 및 의료 질 향상을 위한 환자안전사고 관리의 척도로써 개별 의료기관 및 환자안전사고 실태를 반영하여 환자안전기준 및 환자안전지표를 개발하는 업무에 활용된다.

(2) 환자안전사고 보고절차

• 1단계 : 환자안전사고의 보고

개별 의료기관의 환자안전 전담인력 또는 기관의 장, 보건의료인, 환자 및 환자보호자 등이 환자안전사고 보고서 서식에 따라 사고정보를 작성한다.

• 2단계 : 환자안전사고 보고의 접수

담당자가 보고된 사고내용을 확인 및 검증한다. 검증이 완료되면 접수번호를 회신하고, 검증시작일로부터 14일 이내 개인식별정보는 모두 삭제된다.

• 3단계 : 주의경보 발령

중대한 위해가 발생할 우려가 있는 환자안전사고는 빠르게 간파하여 유사한 사고의 재발을 방지한다.

• 4단계 : 보고된 환자안전사고 정보를 활용하여 통계를 산출하고, 유사한 사고예방 및 질 향상을 위한 기준지표 개발과 예방대책수립에 활용한다.

(3) 온라인 신고

'환자보호자용' 및 '보건의료인용'으로 구분된다.

1) 환자/보호자용

1단계: 환자안전사고 보고 안내사항

① 환자안전사고란?

보건의료인이 환자에게 보건의료서비스를 제공하는 과정에서 환자의 생명 · 신체 · 정신에 대한 손상 또는 부작용이 발생하였거나 발생할 우려가 있는 사고를 말한다.

② 환자안전사고 보고자

환자안전사고를 발생시켰거나 발생한 사실을 알게 된 보건의료인, 보건의료기관의 장, 전담인력, 환자, 보호자를 말한다.

③ 환자안전사고의 비밀유지

- 보고자와 보건의료기관장의 의사에 반하여 보고자 및 보건의료기관의 정보를 공개할 수 없다.
- 환자안전사고는 검증일로부터 최대 14일간 내용을 살펴본 후 개인과 의료기관을 식별할 수 있는 정보를 복구가 불가능한 상태로 완전하게 삭제한다.
- 환자안전사고의 정보수집 · 분석 및 주의경보 발령 등의 업무에 종사하거나 종사하였던 사람은 직무상 알게 된 비밀을 다른 사람에게 누설하거나 직무 외의 목적으로 사용하는 경우에는 3년 이하의 징역 또는 3천만 원 이하의 벌금에 처한다.
- 보건의료기관의 장이 해당 보건의료기관에 속한 보고자에게 그 보고를 이유로 해고, 전보나 그 밖에 신분이나 처우와 관련하여 불리한 조치를 한 경우에는 2년 이하의 징역 또는 2천만 원 이하의 벌금에 처한다.

2단계 : 개인정보 취급동의 및 보고자 인증

① 개인정보 취급방침 및 이용약관을 자세히 읽어보고 동의한다.

② 환자안전사고 보고는 회원 및 비회원 모두 가능하다.

③ 회원인 경우 매번 입력하지 않고 편리하게 보고할 수 있다.

④ 3단계 : 보고서 작성

⑤ 4단계 : 작성 완료

2) 보건의료인용

환자/보호자용과 동일하다.

3) 전담인력 배치

일정 규모 이상의 병원급 의료기관에서는 환자안전 및 의료 질 향상에 관한 업무를 전담하여 수행하는 환자안전 전담인력을 배치하여야 한다.

① 자격기준

- 의사 · 치과의사 · 한의사 면허취득 후 5년 이상 보건의료기관에 근무한 사람
- 전문의 자격이 있는 사람
- 간호사 면허취득 후 5년 이상 보건의료기관에서 근무한 사람

② 업무

- 환자안전사고 정보의 수집분석 및 관리 · 공유
- 환자안전사고 예방 및 재발방지를 위한 보건의료인 교육
- 환자와 환자보호자의 환자안전활동을 위한 교육
- 환자안전활동 보고
- 환자안전기준의 준수 점검
- 환자안전지표의 측정 · 점검
- 그 밖에 환자안전 및 질 향상을 위하여 보건복지부장관이 특별히 필요하다고 인정하는 사항

③ 전담인력 신고절차

- 1단계 : 회원가입/로그인 이미 회원가입을 한 경우 가입한 아이디/비밀번호로 로그인한다
- 2단계 : 전담인력 신청
  - 정보수정 하단의 '전담인력 신청'을 작성한다. 이미 배치승인된 전담인력의 경우 보건의료기관장의 '제출' 절차없이 활동이 가능하다.
  - 전담인력 배치신청이 처음이거나 전담인력 배치경력이 있으면 '신고하기'의 '전담인력 배치신고'를 작성한다. 해당 보건의료기관장이 '제출'을 해야 환자안전본부에서 검증절차를 진행한다.
- 3단계 : 신청서 제출

해당 보건의료기관의 장이 신고내역을 확인하고 최종적으로 '제출'을 한다.

- 4단계 : 검증 후 승인
  - 환자안전본부에서 검증절차를 진행한다.
  - 배치확정 시 SMS문자 및 서비스 포털의 사용권한이 변경된다.

④ 의료기관장의 제출절차

- 1단계 : 기관회원 가입/로그인
  - '기관회원'으로 회원가입을 작성한다.
  - 회원가입 시 '사업자등록증'과 '직인 이미지 파일'을 첨부하여야 한다.
- 2단계: 기관회원 승인

환자안전본부에서 기관회원정보와 사업자등록증을 확인하여 결과를 SMS로 보내준다. 확인 이전에는 일반회원과 동등한 활동을 할 수 있다

• 3단계 : 신청서 제출

'전담인력 신고제출'에서 전담인력이 작성한 배치신고내역을 확인하고, 배치일자를 기재한 후 '제출' 버튼을 진행한다.

(4) 오프라인 신고방법

환자안전보고서 서식을 다운로드 받아 보고학습시스템 운영기관 의료기관평가인증원에 이메일, 팩스, 우편 등의 방법으로 접수한다.

- 이메일 : patientsafety@kohia.or.kr
- 팩스 : 02-6499-1666
- 주소 : 서울특별시 영등포구 국회대로76길 10 K.B.C빌딩 8층 의료기관평가인증원 환자안전 담당자
- 양식 다운로드 :

환자 보호자용 | 보건의료인용

Check point

- **환자안전사고**란 보건의료인이 환자에게 보건의료서비스를 제공하는 과정에서 환자의 생명 · 신체 · 정신에 대한 손상 또는 부작용이 발생하였거나 발생할 우려가 있는 사고를 말한다.
- **환자안전사고 보고절차**는 환자안전사고 보고 → 환자안전사고 보고접수 → 주의경보 발령 → 보고자료 활용의 순서로 이루어진다.
- **환자안전 전담인력**이란 일정 규모 이상의 병원급 의료기관에서는 환자안전 및 의료 질 향상에 관한 업무를 전담하여 수행하는 환자안전 전담인력을 말한다.

(5) 수행내용 : 환자안전사고 보고절차

• 재료 · 자료

환자안전사고 보고절차 가이드

• 기기 장비 · 공구

인터넷이 가능한 컴퓨터, 프린터기, 복사기 등

• 안전 · 유의사항

의료기관에서 보유하고 있는 환자의 개인정보유출에 유의한다.

(6) 수행순서

① 환자안전사고가 발생한 경우에 사고발생일시, 사고발견일시, 의료기관 소재지, 의료기관을 구분하여 입력한다.

사고 정보

사고 발생 일시	환자안전사고가 발생한 날짜와 시간을 기재하여 주십시오. (발생시간에 대한 정확한 정보가 없거나 모르는 경우 일자(연/월/일)까지만 기재)
사고 발견 일시	환자안전사고가 발생한 사실을 처음으로 알게 되었거나 원보고자로부터 보고받은 일자를 기재하여 주십시오. (발생시간에 대한 정확한 정보가 없거나 모르는 경우 일자(연/월/일)까지만 기재)
의료기관 소재지	서울 부산 대구 인천 광주 대전 울산 세종 경기 강원 충북 충남 전북 전남 경북 경남 제주
의료기관 구분	상급종합병원 종합병원 병원 치과병원 한방병원 요양병원 정신병원 의원 치과의원 한의원 조산원 약국 보건소 보건지소 기타

② 사고발생정도를 입력하고, 6가지로 구분된 위해정도를 입력한다. 이후 사고의 종류를 수술, 분만, 처치 · 수술 등으로 구분하여 입력한다.

사고 발생 장소	외래진료실 입원실 중환자실 응급실 검사실 주사실 처치실 수술실 회복실 기타 원무과 약제실 물리치료실 재활치료실 투석실 화장실 샤워실 배선실 병실복도(로비) 병원 내 식당 병원 내 휴게실 병원 내 주차장 병원 옥외 정원 병원 내 공원 기타

위해 정도	◉ 치료 후 후유증 없이 회복 ◉ 일시적인 손상 또는 부작용 ◉ 장기적인 손상 또는 부작용 ◉ 영구적인 손상 또는 부작용 ◉ 사망 ◉ 위해없음 • **치료 후 후유증 없이 회복** 사고 발생으로 환자가 일시적인 손상을 입었으나 비교적 간단한 치료로 회복된 경우 • **일시적인 손상 또는 부작용** 사고 발생으로 환자가 일시적인 손상을 있었으며, 그 결과 입원기간이 단기간 연장된 경우 • **장기적인 손상 또는 부작용** 사고 발생으로 환자가 장기적인 손상을 입었으며, 그 결과 입원기간이 장기간 연장된 경우로 향후 장애나 장해가 남지 않거나 남지 않을 것으로 예상되는 경우 • **영구적인 손상 또는 부작용** 사고 발생으로 환자가 영구적인 손상을 입은 경우로 향후 장애나 장해가 남거나 남을 것으로 예상되는 경우 • **사망** 사고 발생으로 인해 환자가 사망한 경우 • **위해없음** 환자에게 도달하였으나 뚜렷한 위해가 발생하지 않은 사건

사고의 종류 (중복 선택 가능)	발생한 환자안전사고의 종류 및 유형을 선택하여 주십시오(중복선택 가능). ☐ 수술 ☐ 분만 ☐ 처치/시술 ☐ 마취 ☐ 검사 ☐ 수혈 ☐ 투약 ☐ 감염관련 ☐ 전산장애 ☐ 의료장비/기구 ☐ 식사 ☐ 낙상 ☐ 진료재료 오염/불량 ☐ 환자의 자살/자해 ☐ 기타

③ 환자에 대한 정보로써 출생년도, 성별, 진료과목, 사고발생 진료과목을 입력한다.

환자 정보

근접오류로 인하여 다수의 환자가 발생할 뻔한 안전하지 않은 상황의 경우 환자정보는 반드시 기입하지 않아도 됩니다.

출생년도	선택하세요. ∨ 년도 출생 또는 만 선택하세요. ∨ 세 연령대 정확한 연령 정보가 없는 경우에 선택해 주세요. ◉ 0세 ◉ 1~9세 ◉ 10~19세 ◉ 20~29세 ◉ 30~39세 ◉ 40~49세 ◉ 50~59세 ◉ 60~69세 ◉ 70~79세 ◉ 80세 이상
성별	◉ 남자 ◉ 여자
환자 진료과목	선택하세요 ▾ 환자안전사고 발생 당시 환자가 소속되어 있던 진료과목을 기재하여 주십시오.
사고발생 진료과목 (중복 선택 가능)	선택하세요 ▾ 환자안전사고가 실재 발생한 진료과목으로 환자안전사고 발생과 가장 관련이 있는 진료과목을 기재하여 주십시오.

④ 환자에 대한 정보로써 한국표준질병 사인분류에 따라 진단명을 입력한다.

진단명	[ ] 검색 입원 또는 내원하게 된 주원인이 되는 질병명으로서 검사 후 최종적으로 확인된 진단명(주진단)을 기재하여 주십시오. 질병이 확실하지 않을 때에는 주된 증상을 입력해 주십시오. 수기 진단명 또는 "한국표준질병-사인분류(KCD-7, 2016년)"에 따라 분류한 것을 말합니다. 0 / 1000

⑤ 보고자에 대한 정보로써 환자 혹은 보호자 여부와 연락처, 이메일을 입력하고, 사고내용을 사고발생 당시의 상황, 사고발생 경위 및 내용 등을 육하원칙에 따라 구체적으로 입력한다.

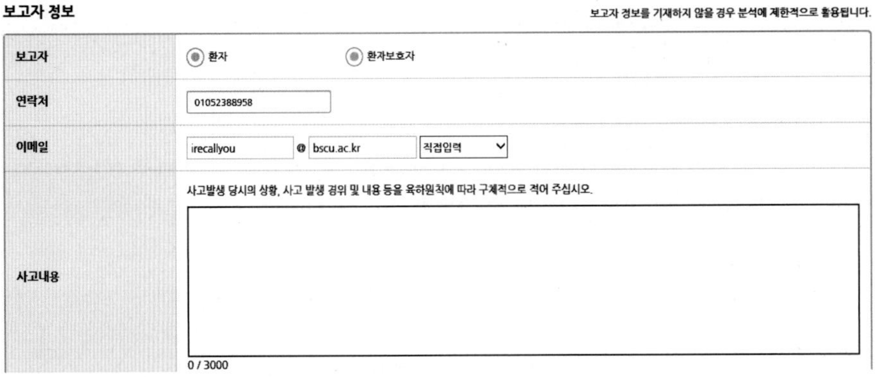

⑥ 재발방지를 의한 개선방안을 입력하고, 추가보고자료가 있을 시 첨부파일을 첨부한다.

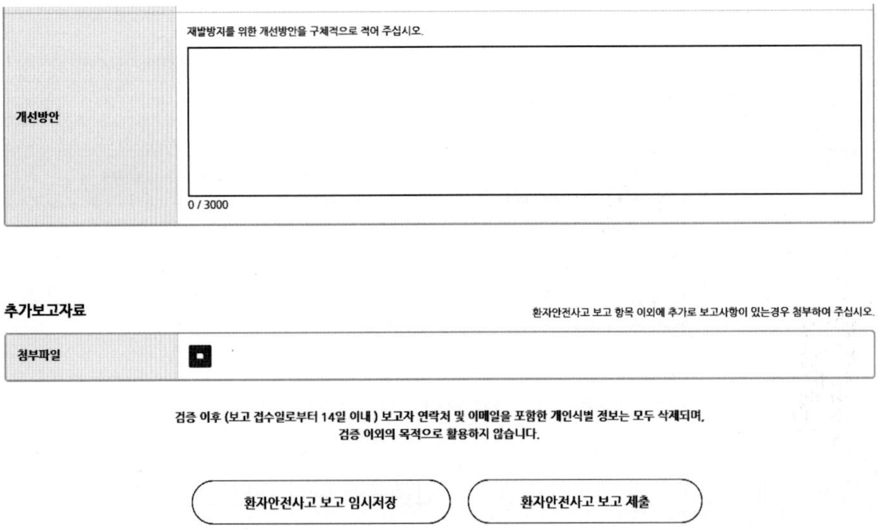

핵심문제 & 해설 Ccheck Point Exercises & Explanation

1. 의료기관 인증제도의 목적은 의료기관으로 하여금 어떤 노력을 하게 하기 위함인가?

① 의료수익의 증대
② 환자안전과 의료의 질 향상
③ 입원환자의 증대
④ 종합병원의 유지

|해설| 의료기관 인증제도는 의료기관으로 하여금 환자안전과 의료의 질 향상을 위한 자발적이고, 지속적인 노력을 유도하여 의료소비자에게 양질의 의료서비스를 제공하기 위한 제도이다.

2. 인증평가를 받은 의료기관의 유효기간은?

① 2년　② 3년
③ 4년　④ 5년

|해설| 공표된 인증조사기준의 일정 수준을 달성한 의료기관에 대하여 4년간의 유효한 인증 마크를 부여한다.

3. 다음 중 인증제의 장점이 아닌 것은?

① 공급자 중심의 의료문화에서 소비자 중심의 의료문화로 전환
② 의료의 질을 확보하여 양질의 의료서비스를 제공하게 됨
③ 의료기관의 입장에서 의료서비스 제공과정에 대한 규정을 만듦
④ 소비자를 위한 의료서비스 제공의 계기를 마련

|해설| 인증제는 순위를 정하는 상대평가와는 달리 의료기관의 인증기준 충족여부를 조사하는 절대평가의 성격을 가진 제도이다.

4. 다음 중 인증기준에 해당하지 않는 것은?

① 의료기관의 권리와 안전
② 의료기관의 의료서비스 질 향상 활동
③ 의료서비스의 제공과정 및 성과
④ 의료기관의 조직, 인력관리 및 운영

|해설| 인증은 의료기관이 아닌 환자의 권리와 안전을 기준으로 하고 있다.

5. 인증기준의 4개 영역에 속하지 않는 것은?

① 기본가치체계
② 환자진료체계
③ 성과관리체계
④ 의료수익체계

|해설| 인증기준의 네 개 영역은 기본가치체계, 환자진료체계, 성관관리체계, 지원체계이다.

6. 다음 중 인증신청절차로서 적절하지 않은 것은?

① 의료기관은 인증원 홈페이지에서 온라인으로 인증신청을 한다.
② 인증을 받으려면 종합병원급 이상이어야 한다.
③ 인증조사 시작 전 최소 2개월 전에 신청해야 한다.
④ 인증원은 조사일정을 인증신청서 접수일로부터 1개월 이내에 통보한다.

|해설| 병원급 의료기관은 인증을 받고자 하는 시기를 정하여 자율적으로 인증조사를 신청할 수 있다.

7. 다음 중 의료기관 인증을 받지 않아도 되는 기관은?

① 상급종합병원
② 전문병원
③ 한방병원
④ 연구중심병원

|해설| 인증을 받아야 하는 의료기관은 상급종합병원, 전문병원, 수련병원, 연구중심병원, 외국인환자 유치 의료기관으로 지정받고자 하는 병원급 의료기관, 요양병원, 정신병원 등이다.

8. 의료기관의 환자안전관리위원회의 업무가 아닌 것은?

① 환자안전기준의 준수에 관한 사항
② 환자안전지표의 운영에 관한 사항
③ 환자안전활동의 교육에 관한 사항
④ 환자의 의료사고의 심의에 관한 사항

|해설| 환자안전관리위원회의 업무는 다음과 같다.

- 환자안전사고의 예방 및 재발방지를 위한 계획 수립 및 시행
- 환자안전 전담인력의 선임 및 배치
- 보건의료기관의 의료 질 향상 활동 및 환자안전체계 구축 운영
- 보고를 한 보고자 및 보고내용의 보호
- 환자와 환자보호자의 환자안전활동 참여를 위한 계획 수립 및 시행
- 환자안전기준의 준수에 관한 사항
- 환자안전지표의 운영에 관한 사항
- 환자안전사고의 보고 활성화에 관한 사항
- 환자안전활동의 교육에 관한 사항
- 그 밖에 환자안전활동의 향상을 위하여 특히 필요한 사항으로서 보건복지부장관이 정하는 사항

9. 의료기관의 환자안전관리위원회의 설치 및 운영 대상기관은?

① 병상수가 200병상 이상인 병원급 의료기관
② 병상수가 200병상 이상인 종합병원급 의료기관
③ 병상수가 300병상 이상인 병원급 의료기관
④ 병상수가 300병상 이상인 종합병원급 의료기관

|해설| 환자안전관리위원회의 설치 및 운영은 병상수가 200병상 이상인 병원급 의료기관으로, 종합병원인 경우에는 100병상 이상 의료기관을 대상으로 한다.

10. 의료기관에서 환자안전 전담인력의 배치기준에 맞지 않는 것은?

① 의사(치과의사 및 한의사 포함)는 면허취득 후 5년 이상 보건의료기관에 근무한 사람
② 전문의 자격이 있는 사람
③ 간호사 면허취득 후 5년 이상 보건의료기관에서 근무한 사람
④ 전문간호사 자격이 있는 사람

|해설| 환자안전 전담인력의 자격기준은 아래와 같다.

- 의사(치과의사 및 한의사 포함) 면허취득 후 5년 이상 보건의료기관에 근무한 사람
- 전문의 자격이 있는 사람
- 간호사 면허취득 후 5년 이상 보건의료기관에서 근무한 사람

|정답| 1. ② 2. ③ 3. ③ 4. ① 5. ④ 6. ② 7. ③ 8. ④ 9. ① 10. ④

부록 병원과 원무관리 관련 NCS 학습모듈

NCS란?

1. 국가직무능력표준NCS : National Competency Standards의 개념

(1) 국가직무능력표준NCS이란?

(2) 국가직무능력표준NCS이 왜 필요한가?

(3) NCS의 분류

(4) NCS의 구성

① 능력단위와 능력단위요소

② 수준체계

③ 분류번호체계

(5) 추진 경과연혁

(6) NCS의 활용범위

2. NCS 학습모듈

(1) NCS 학습모듈의 개념

(2) NCS 학습모듈의 연결체계

① NCS 학습모듈의 위치

② NCS 학습모듈의 개요

③ NCS 학습모듈의 내용체계

④ 참고자료

⑤ 활용서식

(3) NCS의 활용범위

1. 국가직무능력표준NCS의 개념

1. 국가직무능력표준NCS이란?

국가직무능력표준NCS, National Competency Standards이란 산업현장에서 직무를 수행하기 위해 요구되는 지식 · 기술 · 태도 등의 내용을 국가가 산업부문별 · 수준별로 체계화한 것을 말하는데 개념도는 다음과 같다.

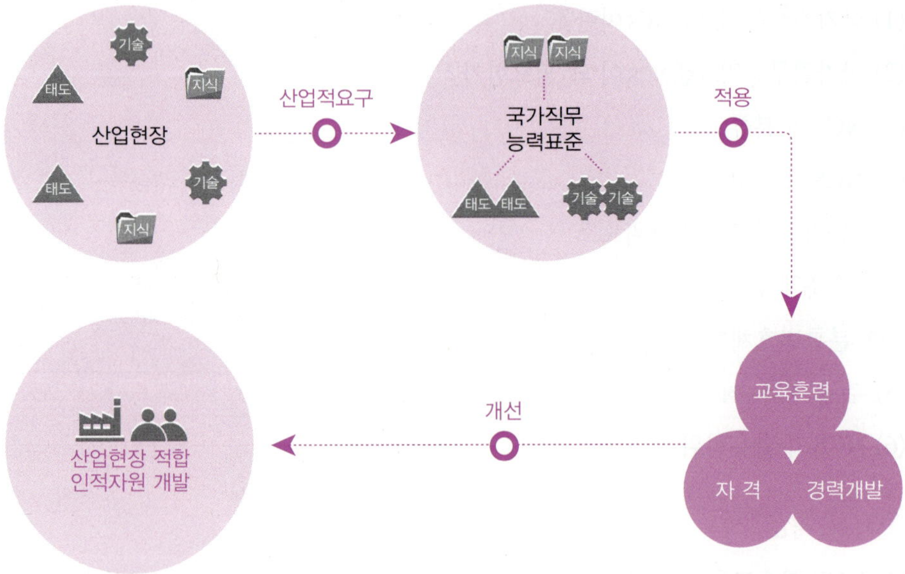

그림 부록-1 국가직무능력표준의 개념도

2. 국가직무능력표준NCS이 왜 필요한가?

NCS는 능력있는 인재를 개발해 핵심인프라를 구축하고, 국가경쟁력을 향상시키기 위한 목적으로 국가직무능력표준을 개발하였다. 한편 기업은 직무분석자료, 인적자원관리 도구, 인적자원개발 프로그램, 특화자격 신설, 일자리정보 제공 등을 요구하고 있으며, 기업교육훈련기관은 산업현장의 요구에 맞는 맞춤형 교육훈련과정을 개설하여 운영하기를 원하기 때문에 국가직무능력표준의 설정이 필요하다.

NCS 시행 전	NCS 시행 후
• 현재는 직업교육 · 훈련 및 자격제도가 산업 현장과 불일치함. • 인적자원이 비효율적으로 관리 운용되고 있음.	• 각각 따로 운영되던 교육 · 훈련이 국가직무능력표준 시스템으로 전환되어 일, 교육, 훈련-자격이 연계됨. • 산업현장 직무중심의 인적자원이 개발됨. • 능력중심사회 구현을 위한 핵심인프라가 구축됨. • 고용과 평생 직업능력개발 연계를 통한 국가 경쟁력이 향상됨.

3. NCS의 분류

국가직무능력표준의 분류는 직무의 유형Type을 중심으로 국가직무능력표준의 단계적 구성을 나타내는 것으로, 국가직무능력표준 개발의 전체적인 로드맵을 제시한 것이다.

한국고용직업분류KECO: Korean Employment Classification of Occupations 등을 참고하여 분류하였으며 대분류24 → 중분류78 → 소분류238 → 세분류897개'의 순으로 구성되어 있다.

4. NCS의 구성

(1) 능력단위와 능력단위요소

직무는 국가직무능력표준 분류의 세분류를 의미하고, 원칙상 세분류 단위에서 국가직무능력표준이 개발된다.

능력단위는 국가직무능력표준 분류의 하위단위로서 국가직무능력표준의 기본구성요소에 해당되며 능력단위요소수행준거,지식 · 기술 · 태도, 적용범위 및 작업상황, 평가지침, 직업기초능력으로 구성되어 있다.

예를 들어 원무관리라는 능력단위를 가지고 설명해보자.

원무관리는 능력단위명이고, 그 위로 대분류 24개 중 여섯 번째가 06. 보건 · 의료이고 → 중분류(1. 보건) → 소분류(02. 보건지원) → 세분류(1.병원행정) 순으로 되어 있다. 세분류인 1.병원행정에는 능력단위가 7개가 있으며, 그 중 하나가 원무관리이다. 국가직무능력표준하에서 원무관리에 들어갈 내용으로 능력단위요소가 있다.

원무관리에는 5개의 능력단위요소가 있는데 여기에는 외래업무, 입퇴원업무, 진료비 관리, 진료비 심사청구, 고객관리 등이 그것이다.

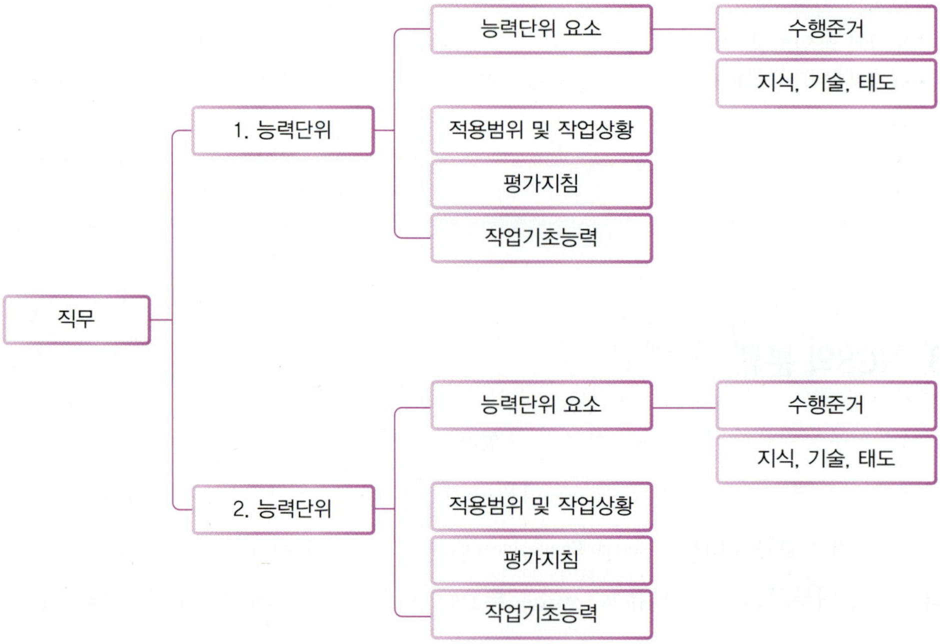

그림 부록-2 NCS의 구성

(2) 수준체계

능력단위 및 능력단위요소별 수준은 8단계의 수준체계로 구분하고 있다.

(3) 분류번호체계

국가직무능력표준의 분류번호는 국가직무능력표준의 구성단위인 능력단위에 대한 식별번호로 대분류, 중분류, 소분류, 세분류, 능력단위 및 개발연도로 구성된다.

① **대분류** : 대분류의 2자리 숫자2digits

② **중분류** : 대분류 중 중분류의 2자리 숫자2digits

③ **소분류** : 중분류 중 소분류의 2자리 숫자2digits

④ **세분류** : 소분류 중 세분류의 2자리 숫자2digits

⑤ **능력단위** : 세분류 중 능력단위 연번으로 2자리 숫자2digits

⑥ **개발연도** : 능력단위 개발 · 보완 연도 2자리 숫자2012년 → 12로 작성하되, 앞의 분류와 구분하기 위하여 "_"이후에 연도 기입

⑦ **버전** : 표준 개발 순서 2자리(첫번째 → v, 두번째 → 숫자)/(2digits)

[예시] 0101010101_12v1분류번호체계

01	01	01	01	01	–	12	v1
대분류 (06. 보건 · 의료)	중분류 (1. 보건)	소분류 (02. 보건지원)	세분류 (1.병원행정)	능력단위	–	개발연도	버전

⑧ **원무관리 능력단위** : 원무관리는 능력단위명이고, 위로는 대분류, 중분류, 소분류, 세분류 등이 있으며, 아래로는 외래업무 등 5개의 능력단위요소가 있다.

대분류	중분류	소분류	세분류	능력단위	능력단위요소
6. 보건 · 의료	1. 보건	1. 의료기술지원			
		2. 보건지원	1. 병원행정	1. 원무관리	외래업무 입퇴원업무 진료비관리 진료비 심사청구 고객관리
				2. 병원인사관리	
				3. 병원경영기획	
				4. 병원구매관리	
				5. 병원일반관리	
				6. 병원회계관리	
				7. 병원경영평가	
			2. 병원행정		
			3. 병원행정		
			4. 병원행정		
			5. 병원행정		
		3. 약무			
	2. 의료				

5. NCS의 활용범위

국가직무능력표준은 기업체, 직업교육훈련기관, 자격시험기관에서 활용할 수 있다.

기업체 Corporation	교육훈련기관 Education and training	자격시험기관 Qualification
· 현장 수요 기반의 인력채용 및 인사관리 기준 · 근로자 경력개발 · 직무기술서	· 직업교육 훈련과정 개발 · 교수계획 및 매체, 교재 개발 · 훈련기준 개발	· 자격종목의 신설통합폐지 · 출제기준 개발 및 개정 · 시험문항 및 평가방법

2. NCS의 학습모듈

1. NCS 학습모듈의 개념

국가직무능력표준NCS이 현장의 '직무 요구서'라고 한다면, NCS 학습모듈은 NCS의 능력단위를 교육훈련에서 학습할 수 있도록 구성한 '교수 · 학습 자료'이다. NCS 학습모듈은 구체적 직무를 학습할 수 있도록 이론 및 실습과 관련된 내용을 상세하게 제시하고 있다.

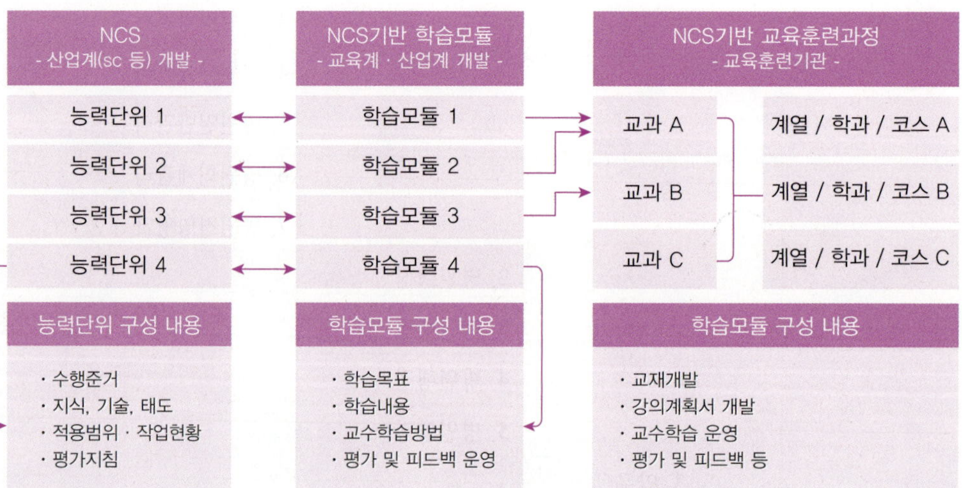

그림 부록-3 NCS 학습모듈의 개념

2. NCS와 NCS 학습모듈의 연결체계

(1) 능력단위

특정 직무에서 업무를 성공적으로 수행하기 위하여 요구되는 능력을 교육훈련 및 평가가 가능한 기능 단위로 개발한 것이다.

(2) 능력단위요소

해당 능력단위를 구성하는 중요한 범위 안에서 수행하는 기능을 도출한 것이다.

(3) 수행준거

각 능력단위 요소별로 능력의 성취여부를 판단하기 위해 개인들이 도달해야 하는 수행의 기준을 제시한 것이다.

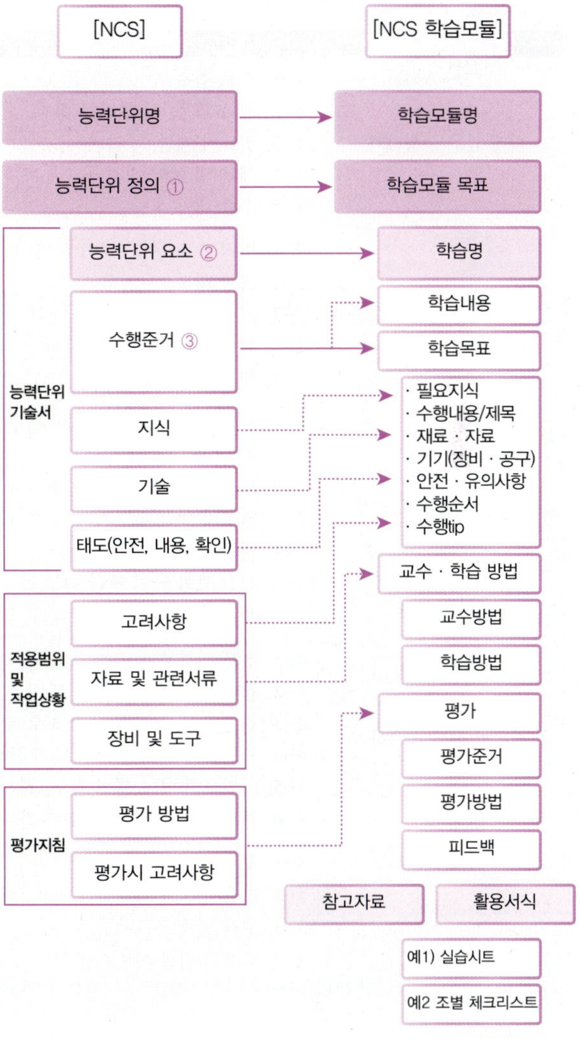

그림 부록-4
NCS와 NCS 학습모듈의 연결체계

3. NCS 학습모듈 내용체계

1. 학습모듈의 목표

병원에 내원하는 외래 환자나 입원 환자들이 진료를 보다 신속하고 편리하게 받을 수 있도록 외래 진료 수속 절차, 입 · 퇴원 업무, 진료비 계산 및 수납, 유형별 진료비 관리, 보험자 부담 진료비 심사 청구 등 진료 지원 업무를 관리하고 수행할 수 있다.

2. 학습모듈의 내용체계

학습	학습내용	NCS 능력단위요소		
		코드번호	요소 명칭	수준
1. 외래 업무 수행하기	1-1. 진료 접수 1-2. 진료 과목, 선택 진료 확인 1-3. 진료비 계산, 수납 1-4. 예약 및 예약 변경 1-5. 수납 내역 설명	0601020101 _13v1.1	외래 업무 수행하기	3
2. 입 · 퇴원 업무 수행하기	2-1. 입원 수속, 수진 자격, 선택 진료 여부 확인 2-2. 병실 배정 2-3. 재원 환자 관리 2-4. 퇴원 수속 및 진료비 수납 2-5. 제 증명 발급	0601020101 _13v1.2	입 · 퇴원업무 수행하기	3
3. 진료비 관리하기	3-1. 보험 급여 유형별 진료비 청구 및 미수 진료비 관리 3-2. 보험 급여 유형별 진료비 지불 보증 3-3. 진료비 내역 상담 3-4. 재원 환자 전원 의뢰 3-5. 건강 보험 급여 제한 여부 등 사실 의뢰	0601020101 _13v1.3	진료비 관리하기	4
4. 진료비 심사 청구하기	4-1. 진료 기록부 상병명 확인 4-2. 급여 유형별 진료비 산정 여부 검토 4-3. 진료비 계산 과정 산정 착오 및 누락 검토 4-4. 보험자의 진료비 조정 내역 분석 4-5. 이의 신청이나 재심 청구, 심사 청구 4-6. 보건 복지부의 급여 회신, 진료비 심사 사례	0601020101 _13v1.4	진료비 심사청구하기	4
5. 고객 관리하기	5-1. 고객 민원 상담 5-2. 협력 병원과 협의하여 진료 의뢰 5-3. 고객 만족도 조사 5-4. 고객 접점별 서비스 점검	0601020101 _13v1.5	고객관리하기	3

참고 문헌

- 강창열, "원무관리", 현문사. 2004.
- 권영대, "환자중심적 진료센터의 도입과 운영", 가톨릭대학교 의료경영대학원. 2004.
- 김경례, "고객 중심적 병원 마케팅 전략에 관한 연구", 위덕대학교 경영대학원 논문, 2011.
- 김영미, "고객 중심적 의료서비스 마케팅 구현 방안에 관한 연구", 건국대학교 대학원 논문, 2009.
- 민체류, "한 여성전문병원의 고객관계 관리활동과 고객반응분석", 연세대학교 보건대학원 논문, 2006.
- 박상훈, "효율적인 병원 경영을 위한 고객관계관리에 관한 연구", 서울시립대학교 대학원 논문, 2006.
- 박하영, "환자 중심적 진료모형의 개념", 가톨릭대학교 의료경영대학원. 2004
- 배수정, "병원경영의 마케팅전략에 관한 연구", 울산대학교 대학원 논문, 2006.
- 백수경, "효과적인 산전관리를 위한 고객관계 관리의 도입", 인제대학교 보건대학원 논문, 2004.
- 백혜성, "병원 CRM 시스템의 성과분석 및 개선방안에 관한 연구", 연세대학교 보건대학원 논문, 2007.
- 이수연, "병원 CRM을 위한 모바일 건강검진결과 통보시스템 구축에 대한 연구", 연세대학교 보건대학원 논문, 2004.
- 이용호, "병원 고객관계관리(CRM)에 대한 평가가 고객충성도에 미치는 영향", 성균관대학교 행정대학원 논문, 2007.
- 응급의료에 관한 법률, 제2조, 전문개정 2019. 1. 15.
- 전제란, "병원 CRM 시스템의 성과측정요인 및 중요도 분석", 청주대학교 대학원 논문, 2008.
- 정명숙, "병원 이미지가 병원 재선택에 미치는 영향에 관한 연구", 전남대학교 경영대학원, 1999.
- 정병헌, "환자중심적 서비스전달모형의 도입과 운영", 가톨릭대학교 의료경영대학원. 2004.
- 정희태, "의료 CRM 시스템 운영이 중소병원의 경영개선과 고객만족도에 미치는 효과", 한양대학교 행정대학원 논문, 2005.
- 조우현, "TQM의 개념과 접근", 고려대학교 보건과학연구소. 2002
- 조해천, "병원서비스 품질과 고객만족이 마케팅성과에 미치는 영향에 관한 연구", 영남대학교 경영대학원, 1999.
- 치과 경영 및 자가진단매뉴얼, 대한치과의사협회, 2015.
- 에코벨 소프트 : http://www.echobell.com/
- http://drpsb.com/
- http://cafe.daum.net/jinjupost
- 김용빈, "의료과오소송에 있어 입증책임 완화에 따른 의료과실의 의미와 판단기준", 대한의료법학회 제9권 제1호, 2008년 6월
- 정기웅, "불법행위 성립요건으로서 과실의 개념과 불법행위 책임체계에서의 지위", 비교사법 제18권 제3호, 2011년 9월
- 박종권, "의료과오에서 의사의 주의의무」, 비교법학연구 제7집, 2007년9월

• 이동헌, "회사법입문", 한국학술정보(주), 2012년1월16일
• 김영훈 외, "원무관리", 수문사, 2011년7월5일
• 장경원, "외국인환자의 의료분쟁 예방 및 해결방안(정책-보건의료-2008-97 연구용역보고서)", 한국보건산업진흥원, 2008.12
• 법제처, "찾기쉬운 생활법령정보(http://www.easylaw.go.kr)",
• 대한민국 법원 종합법률정보(http://glaw.scourt.go.kr)
• 보건복지부/한국보건사회연구원, "통계로 보는 사회보장 2017", 2017.12
• 김한나·김계현, "유사의료행위에 관한 법적 검토", 대한의료법학회 제10권 제2호, 2009년 12월
• 성승제, "경쟁제한적 규제 개선방안 연구(보건·의료Ⅱ 분야) 연구용역보고서", 한국재정법학회, 2013년 12월

INDEX

찾아보기

ㅅ

ㅇ

ㅈ

ㅊ

ㅌ

ㅍ

ㅎ

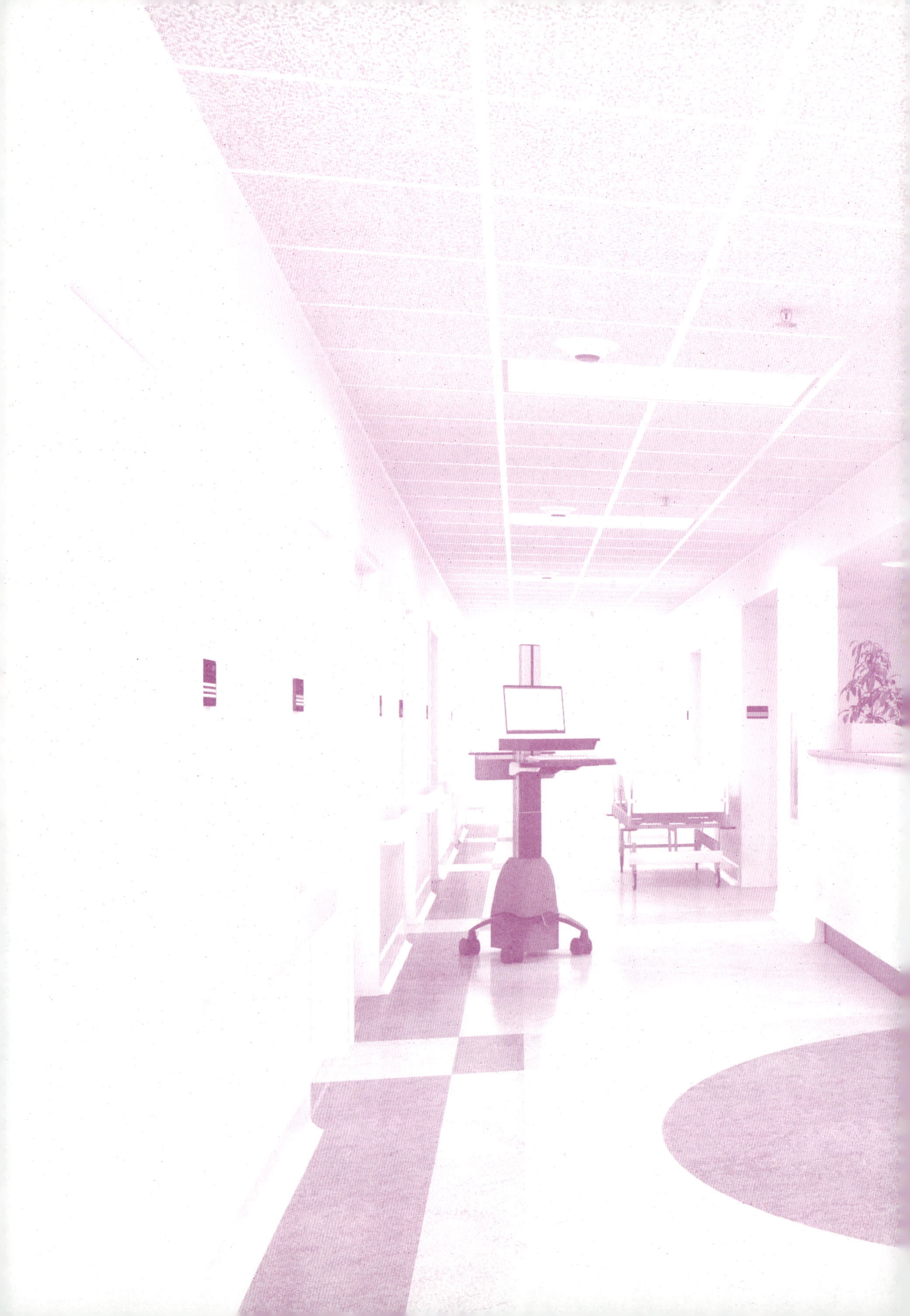